제2판

건강정보보호

김충건 · 이경수 · 안기호 · 이상민 · 정유림

보문각

김충건

삼성창원병원 교육연구지원팀장

이경수

진주보건대학교 보건행정학과 교수

안기호

대구보건대학교 보건행정학과 교수

이상민

연성대학교 보건의료행정학과 교수

정유림

영남이공대학교 보건의료행정학과 교수

건강정보보호

제2판 발행 2024년 07월 25일
초 판 발행 2022년 09월 16일

지은이 김충건 · 이경수 · 안기호 · 이상민 · 정유림
펴낸이 이호동
발행처 **보문각**
블로그 http://blog.naver.com/bomungak
e-mail bomungak@naver.com
주소 서울시 서초구 바우뫼로 7길 8
등록번호 302-2003-00085
전화 02) 468-0457
팩스 02) 468-0458

값 26,000원

ISBN 978-89-6220-469-8 93510

머리말

정보화 시대를 넘어 4차 산업 혁명 시대가 가속화되는 시점에서 우리가 필연적으로 대면하고 있는 정보의 수집 · 관리 및 활용의 보호에 대한 이슈는 개인과 사회의 문제를 넘어 미래 국가의 경쟁력으로까지 확대되고 있다. 의료계 역시 4차 산업 혁명의 핵심인 데이터 활용에 대한 잠재 가치에 대해 전략적 접근을 하고 있다. 우리나라는 이미 보건 의료계에서 관련된 빅 데이터를 수집하고 활용할 수 있도록 여러 규제 신설과 개선을 진행하고 있다. 지난 2018년 개인정보보호법, 신용정보법, 정보통신망법으로 이어지는 데이터 3법을 발의하였고, 2020년 초 통과되면서 빅 데이터 시대의 초석을 다졌다. 이전 정부에 이어 새 정부에서도 보건의료 빅데이터 수집과 활용 기조는 이어갈 방침으로 보인다.

최근 보건의료 빅데이터는 환자가 의료기관에 진료를 신청하는 시점부터 수집되는 개인정보와 진료 과정에서 생성되는 진료 정보와 스마트 헬스케어 디바이스를 통하여 개인이 직접 생성하는 정보까지도 의료정보의 범위에 포함시키는 경향을 보이고 있으며, 보건의료 빅데이터 정보를 개인건강정보(Personal Health Information)라고 지칭하고 있다. 이와 같이 범위가 점점 확대되어 건강정보를 관리하여야 하는 보건의료정보관리사는 보건의료 빅데이터를 적정하게 보유, 관리, 활용 및 보호하기 위해서 관련된 법체계와 지식, 보안을 위한 기술 체계와 지식을 습득하여 진정한 건강정보보호 전문가로서 실무 능력을 발휘하여야 할 것이다.

이 교재에는 건강정보보호를 업무로 수행하는 보건의료정보관리사가 전문인으로서 갖추어야 할 법체계에 관한 기본 지식 및 필수적으로 알아야 할 관련 법률과 규정 및 보호 업무의 적정한 처리를 위한 필요 지침 등을 수록하였고, 그 결과를 평가하고 feed back 하는 방법 등에 관한 내용을 수록하였다. 또한, 우리나라 의료 현실을 고려한 guideline을 제공하여 개인 건강정보보호 및 보안을 위하여 필요한 통제 항목과 상세 항목에 대한 이해를 돕도록 하였다. 특히, 업무에 직접 응용할 수 있도록 사례를 통한 다양한 지침을 예시로 제시하여, 의료기관의 건강정보보호 및 보안 업무를 쉽게 이해하고 익힐 수 있도록 하였다.

사회 환경과 정보기술의 발전과 더불어 건강 정보보호와 관련된 법률과 기술은 계속 변화하고 있으므로 본 책자에 수록되지 못한 미흡한 내용이나 이견이 있을 경우 언제라도 저자에게 알려 주시기 바란다. 저자들도 환경과 기술의 변화에 맞추어 지속적으로 내용을 보완하고 개선하여 나아가도록 하겠다.

저자 일동

Contents

제 1 장 개인정보의 배경 및 개인정보보호제도 9

1. 개인정보의 배경 / 9
2. 국가별 개인정보보호 규제 / 12

문제 / 34

제 2 장 개인정보의 개념 37

제 3 장 개인정보보호법 총칙 39

1. 개인정보의 목적(개인정보보호법 제1조) / 39
2. 개인정보의 정의(개인정보보호법 제2조) / 39
3. 개인정보 보호 원칙(개인정보보호법 제3조) / 49
4. 정보주체의 권리(개인정보보호법 제4조) / 50
5. 다른 법률과의 관계(개인정보보호법 제6조) / 58

문제 / 63

제 4 장 개인정보 보호정책의 수립 72

1. 개인정보 보호위원회(개인정보보호법 제7조) / 72
2. 개인정보 보호위원회의 구성 등(개인정보보호법 제7조의2, 제7조의3, 제7조의4, 제7조의5, 제7조의6, 제7조의7) / 72
3. 개인정보 보호위원회의 소관 사무(개인정보보호법 제7조의8) / 74
4. 개인정보 보호위원회의 심의 · 의결 사항 등(개인정보보호법 제7조의9) / 74
5. 회의(개인정보보호법 제7조의10) / 75
6. 위원의 제척 · 기피 · 회피(개인정보보호법 제7조의11) / 76
7. 소위원회(개인정보보호법 제7조의12) / 76
8. 사무처(개인정보보호법 제7조의13) / 77
9. 운영 등(개인정보보호법 제7조의14) / 77

10. 개인정보 침해요인 평가(개인정보보호법 제8조의2) / 77
11. 기본계획(개인정보보호법 제9조) / 77
12. 시행계획(개인정보보호법 제10조) / 78
13. 자료제출 요구 등(개인정보보호법 제11조) / 78
14. 개인정보 보호수준평가 (개인정보보호법 제11조2) / 78
15. 개인정보 보호지침 (개인정보보호법 제12조) / 79
16. 자율규제의 촉진 및 지원 (개인정보보호법 제13조) / 79
17. 개인정보 보호의 날(개인정보보호법 제13조의2) / 79
18. 국제협력(개인정보보호법 제14조) / 80

제 5 장 개인정보의 처리 ... 81

1. 개인정보 수집 · 이용, 제공 (개인정보보호법 제15조, 제16조, 제17조) / 81
2. 개인정보 목적 외 이용 · 제공 제한, 파기(개인정보보호법 제18조, 제19조, 제20조, 제21조, 제22조) / 91
3. 개인정보 처리 제한(개인정보보호법 제23조, 제24조, 제25조, 제26조, 제27조, 제28조) / 109

문제 / 150

제 6 장 가명정보의 처리에 관한 특례 ... 186

1. 가명정보의 처리(개인정보보호법 제28조의2) / 186
2. 가명정보의 결합 제한(개인정보보호법 제28조의3) / 188
3. 가명정보에 대한 안전조치의무 등(개인정보보호법 제28조의4) / 188
4. 가명정보 처리 시 금지의무 등(개인정보보호법 제28조의5) / 189
5. 적용범위(개인정보보호법 제28조의7) / 189

문제 / 190

제 7 장 개인정보의 안전한 관리 192

1. 안전조치 의무(개인정보보호법 제29조) / 192
2. 개인정보 처리방침의 수립 및 공개(개인정보보호법 제30조) / 194
3. 개인정보 보호책임자의 지정(개인정보보호법 제31조) / 198
4. 국내대리인의 지정(개인정보보호법 제31조의2) / 199
5. 개인정보파일의 등록 및 공개(개인정보보호법 제32조) / 201
6. 개인정보 보호 인증(개인정보보호법 제32조의2) / 203
7. 개인정보 영향평가(개인정보보호법 제33) / 204
8. 개인정보 유출 통지 등(개인정보보호법 제34) / 206
9. 노출된 개인정보의 삭제 · 차단(개인정보보호법 제34조의2) / 209

문제 / 212

제 8 장 권리 보장 및 구제(개인정보보호법 제5장 · 제7장 · 제8장) 226

1. 정보주체의 권리 보장(개인정보보호법 제5장) / 226
2. 개인정보 분쟁조정위원회(개인정보보호법 제7장) / 238
3. 개인정보 단체소송(개인정보보호법 제8장) / 243

제 9 장 온 · 오프라인 규제의 일원화 246

1. 자료의 제출(개인정보보호법 제39조의3) / 246
2. 비밀유지명령(개인정보보호법 제39조의4) / 247
3. 비밀유지명령의 취소(개인정보보호법 제39조의5) / 248
4. 소송기록 열람 등의 청구 통지 등(개인정보보호법 제39조의6) / 248
5. 손해배상의 보장(개인정보보호법 제39조의7) / 249
6. 개인정보 이용내역의 통지(개인정보보호법 제39조의8) / 249
7. 손해배상의 보장(개인정보보호법 제39조의9) / 250
8. 노출된 개인정보의 삭제 · 차단(개인정보보호법 제39조의10) / 251
9. 국내대리인의 지정(개인정보보호법 제39조의11) / 252
10. 국외 이전 개인정보의 보호(개인정보보호법 제39조의12) / 255
11. 상호주의(개인정보보호법 제39조의13) / 255

12. 방송사업자등에 대한 특례(개인정보보호법 제39조의14) / 257
13. 과징금의 부과 등에 대한 특례(개인정보보호법 제39조의15) / 257
문제 / 263

제 10 장 보칙 (개인정보보호법 제9장) 270

1. 적용의 일부 제외(개인정보보호법 제58조) / 270
2. 적용제외(개인정보보호법 제58조의2) / 271
3. 금지행위(개인정보보호법 제59조) / 271
4. 비밀유지 등(개인정보보호법 제60조) / 271
5. 의견제시 및 개선권고(개인정보보호법 제61조) / 271
6. 침해 사실의 신고 등(개인정보보호법 제62조) / 272
7. 자료제출 요구 및 검사(개인정보보호법 제63조) / 272
8. 사전 실태점검(제63조의2) / 273
9. 시정조치 등(개인정보보호법 제64조) / 273
10. 과징금의 부과(개인정보보호법 제64조의2) / 274
11. 고발 및 징계권고(개인정보보호법 제65조) / 277
12. 결과의 공표(개인정보보호법 제66조) / 277
13. 연차보고(개인정보보호법 제67조) / 277
14. 권한의 위임 · 위탁 (개인정보보호법 제68조) / 278
15. 벌칙 적용 시의 공무원 의제 (개인정보보호법 제69조) / 278

부록 279

1. 개인정보 보호법 / 279
2. 개인정보 보호법 시행령 / 341
3. (개인정보보호위원회) 표준 개인정보 보호지침 / 403

정답 426

찾아보기 427

제1장

개인정보의 배경 및 개인정보보호제도

1. 개인정보의 배경

데이터(Data)의 활용이 다양한 산업분야로 확장됨에 따라 데이터가 새로운 경제적 가치를 창출하는 '데이터 경제(Data Economy)'의 중요성이 강화되고 있다[1]. 실제로, 4차 산업혁명의 핵심 기술인 자율주행차, 스마트 헬스케어 등은 대규모 데이터의 생산과 수집 · 유통 · 분석을 기반으로 실행되므로 우리는 4차 산업혁명을 데이터 혁명이라고 지칭하기도 한다. 글로벌 데이터 사용량과 데이터 경제 규모는 향후 급속히 성장할 전망이다. 연간 글로벌 데이터 시장규모는 '18년 약 1,660억 달러에서 '22년 2,600억 달러 규모로, 데이터 사용량은 '18년 33 ZB에서 '25년 175 ZB로 5배 증가할 것으로 전망되며, 앞으로도 증가 추세는 지속될 것으로 보인다[2].

새로운 기술이나 서비스를 활용함에 따라 수집되는 데이터는 의료 · 자동차 등 산업데이터뿐만 아니라 개인에 관한 정보를 포함한다. 과거 개인정보란 주로 수기로 수집되어 개인의 신분을 증명하고 확인하는 용도로 활용되었으나, 현재 대부분의 개인정보는 정보통신기기와 통신망을 통해 데이터의 형태로 수집되며, 그 활용 또한 서비스 광고, 분석 목적 등으로 다양하다. 정보주체는 기업, 공공기관, 의료기관의 다양한 서비스를 이용하기 위해 자신들의 개인정보를 의식적 · 무의식적으로 제공하고 있으며, 기업은 수집된 개인정보를 활용하여 다양한 서비스를 창출하고 이윤 활동을 한다. 정부 · 공공기관 · 의료기관 역시 개인정보 수집을 통해 업무를 효율적으로 개선하는 한편, 다양한 서비스를 제공하고 있다.

1) 데이터 경제란 축적된 정보에서 가치를 도출하기 위해 구성원들이 데이터를 수집, 구성, 교환하는 글로벌 디지털 생태계를 의미(European Commission. 2017. Communication on Building a European Data Economy.)
2) IDC, 2018. The Digitization of the World From Edge to Core.

또한, 정보기술의 발전은 개인들에게 편리성과 효율성을 제공하나, 기업들이 과거와는 비교할 수 없을 정도로 광범위하고 방대한 정보를 처리함에 따라 개인정보의 유출 가능성도 높아지게 되었다. 우리나라의 개인정보 침해 건수는 2010년 약 54,832 건에서 2019년 159,255건으로 10년 동안 약 3배 증가하였다[3].

정보유출 사고로 인한 피해 규모도 증가하고 있다. 2016년 케임브리지 애널리티카는 Facebook을 통해 약 8천만 명의 개인정보를 무단으로 수집하여 美 대선 당시 공화당 측에 제공하여 큰 이슈가 되었다. 우리나라의 경우에도 2017년 국내 최대 규모의 비트코인 거래소 '빗썸'의 해킹으로 수십만 명의 개인정보가 유출된 사례가 발생한 바 있다. 개인정보 침해에 대한 우려 확대로 세계적인 개인정보보호 규제는 강화되는 움직임을 보이고 있다[4].

유럽연합(European Union, 이하 EU)은 2016년 '일반정보보호규정(GDPR)'을 제정하여 개인정보 처리 의무 위반 시 막대한 과징금을 부과하는 등 규제 수준을 대폭 강화하였다. 중국 또한 2019년 '네트워크안전법(网络安全法)'을 시행하여 네트워크에 대한 보안과 개인정보 보호조치를 강화하였다.[5] 미국의 경우 연방 차원의 개인정보보호 일반 법률은 제정된 바 없으나, 의회에서의 입법은 지속적으로 추진되고 있으며 주 차원에서의 법률 제정 움직임 또한 활발하게 이루어지고 있다[6].

우리나라의 개인정보보호규제 수준에 대해서는 여러 가지 의견이 제시되고 있다. 우리나라 산업계에서는 우리나라의 개인정보보호 규제 수준이 지나치게 엄격하여 데이터의 활용이 어렵다는 주장을 지속적으로 제기하고 있다.[7] 이러한 산업계의 의견을 받아들여 데이터 이용 활성화를 위한 데이터 3법 개정안이 국회 본회의를 통과하였다[8]. 한편 시민단체들은 산업 발전을 위해 규제를 완화할 경우, 개인정보에 대한 충분한 보호가 이루어지지 않을 것이라는 입장이다.[9] 규제 위반 시 처벌 수준에 대해서도 미 연방거래위원회(FTC)가 Facebook의 개인정보 유출 사고에 대하여 50억 달러의 벌금을 부과한 것에 비해, 우리나라 정부가 '빗썸'에 부과한 과징금은 4천만 원에 불과하여 관련 처벌 수준이 지나치게 낮다는 주장이

3) e-나라지표 지표조회상세. 개인정보 침해 건수.
4) 방민석, 신영진(2015). 개인정보보호를 위한 안전성 확보조치 기준에 관한 비교 연구 - 기술적 · 관리적 보호조치규정을 중심으로. 경기연구원. GRI연구논총 17(3). 363-388
5) "중국 네트워크안전법의 제정 및 시행". 법률신문. 2017
6) "미국판 개인정보보호법 시행 예고"…기업 대응 필요. IT조선. 2019
7) 기업 73.8% "현행 법 · 제도로 데이터 경제 실현 어려워". 전자신문. 2019
8) 시행령으로 족쇄 채운 데이터 3법, 기업들 범법자 만들려 하나. 매일경제. 2020
9) '데이터 3법' 통과에 시민단체들 "국회가 국민 정보인권 포기". 연합뉴스. 2020.

제기되기도 하였다.

건강정보를 포함한 데이터 기반 산업은 정보 수집 및 활용에 있어서 필연적으로 개인정보의 침해 문제를 수반하게 된다. 개인정보 보호를 지나치게 강조할 경우 데이터 기반 산업의 발전을 저해할 수 있고, 반대로 데이터 활용에만 치우쳐 적정한 개인정보보호가 이루어지지 않는 경우 개인정보의 유출과 오남용으로 인한 피해가 발생할 수 있다. 즉, 개인정보의 보호와 데이터의 활용 사이 적절한 '균형점(equilibrium)'을 확보하는 것이 데이터 정책의 중요한 과제라 할 수 있다[10].

정보주체의 권리를 보장하기 위한 적정한 수준의 개인정보보호제도는 필요하나, 지나친 수준의 규제는 기업 활동에 불필요한 부담을 주어 부정적인 경제적 효과를 발생시킬 수 있다. 따라서 정보주체의 권리를 보호함과 동시에 국내 기업들의 데이터 활용을 저해하지 않는 적정한 수준의 개인정보보호제도 마련이 필요하다.

EU의 경우, 2017년 '일반 개인정보 보호법(GDPR)' 시행에 따라 중대한 의무를 위반한 기업에 최대 연간 매출액의 4%를 과징금으로 부과하는 등 매우 강력한 수준의 제재를 부과하였다. 이는 전례가 없었던 매우 엄격한 처벌이어서 국제적으로 큰 이슈가 되었다. 이 밖에도 EU 영토 내에 위치하지 않은 사업장에도 법률을 적용하는 등 진보적인 내용의 규제를 담고 있다.

미국은 자율규제 원칙 하에 법률상의 의무가 아닌 기업들의 자발적인 노력에 의해 개인정보를 보호하고 있으나, 연방 차원의 기본법 제정 노력을 지속적으로 하고 있으며, 주 정부 차원에서도 법률 제정을 통해 개인정보보호 규제를 강화하는 움직임이 나타나고 있다.

중국의 경우, 인터넷이 보편화되고 개인정보 이동이 증가하면서 개인정보에 대한 관심도 증가하고 있으며, 최근 네트워크안전법 제정 등을 통해 개인정보보호를 국가 보안의 측면에서 접근하여 개인정보 관련 통제를 강화하고자 하였다.

우리나라에서는 가명정보의 결합을 허용하고 활용범위를 구체화하는 등의 내용을 포함한 데이터 3법을 개정하였다.

10) 대외경제정책연구원(2019). 「주요국의 혁신성장 정책과 제도: 미국, 유럽, 일본을 중심으로」.

2. 국가별 개인정보보호 규제

개인정보보호법은 행정법으로서 국민의 권리를 제한하거나 의무를 부과하는 내용에 대해 성문법으로써 명시적으로 규정하는 것이 원칙이다. 각 국가들은 개인정보 보호 관련 법률에 상당히 구체적인 규정을 마련하였으며, 이에 법령 확인을 통한 비교기준의 도출이 가능하다.

각 국가별 비교 분석은 "법률"을 중심으로 하였다. 이는 행정명령이나 하위 법령에서 규정한 내용들이 상위법에 해당 내용에 대한 근거 조항을 명시하고 있기 때문이다. 이후, 비교기준을 적용한 분석에서는 해당 법률에 근거한 하위 법령 등 주요 참고자료를 활용하여 자세한 내용을 분석하여 설명하였다.

1) 대한민국

2020년 2월 개정된 국내 개인정보보호법은 총 10개 장과 76개 조로 구성되어 있다. 제1장은 총칙으로서 법률의 제정 목적 및 정의, 개인정보보호 원칙과 정보주체의 권리를 규정하고 있으며, 제2장에서는 개인정보보호정책의 수립으로써 정책 수립 및 관리 · 감독을 수행하는 독립기구로서의 개인정보 보호위원회의 직무, 심의 · 의결 사항 등 역할에 대해 규정하고 있다. 제3장과 제4장에서는 개인정보처리자에 대하여 정보처리의 전 단계별로 구체적인 의무를 부과하고 있으며, 제5장은 앞서 제4조에서 규정한 정보주체의 권리를 보장하기 위한 구체적인 내용을 규정하였다. 이번 개정안에서 신설된 제6장은 대부분 기존 「정보통신망법」에서 이번 데이터 3법 개정을 통해 개인정보보호법과 중복된 내용을 삭제하고 「개인정보보호법」으로 이관된 것으로써, 정보통신서비스 제공자에 대한 개인정보 처리 등의 특례를 규정하고 있다.

제7장은 개인정보 분쟁조정, 제8장은 단체소송에 관한 내용으로, 정보주체가 피해를 입은 경우의 구제절차를 포함하고 있다. 먼저 총칙에서 제2조제1항은 개인정보의 범위에 대하여 '살아 있는 개인'에 적용됨을 명시하였으며, 제5항에서는 개인정보처리자가 업무를 목적으로 개인정보를 처리하는 공공기관, 법인, 단체, 개인 등 공공과 민간 영역을 모두 포함함을 규정하고 있다. 제3조에서는 8가지 개인정보보호의 원칙을 정하고 있다. 이는 ① 수집의 제한 ② 처리의 제한 ③ 정확성, 완전성, 최신성 ④ 안전한 관리 ⑤ 공개 ⑥ 사생활 침

해의 최소화 ⑦ 익명, 가명화 ⑧ 책임, 의무 준수로서, '80년 OECD의 권고지침을 바탕으로 하고 있다. 특히 이번 개정법에 신설된 제7호는 개인정보를 익명, 또는 가명화로 처리하여도 수집 목적을 달성할 수 있는 경우, 가능한 익명, 가명처리를 할 것을 규정하여 개인정보 침해를 방지하고자 하였다.

〈표 1-1〉 한국 개인정보보호법의 구성

① 개인정보 처리원칙

No	구분	내용
1	수집 제한의 원칙	개인정보처리자는 개인정보의 처리 목적을 명확하게 하여야 하고 그 목적에 필요한 범위에서 최소한의 개인정보만을 적법하고 정당하게 수집하여야 한다.
2	이용의 제한	개인정보처리자는 개인정보의 처리 목적에 필요한 범위에서 적합하게 개인정보를 처리하여야 하며, 그 목적 외의 용도로 활용하여서는 아니 된다.
3	정확성, 완전성, 최신성	개인정보처리자는 개인정보의 처리 목적에 필요한 범위에서 개인정보의 정확성, 완전성, 최신성이 보장되도록 하여야 한다.
4	안전한 관리	개인정보처리자는 개인정보의 처리 방법 및 종류 등에 따라 정보주체의 권리가 침해받을 가능성과 그 위험 정도를 고려하여 개인정보를 안전하게 관리하여야 한다.
5	공개의 원칙	개인정보처리자는 개인정보 처리방침 등 개인정보의 처리에 관한 사항을 공개하여야 하며, 열람청구권 등 정보주체의 권리를 보장하여야 한다.
6	사생활 침해의 최소화	개인정보처리자는 정보주체의 사생활 침해를 최소화하는 방법으로 개인정보를 처리하여야 한다.
7	익명 · 가명처리	개인정보처리자는 개인정보를 익명 또는 가명으로 처리하여도 개인정보 수집 목적을 달성할 수 있는 경우 익명처리가 가능한 경우에는 익명에 의하여, 익명 처리로 목적을 달성할 수 없는 경우에는 가명에 의하여 처리될 수 있도록 하여야 한다.
8	책임의 원칙	개인정보처리자는 이 법 및 관계 법령에서 규정하고 있는 책임과 의무를 준수하고 실천함으로써 정보 주체의 신뢰를 얻기 위하여 노력하여야 한다.

정보주체의 권리는 제4조에 규정되어 있으며, 각 권리에 대해 뒤의 개인 정보처리자의 의무에서 상세하게 다루고 있다. 제4조에 따른 정보주체의 권리는 총 5가지로서, 정보를 제공받을 권리와 개인정보 수집 시 처리에 대한 동의 여부 및 동의 범위 등을 결정할 권리, 즉 처리 제한권, 자신의 개인정보에 대한 열람권, 삭제 및 정정권, 마지막으로 침해 발생 시 구제를 요청할 권리로 구성된다.

정보를 제공받을 권리는 제3장과 4장의 개인정보처리자의 의무에서, 침해에 의한 구제권리는 제7장과 8장, 열람권과 처리제한권, 삭제 및 정정권은 각각 제35조와 제36조, 37조에서 구체적인 내용을 다루고 있다. EU GDPR에서는 침해에 대한 구제제도가 제77조–제79조까지의 구제절차로서 규정되어 있는데, 국내에서는 하나의 권리로서 명시되어 있는 것이 특징이다.

〈표 1-2〉 한국 개인정보보호법의 구성

② 정보주체의 권리

No	구분	내용
1	정보를 제공받을 권리	개인정보의 처리에 관한 정보를 제공받을 권리
2	처리 제한권	개인정보의 처리에 관한 동의 여부, 동의 범위 등을 선택하고 결정할 권리
3	열람권	개인정보의 처리 여부를 확인하고 개인정보에 대하여 열람(사본의 발급을 포함한다. 이하 같다)을 요구할 권리
4	삭제권 · 정정권	개인정보의 처리 정지, 정정 · 삭제 및 파기를 요구할 권리
5	침해에 의한 구제권리	개인정보의 처리로 인하여 발생한 피해를 신속하고 공정한 절차에 따라 구제받을 권리

제3장은 제15조부터 제34조까지 개인정보의 수집 및 이용, 제공, 위탁, 파기 등 각 개인정보처리 단계별로 개인정보처리자의 의무를 규정하고 있다[11]. 각 의무에 대한 구체적인 절차와 적용 범위는「개인정보보호법」시행령에서 정한다. 특히 제29조에서는 개인정보처리자가 "개인정보가 분실 · 도난 · 유출 · 위조 · 변조 또는 훼손되지 아니하도록 내부 관리계획 수립, 접속기록 보관 등 대통령령으로 정하는 바에 따라 안전성 확보에 필요한 기술적, 관리적,물리적 조치를 하여야 한다."고 안전조치 의무를 규정하고 있다.

제3절에서는 가명정보 처리에 대한 특례를 규정하였다. 개정 법률에서는 특정한 목적 내에서 정보주체의 동의 없이 가명정보를 처리하는 것을 허용하였는데, 이는 통계작성, 과학적 연구, 공익적 기록보존 등의 공익 목적에 한정된다(제28조의2). 또한, 가명정보들이 결합되는 과정에서 개인을 특정함으로써 발생할 수 있는 문제를 방지하기 위해 가명정보 간의 결합을 지정된 전문기관 내에서만 수행할 수 있도록 하고 이를 외부로 반출할 경우 기관장의 승인을 받도록 하였다(제28조의3).

11) 법 제12조(개인정보 보호지침)에 따라 개인정보보호위원회는 표준개인정보 보호지침을 제정하여 개인정보처리자에 그 준수를 권장하고 있다. 다만, 준수 여부는 개인정보처리자 자율에 따른 것으로, 강제 이행은 아니다.

제31조는 개인정보 보호책임자의 지정 의무와 책임자가 수행하여야 할 업무를 규정하고 있다. 개인정보 보호책임자는 기관 내에서 개인정보보호 계획을 수립하고 이를 총괄적으로 시행하는 역할을 담당한다. 제32조는 공공기관의 개인정보 기록 운영 및 보관과 관련하여 처리방법을 규정하고 개인정보보호위원회에 보고하도록 하였다. 제32조의2에서는 개인정보 보호위원회로 하여금 개인정보 보호인증제도를 운영하고, 전문기관으로 하여금 인증업무를 수행하도록 하고 있다. 제33조는 개인정보영향 평가에 대한 내용으로 공공기관을 대상으로 영향평가를 의무화하였으며, 영향평가 결과를 개인정보 보호위원회에 제출하도록 하였다.

제34조는 개인정보 유출 시 신고 및 통지 의무를 규정하였다. 개인정보유출 사실을 인지한 경우, 개인정보처리자는 그 사실을 해당 정보주체에게 즉시 통지하여야 한다. 또한, 시행령 제39조제1항에 따라 1천 명 이상의 개인정보가 유출된 경우, 개인정보처리자는 해당 사실을 지정된 전문기관[12]에 신고하여야 한다.

제63조는 자료제출 요구 및 검사에 관한 내용으로, 법을 위반하는 사항이 발견되거나 신고 또는 민원이 접수되었을 경우, 개인정보 보호위원회는 개인정보처리자에 대하여 관련된 물품 · 서류 등 자료를 제출하도록 요구할 수 있으며 법 위반과 관련하여 관계인의 사무소나 사업장에 출입하여 업무 상황, 서류 등을 검사할 수 있다.

12) "대통령령으로 정하는 전문기관"이란 한국인터넷진흥원을 말한다(개인정보보호법 시행령 제392조 제2항).

〈표 1-3〉 한국 개인정보보호법 상의 개인정보보호규제

구분	법률 조항 및 주요내용	비고	처벌규정
총칙	제2조(정의)	적용 대상	
개인정보 처리원칙	제3조(개인정보 보호원칙)	합법성, 정당성, 필요성, 정보주체의 동의	
	제16조(개인정보의 수집제한)	수집제한의 원칙	제75조
	제18조(개인정보의 목적 외 이용 · 제공 제한)	활용 및 제공 목적의 제한	제71조
	제19조(개인정보를 제공받은 자의 이용 · 제공 제한)		
정보주체의 권리	제4조(정보주체의 권리) 제35조(개인정보의 열람) 제36조(개인정보의 정정 · 삭제) 제37조(개인정보의 처리정지) 제38조(권리행사의 방법 및 절차)	정보를 제공받을 권리, 열람권, 삭제권, 정정권, 처리제한권, 침해에 의한 구제권	제73조, 제75조
개인정보 처리자의 의무	제15조(개인정보의 수집 · 이용)	정보주체의 동의 정보를 제공받을 권리	제75조
	제17조(개인정보의 제공)		제71조
	제20조(정보주체 이외로부터 수집한 개인정보의 수집 출처 등 고지)	정보를 제공받을 권리	
	제21조(개인정보의 파기)		제73조
	제22조(동의를 얻는 방법)		제75조
	제23조(민감정보의 처리제한)		제71조, 제73조
	제24조(고유식별정보의 처리제한)		제71조, 제73조
	제25조(영상정보처리기기의 설치 · 운영 제한)		제72조, 제75조
	제26조(업무위탁에 따른 개인정보의 처리제한)		제75조
	제27조(영업양도 등에 따른 개인정보의이전 제한)		제75조
	제28조(개인정보취급자에 대한 감독)		
	제28조의2 - 제28조의7(가명정보의 처리)		제71조
	제29조(안전조치의무)	기술적 · 관리적 · 물리적 조치	
	제30조(개인정보 처리방침의 수립 및 공개)		제75조
	제31조(개인정보 보호책임자의 지정)	책임자 지정의무	
	제32조(개인정보 파일의 등록 및 공개)		
	제32조의2(개인정보보호인증)		
	제33조(개인정보영향평가)		
	제34조(개인정보 유출 통지 등)	통지 및 신고 의무	
	제63조(자료제출 요구 및 검사)	처리활동의 기록 및 유지	

2) 유럽연합(EU)

EU '일반 개인정보 보호법(GDPR)'은 전문(Recital) 총 173개조, 본문 총 11장(Chapter) 및 99개 조항(Article)로 구성되어 있다. 법률의 내용은 크게 제1장은 GDPR의 적용 대상 및 범위, 제2장은 개인정보처리원칙, 제3장에서는 정보주체의 권리, 제4장은 개인정보처리자(컨트롤러와 프로세서)의 의무를 규정하고 있다. 이 밖에 제5장에서는 개인정보를 EU 밖으로 전송 시 준수하여야 할 사항, 제9장에서는 피해구제제도와 규제 위반시의 과징금 및 처벌을 규정하고 있다.

GDPR의 적용 범위는 "국적이나 거주지에 관계없이 개인정보 처리와 관련된 자연인"에 적용되며, 사망한 개인이나 법인에 대한 정보처리에는 적용되지 않는다(전문 제14조). 규제의 적용대상은 개인정보를 다루는 컨트롤러 와 프로세서로써, 이들에 대한 구체적인 의무는 제5장에 규정되어 있다.

GDPR은 특히 EU 내 설립되지 않은 해외 법인에 대해서도 자국법을 적용하고 있다. EU 내 사업장을 운영하는 경우 또는 EU 내 설립되지 않더라도 EU 내 상품이나 서비스를 제공하거나, 시민들의 행동을 감시하는 경우 GDPR의 적용 대상이 된다[13].

개인정보의 처리원칙은 제2장에서 규정하고 있다. 제5조(개인정보 처리 원칙)를 시작으로 제6조(처리의 적법성), 제7조(동의), 제8조(아동 개인정보)와 특수한 범주의 정보처리(제9조, 제10조, 제11조)가 포함되어 있다. 제5조에서는 개인정보 처리와 관련한 7가지의 원칙을 정하고 있다. 제6조는 개인정보 처리가 법률에 근거한 경우에만 가능하다고 규정하였으며, 이는 정보 주체의 동의가 있는 경우, 계약의 이행이나 체결을 위해 필요한 경우 등으로 한정하고 있다. 제7조는 동의의 조건으로서, 동의는 정보주체의 자유로운 의사에 의해 이루어져야 하며, 정보주체의 진술 또는 적극적 행동을 통한 의사표시여야 한다. 정보주체에게 실질적인 선택권이 없거나, 동의 거부 또는 철회에 따른 불이익이 있는 경우, 그 동의는 자유 의사로 부여된 것으로 간주되지 아니한다(전문 42조). 제8조는 정보주체가 만 16세 미만의 아동일 경우, 온라인서비스 제공 시 부모의 동의를 받도록 규정하였다.

---

13) 박노형(2018), GDPR의 핵심내용 및 대응의 중요성

〈표 1-4〉 EU GDPR의 구성

① 개인정보 처리원칙

No	구분	내용
1	적법성, 공정성,투명성	개인정보는 적법하고, 공정하며 투명한 방식으로 처리되어야 한다.
2	목적의 제한	구체적 · 명시적이며 적법한 목적을 위해 개인정보를 수집하여야 하며, 해당 목적과 부합하지 않는 방식으로 추가 처리되어서는 안 된다.
3	개인정보처리의 최소화	개인정보의 처리는 적절하며 관련성이 있고, 또 그 처리 목적을 위해 필요한 최소한의 범위로 한정되어야 한다.
4	정확성	개인정보의 처리는 정확해야 하며, 필요한 경우 내용을 최신으로 유지하여야 한다. 이에 따라 부정확한 정보의 즉각적인 삭제 또는 정정을 위한 조치가 취해져야 한다.
5	보관기간 제한	필요한 기간이 경과한 후에는 정보주체를 식별할 수 있도록 개인정보를 보관해서는 아니 된다.
6	무결성 및 기밀성	개인정보는 적절한 기술적 · 조직적 조치를 통해 적절한 보안을 보장하여야 한다.
7	책임성	컨트롤러는 상기 원칙을 준수하며, 이를 입증할 수 있어야 한다.
8	정보주체의 동의	동의는 자유로운 의사에 따라 이루어져야 하며, 동의 획득 시 구체적이고 명확한 정보가 제공되어야 한다.

정보주체의 권리는 제3장에 규정되어 있으며, 정보를 제공받을 권리(제13조, 제14조), 정보주체 열람권(제15조), 정정권(제16조), 삭제권(제17조), 처리의 제한권(제18조), 개인정보 이동권(제20조), 반대할 권리(제21조), 프로파일링 등 자동화된 의사결정에 관한 권리(제22조), 총 8가지의 권리가 법률에 명시되어 있다. GDPR에서는 특히 기존 '95년도의 지침에 존재하지 않았던 삭제권과 처리제한권, 개인정보 이전권을 새로 도입하였으며, 기존 자동화된 결정 관련 권리에서 프로파일링 관련 권리를 추가하여 정보주체의 권리를 강화하였다는 점을 확인할 수 있다.

〈표 1-5〉 EU GDPR의 구성

② 정보주체의 권리

No	구분	개인정보 보호지침('95)	개인정보 보호규정('16)
1	정보를 제공받을 권리(Right to be informed)	제10조, 제11조	제13조, 제14조
2	열람권(Right of access)	제12조	제15조

3	정정권(Right to rectify)	제10조, 제11조의 (c)	제16조
4	삭제권(Right of erasure)	x	제17조
5	처리 제한권 (Right of restriction of processing)	x	제18조
6	이전권(Right of data portability)	x	제20조
7	반대할 권리(Right to object)	제14조	제21조
8	자동화된 결정 및 프로파일링 관련 권리 (Right to related to automated decision making and profiling)	제15조	제22조 (프로파일링 포함)

출처: 한국인터넷진흥원(2017), "우리 기업을 위한 GDPR 안내서" 참고

개인정보처리자의 의무는 제4장에서 규정하고 있다. EU GDPR은 개인정보처리자를 컨트롤러와 프로세서로 구분한 것이 특징이다. 컨트롤러란 개인정보의 처리의 목적(purposes)과 수단(means)을 단독 또는 제3자와 공동으로 결정하는 주체를, 프로세서란 컨트롤러를 대신하여 개인정보를 처리하는 주체를 의미한다(제4조제7항, 제8항)[14].

컨트롤러는 개인정보 처리의 성격, 범위, 목적, 위험성 등을 고려하여 개인정보의 처리가 GDPR을 준수하여 수행되는 것을 보장하고, 이를 입증할 수 있는 적절한 기술적 · 조직적 조치(technical and organisational measures)를 이행하여야 한다(법 제24조, 제25조). 이러한 조치에는 개인정보처리의 최소화(data minimisation), 가명처리, 처리에 필요한 보호조치(safeguards) 등이 해당된다. 한국과 중국이 하위 법령에서 기술적 · 조직적 조치에 대한 구체적인 사항을 규정한 데 비해, EU는 기본적인 방향만을 제시하고 있으며 의무 이행을 위한 구체적인 사항은 법적 구속력이 없는 가이드라인을 통해 제시한다. 또한, 이러한 의무 준수를 위해 제40조에 따른 행동강령(code of conduct) 및 제41조에 따른 인증(certification)제도가 활용될 수 있다.

둘 이상의 컨트롤러가 공동으로 개인정보 처리 목적과 수단을 정하는 경우, 공동 컨트롤러(Joint Controller)는 당사자 간 합의를 통해 각자의 의무를 투명하게 결정하여야 한다(제26조). 컨트롤러가 EU 내 위치하지 않은 경우에는 대리인을 지정하여야 한다(제27조). 대리인

14) EU GDPR 제37조–제39조는 개인정보보호자문(Data protection officer, 이하 DPO)의 지정 및 업무를 규정하고 있다. 그러나 DPO의 역할은 컨트롤러와 프로세서에 정보보호 법규의 내용을 알리고 법규 이행을 위한 자문과 권고를 제공하는 데 있으며, DPO는 GDPR 준수에 대한 책임을 지지 않는다.

은 개인정보가 처리되거나, 정보주체의 행동이 모니터링 되는 회원국 중 한 곳에 설립(establish) 되어야 하며, 컨트롤러 및 프로세서와 함께, 또는 이들을 대신하여 개인정보 처리에 관한 모든 사안을 진행한다.

프로세서의 의무로는 총 8가지가 규정되어 있다. 프로세서는 ① 원칙적으로 컨트롤러의 문서화된 지시사항에 의해서만 개인정보를 처리하여야 하며, ② 관련 개인정보를 처리하는 자에게 기밀 준수를 약속하였거나 또는 실정 법상 기밀준수 의무를 지고 있음을 보장하여야 한다. ③ 개인정보 처리의 보안을 위해 요구되는 모든 조치를 취하여야 하며, ④ 다른 프로세서의 지 정과 관련한 규정을 준수한다. ⑤ 컨트롤러가 정보주체의 개인정보 권리를 보장하기 위해 필요한 조치를 지원하고, ⑥ 회원국 개인정보 보호 당국의 승인을 받기 위한 컨트롤러의 활동을 지원한다. ⑦ 컨트롤러와의 관계 종료 시, 컨트롤러의 선택에 따라 개인정보를 반환 또는 파기한다. ⑧ GDPR 준수 여부를 입증하기 위해 필요한 모든 정보를 컨트롤러에게 제공하고, 컨트 롤러 또는 컨트롤러가 위임한 다른 감사자가 수행하는 감사를 받아야 한다.

컨트롤러의 지시가 GDPR 또는 기타 회원국의 개인정보 보호 규정을 위반 한다고 판단되는 즉시 컨트롤러에게 통지하여야 한다(제28조). 기업의 개인정보 처리활동 기록 · 유지 의무는 제30조에 규정되어 있다. 이는 250명 이상의 직원을 보유한 기업에 적용되나, 해당 기업이 정보주체의 권리와 자유에 위험을 초래할 가능성이 높은 개인정보나 민감정보를 처리하는 등의 경우에는 종업원 수와 무관하게 개인정보 처리기록을 보유하여야 한다.

개인정보 침해(data breach) 사고 발생 시, 기업은 감독기구 및 정보주체에 이를 통지하여야 한다(제33조, 제34조). 컨트롤러는 사고 발생 72시간 이내에 관련 감독기구에 해당 내용을 통지하여야 하며, 정보주체에는 필요한 예방조치를 취할 수 있도록 이를 인지한 즉시 직접 통지하여야 한다.

제35조는 개인정보 영향 평가 수행 의무를 규정하였다. 기업이 새로운 기술을 사용하고 그 처리 유형이 개인의 권리와 자유에 고위험(high risk)을 초래할 가능성이 있는 경우, 해당 기업은 예상되는 개인정보 처리에 대한 영향 평가를 수행하여야 한다. 이를 정리하면 아래와 같다.

〈표 1-6〉 EU 일반정보보호규정(GDPR) 상의 개인정보보호규제

<table>
<tr><th>구분</th><th>법률 조항 및 내용</th><th>비고</th><th>처벌 규정</th></tr>
<tr><td rowspan="4">일반규정
(General Provisions)</td><td>제1조(주제 및 목적)</td><td></td><td></td></tr>
<tr><td>제2조(물적 범위)</td><td>적용범위</td><td></td></tr>
<tr><td>제3조(지리적 범위)</td><td></td><td></td></tr>
<tr><td>제4조(정의)</td><td></td><td></td></tr>
<tr><td rowspan="7">개인정보 처리원칙
(Principles)</td><td>제5조(개인정보 처리 관련 원칙)</td><td></td><td rowspan="3">제83조
제5항</td></tr>
<tr><td>제6조(처리의 적법성)</td><td>적법성</td></tr>
<tr><td>제7조(동의의 조건)</td><td rowspan="2">수집 시
정보주체의 동의</td></tr>
<tr><td>제8조(아동의 동의에 적용되는 조건)</td><td>제83조
제4항</td></tr>
<tr><td>제9조(민감정보 처리)</td><td>민감정보</td><td>제83조
제5항</td></tr>
<tr><td>제10조(범죄경력 및 범죄행위에 관한 개인정보의 처리)</td><td>범죄개인정보</td><td></td></tr>
<tr><td>제11조(신원확인을 요하지 않는 개인정보의 처리)</td><td></td><td>제83조
제4항</td></tr>
<tr><td rowspan="10">정보주체의 권리
(Rights of the Data Subject)</td><td>제12조(개인정보주체 권리행사를 위한 투명한 정보 통지, 형식)</td><td rowspan="3">정보를 제공받을 권리</td><td rowspan="10">제83조
제5항</td></tr>
<tr><td>제13조(개인정보가 정보주체로부터 수집되는 경우 제공되는 정보)</td></tr>
<tr><td>제14조(개인정보가 정보주체로부터 수집되지 않는 경우 제공되는 정보)</td></tr>
<tr><td>제15조(정보주체 열람권)</td><td>열람권</td></tr>
<tr><td>제16조(정정권)</td><td>정정권</td></tr>
<tr><td>제17조(삭제권)</td><td>삭제권</td></tr>
<tr><td>제18조(처리의 제한권)</td><td>처리제한권</td></tr>
<tr><td>제19조(정정, 삭제, 처리제한 고지)</td><td>고지 의무</td></tr>
<tr><td>제20조(개인정보 이전권)</td><td>이전권</td></tr>
<tr><td>제21조(반대할 권리)</td><td>반대권</td></tr>
<tr><td></td><td>제22조(프로파일링 등 자동화된 개별 의사결정)</td><td>프로파일링권</td><td></td></tr>
<tr><td></td><td>제23조(제한)</td><td></td><td></td></tr>
</table>

<table>
<tr><th>구분</th><th>법률 조항 및 내용</th><th>비고</th><th>처벌 규정</th></tr>
<tr><td rowspan="20">개인정보 처리자의 의무 (Controller and Processor)</td><td>제24조(컨트롤러의 책임)</td><td rowspan="2">행정적 · 기술적 · 물리적 조치</td><td rowspan="16">제83조 제4항</td></tr>
<tr><td>제25조(설계, 기본설정에 의한 개인정보보호)</td></tr>
<tr><td>제26조(공동 컨트롤러)</td><td></td></tr>
<tr><td>제27조(컨트롤러, 프로세서의 대리인)</td><td>책임자 지정의무</td></tr>
<tr><td>제28조(프로세서)</td><td></td></tr>
<tr><td>제29조(컨트롤러 또는 프로세서의 책임하에 처리)</td><td>책임자 지정의무</td></tr>
<tr><td>제30조(정보처리활동의 기록)</td><td>처리활동의 기록 및 유지</td></tr>
<tr><td>제31조(감독기구와의 협력)</td><td></td></tr>
<tr><td>제32조(정보처리의 안전)</td><td>기술적 · 조직적 조치</td></tr>
<tr><td>제33조(감독기관에의 개인정보 유출 통지)</td><td rowspan="2">통지 의무</td></tr>
<tr><td>제34조(이용자에의 개인정보 유출 통지)</td></tr>
<tr><td>제35조(정보보호영향평가)</td><td></td></tr>
<tr><td>제36조(사전 자문)</td><td></td></tr>
<tr><td>제37조(DPO의 지정)</td><td rowspan="3">책임자 지정의무</td></tr>
<tr><td>제38조(DPO의 지휘)</td></tr>
<tr><td>제39조(DPO의 업무)</td></tr>
<tr><td>제40조(행동강령)</td><td></td><td></td></tr>
<tr><td>제41조(승인된 행동강령의 모니터링)</td><td></td><td></td></tr>
<tr><td>제42조(인증)</td><td></td><td></td></tr>
<tr><td>제43조(인증기관)</td><td></td><td></td></tr>
</table>

3) 중국

중국의 「네트워크안전법」은 총 7개의 장과 79개 조항으로 구성되어 있다. 「네트워크안전법」은 네트워크 보안 관련 내용과 개인정보보호 관련 내용이 혼합되어 있으며, 이 중 개인정보와 관련된 내용은 제4장(네트워크 정보보안)의 8개 조항(제40조–제47조)과 이에 따른 벌칙 조항(제64조, 제68조, 제69조)이다.

법률의 적용 대상은 중국 내의 네트워크 운영자로서, 법 제2조는 "네트워크 구축, 운영,

유지와 사용 및 네트워크 보안의 감독관리에 대하여 본법을 적용한다"고 규정하고 있다. 즉, 네트워크안전법 상의 개인정보는 정보 시스템을 활용하여 수집되고 저장된 개인정보를 의미한다.

「네트워크안전법」에는 개인정보처리원칙에 대한 별도의 조항은 없으나, 법 제41조에서 네트워크사업자는 개인정보의 수집 및 사용 시 합법, 정당, 필요의 원칙을 준수하고, 정보 수집과 사용의 목적, 방식과 범위를 공지하여 수집대상자의 동의를 얻어야 함을 규정하고 있다. 또한, 제44조는 "그 어떠한 개인과 조직도 개인정보를 훔치거나 기타 불법 방식으로 취득해서는 아니되며, 불법으로 개인정보를 판매하거나 불법으로 타인에게 제공해서도 아니된다"고 규정하고 있다. 불법행위의 경우에는 제64조에 따라 공안기관에서 처벌을 집행하며, 범죄를 구성한 경우에는 제74조에 따른 형사책임을 진다.

제3자에 대한 개인정보의 제공은 원칙적으로 정보주체의 동의를 받은 경우에만 가능하나, 특정 개인을 식별할 수 없도록 처리하여 복원할 수 없는 경우, 즉 익명으로 비식별 처리를 한 경우에는 정보주체의 동의 없이도 제공이 가능하도록 하였다.

〈표 1-7〉 중국 네트워크안전법의 구성 – 개인정보 처리원칙

No	구분	내용
1	적법성	네트워크사업자는 법률, 행정법규의 규정 또는 이용 자와의 약정을 준수하면서 저장·보관하고 있는 개인정보를 처리하여야 한다. 그 어떠한 개인과 조직도 개인정보를 훔치거나 기타 불법 방식으로 취득하여서는 아니되며, 불법으로 개인정보를 판매하거나 불법으로 타인에게 제공하여서도 아니된다.
2	수집 목적의 제한 (정당성, 필요성)	네트워크사업자의 개인정보 수집 및 사용은 합법, 정당, 필요의 원칙을 준수하여야 한다. 네트워크사업자는 그가 제공하는 서비스와 무관한 개인정보를 수집 및 사용해서는 아니 된다.
3	정보주체의 동의	네트워크사업자는 정보수집과 사용의 목적, 방식과 범위를 공지하고 수집대상자의 동의를 얻어야 한다.

정보주체의 권리와 관련하여, 제43조는 삭제권과 정정권을 규정하고 있다. 네트워크사업자가 법률, 행정법규 규정 또는 쌍방의 약정을 어기고 본인의 개인정보를 수집 및 사용하는 것을 발견했을 경우, 정보주체는 본인의 개인정보 삭제를 요구할 수 있으며, 네트워크사업자가 수집 및 사용한 개인 본인의 개인정보에 오류가 있을 경우 이에 대한 정정을 요구할

권리가 있다. 네트워크사업자는 정보주체의 요구에 대하여 적절한 조치를 취하여 해당 정보를 삭제하거나 정정하여야 한다.

개인정보처리자의 의무와 관련하여, 제42조는 "기술조치와 기타 필요한 조치를 취해 수집한 개인정보의 보안을 확실히 보장하고 그가 수집한 개인정보의 유출, 훼손, 분실을 방지"해야 함을 규정하였다. 이러한 보안조치에 대한 구체적인 사항은 '19년 6월 전국정보안전 표준화기술위원회에서 제정한 국가표준 "정보안전기술 개인정보안전규범(信息安全技术个人信息安全规范) 및 '19년 8월 제정된 "아동 개인정보 네트워크 보호 규정(儿童个人信息网络保护规定)" 및 인터넷 개인정보 안전보호지침 등 다양한 국가표준을 통해 규정하고 있다[15)16)].

제42조는 사고 발생 시의 통지 및 신고 의무를 규정하였다. 개인정보의 유출, 훼손, 분실 상황이 발생하거나 또는 발생할 가능성이 있을 경우, 네트워크사업자는 즉시 보완조치를 취하고, 규정에 따라 이용자에 해당 사실을 통지하고 관련 주무부처에 보고하여야 한다. 개인정보 처리활동의 기록 및 유지와 관련한 특별한 규정은 존재하지 않는다. 다만, 네트워크 이용자가 법률에서 발표나 전송을 금지하는 정보를 전송하는 경우, 네트워크사업자는 해당 정보의 전송을 중단, 제거하여 해당 기록을 보관하고 이를 유관 주무부처에 보고하여야 한다(제47조). 또한, 국가정보기관 및 관련 부처는 이러한 정보전송에 대한 관리감독을 실행하여 전송을 금지하는 정보를 발견할 경우 네트워크사업자에게 전송 중단 및 제거 등의 처리조치를 취하고 관련 기록을 보관하여야 한다(제50조). 이러한 문제가 중국 영토 밖에서 발생한 경우, 관련 기관에 통보하여 기술조치와 기타 필요한 조치를 취해 정보 유포를 차단시켜야 한다. 이 밖에 제37조에서는 핵심정보인프라 사업자에 대하여 중국 내에서 운영 중 수집하고 생성된 개인정보와 중요 업무 데이터를 반드시 경내에 저장해야 한다고 규정하고 있다[17)].

「네트워크안전법」 외에 개인정보 관련 조항을 가진 주요 법률로는 민법총칙(民法總則)과 불법행위법(不法行爲法), 형법 등이 존재한다. 중국 민법총칙 제111조는 개인정보처리원칙

15) 중국 전국정보안전표준화기술위원회 홈페이지(https://www.tc260.org.cn/)
16) 중국 추천성 국가표준(GB/T)은 일반적으로는 일종의 가이드라인에 불과하나, 네트워크 안전법과 관련된 표준은 준수가 의무화되는 주요 국가표준으로, 네트워크안전법 제10조는 "네트워크의 구축, 운영 또는 네트워크를 통한 서비스 공급이 법률, 법규의 규정과 국가표준의 강제성 요구에 의거하여 기술조치와 기타 필요한 조치를 취해 네트워크 보안, 안정 운행을 보장" 하여야 한다고 규정하고 있다.
17) 핵심정보인프라시설(关键信息基础设施)은 국가 안전에 중대한 손실이 발생하는 시설로, 한국의 정보통신기반 보호법의 정보통신기반시설과 유사한 개념이다. 위 시설에 대한 판정기준은 '17년 11월 제정된 '핵심정보인프라 판정지침'에 따른다(한국표준협회, 2019).

과 관련하여, “자연인의 개인정보는 법률의 보호를 받으며, 어떠한 조직이나 개인도 타인의 개인정보를 필요로 할 경우에는 법에 따라 취득하여야 하고, 정보의 안전을 보장해야 하며 불법으로 타인의 개인정보를 수집 · 사용 · 가공 · 전달할 수 없으며, 타인의 정보를 불법으로 매매 · 제공 또는 공개할 수 없다”라고 규정하여 정보 수집 및 처리, 제공에 있어 적법한 절차를 준수할 것을 명시하였다.

불법행위법 제2조는 “민사권익을 침해하는 경우, 반드시 본법의 규정에 근거하여 불법행위책임을 부담한다.”라고 규정하였으며 이러한 권익에 프라이버시권을 포함하였다. 인터넷을 통해 민사권익이 침해된 경우, 불법행위자에 대한 처벌 및 온라인서비스제공자에게 삭제 · 차단 · 링크연결 차단 등 필요한 조치를 요구할 권리를 규정하였다(제36조). 온라인서비스제공자가 사실을 인지한 이후에 필요한 조치를 취하지 않은 경우, 손해의 확대와 관련하여 불법행위자와 연대책임을 부담한다.

〈표 1-8〉 중국 네트워크안전법 상의 개인정보보호규제

<table>
<tr><th colspan="2">구분</th><th>법률 조항 및 주요내용</th><th>비고</th><th>처벌 규정</th></tr>
<tr><td rowspan="9">네트워크안전법</td><td>총칙</td><td>제2조(적용 대상)</td><td>적용 대상</td><td></td></tr>
<tr><td>개인정보 처리원칙</td><td>제41조(개인정보 수집 및 사용 원칙, 정보주체의 동의, 수집 범위)</td><td>적법성 수집 목적의 제한
정보주체의 동의</td><td>제64조</td></tr>
<tr><td>정보주체의 권리</td><td>제43조(삭제, 정정권)</td><td>삭제권
정정권</td><td>제64조</td></tr>
<tr><td rowspan="6">개인정보 처리자의 의무</td><td>제40조(개인정보 비밀유지, 정보보호)</td><td>행정적 · 기술적 · 물리적 조치</td><td rowspan="2">제64조</td></tr>
<tr><td>제42조(유출 · 변조 · 훼손 금지 및 유출 · 변조 · 훼손 방지를 위한 개인정보 보안 의무)</td><td>통지 및
신고 의무</td></tr>
<tr><td>제44조(개인정보의 불법 취득, 제공 금지)</td><td></td><td rowspan="3">동법 제69조, 형법 제253조의 1 (범죄의 경우)</td></tr>
<tr><td>제45조(개인정보처리자의 비밀 유지, 제공 금지)</td><td></td></tr>
<tr><td>제37조(개인정보 경내 저장, 역외 전송 시 보안 평가)</td><td>경내 저장</td></tr>
<tr><td>제47조(관리, 전송시 의무, 보고의무)</td><td>처리활동의 기록 및 유지</td><td>제68조</td></tr>
<tr><td>민법총칙</td><td>개인정보 처리원칙</td><td>제111조(개인정보 불법 수집 및 처리 · 제공 금지)</td><td>적법성</td><td rowspan="3">형법 제286조</td></tr>
<tr><td rowspan="2">불법행위법</td><td rowspan="2">정보주체의 권리</td><td>제2조(불법행위의 처벌)</td><td></td></tr>
<tr><td>제36조(온라인서비스제공자의 의무)</td><td>삭제권</td></tr>
</table>

4) 미국

「프라이버시법」은 2012년에 마지막으로 개정되었으며, 정부조직법 제5장(U.S. Code 5. Chapter 5)의 §552a – 개인에 관한 보유기록(Records maintained on individuals)에 해당하며, 총 18개 항으로 구성되어 있다. 법률의 내용은 크게 개인정보를 제3자에게 공개하는 조건을 규정한 5 U.S.C. §552a(b)항과 연방기관의 기록에 대한 정보주체의 접근권리, 정보수정권리를 보장한 §552a(d)항, 연방기관이 준수하여야 할 의무를 규정한 §552a(e)항을 중심으로 구성되었다.

법률의 적용대상은 연방 정부기관으로, 적용 범위는 해당 기관에서 관리하는 개인정보의 기록이다. 2015년 미 법무부가 발간한 "프라이버시법 개요(Privacy Law Overview)"는 프라이버시법의 목적을 크게 4가지로 규정하고 있다. 법률의 목적은 ①연방기관이 관리하는 개인정보 기록 공개의 제한, ②정부기관의 기록에 대한 개인의 접근권한 부여, ③개인에게 기관의 기록을 개정을 요구할 권리 부여, ④ '공정 정보규정(fair information practices)'을 확립하는 데 있다[18].

개인정보처리 원칙과 관련된 사항은 §552a(e)의 (1)항 및 (5)항, (6)항에서 다루고 있다. 연방기관이 수집하는 개인정보의 범위와 관련하여, 기관은 법령 또는 대통령의 행정명령에 의해 수행되어야 하는 기관의 목적을 달성하는 데 필요하고 목적에 부합하는 개인의 정보만을 기록으로 보유할 수 있다(§552a(e)(1)). 또한, 기관이 개인에 관한 결정을 내릴 때 사용하는 모든 기록은 개인에게 공정성을 보장하기 위해 정확성, 관련성, 적시성 및 완전성을 유지하여야 한다(§552a(e)(5)). 연방기관은 개인에 관한 기록을 기관이 아닌 다른 사람에게 배포하기 전에 앞서 (5)항에서의 4가지 원칙에 따라 기록의 정확성과 관련성, 적시성 및 완전성을 보장하기 위해 합리적인 노력을 기울여야 한다(§552a(e)(6)).

제3자에 대한 제공과 관련하여, 연방기관이 기본적으로 정보주체의 사전 요청이나 사전 서면동의에 의하지 않고는 시스템에 포함된 기록을 공개하여서는 아니 된다(§552a(b)). 다만, 업무 수행에 있어 기록의 유지가 필요한 기관의 임직원이나 (a)(7)항에 정의된 '통상적인 사용(routine use)', 통계 목적이나 법 집행목적 등 용례가 법률에 명시된 경우에는 예외로 하

18) Department of Justice's Office of Privacy and Civil Liberties (OPCL), "The Overview of the Privacy Act of 1974(2015 Edition)" p.4

고 있다[19].

정보주체의 권리와 관련된 사항은 §552a(d)에 규정되어 있다. §552a(d)(1)항은 개인이 자신의 기록 또는 자신과 관련된 정보가 포함된 기록의 시스템에 대한 접근 권한을 요구한 경우, 연방기관은 이를 허용할 것을 규정하여 정보주체의 접근권을 규정하고 있다. 해당 개인은 기록 확인 시 자신과 함께 기록을 검토할 사람을 동반할 수 있다.

§552a(d)(2)항은 자신과 관련된 기록의 정정권을 규정하고 있다. 다만, 이러한 정정권이 반드시 보장되는 것은 아니며, 연방기관은 요청이 접수된 날부터 10일 이내에 해당 개인이 정확하지 않거나, 부적절하거나 적시적, 완전하지 않다고 판단하여 기록의 정정을 요청한 내용에 대해 해당 요청을 수락하여 기록을 정정하거나, 혹은 해당 요청의 거부를 통지할 수 있다. 기관의 거부에 동의하지 않을 경우, 당사자는 연방기관에 해당 거부에 대한 검토를 요청할 수 있으며, 기관은 정당한 사유가 없는 한 30일 이내에 검토를 완료하고 최종 결정을 내려야 한다[20].

개인정보처리자의 의무는 §552a(e)항에서 연방기관에 요구되는 총 12가지 사항을 규정하였다[21]. §552a(e)(2)항은 정보가 연방 프로그램에 따라 개인의 권리, 이익 및 특권에 대해 불리하게 작용할 수 있는 경우, 대상 개인으로 부터 직접 가능한 최대 범위로 정보를 수집하도록 하였다. §552a(e)(3)항은 정보수집 시 개인에게 제공하여야 할 정보로써, ① 정보의 요청을 승인하는 권한, ② 정보의 사용 목적, ③ 정보가 활용될 수 있는 경우, ④ 요청된 정보의 전부 또는 일부를 제공하지 않는 경우 그에 미치는 영향에 대한 정보를 제공한다. §552a(e)(4)항 역시 정보의 제공과 관련된 사항으로,기관은 동조 (11)항의 규정에 따라 기록 시스템의 존재와 성격에 대한 통지를 연방 관보에 게재하여야 하며 이는 시스템의 이름 및 위치, 시스템에서 기록되는 개인과 기록의 범주 등을 포함한다.

§552a(e)(8)항은 개인에 대한 통지의무를 규정하였으며, 강제적인 법적 절차에 따라 개인에 대한 기록이 공개 기록이 되는 경우, 해당 개인에게 이를 통지하도록 합리적인 노력을 기울여야 한다고 규정하였다. §552a(e)(9)항은 책임자 지정과 관련한 내용으로, 기관이 모든 기록시스템의 설계 · 개발 · 운영 및 유지관리 또는 기록 유지에 관여하는 사람에 대한 '행동

19) 5 U.S.C. §552a(b) – Conditions of Disclosure to third parties
20) 5 U.S.C. §552a(d) – Individual's Right of Access / Right of amendment
21) 5 U.S.C. §552a(e) – Agency Requirements

규칙(rule of conduct)'을 수립하고, 본 조에서 규정하고 있는 규칙과 절차, 요구사항과 비준수에 따른 처벌을 포함한 내용을 각 사람들에 지시하도록 규정하였다. §552a(e)(10)항은 정보보안을 위한 조치사항과 관련된 내용이다. 연방기관은 기록의 보안과 기밀성을 보장하고 정보가 유지되는 개인에게 실질적인 위해, 당혹감, 불편함 또는 불공정을 초래할 수 있는 보안 또는 무결성에 대한 예상 위협이나 위험으로부터 보호하기 위해 적절한 행정적 · 기술적 · 물리적 안전조치를 확립하여야 한다.

「프라이버시법」 외에 공공 부문의 개인정보 관련 법률은 개인정보 영향 평가를 규정한 「전자정부법(The Electronic Government Act of 2002)」이 있다. 개인정보 영향평가는 "개인정보처리자가 처리하는 개인정보의 수, 제3자 제공 여부, 정보주체의 권리침해 가능성 및 그 위험 정도 등을 고려하여 위험요인을 분석하고 개선사항을 도출하는 일련의 평가 절차"로 정의할 수 있다. 미국은 이러한 개인정보 영향평가제도를 도입하여 가장 활발히 운영하고 있는 국가이며, 프라이버시 침해 위협이 다양화됨에 따라 개인정보 영향 평가 제도의 중요성은 더욱 커지고 있다.

개인정보 영향 평가는 전자정부법 제208조에서 규정하고 있다. 특히, 미관리예산처(Office of Management and Budget, OMB)는 이에 대한 구체적인 지침을 정하여 신규 IT 시스템 구축 시 10인 이상의 개인정보를 온라인으로 수집하는 경우, 개인정보 영향평가를 의무화하도록 하였으며, OMB의 장에게 그 결과를 제출하도록 하였으며, 이는 연방 관보를 통해 일반인에게 공개된다.

〈표 1-9〉 미국 프라이버시법상의 개인정보보호규제

<table>
<tr><th colspan="2">구분</th><th>법률 조항</th><th>비고</th><th>처벌규정</th></tr>
<tr><td rowspan="5">프라이버시법</td><td rowspan="2">개인정보 처리원칙</td><td>5 U.S.C. §552a(e)(1)</td><td>수집 목적의 제한</td><td></td></tr>
<tr><td>5 U.S.C. §552a(e)(5)
5 U.S.C. §552a(e)(6)</td><td>정확성, 관련성
정보의 보관기간 제한(적시성)
무결성 및 기밀성(완전성)</td><td></td></tr>
<tr><td rowspan="3">정보주체의 권리</td><td>5 U.S.C. §552a(d)(1)
5 U.S.C. §552a(d)(2)</td><td>접근권
정정권</td><td></td></tr>
<tr><td>5 U.S.C. §552a(e)(3)</td><td rowspan="2">정보를 제공받을 권리</td><td></td></tr>
<tr><td>5 U.S.C. §552a(e)(4)</td><td></td></tr>
</table>

		5 U.S.C. §552a(e)(2)		
		5 U.S.C. §552a(e)(6)		
		5 U.S.C. §552a(e)(7)		
	개인정보 처리자의 의무	5 U.S.C. §552a(e)(8)	통지 의무	§552a(i)(2)
		5 U.S.C. §552a(e)(9)	책임자 지정의무	
		5 U.S.C. §552a(e)(10)	행정적 · 기술적 · 물리적 조치사항	
전자정부법		44 U.S.C. ch.36. Section 208. (Public law 107-347)	개인정보영향평가	

한편, 민간 영역에 대해서는 기본적으로 자율규제 원칙이 적용되나, 규제가 필요한 영역에 대해서는 분야별로 개별법을 적용하고 있다. 대표적으로 신용정보에 대해서는 그램-리치-브릴리법(Gramm-Leach-Bliley Act), 의료정보와 관련해서는 「의료정보보호법(Health Insurance Portability and Accountability Act, HIPAA)」이 적용된다.

민간 부문에 적용되는 개인정보보호 규제는 관련 영역에 따라 수많은 법률 들이 존재하나, 이를 모두 살펴보는 것은 현실적인 어려움이 존재한다. 개인정보보호와 관련한 최근의 입법안 중 정보주체의 권리와 관련하여 2015년 오바마 정부시절 발표한 '프라이버시 소비자 권리 장전[22]'과 개인정보처리원칙과 관련하여 2016년 7월 유럽연합과 미국 양국이 체결한 '프라이버시 쉴드[23]'의 내용을 살펴보고자 한다. 단, 이는 법률로서 제정된 것이 아니므로 규제수준 비교자료로는 활용하지 않고 민간 부문의 개인정보보호제도를 확인하기 위한 참고자료로만 활용하고자 한다.

2012년 2월, 오바마 정부는 미 보건 · 교육 · 후생부(HEW)의 공정정보원칙(Fair Information Practice Principles, FIPPs)을 기반으로 한 '소비자 프라이버시 권리장전' 초안을 공개하였으며, 2015년 이를 구체적인 입법 초안을 발전시켜 발표하였다. 입법안은 통과되지는 못하였으나, 연방 차원에서도 지속적으로 법률 입법이 시도되고 있으며, 올해 1월, 캘리포니아에서도 '캘리포니아 소비자보호법(CCPA)'이 시행되었으므로, 미국의 개인정보보호 기본법 제정 움직임에 지속적으로 관심을 가질 필요가 있다.

백악관의 '소비자 프라이버시 권리장전(Consumer Privacy Bill of Rights)'은 다음의 7가지를 규정하고 있다. 권리장전에 규정된 권리들은 대부분 다른 국가들과 유사하나, 소비자들이

22) Administration Discussion Draft: Consumer Privacy Bill of Rights Act of 2015
23) EU-U.S. Privacy Shield Framework Principles Isused by the U.S. Department of Commerce

자신이 개인정보를 제공하는 상황에 맞게 개인정보처리자가 이를 처리할 것을 기대할 권리를 포함한 것은 특징적이라고 볼 수 있다.

〈표 1-10〉 소비자 프라이버시 권리장전의 주요 내용

NO	구분	내용
1	개인의 통제	소비자는 기업이 자신으로부터 어떠한 개인정보를 수집하고 이를 어떻게 사용하는지에 대하여 통제할 권리를 가진다.
2	투명성	비자는 프라이버시 및 보안 관행에 대하여 용이하게 이해하고 접근할 수 있는 권리를 가진다.
3	개인정보 제공 상황의 존중	소비자는 기업이, 소비자 자신이 개인정보를 제공하는 상황에 맞게 이를 수집, 이용 및 공개할 것으로 기대할 권리를 가진다.
4	보안	소비자는 개인정보를 안전하게 책임성 있게 처리하도록 할 권리를 가진다.
5	접근 및 정확성	소비자는, 개인정보의 민감성과 개인정보가 정확하지 않은 경우 소비자에게 발생할 불리한 결과의 위험성에 적절한 방식으로, 이용 가능한 형태로 개인정보에 접근하고 개인정보를 정정할 권리를 가진다.
6	수집의 제한	소비자는 기업이 수집하고 보관하는 개인정보가 합리적으로 제한이 가하여질 권리를 가진다.
7	책임성	소비자는, 기업이 '소비자 프라이버시 권리장전'을 준수하는 것을 보장하기 위하여, 기업이 개인정보를 적절한 조치에 의하여 처리하도록 할 권리를 가진다.

U-US 프라이버시 쉴드(privacy shield) 협약은 EU 회원국 내에서 수집된 개인정보를 미국으로 이전하여 처리할 시 미국 기업들이 충족하여야 하는 사항을 규정한다. 협약에 대한 EU 집행위원회의 "적정성 결정(Adequacy Decision)"은 미국 법령의 개인정보 보호기준이 적정하다는 확인을 의미하며, 이에 따라 미국 기업들은 EU 내에서 수집된 정보를 추가적인 제약조건 없이 미국으로 이전할 수 있다[24].

프라이버시 쉴드 협약 내용의 채택 및 준수 여부는 미국 기업이 선택하는 것으로, 의무사항은 아니지만, 프라이버시 쉴드 협약을 따르는 것이 EU 법령을 직접 준수하는 것보다 유리하기 때문에 대부분의 기업들은 이를 준수하고 있다. 프라이버시 쉴드는 개인정보처리에 있어서의 다음의 7가지 원칙을 제시한다.

24) 법무법인 율촌(2016), 율촌 뉴스레터 2016년 4월호

〈표 1-11〉 EU-US 프라이버시 쉴드 협약의 주요 내용

No	구분	내용
1	통지	Privacy Shield Framework에 참여하는 조직은 개인정보 보호 관행 및 EU 시민의 데이터 사용 및 수집 목적, 제3자와의 공유 등 특정 정보에 대한 통지를 게시하여야 한다.
2	선택	조직은 정보주체가 개인정보를 제3자에게 공개하거나 제공된 목적과 다른 목적으로 사용하지 않도록 선택할 수 있도록 하여야 한다. 개인정보를 제3자에 제공하거나 수집 이외의 목적으로 사용하기 위해서는 정보주체의 동의를 받아야 한다.
3	이전 전송에 대한 책임	조직은 개인정보의 처리자 또는 조직을 대신하여 개인정보를 처리할 제3자(위탁자)와 계약을 체결하여야한다. 개인정보처리자는 개인정보 보호원칙에 따라 개인 데이터를 처리하거나 전송하여야 한다.
4	보안	조직은 개인정보의 손실, 오용, 무단 액세스, 공개, 변경 및 파괴로부터 개인정보를 보호하면서 위험과 성격을 고려하여 합리적이고 적절한 조치를 취해야 한다.
5	데이터 무결성 및 목적의 제한	조직은 수집된 목적으로 처리를 제한하고 개인정보가 정확하고 완전하며 최신의 상태를 유지하도록 합리적인 조치를 취해야 한다.
6	접근권 및정정권	조직은 정보주체가 자신의 정보를 접근 · 수정 · 삭제할 수 있도록 방법을 제공하여야 한다.
7	상환 및 집행, 책임	위의 개인정보보호 원칙을 준수하지 않은 개인에 대한 상환 및 집행, 책임 부과

이상에서 개인정보보호의 원칙, 정보주체의 권리, 개인정보처리자의 의무를 중심으로 한국과 EU, 중국, 미국, 4개국의 개인정보보호 관련 법률을 설명하였다. 우선, 규제 대상의 범위와 관련하여 법률의 적용범위, 특수한 정보 및 법률의 역외적용 여부를 고려할 수 있다. 법률의 적용범위는 국가마다, 법률의 성격마다 다소 차이가 존재한다. 특수한 정보의 경우, EU · 한국 · 중국은 민감정보 · 아동정보 등 특수한 정보에 대한 규정이 별도로 존재하여 일반적인 개인정보보다 강한 규제를 부과한다. 또한, EU의 경우 사업장이 EU 외에 위치한 사업자에게도 GDPR의 적용이 가능하여 규제대상의 범위가 상당히 넓은 특징이 있다. 그리고, 규제 영역의 범위와 관련하여 개인정보처리 원칙에는 크게 적법성, 수집 목적의 제한, 정보의 정확성, 정보의 보관기간 제한, 무결성 및 기밀성, 정보처리자의 책임성, 정보주체의 동의의 7가지로 구분된다. 개인정보처리 원칙은 국가들마다 표현상의 차이는 존재하나 대부분 유사하다.

정보주체의 권리는 정보를 제공받을 권리, 열람권, 정정권, 삭제권, 처리제한권, 이전권, 반대권, 프로파일링권, 침해에 의한 구제권의 9가지로 구분되고, 중국의 네트워크안전법과 미국의 프라이버시법은 정보주체의 권리를 별도로 규정하지 않고 있다.

개인정보처리자에 대한 부과 의무는 보안을 위한 행정적 · 기술적 · 물리적 조치사항, 정보보호책임자 지정의무, 처리활동의 기록 및 유지 의무, 통지 의무의 4가지로 구분한다. 이는 자율에 따른 개인정보보호 인증제도와 공공기관에만 적용되는 개인정보영향평가 등의 내용을 제외하고 공통적으로 비교가 가능한 영역만을 도출하였다.

4개국의 법률 조사를 통해 개인정보보호 규제의 범위를 도출한 결과는 아래와 같다.

〈 표 1-12 〉 개인정보보호 규제의 범위 및 주요 내용

구분		비교 기준	내용	관련조항 보유국가
규제 대상의 범위		법률의 적용 범위	공공 · 민간 등 법률의 적용 범위	EU · 중국 · 미국 · 한국
		특수한 정보	민감정보, 아동정보 등 특수한 정보에 대한 고려	EU · 중국 · 한국
		법률의 역외적용	해외 사업자에 대한 제재 가능 여부	EU
규제 영역의 범위	개인정보 처리원칙	적법성	법률에 근거한 개인정보 처리	EU · 중국 · 한국
		수집 목적의 제한 (정당성, 필요성)	목적에 부합하는 최소한의 정보만 수집 · 활용	EU · 중국 · 미국 · 한국
		정보의 정확성	수집된 정보를 최신의 형태로 보관	EU · 미국 · 한국
		정보의 보관기간 제한	수집된 개인정보의 보유기간 제한	EU · 미국 · 한국
		무결성 및 기밀성	기술적 · 조직적 조치 등을 통해 적절한 수준의 보안을 보장	EU · 미국
		정보처리자의 책임성	개인정보처리자는 상기 원칙을 준수하고 이를 입증하여야 함	EU · 한국
		정보주체의 동의	정보주체의 동의 없이 정보 수집 및 제3자 제공 행위 금지	EU · 중국 · 미국 · 한국
	정보 주체의 권리	정보를 제공받을 권리	개인정보의 사용 목적 등 정보 수집 시 필요한 정보를 제공	EU · 중국 · 미국 · 한국
		열람권	본인 개인정보의 확인 및 자신의 정보에 접근할 권리	EU · 미국 · 한국
		정정권	자신의 부정확하거나 불완전한 정보에 대해 정정을 요구할 권리	EU · 중국 · 미국 · 한국
		삭제권	개인정보 삭제를 요구할 권리(잊혀질 권리)	EU · 중국 · 한국
		처리제한권	자신에 관한 정보처리 차단 및 제한할 권리	EU · 한국
		이전권	타인에 대한 정보 이동을 요구할 권리	EU
		반대권	자신의 개인정보 처리에 대해 반대할 권리	EU
		프로파일링권	자동화된 적용에 대해 적용받지 않을 권리	EU
		침해에 의한 구제권	처리 과정에서 개인의 권리 침해 시 구제권을 법률에 명시	EU · 미국 · 한국
	개인 정보 처리자의 의무	행정적 · 기술적 · 물리적 조치사항	보안에 필요한 각종 조치사항 의무화	EU · 중국 · 미국 · 한국
		책임자 지정의무	정보보호책임자 지정 및 준수의무 규정	EU · 미국 · 한국
		처리활동의 기록 및 유지	개인정보처리자의 처리 활동 기록 및 유지 의무	EU · 중국 · 미국 · 한국
		통지 의무	유출사고 발생 시 정보주체에 통지 의무	EU · 중국 · 미국 · 한국

문 제

01 개인정보와 관련된 개념에 대한 설명이 틀린 것은?

① "개인정보"란 개인에 관한 모든 정보로서 성명, 주민등록번호 및 영상 등을 통하여 개인을 알아볼 수 있는 정보를 말한다.

② "가명정보"란 개인정보의 일부를 삭제하거나 일부 또는 전부를 대체하는 등의 방법으로 추가정보가 없이는 특정 개인을 알아볼 수 없도록 처리함으로써 원래의 상태로 복원하기 위한 추가정보의 사용 · 결합 없이는 특정 개인을 알아볼 수 없는 정보를 말한다.

③ "익명정보"란 더 이상 특정 개인인 정보주체를 알아볼 수 없도록 개인정보를 처리함으로써 다른 정보를 사용하여도 특정 개인을 알아볼 수 없는 정보를 말한다. 이 경우 시간 · 비용 · 기술 등을 합리적으로 고려하여야 한다.

④ "추가정보"란 개인정보의 전부 또는 일부를 대체하는 데 이용된 수단이나 방식 (알고리즘 등), 가명정보와의 비교 · 대조 등을 통해 삭제 또는 대체된 개인정보를 복원할 수 있는 정보(매핑 테이블 정보, 가명처리에 사용된 개인정보 등) 등을 말한다.

⑤ "결합정보"란 합법적으로 접근하여 그 지배력을 확보할 수 있는 두 개 이상의 정보를 쉽게 결합하여 특정 개인을 알아볼 수 있는 정보를 말한다. 이 경우 현재의 기술 수준이나 충분히 예견될 수 있는 기술 발전 등을 고려하여 시간이나 비용, 노력이 합리적으로 과다하게 수반되지 않아야 한다.

해설

① "개인정보"란 살아 있는 개인에 관한 정보로서 성명, 주민등록번호 및 영상 등을 통하여 개인을 알아볼 수 있는 정보를 말한다.

02 개인정보와 관련된 개념에 대한 설명이 틀린 것은?

① "개인영상정보"란 영상정보처리기기에 의하여 촬영 · 처리되는 영상정보 중 개인의 초상, 행동 등과 관련된 영상으로서 해당 개인을 식별할 수 있는 정보를 말한다.

② 개인정보와 가명정보는 「개인정보 보호법」 적용 대상이나, 익명정보는 「개인정보 보호법」 적용이 제외된다.

③ "처리"란 개인정보의 수집, 생성, 연계, 연동, 기록, 저장, 보유, 가공, 편집, 검색, 출력, 정정(訂正), 복구, 이용, 제공, 공개, 파기(破棄), 그 밖에 이와 유사한 행위를 말한다.

④ "정보주체"란 처리되는 정보에 의하여 알아볼 수 있는 사람으로서 그 정보의 주체가 되는 사람을 말한다. 그리고 법인이나 단체는 정보주체에 해당한다.

⑤ "개인정보처리자"란 업무를 목적으로 개인정보파일을 운용하기 위하여 스스로 또는 다른 사람을 통하여 개인정보를 처리하는 공공기관, 법인, 단체 및 개인 등을 말한다.

해설

④ "정보주체"란 처리되는 정보에 의하여 알아볼 수 있는 사람으로서 그 정보의 주체가 되는 사람을 말한다. 그러므로 법인이나 단체는 정보주체에 해당하지 않음

03 개인정보의 개념에 대한 설명이 틀린 것은?

① 개인정보의 주체는 "살아 있는 인간"임. 그러므로 이미 사망하였거나 실종선고 등 관계 법령에 따라 사망으로 간주되는 사람에 관한 정보는 「개인정보 보호법」의 보호 대상이 되지 않으므로 그의 개인정보 또한 보호 대상이 되지 않는다.

② 개인정보는 살아 있는 개인에 관한 정보를 말하므로 법인(法人) 또는 단체에 관한 정보는 개인정보에 해당하지 않는다.

③ 법인 또는 단체에 관한 정보이면서 동시에 개인에 관한 정보인 대표자를 포함한 임원진과 업무담당자의 이름 · 주민등록번호 · 자택주소 및 개인 연락처, 사진 등 그 자체가 개인을 식별할 수 있는 정보는 각각의 상황 또는 맥락에 따라 개인정보로 볼 수 있다.

④ 사람이 아닌 사물에 관한 정보는 원칙적으로 개인정보에 해당하지 않지만, 해당 사물 등의 제조자 또는 소유자 등을 나타내는 정보는 개인정보에 해당한다.

⑤ 개인사업자의 상호명, 사업장 주소, 전화번호, 사업자등록번호, 매출액, 납세액 등은 사업체의 운영과 관련한 정보로서 원칙적으로 개인정보에 해당한다.

해설

⑤ 개인사업자의 상호명, 사업장 주소, 전화번호, 사업자등록번호, 매출액, 납세액 등은 사업체의 운영과 관련한 정보로서 원칙적으로 개인정보에 해당하지 않음

04 개인정보의 개념에 대한 설명이 옳은 것은?

① '개인에 관한 정보'는 반드시 특정 1인에 관한 정보를 말하는 것으로, 직 · 간접적으로 2인 이상에 관한 정보는 각자의 정보에 해당한다.

② SNS에 단체 사진을 올린다면 사진의 영상정보는 사진에 있는 인물 모두의 개인정보에 해당한다.

③ 의사가 특정 아동의 심리치료를 위해 진료기록을 작성하면서 아동의 부모 행태 등을 포함하였다면 그 진료기록은 아동의 개인정보에 해당한다.

④ 특정 개인에 관한 정보임을 알아볼 수 없도록 통계적으로 변환된 'ㅇㅇ기업 평균연봉', 'ㅇㅇ대학 졸업생 취업률' 등은 개인정보에 해당한다.

⑤ 개인정보 해당 여부는 구체적 상황에 따라 평가된다. 다른 정보와 결합하여 개인을 식별하거나 식별할 수 있다고 인정되거나, 다른 정보와 결합가능성이 전혀 없어서 개인을 식별하지 않거나 식별할 수 없는 정보의 경우에는 개인정보로 인정할 수 없다.

해설

① '개인에 관한 정보'는 반드시 특정 1인에 관한 정보를 말하는 것은 아니고, 직 · 간접적으로 2인 이상에 관한 정보는 각자의 정보에 해당한다.

② SNS에 단체 사진을 올린다면 사진의 영상정보는 사진에 있는 인물 모두의 개인정보에 해당한다.

③ 의사가 특정 아동의 심리치료를 위해 진료 기록을 작성하면서 아동의 부모 행태 등을 포함하였다면 그 진료기록은 아동과 부모 모두의 개인정보에 해당한다.

④ 특정 개인에 관한 정보임을 알아볼 수 없도록 통계적으로 변환된 'ㅇㅇ기업 평균연봉', 'ㅇㅇ대학 졸업생 취업률' 등은 개인정보에 해당하지 않는다.

⑤ 개인정보 해당 여부는 구체적 상황에 따라 평가된다. 다른 정보와 결합하여 개인을 식별하거나 식별할 수 있다고 인정되면 개인정보로 인정된다. 그렇지만, 다른 정보와 결합가능성이 전혀 없어서 개인을 식별하지 않거나 식별할 수 없는 정보의 경우에는 개인정보로 인정할 수 없다.

제 2 장

개인정보의 개념

개인정보(Personal data)의 개념에 대해서는 다양한 정의가 존재한다. 개인정보는 "개인의 건강 상태와 신체적 특징, 사상, 신념과 같은 정신세계 및 학력, 경력, 재산 상태 그리고, 사회적 · 경제적 지위 등 개인에 관한 사실 · 판단 · 평가를 나타내는 모든 정보"라고 정의하기도 하고[25], 개인정보는 "특정 개인을 식별할 수 있는 정보로서 이름, 신용카드번호, 주민등록번호 등에 의하여 개인을 알아볼 수 있는 개인의 건강 상태, 사회적 지위, 신분 등에 관한 사실을 판단, 평가 가능하게 하는 정보"라고 정의하기도 한다[26][27]. 그리고 OECD(1980) 권고안은 개인정보는 "식별된 또는 식별될 수 있는 개인에 관한 모든 정보"라고 정의하였다.

한편, 우리나라의 「개인정보보호법」은 제2조 제1항에서 개인정보의 정의에 대해 '살아 있는 개인의 정보로서 성명, 주민등록번호 및 영상 등 을 통하여 개인을 알아볼 수 있는 정보(해당 정보만으로는 특정 개인을 알아볼 수 없더라도 다른 정보와 쉽게 결합하여 알아볼 수 있는 것을 포함한다)'라고 규정한다. 「정보통신망 이용촉진 및 정보보호 등에 관한 법률」 제2조 제6호에서는 "개인정보라 함은 생존하는 개인에 관한 정보로서 성명 · 주민등록번호 등에 의하여 당해 개인을 알아볼 수 있는 부호 · 문자 · 음성 · 영상 등의 정보"라고 규정한다.

이를 정리하면, 개인정보는 첫째, 살아있는 개인을 대상으로 한다. 따라서 권리의무의 주체가 아닌 사망한 자, 권리의무의 주체라 하더라도 자연인이 아닌 법인, 사물의 위치정보

25) Wacks, R. (1989). Personal Information : Privacy and the Law, Oxford: Clarendon Place.
26) Bob, L. & Jane, T.S. (2005). Critical review of Queensland's Crime and Misconduct Commission Inquiry into abuse of children in foster care: Social work's contribution to reform. Australian Social Work, Vol 58, no 1: pp. 86-99.
27) 정혜련. (2016). 미국의 프라이버시와 개인정보보호 - 개인정보보호에 대한 유럽연합과의 차이를 중심으로-. 일감법학, (35), 271-305.

등 살아 있는 개인에 관한 정보가 아닌 경우에는 법의 보호대상에 해당하지 않는다. 둘째, 개인정보는 특정 개인과 관련된 정보이다. 특정 개인과 관련이 없이 여럿이 모여서 이룬 집단의 통계 값 등은 개인정보에 해당하지 않는다. 셋째, 개인정보란 성명, 주민등록번호, 여권번호 등 특정한 개인을 식별할 수 있는 정보이다. 즉, 조직 내에서의 호칭이나 직책, 키나 나이 등 해당 정보를 통해 특정 개인이 누구인지를 알 수 있는 모든 정보가 이에 해당한다. 넷째, 해당 정보로는 특정 개인을 식별할 수 없다 할지라도 "다른 정보와 쉽게 결합하여" 개인을 식별할 수 있는 식별가능 정보는 개인정보에 포함된다. IP 주소나 인터넷 접속정보, 검색 기록 등은 그 자체로는 개인을 특정할 수 없으나 쉽게 개인을 식별해 낼 수 있는 특성을 지닌다. 이러한 정보는 다른 정보와 쉽게 결합하여 개인을 알아볼 수 있는 개인정보이다(개인정보보호위원회, 2014).

한편, 개인정보에는 의료정보, 신용정보 등 다양한 유형의 정보가 존재한다. 우리나라 법률은 신용정보 · 의료정보와 같이 정보의 수집 및 관리에 있어 특별한 관심이 요구되는 경우, 일반적인 개인정보보호와 별도로 특별한 조치를 요구하고 있다. 의료정보의 경우 개인의 병력이나 과거의 의료기록 등 다양한 신체정보를 포함하며, 신용정보는 개인의 재산, 소득, 신용거래 내역 등을 포함한다. 통신정보는 이메일 주소나 전화 통화내용, 인터넷 접속기록(Log File), 쿠키(Cookies) 등을 예로 들 수 있다.

제3장

개인정보보호법 총칙

1. 개인정보의 목적(개인정보보호법 제1조)

이 법은 개인정보의 처리 및 보호에 관한 사항을 정함으로써 개인의 자유와 권리를 보호하고, 나아가 개인의 존엄과 가치를 구현함을 목적으로 한다.

2. 개인정보의 정의(개인정보보호법 제2조)

“개인정보”란 살아 있는 개인에 관한 정보로서 성명, 주민등록번호 및 영상 등을 통하여 개인을 알아볼 수 있는 정보와 해당 정보만으로는 특정 개인을 알아볼 수 없더라도 다른 정보와 쉽게 결합하여 알아볼 수 있는 정보. 이 경우 쉽게 결합할 수 있는지 여부는 다른 정보의 입수 가능성 등 개인을 알아보는 데 소요되는 시간, 비용, 기술 등을 합리적으로 고려하여야 한다. 또한, 위 사항을 가명처리함으로써 원래의 상태로 복원하기 위한 추가 정보의 사용 · 결합 없이는 특정 개인을 알아볼 수 없는 정보(“가명정보”) 중 어느 하나에 해당하는 정보를 말한다.

“가명처리”란 개인정보의 일부를 삭제하거나 일부 또는 전부를 대체하는 등의 방법으로 추가 정보가 없이는 특정 개인을 알아볼 수 없도록 처리하는 것을 말하며, “처리”란 개인정보의 수집, 생성, 연계, 연동, 기록, 저장, 보유, 가공, 편집, 검색, 출력, 정정(訂正), 복구, 이용, 제공, 공개, 파기(破棄), 그 밖에 이와 유사한 행위를 말한다.

“정보주체”란 처리되는 정보에 의하여 알아볼 수 있는 사람으로서 그 정보의 주체가 되는 사람을 말하고, “개인정보파일”이란 개인정보를 쉽게 검색할 수 있도록 일정한 규칙에 따라 체계적 으로 배열하거나 구성한 개인정보의 집합물(集合物)을 말한다.

'개인정보처리자'란 업무를 목적으로 개인정보파일을 운용하기 위하여 스스로 또는 다른 사람을 통하여 개인정보를 처리하는 공공기관, 법인, 단체 및 개인 등을 말하고, "공공기관"이란 국회, 법원, 헌법재판소, 중앙선거관리위원회의 행정사무를 처리하는 기관, 중앙행정기관(대통령 소속 기관과 국무총리 소속 기관을 포함한다.) 및 그 소속 기관, 지방자치단체, 그 밖의 국가기관 및 공공단체 중 대통령령으로 정하는 기관을 말한다.

'고정형 영상정보처리기기'란 일정한 공간에 지속적으로 설치되어 사람 또는 사물의 영상 등을 촬영하거나 이를 유 · 무선망을 통하여 전송하는 장치로서 대통령령으로 정하는 장치를 말하며, '이동형 영상정보처리기기'란 사람이 신체에 착용 또는 휴대하거나 이동 가능한 물체에 부착 또는 거치(据置)하여 사람 또는 사물의 영상 등을 촬영하거나 이를 유 · 무선망을 통하여 전송하는 장치로서 대통령령으로 정하는 장치를 말한다. '과학적 연구'란 기술의 개발과 실증, 기초연구, 응용연구 및 민간 투자 연구 등 과학적 방법을 적용하는 연구를 말한다.

개인정보는 '쉽게 결합'하여 알아볼 수 있는 정보, 개인을 '알아볼 수 있는' 정보, '살아있는' 개인에 관한 정보, '개인에 관한' 정보, '정보의 내용 · 형태' 등은 제한이 없는 정보라고 할수 있다. 가명정보는 가명처리를 하여 원래의 상태로 복원하기 위한 추가정보의 사용 · 결합 없이는 특정 개인을 알아볼 수 없는 정보를 말한다. '쉽게 결합'하여 알아볼 수 있는 정보는 다른 정보의 입수 가능성 등 개인을 알아보는데 소요되는 시간, 비용, 기술 등을 합리적으로 고려하여야 한다. 개인을 '알아볼 수 있는' 정보여야 하는데 해당 정보를 처리하는자의 입장에서 합리적으로 활용될 가능성이 있는 수단을 고려하여야 한다. '살아 있는' 개인에 관한 정보는 자연인에 관한 정보만 해당되며, 국적이나 신분에 관계없이 법적용 대상(Ex. 외국인, 피의자정보)이 된다. 그리고 '개인에 관한' 정보여야 하는데 법인 또는 단체의 정보는 개인정보에 해당되지 않는다. 단, 연관성에 따라 개인정보가 될 수 있다(Ex. 대표자성명, 담당자전화번호) '정보의 내용 · 형태' 등은 제한이 없는데 전자, 수기 등 형태와 처리방식은 무관하며, 주관적 평가, 허위정보라도 개인정보에 해당될 수 있다(Ex. 평가표, 예명).

데이터 3법: 개인정보 보호법의 일원화/가명처리 활용 부분을 동일하게 수용

■ 개인정보보호법
- 개인정보보호위원회를 국무총리소속 중앙행정기관 격상
- 가명정보 도입 등 데이터활용에 대한 근거 마련
- 가명정보에 대한 안전조치 의무 부과 등 개인정보처리자의 책임성 강화

■ 정보통신망법
- 개인정보 관련 규정은 개인정보보호법 관련 규정에 통합 및 특례를 신설하여 이관

■ 신용정보보호법
- 금융분야 빅데이터 분석, 이용 법적 근거 마련
- 가명정보 활용 근거 및 행위규칙 제정
- 본인신용정보관리업 도입

[개인정보의 종류]

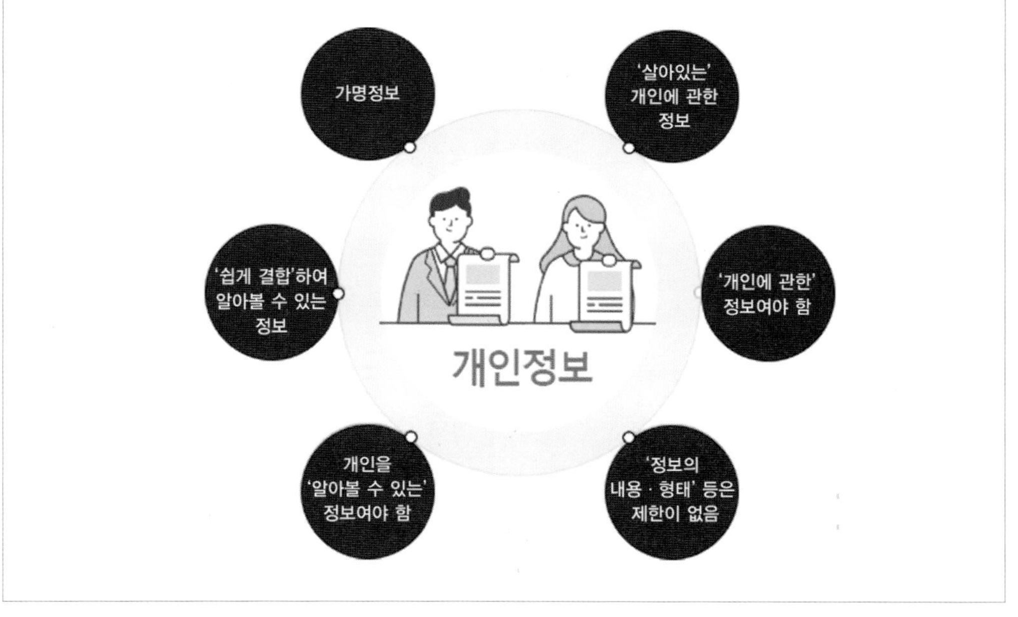

구분	내용
가명정보	■ 가명처리를 하여 원래의 상태로 복원하기 위한 추가정보의 사용 · 결합 없이는 특정 개인을 알아볼 수 없는 정보
'쉽게 결합'하여 알아볼 수 있는 정보	■ 다른 정보의 입수가능성 등 개인을 알아보는 데 소요되는 시간, 비용, 기술 등을 합리적으로 고려

개인을 '알아볼 수 있는' 정보여야 함	■ 해당정보를 처리하는 자의 입장에서 합리적으로 활용 될 가능성이 있는 수단을 고려
개인에 관한 정보	■ 자연인에 관한 정보만 해당 ■ 국적이나 신분에 관계없이 법적용 대상 (Ex. 외국인, 피의자 정보)
'개인에 관한' 정보여야 함	■ 법인 또는 단체의 정보는 해당 없음 ■ 단, 연관성에 따라 개인정보가 될 수 있음 (Ex. 대표자 성명, 담당자전화번호)
'정보의 내용 · 형태' 등은 제한이 없음	■ 전자, 수기 등 형태와 처리방식은 무관 ■ 주관적 평가, 허위정보라도 해당될 수 있음 (Ex. 평가표, 예명)

가명정보 처리 관련 법령 및 가이드 라인

1. 환자정보 활용 방법

환자의 개인정보와 진료정보를 연구에 활용할 수 있는 방법
①동의 ②가명처리

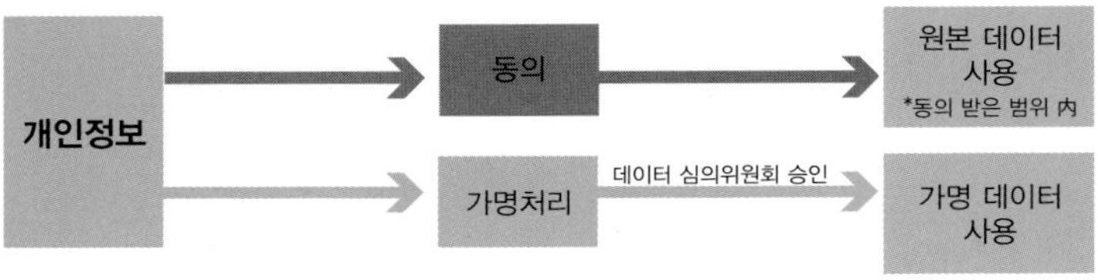

※ 가명 데이터 : 가명처리, 다른 정보와 결합시 식별

환자의 개인정보 및 진료정보 무단 사용 시 개인정보보호법 위반

2. 동의 취득 및 가명처리 없이 사용 시

환자의 개인정보 및 진료정보 무단 사용 시 개인정보보호법 위반

개인정보보호법 제71조(벌칙)

다음 각호에 해당하는 자는 5년이하의 징역 또는 5천만 원 이하의 벌금에 처한다.
제18조제1항 · 제2항, 제19조, 제26조제5항, 제27조제3항 또는 제28조의2를 위반하여
(개인정보의 목적외 이용 · 제공 제한) (가명정보의 처리)
개인정보를 이용하거나 제3자에게 제공한 자 및 그 사정을 알면서도 영리 또는 부정한 목적으로 개인정보를 제공받은자

환자의 동의를 받지 않거나, 가명처리하지 않고
환자 정보를 연구에 활용 시 법적 처벌 대상

■ 동의 취득 및 가명처리 없이 사용(사례)

환자의 개인정보를 무단사용하여 논문 철회

OO교수, 환자정보를 무단사용 하여 논문 12편 철회('20.12月)
– 연구 대상자의 동의를 받지 않고 환자 실데이터 사용
→ 연구윤리 위반으로 12편의 논문 철회

"성명, 감염병 등 민감한 병력 유출, 정보가 보험회사로 넘어가 보험 가입에 제약이 생기거나 보험 지급의 거부될 가능성 등 2차 피해는 다양할 수 있다."

1) 개인정보 분류

개인정보는 인적 사항, 신체적 정보, 정신적 정보, 사회적 정보, 재산적 정보 등으로 분류할 수 있는데 상세 구분 내용은 아래 표와 같다.

[개인정보 분류 예시]

구분		내용
인적 사항	일반정보	성명, 주민등록번호, 주소, 연락처, 생년월일, 출생지, 성별 등
	가족정보	가족관계 및 가족구성원 정보 등
신체적 정보	신체정보	얼굴, 홍채, 음성, 유전자 정보, 지문, 키, 몸무게 등
	의료 · 건강 정보	건강상태, 진료기록, 신체장애, 장애등급, 병력, 혈액형, IQ, 약물테스트 등의 신체검사 정보 등
정신적 정보	기호 · 성향 정보	도서 · 비디오 등 대여 기록, 잡지구독정보, 물품구매내역, 웹사이트 검색내역 등
	내면의 비밀 정보	사상, 신조, 종교, 가치관, 정당 · 노조 가입여부 및 활동내역 등
사회적 정보	교육정보	학력, 성적, 출석상황, 기술 자격증 및 전문 면허증 보유 내역, 상벌기록, 생활기록부, 건강기록부 등
	병역정보	병역여부, 군번및계급, 제대유형, 근무부대, 주특기 등
	근로정보	직장, 고용주, 근무처, 근로경력, 상벌기록, 직무평가기록 등
	법정정보	전과 · 범죄기록, 재판기록, 과태료 납부내역 등
재산적 정보	소득정보	봉급액, 보너스 및 수수료, 이자소득, 사업소득
	신용정보	대출 및 담보설정 내역, 신용카드번호, 통장계좌번호, 신용평가 정보 등
	부동산정보	소유주택, 토지, 자동차, 기타소유차량, 상점 및 건물 등

2) 개인정보 용어

개인정보 용어를 정리해보면, 개인정보는 성명, 주민등록번호 및 영상 등을 통해 살아 있는 개인을 알아볼 수 있는 정보, 다른 정보와 쉽게 결합해 개인을 알아볼 수 있는 정보, 별도로 보관된 추가정보의 사용. 결합 없이는 특정 개인을 알아볼 수 없는 정보를 말한다.(개인정보보호법은 임직원, 주주, 협력업체 등 모든 사람의 개인정보에 적용됨)

정보주체는 처리되는 정보에 의해 알아볼 수 있는 그 정보의 주체가 되는 사람을 말하며, 개인정보 파일은 개인정보를 쉽게 검색할 수 있도록 일정한 규칙에 따라 체계적으로 배열하거나 구성한 개인정보의 집합물(集合物) 처리는 개인정보의 수집, 생성, 연계, 연동, 기록, 저장, 보유, 가공, 편집, 검색, 출력, 정정(訂正), 복구, 이용, 제공, 공개, 파기(破棄), 그밖에 이와 유사한 행위를 말한다.

개인정보처리자는 업무를 목적으로 개인정보파일을 운용하기 위하여 스스로 또는 다른 사람을 통해 개인정보를 처리하는 공공기관, 법인, 단체, 개인 등이고, 개인정보보호 책임자는 개인정보 처리에 관한 업무를 총괄해서 책임지거나 업무처리를 최종적으로 결정하는 자를 말한다.

개인정보 취급자는 개인정보처리자의 지휘 · 감독을 받아 개인정보를 처리하는 임직원, 파견근로자, 시간제근로자 등을 말한다.

개인정보처리 시스템은 데이터베이스 시스템 등 개인정보를 처리할 수 있도록 체계적으로 구성한 응용시스템을 말한다.

영상정보처리기기는 일정한 공간에 지속적으로 설치되어 사람 또는 사물의 영상 등을 촬영하거나 이를 유 · 무선망을 통하여 전송하는 장치, 폐쇄회로텔레비전, 네트워크카메라를 말한다.

개인정보 용어 정의

■ 개인정보
-두 개 이상 결합했을 때 특정인(생존인)을 식별할 수 있게 하는 정보

■ 고유식별정보
- 주민등록번호, 여권번호, 운전면허번호, 외국인등록번호

■ 민감정보
- 사상 · 신념, 노동조합 · 정당 가입, 성생활, 건강 정보, 범죄 경력 등에 관한 정보

■ 정보주체
- 처리되는 정보에 의해 알아볼 수 있는 그 정보의 주체가 되는 사람

■ 개인정보처리자
- 업무를 목적으로 개인정보파일을 운용하기 위해 개인정보를 처리하는 기관, 개인 등

■ 개인정보보호책임자
- 개인정보의 처리에 관한 업무를 총괄해서 책임지는 자
※ 학교–학교장, 교육지원청–4급이상 공무원(과단위 5급)

■ 개인정보보호담당자
- 각급 기관의 실질적인 개인정보 보호 업무를 담당하는 자로 개인정보처리자가 지정한 자

■ 개인정보취급자
- 개인정보처리자의 지휘, 감독을 받아 개인정보를 처리하는 직원, 파견근로자 등

■ 개인정보파일
- 개인정보를 쉽게 검색할 수 있도록 배열하거나 구성한 개인정보 집합물

■ 개인정보처리시스템
- 개인정보를 처리할 수 있도록 체계적으로 구성한 데이터베이스시스템

■ 영상정보처리기기
- 일정 공간에 지속적으로 설치되어 사람 또는 사물의 영상을 촬영 또는 이를 전송하는 장치

■ 공개된 장소
- 공원, 도로, 지하철, 상가 내부, 주차장 등 정보주체가 접근하거나 통행하는 데에 제한을 받지 아니하는 장소

개인정보처리시스템의 범위(용어 정의)

■ 개인정보처리자
- "개인정보처리자"란 업무를 목적으로 개인정보파일을 운용하기 위하여 스스로 또는 다른 사람을 통하여 개인정보를 처리하는 공공기관, 법인, 단체 및 개인 등을 말함

■ 개인정보책임자
- 개인정보 처리에 관한 업무를 총괄해서 책임지거나 업무처리를 최종적으로 결정하는자

■ 개인정보취급자
- 개인정보처리자의 지휘 · 감독을 받아 개인정보를 처리하는 임직원, 파견근로자, 시간제근로자 등

■ 개인정보처리시스템
- 데이터베이스시스템 등 개인정보를 처리할 수 있도록 체계적으로 구성한 시스템

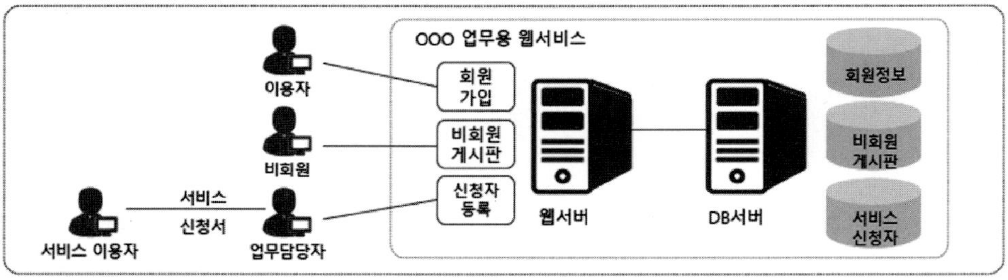

〈판례/결정례〉

[개인정보처리자 vs 개인정보취급자]

■ 사건개요

- 개인정보보호법상 '개인정보처리자'에 대한 법리오해에 기초한 기소유예처분 사건 (헌재2018. 4. 26. 2017헌마711, 공보제259호, 781 [인용(취소)])

① 청구인은 2010. 12. 22.경부터 2014. 12. 30.경까지 인천 연수구에 위치한 인천○○공단에서 감사팀 직원으로 근무 함

② 청구인은 2013. 2. 10. 위 공단 소속 직원들의 범죄사실을 확인하기 위하여, 위 공단 산하 8개 사업소 전 직원들 약 300명에게 자신의 범죄경력을 자진 신고할 것을 요청하는 내용의 전자우편을 발송한 바 있으며, 이 전자우편에는 비위 유형, 처분내용, 처분기관, 처분일시 등을 기재하여 제출하고, 자진 신고한 직원의 경우 비밀을 보장하고 정상 참작을 해주겠으나 자진신고를 하지 않을 경우 직접 대면조사하여 보고하겠다는 내용이 포함되어 있었음

③ 이에 직원 15명이 자신의 범죄경력 21건을 자진 신고하였고, 청구인은 이를 수집하여 '사법기관 처분내용 자료 수집 현황'이라는 제목의 자료를 만들어 직장내 청렴 교육시간에 활용함. 이 자료에는 직원들의 실명은 기재되어 있지 않고, 범죄 유형과 건수만 포함되었으며, 강의시간에도 소속이나 실명 등은 밝히지 아니하였음

④ 인천○○공단 소속 직원인 임○기는 청구인이 개인의 민감정보를 불법적으로 수집하였다는 이유로 2017. 2. 28. 검찰에 고발장을 제출하였고, 청구인은 2017. 5. 25. 피청구인으로부터 개인정보보호법 위반 혐의로 기소유예 처분을 받음

⑤ 청구인은 이 사건 기소유예 처분이 자신의 평등권과 행복추구권을 침해하였다고 주장하면서, 2017. 6. 26. 그 취소를 구하는 이 사건 헌법소원심판을 청구하였음

사건개요

- 청구인에 대한 이 사건 기소유예처분의 근거가 되는 조항은 구 개인정보보호법 제23조 본문(2011. 3. 29. 법률 제10465호로 제정되고, 2016. 3. 29. 법률 제14107호로 개정되기 전의 것, 이하 '이 사건 근거 조항'이라 한다)으로서 "개인정보처리자는 사상 · 신념, 노동조합 · 정당의 가입 · 탈퇴, 정치적 견해, 건강, 성생활 등에 관한 정보, 그밖에 정보주체의 사생활을 현저히 침해할 우려가 있는 개인정보로서 대통령령으로 정하는 정보(이하 '민감정보'라 한다.)를 처리하여서는 아니된다."고 규정하고 있음
- 따라서 이 사건 근거조항이 청구인에게 적용되기 위해서는 청구인이 '개인정보처리자'에 해당하여야 함

〈판례/결정례〉

[개인정보처리자 vs 개인정보취급자]

■ 판시사항

■ 청구인의 개인정보보호법 위반 혐의를 인정한 피청구인의 기소유예 처분이 청구인의 평등권과 행복추구권 침해한 것이므로 이를 취소함

청구인에게 민감정보처리에 관한 개인정보보호법 위반 혐의가 인정되기 위해서는 청구인이 개인정보처리자에 해당하여야 하나, 청구인은 인천ㅇㅇ공단의 직원으로서 개인정보처리자의 지휘 · 감독을 받아 개인정보를 처리하는 개인정보취급자에 불과하므로, 청구인에게 개인정보보호법 위반 혐의를 인정한 피청구인의 기소유예 처분은 자의적인 검찰권 행사로서 청구인의 평등권과 행복추구권을 침해하였음

■ 판단근거

■ 청구인이 이 사건 근거조항의 수범자(Adressat)인 '개인정보처리자'에 해당하는지 여부

– 개인정보보호법은 개인정보처리자의'개인정보보호원칙'을 규정한 다음(제3조), 개인정보처리자에 대하여 개인정보의 수집 · 이용 · 제공 등(제15조 내지 제22조), 개인정보의처리 제한(제23조 내지 제28조), 개인정보의 안전한 관리(제29조 내지 34조의2) 등에 관하여 상세하게 규정하고 있음. 그리고 위법에서 사용하는 "개인정보처리자"란업무를 목적으로 개인정보 파일을 운용하기 위하여 스스로 또는 다른 사람을 통하여 개인정보를 처리하는 공공기관, 법인, 단체 및 개인 등을 말한다(제2조제5호)고 개념 정의하고 있고, 위법 제2조 제6호나목, 위법시행령 제2조 제3호에 의하면 지방공기업법에 따른 지방공단은 위법의 적용을 받는 "공공기관"에 해당 함

■ 청구인의 '개인정보취급자'에 해당하는지 여부

– 개인정보보호법은 제28조에서 개인정보처리자의 '개인정보취급자에 대한 감독'에 관하여 규정하면서 "개인정보취급자"를 임직원, 파견근로자, 시간제근로자 등 개인정보처리자의 지휘 · 감독을 받아 개인정보를 처리하는 자(제28조제1항참조)라고 개념 정의하고 있음

– 위 인정사실과 개인정보보호법상 개인정보처리자, 개인정보취급자에 관한 개념 정의 및 관계 규정을 종합하여 보면, 이 사건에서 개인정보처리자는 인천ㅇㅇ공단이고, 청구인은 인천ㅇㅇ공단의 감사팀 소속 직원으로서 개인정보취급자에 불과한 것으로 보임

■ 따라서 청구인은 '개인정보처리자'에 해당하지 아니하여 이 사건 근거조항이 적용되지 않음

결국 피청구인은 개인정보보호법상 '개인정보처리자'에 대한 법리 오해에 기초하여 청구인의 개인정보 수집에 관하여 제대로 수사하지 아니한 채 청구인에게 이 사건 근거조항 위반 혐의를 그대로 인정하고 이 사건 기소유예 처분을 하였는 바, 이는 자의적인 처분에 해당하고, 그로 말미암아 청구인의 평등권과 행복추구권이 침해됨

3. 개인정보 보호 원칙(개인정보보호법 제3조)

1. 개인정보처리자는 개인정보의 처리 목적을 명확하게 하여야 하고 그 목적에 필요한 범위에서 최소한의 개인정보만을 적법하고 정당하게 수집하여야 한다.
2. 개인정보처리자는 개인정보의 처리 목적에 필요한 범위에서 적합하게 개인정보를 처리하여야 하며, 그 목적 외의 용도로 활용하여서는 아니 된다.
3. 개인정보처리자는 개인정보의 처리 목적에 필요한 범위에서 개인정보의 정확성, 완전성 및 최신성이 보장되도록 하여야 한다.
4. 개인정보처리자는 개인정보의 처리 방법 및 종류 등에 따라 정보주체의 권리가 침해받을 가능성과 그 위험 정도를 고려하여 개인정보를 안전하게 관리하여야 한다.
5. 개인정보처리자는 제30조(개인정보 처리방침의 수립 및 공개)에 따른 개인정보 처리방침 등 개인정보의 처리에 관한 사항을 공개하여야 하며, 열람청구권 등 정보주체의 권리를 보장하여야 한다.
6. 개인정보처리자는 정보주체의 사생활 침해를 최소화하는 방법으로 개인정보를 처리하여야 한다.
7. 개인정보처리자는 개인정보를 익명 또는 가명으로 처리하여도 개인정보 수집목적을 달성할 수 있는 경우 익명처리가 가능한 경우에는 익명에 의하여, 익명처리로 목적을 달성할 수 없는 경우에는 가명에 의하여 처리될 수 있도록 하여야 한다.
8. 개인정보처리자는 이 법 및 관계 법령에서 규정하고 있는 책임과 의무를 준수하고 실천함으로써 정보주체의 신뢰를 얻기 위하여 노력하여야 한다.

개인정보 보호 원칙

1. 처리 목적의 명확화, 목적 내에서 적법하고 정당하게 최소 수집
2. 처리 목적 내에서 처리, 목적 외 활용 금지
3. 처리 목적 내에서 정확성 · 완전성 · 최신성 보장
4. 정보주체의 권리침해 위험성 등을 고려하여 안전하게 관리
5. 개인정보 처리 사항 공개, 정보주체의 권리 보장
6. 사생활 침해 최소화 방법으로 처리
7. 가명/익명처리가 가능한 경우 가명/익명으로 처리
8. 개인정보처리자의 책임 준수, 정보주체의 신뢰성 확보

4. 정보주체의 권리(개인정보보호법 제4조)

정보주체는 자신의 개인정보 처리와 관련하여 개인정보의 처리에 관한 정보를 제공받을 권리, 개인정보의 처리에 관한 동의 여부 · 동의 범위 등을 선택하고 결정할 권리, 개인정보의 처리 여부를 확인하고 개인정보에 대하여 열람(사본의 발급 포함) 및 전송을 요구할 권리, 개인정보의 처리 정지 · 정정 · 삭제 및 파기를 요구할 권리, 개인정보의 처리로 인하여 발생한 피해를 신속하고 공정한 절차에 따라 구제받을 권리, 완전히 자동화된 개인정보 처리에 따른 결정을 거부하거나 그에 대한 설명 등을 요구할 권리를 가진다.

정보주체의 권리
1. 개인정보의 처리에 관한 정보를 제공받을 권리
2. 개인정보의 처리에 관한 동의 여부 · 동의 범위 등을 선택, 결정할 권리
3. 개인정보의 처리 여부 확인, 개인정보 열람 및 전송을 요구할 권리(사본 발급 포함)
4. 개인정보의 처리 정지, 정정 · 삭제 및 파기를 요구할 권리
5. 개인정보의 처리로 인한 피해를 신속, 공정하게 구제받을 권리
6. 완전히 자동화된 개인정보 처리에 따른 결정을 거부하거나 그에 대한 설명 등을 요구할 권리

※ 개인정보자기결정권
- 자신에 관한 정보가 언제, 어떻게, 어느 범위까지 수집, 이용, 공개될 수 있는지를 정보주체가 스스로 통제, 결정할 수 있는 권리

〈판례/결정례 〉

[개인정보자기결정권 등]

■ 「성폭력범죄의 처벌 등에 관한 특례법」 제45조 제1항 등 위헌확인 사건, 2019. 11. 28, 2017헌마1163

- 강제추행죄로 벌금형을 선고받은 사람의 신상정보를 10년 동안 보존 · 관리하도록 하는 규정과 강제추행죄로 벌금형을 선고받아 신상정보 등록기간이 10년인 사람에 대해 최초등록일부터 7년이 경과한 후에 신상정보 등록의 면제를 신청할 수 있도록 규정한 '등록면제신청조항'은 청구인의 개인정보자기결정권을 침해하지 않음

■ 식품의약품안전처 보도자료 삭제 거부행위 위헌확인 사건, 2019. 12. 31, 2019헌마1388

- 식품의약품안전처의 담당공무원과 통화한 결과 보도자료 삭제를 해줄 수 없다는 취지의 답변을 받았다는 기재만 있을 뿐 행정에 관한 의사를 결정하고 이를 외부에 표시할 수 있는 권한은 행정청인 피청구인(식품의약품안전청장)에게 있고, 민원회신의 주체 역시 행정기관의 장인 점 등에 비추어보면, 기본적으로 담당공무원이 전화 통화로 위와 같이 답변한 것만으로는 피청구인의 명시적 · 확정적 거부처분이 있다고 볼 수 없기에 헌법소원의 대상이 되는 공권력 행사 또는 불행사 자체가 있다고 보기 어려워 이 사건 심판청구는 부적법함

〈사례〉

안전조치의무(제29조)

법령	위반사례
제4조(내부 관리계획의 수립·시행) ① 개인정보처리자는 개인정보의 분실·도난·유출·위조·변조 또는 훼손되지 아니하도록 내부 의사결정 절차를 통하여 다음 각 호의 사항을 포함하는 내부 관리계획을 수립·시행하여야 한다.	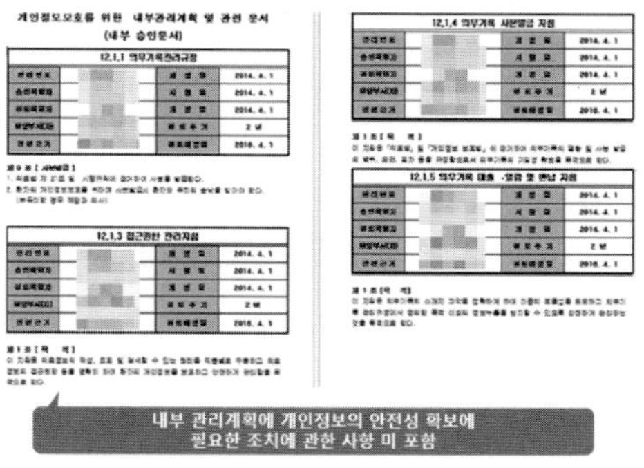

법령	개선조치
제4조(내부 관리계획의 수립·시행) ① 개인정보처리자는 개인정보의 분실·도난·유출·위조·변조 또는 훼손되지 아니하도록 내부 의사결정 절차를 통하여 다음 각 호의 사항을 포함하는 내부 관리계획을 수립·시행하여야 한다.	1 개인정보 보호책임자의 지정에 관한 사항 2 개인정보 보호책임자 및 개인정보취급자의 역할 및 책임에 관한 사항 3 개인정보취급자에 대한 교육에 관한 사항 4 접근 권한의 관리에 관한 사항 5 접근 통제에 관한 사항 6 개인정보의 암호화 조치에 관한 사항 7 접속기록 보관 및 점검에 관한 사항 8 악성프로그램 등 방지에 관한 사항 9 물리적 안전조치에 관한 사항 10 개인정보 보호조직에 관한 구성 및 운영에 관한 사항 11 개인정보 유출사고 대응 계획 수립·시행에 관한 사항 12 위험도 분석 및 대응방안 마련에 관한 사항 13 재해 및 재난 대비 개인정보처리시스템의 물리적 안전조치에 관한 사항 14 개인정보 처리업무를 위탁하는 경우 수탁자에 대한 관리 및 감독에 관한 사항 15 그 밖에 개인정보 보호를 위하여 필요한 사항 ▸ **위의 사항에 중요한 변경이 있는 경우에는 이를 즉시 반영하여** 내부 관리계획을 수정하여 시행하고, 그 수정 이력을 관리 ▸ **개인정보 보호책임자는 연 1회 이상으로** 내부 관리계획의 이행 실태를 점검·관리

법령	위반사례
제5조(접근 권한의 관리) ③ 개인정보처리자는 제1항 및 제2항에 의한 권한 부여, 변경 또는 말소에 대한 내역을 기록하고, 그 기록을 최소 3년간 보관하여야 한다.	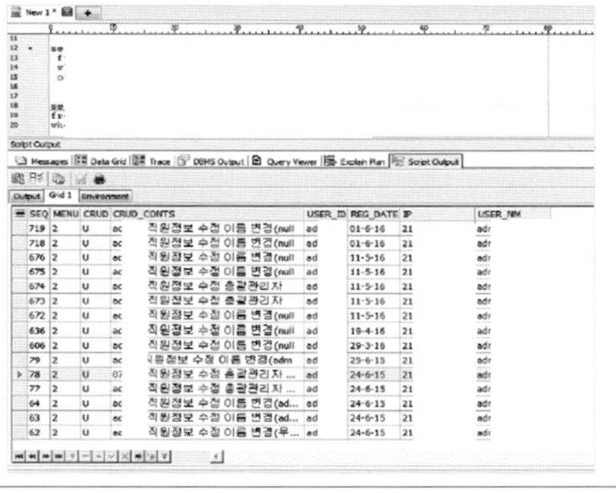

〈사례〉

안전조치의무(제29조)

법령	위반사례
제5조(접근 권한의 관리) ⑤ 개인정보처리자는 개인정보취급자 또는 정보주체가 안전한 비밀번호를 설정하여 이행할 수 있도록 비밀번호 작성규칙을 수립하여 적용하여야 한다	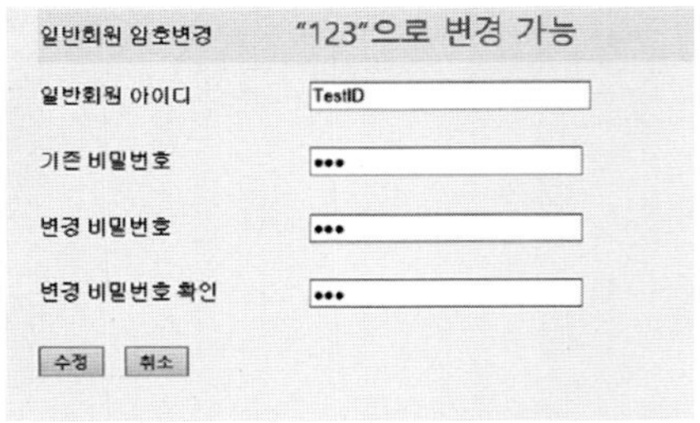 비밀번호 작성규칙을 시스템에 적용하지 않음

법령	개선조치
제5조(접근 권한의 관리) ⑤ 개인정보처리자는 개인정보취급자 또는 정보주체가 안전한 비밀번호를 설정하여 이행할 수 있도록 비밀번호 작성규칙을 수립하여 적용하여야 한다	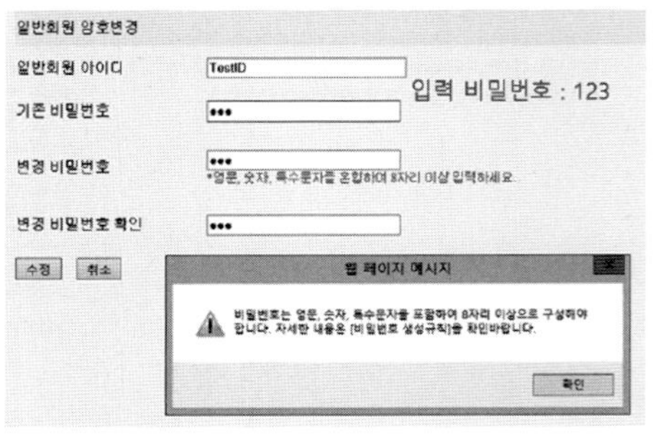

법령	위반사례
제5조(접근 권한의 관리) ⑥ 개인정보처리자는 권한 있는 개인정보취급자만이 개인정보처리시스템에 접근할 수 있도록 계정정보 또는 비밀번호를 일정 횟수 이상 잘못 입력한 경우 개인정보처리시스템에 대한 접근을 제한하는 등 필요한 기술적 조치를 하여야 한다.	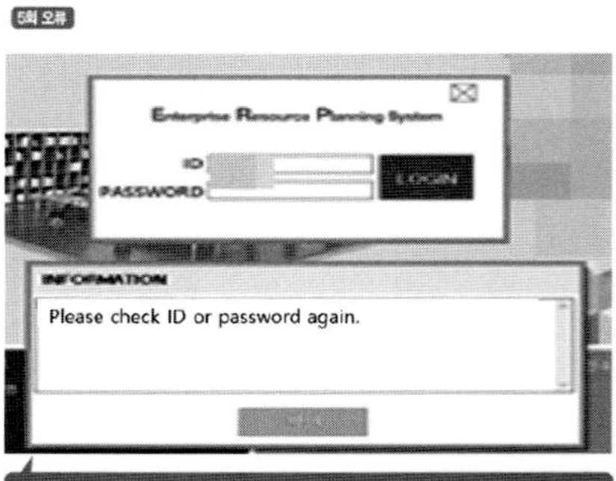 비밀번호 일정횟수 이상 잘못입력 시 접근제한 등 조치하지 않음

〈사례〉

안전조치의무(제29조)

법령

제5조(접근 권한의 관리)

⑥ 개인정보처리자는 권한 있는 개인정보취급자만이 개인정보처리시스템에 접근할 수 있도록 계정정보 또는 비밀번호를 일정 횟수 이상 잘못 입력한 경우 개인정보처리시스템에 대한 접근을 제한하는 등 필요한 기술적 조치를 하여야 한다.

개선조치

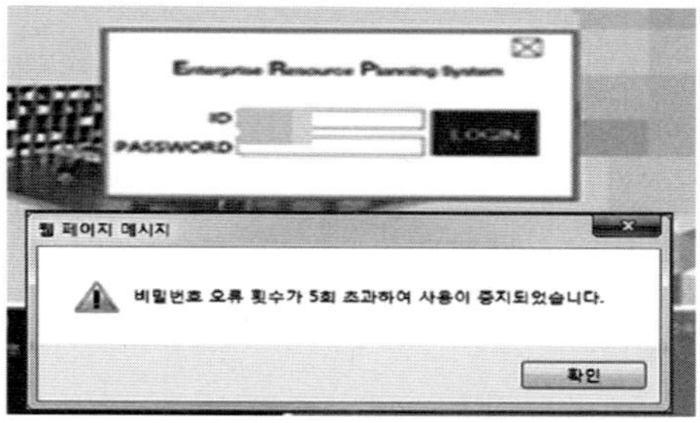

법령

제6조(접근통제)

② 개인정보처리자는 개인정보취급자가 정보통신망을 통해 외부에서 개인정보처리시스템에 접속하려는 경우 가상사설망(VPN : Virtual Private Network) 또는 전용선 등 안전한 접속수단을 적용하거나 안전한 인증수단을 적용하여야 한다.

위반사례

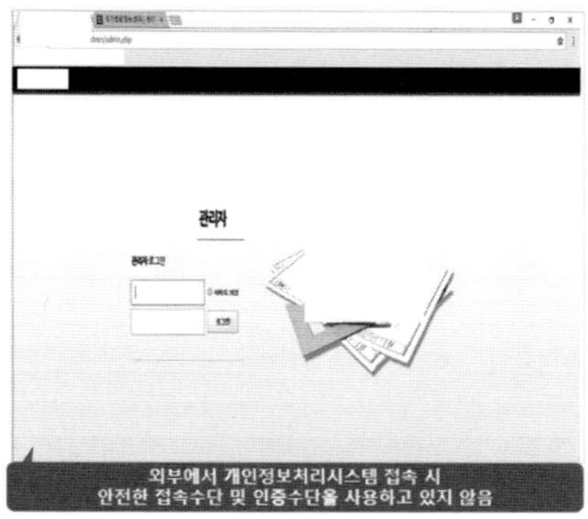

법령

제6조(접근통제)

② 개인정보처리자는 개인정보취급자가 정보통신망을 통해 외부에서 개인정보처리시스템에 접속하려는 경우 가상사설망(VPN : Virtual Private Network) 또는 전용선 등 안전한 접속수단을 적용하거나 안전한 인증수단을 적용하여야 한다.

개선조치

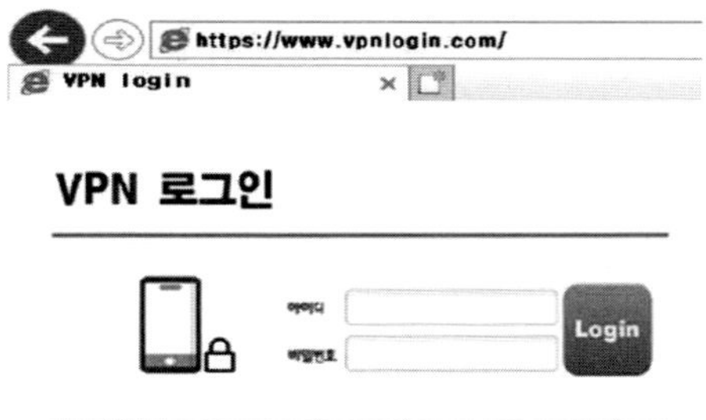

〈사례〉

안전조치의무(제29조)

법령	위반사례

제6조(접근통제)

⑤ 개인정보처리자는 개인정보처리시스템에 대한 불법적인 접근 및 침해사고 방지를 위하여 개인정보취급자가 일정시간 이상 업무처리를 하지 않는 경우에는 자동으로 시스템 접속이 차단되도록 하여야 한다.

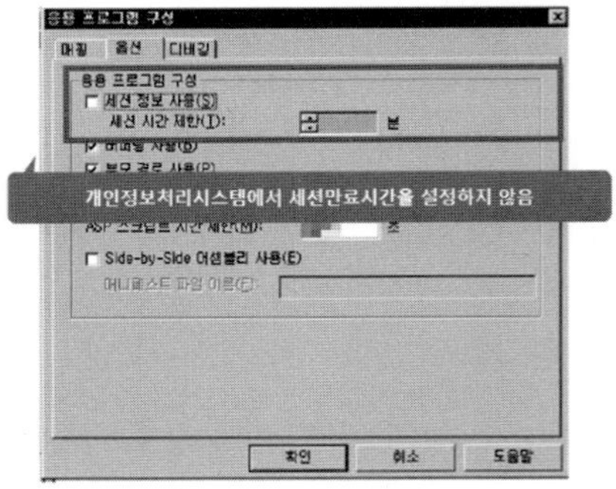

법령	개선조치

제6조(접근통제)

⑤ 개인정보처리자는 개인정보처리시스템에 대한 불법적인 접근 및 침해사고 방지를 위하여 개인정보취급자가 일정시간 이상 업무처리를 하지 않는 경우에는 자동으로 시스템 접속이 차단되도록 하여야 한다.

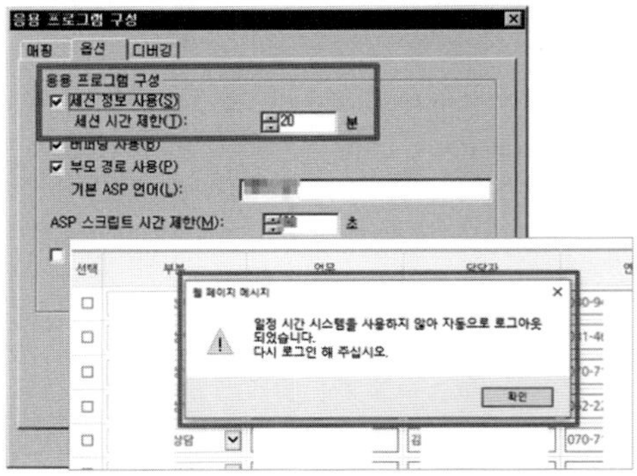

법령	위반사례

제7조(개인정보의 암호화)

③ 개인정보처리자는 고유식별정보, 비밀번호, 바이오정보를 정보통신망을 통하여 송신하거나 보조저장매체 등을 통하여 전달하는 경우에는 이를 암호화하여야 한다.

정보통신망을 통하여 비밀번호 송·수신 시 암호화 하지 않음

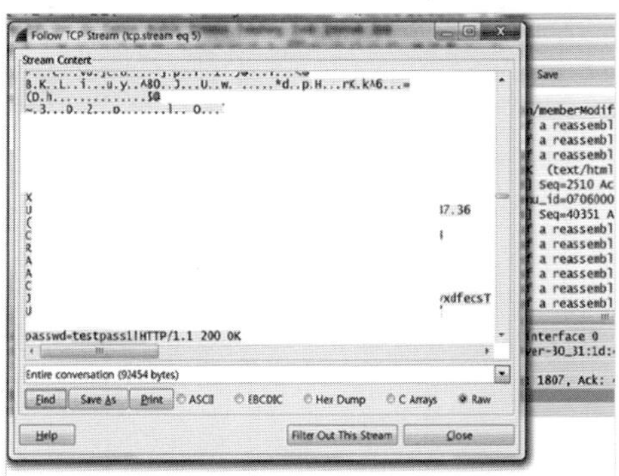

〈사례〉

안전조치의무(제29조)

법령	개선조치
제7조(개인정보의 암호화) ③ 개인정보처리자는 고유식별정보, 비밀번호, 바이오정보를 정보통신망을 통하여 송신하거나 보조저장매체 등을 통하여 전달하는 경우에는 이를 암호화하여야 한다.	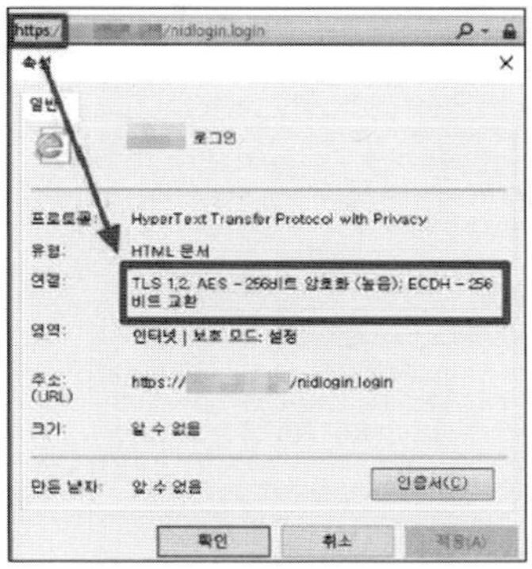

법령	위반사례
제7조(개인정보의 암호화) ② 개인정보처리자는 비밀번호 및 바이오정보는 암호화하여 저장하여야 한다. 다만, 비밀번호를 저장하는 경우에는 복호화 되지 아니 하도록 일방향 암호화하여 저장하여야 한다.	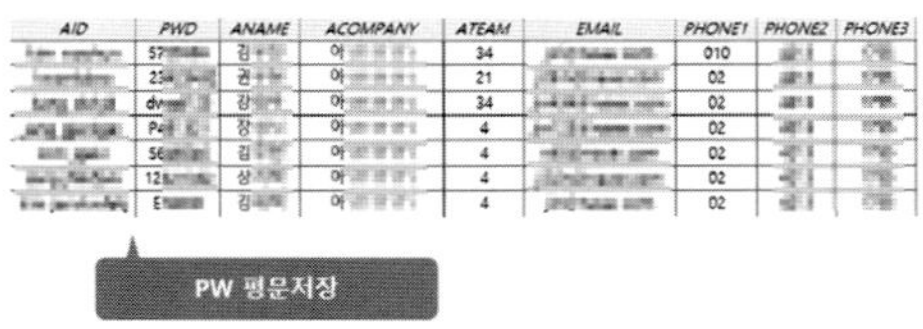

법령	개선조치
제7조(개인정보의 암호화) ② 개인정보처리자는 비밀번호 및 바이오정보는 암호화하여 저장하여야 한다. 다만, 비밀번호를 저장하는 경우에는 복호화 되지 아니 하도록 일방향 암호화하여 저장하여야 한다.	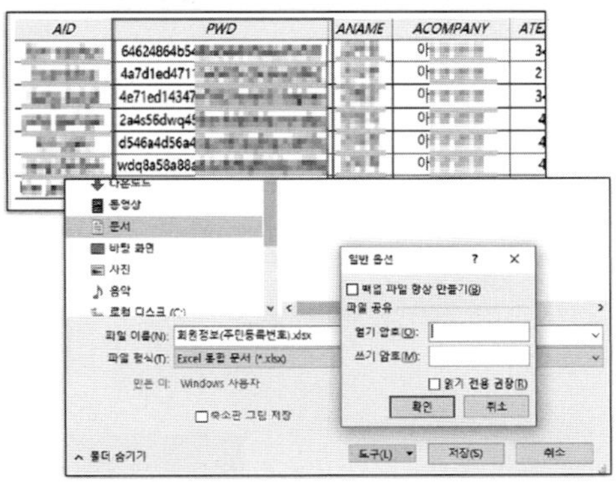

〈사례〉

안전조치의무(제29조)

법령	위반사례

제8조(접속기록의 보관 및 점검)

① 개인정보처리자는 개인정보취급자가 개인정보처리시스템에 접속한 기록을 1년 이상 보관관리하여야 한다. 다만, 5만명 이상의 정보주체에 관하여 개인정보를 처리하거나, 고유식별정보 또는 민감정보를 처리하는 개인정보처리시스템의 경우에는 2년 이상 보관관리하여야 한다.

제2조(정의)

⑲ "접속기록"이란 개인정보취급자 등이 개인정보처리시스템에 접속하여 수행한 업무내역에 대하여 개인정보취급자 등의 계정, 접속일시, 접속지 정보, 처리한 정보주체 정보, 수행업무 등을 전자적으로 기록한 것을 말한다. 이 경우 "접속"이란 개인정보처리시스템과 연결되어 데이터 송신 또는 수신이 가능한 상태를 말한다.

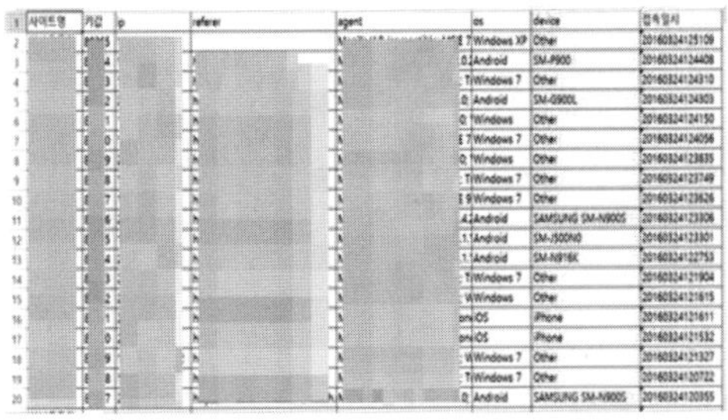

수행업무에 대한 접속 기록을 보관하고 있지 않음

법령	개선조치

제8조(접속기록의 보관 및 점검)

① 개인정보처리자는 개인정보취급자가 개인정보처리시스템에 접속한 기록을 1년 이상 보관관리하여야 한다. 다만, 5만명 이상의 정보주체에 관하여 개인정보를 처리하거나, 고유식별정보 또는 민감정보를 처리하는 개인정보처리시스템의 경우에는 2년 이상 보관관리하여야 한다.

제2조(정의)

⑲ "접속기록"이란 개인정보취급자 등이 개인정보처리시스템에 접속하여 수행한 업무내역에 대하여 개인정보취급자 등의 계정, 접속일시, 접속지 정보, 처리한 정보주체 정보, 수행업무 등을 전자적으로 기록한 것을 말한다. 이 경우 "접속"이란 개인정보처리시스템과 연결되어 데이터 송신 또는 수신이 가능한 상태를 말한다.

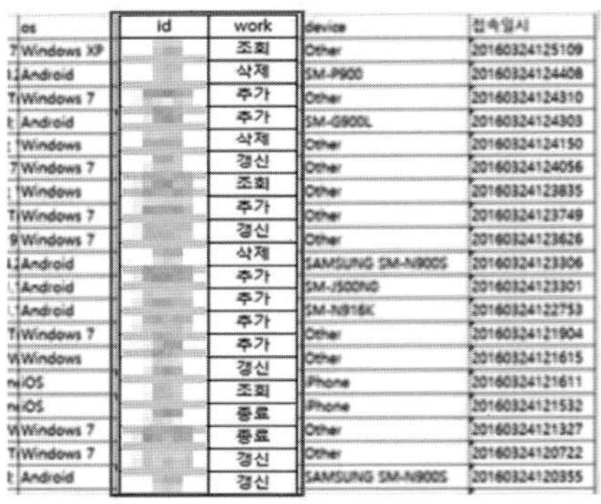

법령	위반사례

제9조(악성프로그램 등 방지)

- 개인정보처리자는 악성프로그램 등을 방지치료할 수 있는 백신 소프트웨어 등의 보안 프로그램을 설치운영하여야 하며, 다음 각 호의 사항을 준수하여야 한다.
  1. 보안 프로그램의 자동 업데이트 기능을 사용하거나, 일 1회 이상 업데이트를 실시하여 최신의 상태로 유지
  2. 악성프로그램 관련 경보가 발령된 경우 또는 사용 중인 응용 프로그램이나 운영체제 소프트웨어의 제작업체에서 보안 업데이트 공지가 있는 경우 즉시 이에 따른 업데이트를 실시
  3. 발견된 악성프로그램 등에 대해 삭제 등 대응 조치

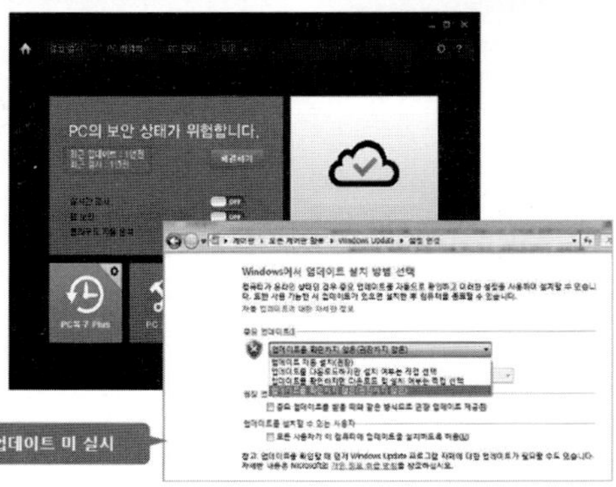

백신 소프트웨어 업데이트 미 실시

〈사례〉

안전조치의무(제29조)

법령

제9조(악성프로그램 등 방지)

- 개인정보처리자는 악성프로그램 등을 방지·치료할 수 있는 백신 소프트웨어 등의 보안 프로그램을 설치·운영하여야 하며, 다음 각 호의 사항을 준수하여야 한다.
  1. 보안 프로그램의 자동 업데이트 기능을 사용하거나, 일 1회 이상 업데이트를 실시하여 최신의 상태로 유지
  2. 악성프로그램 관련 경보가 발령된 경우 또는 사용 중인 응용 프로그램이나 운영체제 소프트웨어의 제작업체에서 보안 업데이트 공지가 있는 경우 즉시 이에 따른 업데이트를 실시
  3. 발견된 악성프로그램 등에 대해 삭제 등 대응 조치

개선조치

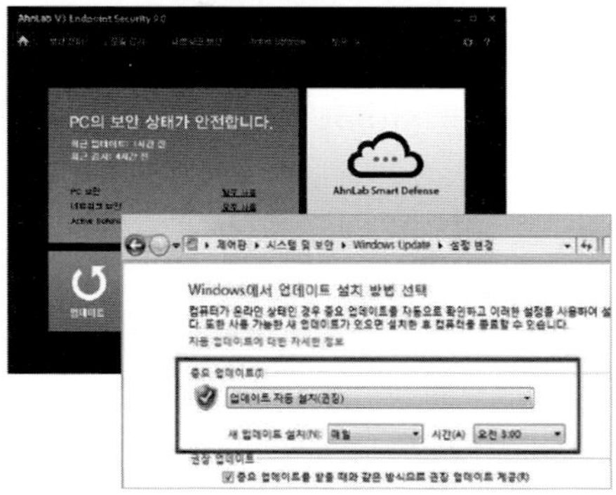

법령

제9조(악성프로그램 등 방지)

- 개인정보처리자는 악성프로그램 등을 방지·치료할 수 있는 백신 소프트웨어 등의 보안 프로그램을 설치·운영하여야 하며, 다음 각 호의 사항을 준수하여야 한다.
  1. 보안 프로그램의 자동 업데이트 기능을 사용하거나, 일 1회 이상 업데이트를 실시하여 최신의 상태로 유지
  2. 악성프로그램 관련 경보가 발령된 경우 또는 사용 중인 응용 프로그램이나 운영체제 소프트웨어의 제작업체에서 보안 업데이트 공지가 있는 경우 즉시 이에 따른 업데이트를 실시
  3. 발견된 악성프로그램 등에 대해 삭제 등 대응 조치

개선조치

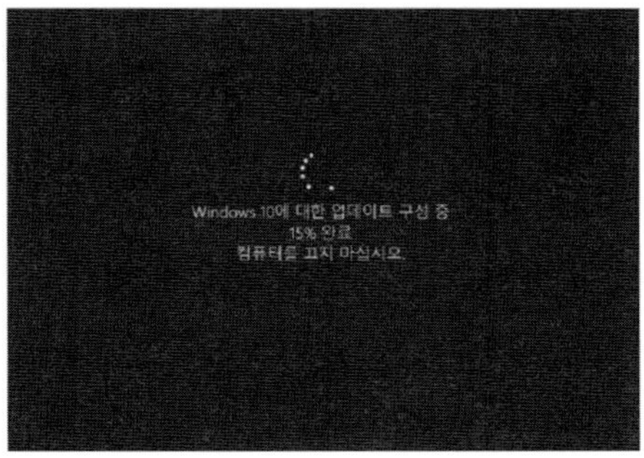
Windows 10에 대한 업데이트 구성 중
15% 완료
컴퓨터를 끄지 마십시오.

법령

제11조(물리적 안전조치)

② 개인정보처리자는 개인정보가 포함된 서류, 보조저장매체 등을 잠금 장치가 있는 안전한 장소에 보관하여야 한다.

개인정보가 포함된 서류, 보조저장매체 등을 책상위에 보관하고 있음

위반사례

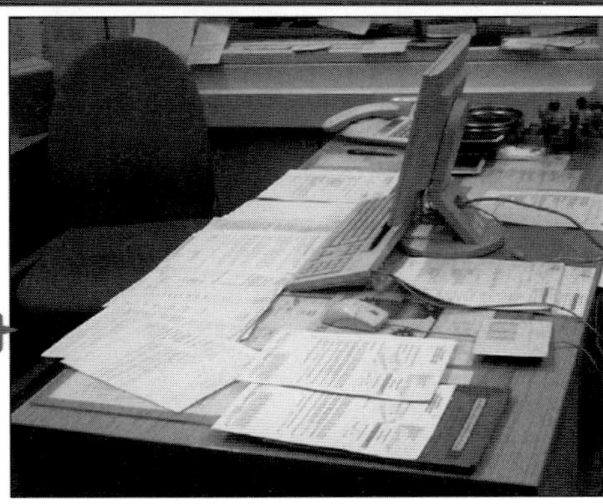

5. 다른 법률과의 관계(개인정보보호법 제6조)

개인정보 처림 및 보호에 관하여는 다른 법률에 특별한 규정이 있는 경우를 제외하고는 이 법에서 정하는 바에 따른다.

개인정보의 처리 및 보호에 관한 다른 법률을 제정하거나 개정하는 경우에는 이 법의 목적과 원칙에 맞도록 하여야 한다.

다른 법률과의 관계

1. 개인정보 보호법은 개인정보 보호 분야의 일반법
   - 사회 전반의 개인정보 보호를 규율
   - 모든 공공기관, 사업자, 법인, 단체, 개인 등

2. 다른 법률에 특별한 규정이 있는 경우
   - 해당 법률의 규정을 우선 적용
   - ※ 위치정보법, 신용정보법, 전자금융거래법, 의료법 등

개인정보 보호위원회가 행정처분(과태료)을 할 경우

■ 질서위반행위 규제법과 개인정보보호법으로 처분

※ 제6조(질서위반행위 법정주의) 법률에 따르지 아니하고는 어떤 행위도 질서위반행위로 과태료를 부과하지 아니한다.

■ 위반횟수에 따라 부과 금액 차등

1. 일반기준

가. 위반행위의 횟수에 따른 과태료의 가중된 부과기준은 최근 3년간 같은 위반행위로 과태료 부과처분을 받은 경우에 적용한다. 이 경우 기간의 계산은 위반행위에 대하여 과태료 부과처분을 받은 날과 그 처분 후 다시 같은 위반행위를 하여 적발된 날을 기준으로 한다.

나. 가목에 따라 가중된 부과처분을 하는 경우 가중처분의 적용 차수는 그 위반행위 전 부과처분 차수(가목에 따른 기간 내에 과태료 부과처분이 둘 이상 있었던 경우에는 높은 차수를 말한다)의 다음 차수로 한다.

다. 부과권자는 다음의 어느 하나에 해당하는 경우에는 제2호의 개별기준에 따른 과태료의 2분의 1 범위에서 그 금액을 줄일 수 있다. 다만, 과태료를 체납하고 있는 위반행위자에 대해서는 그렇지 않다.

-중략 -

위반행위	근거 법조문	과태료 금액		
		1회 위반	2회 위반	3회이상 위반
가. 법 제15조제1항을 위반하여 개인정보를 수집한 경우	법 제75조 제1항제1호	1,000	2,000	4,000
나. 법 제15조제2항, 제17조제2항, 제18조제3항 또는 제26조제3항을 위반하여 정보주체에게 알려야 할 사항을 알리지 않은 경우	법 제75조 제2항제1호	600	1,200	2,400
다. 법 제16조제3항 또는 제22조제5항을 위반하여 재화 또는 서비스의 제공을 거부한 경우	법 제75조 제2항제2호	600	1,200	2,400
라. 법 제20조제1항 또는 제2항을 위반하여 정보주체에게 같은 항 각 호의 사실을 알리지 않은 경우	법 제75조 제2항제3호	600	1,200	2,400
마. 법 제21조제1항 · 제39조의6(제39조의14에 따라 준용되는 경우를 포함한다)을 위반하여 개인정보의 파기 등 필요한 조치를 하지 않은 경우	법 제75조 제2항제4호	600	1,200	2,400

Q&A

1. 공적생활에서 형성된 정보, 이미 공개된 정보도 개인정보에 해당합니까?

2. 휴대전화번호 뒤 4자리는 개인정보에 해당합니까?

3. 「개인정보보호법」, 「위치정보법」, 「신용정보법」 중 어느 법이 우선 적용되는 것이 합당할까요?

4. 회사에서 순찰자 순찰정보 등을 공개된 장소에 게시해도 되는지?

5. 회사건물 출입기록이 개인정보에 해당하는지?

6. 교통법규 위반 차량 범칙금 납부 여부가 개인정보인지?

7. 자동차등록번호 및 차대번호가 개인정보인지?

8. 아파트 공식 카페에 동 · 호수와 실명을 아이디로 사용해도 되는지?

9. 개인의 치아 엑스레이 사진이 개인정보에 해당하는지?

Q&A 해설

1. 공적 생활에서 형성된 정보, 이미 공개된 정보도 개인정보에 해당합니까?

☞ 개인정보는 개인의 신체, 신념, 사회적 지위, 신분 등과 같이 인격 주체성을 특정 짓는 사항으로서 개인의 동일성을 식별할 수 있게 하는 일체의 정보를 의미하며, 반드시 개인의 내밀한 영역에 속하는 정보에 국한되지 않고 공적 생활에서 형성되었거나 이미 공개된 개인정보까지도 포함됨
(대법원 2016. 3. 10. 선고 2012 다 105482 판결)
(출처: 개인정보보호위원회, 개인정보 보호 법령 및 지침 · 고시 해설, 2020. 12)

2. 휴대전화번호 뒤 4자리는 개인정보에 해당합니까?

☞ 휴대전화번호 뒷자리 4자만으로도 그 전화번호 사용자가 누구인지를 식별할 수 있는 경우가 있고, 특히 그 전화번호 사용자와 일정한 인적 관계를 맺어온 사람이라면 더더욱 그러할 가능성이 높으며, 설령 휴대전화번호 뒷자리 4자만으로는 그 전화번호 사용자를 식별하지 못한다 하더라도「그 뒷자리 번호 4자와 관련성이 있는 다른 정보 생일, 기념일, 집 전화번호, 가족 전화번호, 기존 통화 내역 등과 쉽게 결합하여 그 전화번호 사용자가 누구인지를 알아볼 수도 있다」고 하여 개인정보로 볼 수 있습니다.
(대전지법 논산지원, 2013 고단 17 판결)
(출처: 개인정보보호위원회, 개인정보 보호 법령 및 지침 · 고시 해설, 2020.12)

3. 「개인정보보호법」, 「위치정보법」, 「신용정보법」 중 어느 법이 우선 적용되는 것이 합당할까요?

☞ 개인정보 수집에 대한 동의를 받을 때 「위치정보법」과 「신용정보법」은 각각 별도의 규정이 있으므로 이에 대하여는 「개인정보 보호법」보다 우선하여 적용된다. 그러나 「위치정보법」과 「신용정보법」 등에는 영상정보처리기기 설치운영 제한, 분쟁 조정, 단체소송 등의 규정이 없으므로 이에 대하여는 「개인정보 보호법」이 우선하여 적용된다.

[참고]

「개인정보 보호법」은 모든 국민의 개인정보를 보호대상으로 하고 「위치정보법」은 위치정보사업자 및 위치기반사업자가 처리하는 개인정보를 보호대상으로 하고 「신용정보법」은 원칙적으로 신용정보제공 이용자 등이 처리하는 개인신용정보를 보호대상으로 하지만, 일부 규정은 일반 상거래기업에 대해서도 적용됨

(출처: 한국인터넷진흥원, 개인정보보호상담사례집, 2017.1.)

4. 회사에서 순찰자 순찰정보 등을 공개된 장소에 게시해도 되는지?

☞ 법인의 정보이면서 개인에 관한 정보의 공개는 위법이라 단정하기 어려움

○ 개인정보란 살아 있는 개인에 관한 정보로서 성명, 주민등록번호 및 영상 등을 통하여 개인을 알아볼 수 있는 정보이며, 해당 정보만으로는 특정 개인을 알아볼 수 없더라도 다른 정보와 쉽게 결합하여 알아볼 수 있는 경우도 포함 됨(「개인정보보호법」 제2조 제1호)

- 따라서, 법인 또는 단체의 이름(상호), 소재지 주소 및 전화번호, 업무별 연락처, 영업실적 등 전적으로 법인 또는 단체에 관한 정보는 개인정보에 해당하지 않음
- 반면, 개인사업자의 상호명, 사업장 주소, 전화번호, 사업자등록번호, 매출액 등 사업체 운영에 관한 정보는 원칙적으로 개인정보에 해당하지 않으나
- 대표자 성명을 비롯한 임원진과 업무 담당자의 이름, 개인 연락처, 사진 등은 법인이나 단체에 관한 정보이면서 동시에 상황에 따라 개인정보로 취급될 수 있음
- 결국, 회사 순찰근무자의 순찰 현황은 법인에 대한 정보이면서 개인정보로 취급될 수도 있어 내부 공개가 위법이라고 단정하기 어려우나 공개하는 경우 성명의 일부를 알아볼 수 없도록 처리함이 바람직함

5. 회사 건물 출입기록이 개인정보에 해당하는지?

☞ 빌딩의 출입기록은개인을 알아볼 수 있는 개인정보에 해당함

○ 개인정보란 살아 있는 개인에 관한 정보로서 성명, 주민등록번호 및 영상 등을 통하여 개인을 알아볼 수 있는 정보이며, 해당 정보만으로는 특정 개인을 알아볼 수 없더라도 다른 정보와 쉽게 결합하여 알아볼 수 있는 경우도 포함됨(「개인정보보호법」 제2조 제1호)

○ 따라서 고객사 직원의 빌딩 출입기록은 객관적 사실로서 개인을 알아 볼 수 있는 개인정보에 해당

6. 교통법규 위반 차량 범칙금 납부 여부가 개인정보인지?

☞ 범칙금 납부 여부는 사생활에 관한 정보이며 특정 개인을 알아 볼 수 있으므로 개인정보에 해당함

○ 개인정보란 살아 있는 개인에 관한 정보로서 성명, 주민등록번호 및 영상 등을 통하여 개인을 알

아볼 수 있는 정보이며, 해당 정보만으로는 특정 개인을 알아볼 수 없더라도 다른 정보와 쉽게 결합하여 알아볼 수 있는 경우도 포함됨(「개인정보보호법」 제2조 제1호)

○ 신고인은 이미 알고 있는 교통법규 위반 차량 소유자의 정보를 통하여 특정 개인을 알아볼 수 있으며, 범칙금 납부 여부에 관한 정보는 사생활에 관한 사항으로서 개인정보에 해당함(보호위원회 결정 제 2017-03-15호 참조)

7. 자동차등록번호 및 차대번호가 개인정보인지?

☞ 자동차등록번호 및 차대번호는 다른 정보와 쉽게 결합하여 특정 개인을 알아볼 수 있는 개인정보로 볼 수 있음

○ 개인정보란 살아 있는 개인에 관한 정보로서 성명, 주민등록번호 및 영상 등을 통하여 개인을 알아볼 수 있는 정보이며, 해당 정보만으로는 특정 개인을 알아볼 수 없더라도 다른 정보와 쉽게 결합하여 알아볼 수 있는 경우도 포함됨(「개인정보보호법」 제2조 제1호)

○ 자동차등록번호는 자동차등록원부 등 다른 정보와 쉽게 결합하여 개인을 알아볼 수 있는 정보에 해당한다고 판단 됨(보호위원회 결정 제2019-16-260호 참조)

8. 아파트 공식 카페에 동 · 호수와 실명을 아이디로 사용해도 되는지?

☞ 입주자 대표회의 의결에 따라 또는 관리규약에서 정한 경우 동 · 호수와 실명을 아이디로 쓸 수 있으나, 개인정보 안전관리 유의 필요

○ 개인정보란 살아 있는 개인에 관한 정보로서 성명, 주민등록번호 및 영상 등을 통하여 개인을 알아볼 수 있는 정보이며, 해당 정보만으로는 특정 개인을 알아볼 수 없더라도 다른 정보와 쉽게 결합하여 알아 볼 수 있는 경우도 포함 됨(「개인정보보호법」 제2조 제1호)

- 아파트 동 · 호수는 입주자들의 성명과 쉽게 결합하여 특정 개인을 알아 볼 수 있는 개인정보이므로 동 · 호수를 아이디로 쓰는 경우 예기치 않게 과도한 개인정보가 노출될 우려가 있음
- 따라서 홈페이지 운영자는 「개인정보 보호법」 제30조 및 「표준 개인정보 보호지침」 제19조에 따라 개인정보 처리방침을 정하여 가입단계에서 충분히 알리고 정보 주체의 동의를 받아야하며, 보호법 제29조에 따른 안전조치 의무를 다하여 개인정보가 안전하게 관리되도록 하여야 함
- 참고로 아파트 관리사무소(관리주체)는 「공동주택관리법」 제63조 제1항에 따른 관리규약으로 정한 사항의 집행, 입주자대표회의에서 의결한 사항의 집행, 그 밖에 국토교통부령으로 정하는 사항 등의 업무를 수행하여야 하므로 입주자대표회의 의결 또는 관리규약을 통해 아파트 홈페이지에 동 · 호수와 실명을 아이디로 사용하도록 정한 경우 이를 집행할 수 있음

9. 개인의 치아 엑스레이 사진이 개인정보에 해당하는지?

☞ 치아 엑스레이 사진에 다른 정보와 결합되어 개인을 식별할 수 있는 데이터는 개인정보로 볼 수 있음

○ 개인정보란 살아 있는 개인에 관한 정보로서 성명, 주민등록번호 및 영상 등을 통하여 개인을 알아볼 수 있는 정보이며, 해당 정보만으로는 특정 개인을 알아볼 수 없더라도 다른 정보와 쉽게 결합하여 알아볼 수 있는 경우도 포함됨(「개인정보보호법」 제2조 제1호)

○ 일반적으로 정보주체를 알아볼 수 없는 치아 엑스레이 사진은 법에서 보호 대상으로 하는 개인정

보로 보기 어려우나, 해당 정보에 대한 설명 데이터가 있는 치아 엑스레이 사진은 개인정보에 해당됨

10. 「개인정보 보호법」과 「의료법」 중 어느 법률이 우선 적용되나요?

☞ 개인정보 보호에 관하여 「의료법」에 그 규정이 있는 경우에는 「의료법」이 우선 적용되지만, 「의료법」에 그 규정이 없는 경우에는 「개인정보 보호법」이 적용됨

문제

05 다음 중 개인정보 보호 원칙에 해당하지 않는 것은?

① 처리목적의 명확화, 목적 내에서 적법하고 정당하게 최소 수집

② 처리목적 내에서 처리, 목적 외 활용 금지

③ 처리목적 내에서 정확성 · 완전성 · 최신성 보장

④ 개인정보 처리 사항 공개, 정보주체의 권리 보장

⑤ 가명/익명처리의 최소화

해설

① 처리목적의 명확화, 목적 내에서 적법하고 정당하게 최소 수집 (투명성과 비례의 원칙)
② 처리목적 내에서 처리, 목적 외 활용 금지 (목적 범위內 사용원칙)
③ 처리목적 내에서 정확성 · 완전성 · 최신성 보장 (정확성의 원칙)
④ 정보주체의 권리침해 위험성 등을 고려하여 안전하게 관리 (안전관리의 원칙)
⑤ 개인정보 처리 사항 공개, 정보주체의 권리 보장 (정보주체 권리보장의원칙)
⑥ 사생활 침해 최소화 방법으로 처리 (사생활침해금지)
⑦ 가명/익명처리가 가능한 경우 가명/익명으로 처리 (가명 및 익명처리)
⑧ 개인정보처리자의 책임 준수, 정보주체의 신뢰성 확보 (책임의 원칙)

06 다음 중 정보주체의 권리에 해당하지 않는 것은?

① 개인정보의 처리에 관한 타인의 정보를 제공받을 권리

② 개인정보의 처리에 관한 동의 여부, 동의 범위 등을 선택, 결정할 권리

③ 개인정보의 처리 여부 확인, 개인정보 열람을 요구할 권리(사본 발급 포함)

④ 개인정보의 처리 정지 · 정정 · 삭제 및 파기를 요구할 권리

⑤ 개인정보의 처리로 인한 피해를 신속, 공정하게 구제받을 권리

해설

① 개인정보의 처리에 관한 정보를 제공받을 권리

07 다음 중 개인정보자기결정권에 대한 설명으로 옳지 않은 것은?

① 개인정보자기결정권은 정보주체가 개인정보의 공개와 이용에 관하여 스스로 결정할 수 있는 권리이다.

② 개인정보자기결정권은 개인의 내밀한 영역이나 사적인 영역에 속하는 정보에 국한되지 않고, 공적 생활에서 형성되었거나 이미 공개된 개인정보까지 포함한다.

③ 개인정보자기결정권은 자신에 관한 정보가 언제, 어떻게, 어느 범위까지 수집, 이용, 공개될 수 있는지를 정보주체가 스스로 통제, 결정할 수 있는 권리이다.

④ 개인정보자기결정권은 독자적인 기본권으로서 헌법에 명시적으로 보장한 권리이다.

⑤ 개인정보자기결정권의 보호대상이 되는 개인정보는 인격주체성을 특징짓는 사항이다.

해설

④ 우리나라는 자유권, 평등권, 참정권, 사회권, 청구권의 다섯 가지를 기본권으로 제시한다. 자유권은 침해받지 않고 자유롭게 살 권리로서 신체의 자유, 정신적 자유, 사회 · 경제적 자유가 있다. 평등권은 인종 · 성별 · 종교 등의 조건에 의해 차별받지 않을 권리다. 참정권은 국가의 의사 결정 과정에 참여할 수 있는 권리로서, 선거권, 공직을 맡는 공직 담임권, 국민 투표권 등이 포함된다. 사회권은 생존권이라고도 하며 국가로부터 인간다운 생활을 보장받을 권리로서, 교육받을 권리, 근로의 권리, 사회 보장을 받을 권리 등이 있다. 청구권은 국가에 재판을 청구할 권리, 국가로부터 손해를 받았을 때 손해 배상을 청구할 수 있는 권리 등이다.

08 다음은 가명정보, 익명정보, 추가정보에 대한 설명으로 옳은 것은?

① 개인정보에는 가명처리를 하여 원래의 상태로 복원하기 위한 추가정보의 사용 · 결합 없이는 특정 개인을 알아볼 수 없는 정보는 익명정보에 해당된다.

② 익명정보는 개인정보에 해당한다는 점에서 시간 · 비용 · 기술 등을 합리적으로 고려할 때 다른 정보를 사용하여도 더 이상 개인을 알아볼 수 없는 "가명정보"와는 구별된다.

③ 익명정보와 결합정보는 모두 해당 정보만으로는 특정 개인을 알아볼 수 없지만, "익명정보"는 추가정보의 사용 · 결합을 통해 특정 개인을 알아볼 수 있는 정보라는 점에서 다른 정보와 쉽게 결합하여 특정 개인을 알아볼 수 있는 결합정보와 구분된다.

④ "다른 정보와 쉽게 결합하여 알아볼 수 있는 정보"에서의 '다른 정보'와 '추가정보'는 결합정보와 결합하여 특정 개인을 알아볼 수 있도록 하는 정보에 해당한다.

⑤ '추가정보'는 가명처리 과정에서 생성 · 사용된 정보로 제한되고, 해당 정보를 가명처리 전 정보로 복원할 수 있는 정보라는 점에서 특정 개인을 식별 가능하게 하는 다른 정보와 구분된다.

해설

① 개인정보에는 가명처리를 하여 원래의 상태로 복원하기 위한 추가정보의 사용 · 결합 없이는 특정 개인을 알아볼 수 없는 정보도 가명정보에 해당된다.

② 가명정보는 개인정보에 해당한다는 점에서 시간 · 비용 · 기술 등을 합리적으로 고려할 때 다른 정보를 사용하여도 더 이상 개인을 알아볼 수 없는 "익명정보"와는 구별된다.

③ 가명정보와 결합정보는 모두 해당 정보만으로는 특정 개인을 알아볼 수 없지만, "가명정보"는 추가정보의 사용 · 결합을 통해 특정 개인을 알아볼 수 있는 정보라는 점에서 다른 정보와 쉽게 결합하여 특정 개인을 알아볼 수 있는 결합정보와 구분된다.

④ "다른 정보와 쉽게 결합하여 알아볼 수 있는 정보"에서의 '다른 정보'와 '추가정보'는 해당 가명정보와 결합하여 특정 개인을 알아볼 수 있도록 하는 정보에 해당한다.

⑤ '추가정보'는 가명처리 과정에서 생성 · 사용된 정보로 제한되고, 해당 정보를 가명처리 전 정보로 복원할 수 있는 정보라는 점에서 특정 개인을 식별 가능하게 하는 다른 정보와 구분된다.

09 다음은 익명정보에 대한 설명이다. 틀린 것은?

① '익명정보'란 시간 · 비용 · 기술 등을 합리적으로 고려할 때 다른 정보를 사용하여도 더 이상 개인을 알아볼 수 없는 정보를 말한다.

② '익명처리'란 추가정보를 사용하지 아니하고는 특정 개인인 정보주체를 알아볼 수 없도록 개인정보를 처리하는 것을 말한다.

③ '익명정보'가 되기 위해서는 개인정보처리자 또는 제3자가 '합리적으로 예상하는 모든 수단'을 동원해도 더 이상 자연인의 식별에 사용될 수 없도록 처리된 정보여야 한다.

④ '익명정보'는 모든 예상되는 합리적인 수단을 사용해도 정보주체가 식별되지 않아야 한다.

⑤ '익명정보'는 개인정보가 아니므로 제한없이 자유롭게 활용 가능하다.

해설

② "가명처리"란 추가정보를 사용하지 아니하고는 특정 개인인 정보주체를 알아볼 수 없도록 개인정보를 처리하는 것을 말한다.

10 다음은 개인정보 처리의 개념에 대한 설명이다. 틀린 것은?

① '처리'에는 개인정보의 수집, 생성, 연계, 연동, 기록, 저장, 보유, 가공, 편집, 검색, 출력, 정정, 복구, 이용, 제공, 공개, 파기하는 행위가 포함된다.

② 개인정보 처리의 개념에는 개인정보의 전송, 확인, 전달, 이전, 열람, 조회, 수정, 보완, 삭제, 공유, 보전, 파쇄 등 '유사한 행위'도 포함된다.

③ 다른 개인정보처리자가 처리하고 있거나 처리한 개인정보를 단순히 전달, 전송, 확인 또는 통과만 시켜주는 행위는 처리에 해당하지 않는다.

④ 우편배달사업자나 인터넷서비스제공자는 다른 사람의 개인정보를 확인할 수는 없고, 단순히 전달 또는 전송하는 업무만 담당하게 되는데 이때 우편배달사업자 등의 전달 또는 전송행위는 개인정보의 처리로 보지 않는다.

⑤ 방문증을 교환할 때, 방문자의 신원을 단순히 확인하거나 신분증을 보관하는 업무 행위는 개인정보의 처리로 볼 수 있다.

해설

⑤ 안내데스크에서 방문증을 교환할 때, 방문자의 신원을 단순히 확인하거나 신분증을 보관하는 업무 행위도 개인정보의 처리로 볼 수 없다.

11 다음은 정보주체의 개념에 대한 설명이다. 틀린 것은?

① "정보주체"란 처리되는 정보에 의하여 알아볼 수 있는 사람으로서 그 정보의 주체가 되는 사람을 말한다.

②「개인정보 보호법」에 따른 권리의 보유 및 행사 주체인 정보주체가 되기 위해서는 처리되는 정보에 의하여 알아볼 수 있는 사람이어야 한다.

③「개인정보 보호법」에 따른 권리의 보유 및 행사 주체인 정보주체에 법인이나 단체도 포함된다.

④「개인정보 보호법」에 따른 권리의 보유 및 행사 주체인 정보주체가 되기 위해서는 처리되는 정보의 주체가 되는 사람이어야 한다.

⑤ 살아 있는 사람이면 모두 정보주체가 되므로 국민, 외국인, 소비자, 근로자, 학생, 교사, 군인, 공무원, 환자, 피의자, 수형자, 행정조치 대상자 등 살아 있는 사람이면 그 국적이나 신분에 관계없이 누구든지 평등하게「개인정보 보호법」의 보호를 받는 정보주체가 된다.

해설

③「개인정보 보호법」에 따른 권리의 보유 및 행사 주체인 정보주체가 되기 위해서는 법인이나 단체가 아닌 살아 있는 사람이어야 한다.

12 다음은 정보주체의 개념에 대한 설명이다. 틀린 것은?

① "개인정보파일"이란 개인정보를 쉽게 검색할 수 있도록 일정한 규칙에 따라 체계적으로 배열하거나 구성한 개인정보의 집합물(集合物)을 말한다.

② 개인정보파일은 개인의 이름이나 고유식별정보, ID 등을 색인(index)이나 검색값으로 하여 쉽게 검색할 수 있도록 체계적으로 배열 · 구성한 집합물이다.

③ 개인정보파일은 일반적으로 전자적 형태로 구성된 데이터베이스(database, DB)를 말하지만, 그 밖에 체계적인 검색 · 열람을 위한 색인이 되어 있는 수기(手記) 문서 자료 등도 포함된다.

③ 기업에서 고객의 성명, ID 등으로 검색 · 활용이 가능하도록 구성된 고객정보 데이터베이스, 병원에서 환자에 대해 작성된 진료기록부 파일, 공공기관에서 관리하는 각종 행정처분 내역 파일 등은 개인정보파일에 해당된다.

⑤ 개인정보가 기재되어 있는 문서는 체계적으로 배열 · 검색할 수 있도록 구성되어 있지 않으나 개인정보파일에 해당된다.

해설

⑤ 개인정보가 기재되어 있는 문서는 단순한 집합물에 불과하고, 체계적으로 배열 · 검색할 수 있도록 구성되어 있지 않은 경우는 개인정보파일에 해당하지 않는다.

13 다음 중 개인정보파일을 운용하는 공공기관이 등록해야 하는 사항이 아닌 것은?

① 개인정보파일의 명칭, 운영 근거 및 목적, 개인정보 항목
② 개인정보의 처리방법 및 보유기간, 반복적인 제공의 경우 제공받는 자
③ 공공기관의 명칭, 개인정보의 정보주체 수, 개인정보 처리 업무 담당 부서
④ 개인정보의 열람 요구를 접수 · 처리하는 부서와 열람을 제한 · 거절할 수 있는 개인정보 범위 및 사유
⑤ 국가 안전, 외교상 비밀 등 국가의 중대한 이익에 관한 사항을 기록한 개인정보파일

해설

※ 개인정보파일을 운용하는 공공기관 등록예외
- 국가 안전, 외교상 비밀 등 국가의 중대한 이익에 관한 사항을 기록한 개인정보파일
- 범죄의 수사, 공소의 제기 및 유지, 형 및 감호 집행, 교정처분,보호처분, 보안관찰 처분과 출입국관리에 관한 사항
- 조세범처벌법, 관세법에 따른 범칙행위조사에 관한 사항
- 내부적 업무처리만을 위하여 사용되는 개인정보파일
- 다른 법령에 따라 비밀로 분류된 개인정보파일

14 다음은 개인정보처리자의 개념에 대한 설명이다. 틀린 것은?

① "개인정보처리자"란 업무를 목적으로 개인정보파일을 운용하기 위하여 스스로 또는 다른 사람을 통하여 개인정보를 처리하는 공공기관, 법인, 단체 및 개인 등을 말한다.
② 개인정보처리자는 업무를 목적으로 개인정보파일을 운용하기 위하여 스스로 또는 다른 사람을 통하여 개인정보를 처리하는 공공기관은 물론 영리 · 비영리 사업자, 기관, 단체, 그리고 개인을 포함한다.
③ 개인적 친분관계를 위하여 휴대폰에 연락처 정보, 이메일 주소록 등을 저장하는 경우는 업무를 목적으로 하는 것이 아니므로 개인정보처리자에 해당하지 않는다.
④ 개인정보처리자의 "업무"란 직업상 또는 사회생활상의 지위에 기초하여 계속적으로 종사하는 사무나 사업의 일체를 의미하는 것으로 보수 유무나 영리 여부와는 관계가 없으며, 단 1회의 행위라도 계속 · 반복의 의사가 있다면 업무로 볼 수 있다.
⑤ 주식회사와 같은 영리기업은 개인정보처리자에 포함되나, 동창회 · 동호회와 같은 비영리단체는 개인정보처리자에 포함되지 않는다.

해설

⑤ 주식회사와 같은 영리기업은 물론 동창회 · 동호회와 같은 비영리단체도 개인정보처리자에 포함된다.

15 다음은 개인정보처리자의 개념에 대한 설명이다. 틀린 것은?

① 지인들에게 모임을 안내하기 위해 전화번호 및 이메일주소를 수집하는 행위나 결혼을 알리기 위해 청첩장을 돌리는 행위, 개인이 자신의 송사(訟事)에 관한 증거 수집을 위하

여 사진 촬영을 하는 경우는 직업상 또는 사회생활상 지위에 기초하여야 하는 개인정보처리자의 업무를 목적으로 한 것이 아니다.

② '개인'은 '본인의 업무를 목적으로 개인정보를 처리하는 자'이므로 '공공기관, 영리 · 비영리 법인이나 단체, 개인'의 '대리인, 사용인, 그 밖의 종업원으로서의 지위에 있는 개인'은 개인정보처리자에 해당한다.

③ 개인정보처리자가 되기 위해서는 업무를 목적으로 개인정보파일을 그 목적에 맞게 적절하게 사용하려고 개인정보를 처리하는 자이어야 한다.

④ 일회성 메모나 문서 작성행위는 개인정보 처리에 해당하지 않고, 단순히 개인정보를 수집 · 이용 · 제공하고 있는 모든 자가 개인정보처리자가 되는 것은 아니다.

⑤ 「개인정보 보호법」은 개인정보 수집 · 이용 · 제공 등에 대한 동의, 개인정보에 대한 보호조치 등의 의무를 부과하는 대상은 개인정보파일을 운용하는 자로 한정하여 규제의 합목적성과 실효성을 담보하고 있다.

해설

② '개인'은 '본인의 업무를 목적으로 개인정보를 처리하는 자'이므로 '공공기관, 영리 · 비영리 법인이나 단체, 개인'의 '대리인, 사용인, 그 밖의 종업원으로서의 지위에 있는 개인'은 개인정보처리자에 해당하지 않는다.

16 다음은 개인정보처리자의 개념에 대한 설명이다. 틀린 것은?

① 개인정보처리자는 직접 개인정보를 처리하거나 수탁자, 대리인, 이행보조자 등을 통해서 개인정보를 수집, 이용, 제공, 가공, 전송, 편집 등을 하는 경우에도 개인정보처리자에 해당한다.

② 개인정보처리자는 공공기관, 영리 · 비영리 법인이나 단체, 개인 등 공공부문 및 민간부문이 모두 포함된다.

③ "개인정보취급자"는 업무를 목적으로 개인정보파일을 운용하기 위하여 개인정보를 처리하는 데 반해, "개인정보처리자"는 개인정보처리자의 지휘 · 감독을 받아 개인정보를 처리하는 업무를 담당하는 자를 말한다.

④ "개인정보처리자"란 업무를 목적으로 개인정보파일을 운용하기 위하여 스스로 또는 다른 사람을 통하여 개인정보를 처리하는 공공기관, 법인, 단체 및 개인 등을 말한다.

⑤ 개인정보처리자의 "업무"란 직업상 또는 사회생활상의 지위에 기초하여 계속적으로 종사하는 사무나 사업의 일체를 의미하는 것으로 보수 유무나 영리 여부와는 관계가 없으며, 단 1회의 행위라도 계속 · 반복의 의사가 있다면 업무로 볼 수 있다.

해설

③ "개인정보처리자"는 업무를 목적으로 개인정보파일을 운용하기 위하여 개인정보를 처리하는 데 반해, "개인정보취급자"는 개인정보처리자의 지휘 · 감독을 받아 개인정보를 처리하는 업무를 담당하는 자를 말한다.

17 다음은 과학적 연구의 개념에 대한 설명이다. 틀린 것은?

① "과학적 연구"란 기술의 개발과 실증, 기초연구, 응용연구 및 민간 투자연구 등 과학적 방법을 적용하는 연구를 말한다.

② "과학적 방법"이란 체계적이고 객관적인 방법으로 검증 가능한 질문에 대해 연구하는 것을 말한다.

③ "과학적 연구"는 과학적 방법을 적용하는 연구를 말하며 자연과학, 사회과학, 의료 등 다양한 분야에서 이루어질 수 있다. 과학적 연구는 기술의 개발과 실증, 기초연구, 응용연구뿐만 아니라 새로운 기술 · 제품 · 서비스 개발 등 산업적 목적을 위해서도 수행이 가능하며, 민간투자연구도 가능하다.

④ 「개인정보 보호법」은 가명정보를 처리하거나 가명정보를 결합할 수 있는 목적으로 과학적 연구, 통계작성, 공익적 기록보존에 정보주체의 동의 없이 이용할 수 있다고 한다.

⑤ 과학적 연구에서 "통계작성"이란 개인정보처리자가 특정 집단이나 대상 등에 관하여 작성하는 수량적인 정보를 작성하는 것을 말하고, 통계작성의 목적은 시장조사와 같은 비상업적 목적은 포함되나, 상업적 목적은 포함되지 않는다.

해설

⑤ 과학적 연구에서 "통계작성"이란 개인정보처리자가 특정 집단이나 대상 등에 관하여 작성하는 수량적인 정보를 작성하는 것을 말하고, 통계작성의 목적은 시장조사와 같은 상업적 목적은 물론 비상업적 목적도 포함된다

18 다음은 민감정보의 개념에 대한 설명이다. 틀린 것은?

① "민감정보"란 사상 · 신념, 노동조합 · 정당의 가입 · 탈퇴, 정치적 견해, 건강, 성생활 등에 관한 정보, 그 밖에 정보주체의 사생활을 현저히 침해할 우려가 있는 개인정보를 말한다.

② "사상 · 신념에 관한 정보"란 개인의 가치관에 기초로 하여 형성된 사유체계, 개인이 굳게 믿고 지키고자 하는 믿음 · 생각 등을 말하는 것으로 각종 이데올로기 또는 사상적 경향, 종교적 신념 등에 관한 정보를 말한다.

③ "정치적 견해에 관한 정보"란 정치적 사안에 대한 입장이나 특정 정당의 지지 여부에 관한 정보를 말한다.

④ "노동조합 · 정당의 가입 · 탈퇴에 관한 정보"란 노동조합 또는 정당에의 가입 · 탈퇴에 관한 정보를 말하고, 반드시 적법한 노동조합이거나 정당일 필요는 없다.

⑤ 노동조합 또는 정당에의 가입 및 탈퇴에 관한 직접적인 정보는 "민감정보"에 포함되나, 이외에 노동조합비 또는 정당 회비는 포함되지 않는다.

해설

⑤ 노동조합 또는 정당에의 가입 및 탈퇴에 관한 직접적인 정보 이외에 노동조합비 또는 정당 회비도 포함된다.

19 다음은 민감정보의 개념에 대한 설명으로 옳은 것은?

① 납입내역 등 그 가입 여부를 확인할 수 있는 정보는 민감정보에 포함되지 않는 것으로 본다.

② "건강 및 성생활 등에 관한 정보"란 개인의 과거 및 현재의 병력(病歷), 신체적 · 정신적 장애 (장애등급 유무 등), 성적 취향 등에 관한 정보를 말한다.

③ "노동조합 · 정당의 가입 · 탈퇴에 관한 정보"란 노동조합 또는 정당에의 가입 · 탈퇴에 관한 정보를 말하고, 반드시 적법한 노동조합이거나 정당이어야 한다.

④ 민감정보란 사상이나 신념, 노동조합이나 정당의 가입과 탈퇴, 정치적 견해, 성생활 등에 관한 정보, 범죄경력자료 등을 말하나, 유전정보는 해당하지 않는다.

⑤ 인종이나 민족에 관한 정보는 민감정보에 해당하지 않는다.

해설

① 납입내역 등 그 가입 여부를 확인할 수 있는 정보도 민감정보에 포함하는 것으로 본다.
③"노동조합 · 정당의 가입 · 탈퇴에 관한 정보"란 노동조합 또는 정당에의 가입 · 탈퇴에 관한 정보를 말하고, 반드시 적법한 노동조합이거나 정당일 필요는 없다.
④ 민감정보란 사상이나 신념, 노동조합이나 정당의 가입과 탈퇴, 정치적 견해, 성생활 등에 관한 정보, 범죄경력자료, 유전정보 등을 말한다.
⑤ 인종이나 민족에 관한 정보는 민감정보에 해당한다.

20 다음은 고유식별정보의 개념에 대한 설명이다. 틀린 것은?

① "고유식별정보"란 법령에 따라 개인을 고유하게 구별하기 위하여 부여된 식별정보를 말한다.

② 고유식별정보는 법령에 의해서 개인에게 부여된 것이어야 하므로 기업, 학교 등이 소속 구성원에게 부여하는 사번, 학번 등은 고유식별정보가 될 수 없다.

③ 고유식별번호의 범위를 대통령령에서 주민등록번호, 여권번호, 운전면허번호, 외국인 등록번호로 정하고 있는데, 이들 정보가 민간 분야에서 DB 매칭키 등으로 남용되어 개인의 프라이버시 침해 가능성이 높은 정보라는 점을 고려한 것이다.

④ 고유식별정보를 목적 외의 용도로 이용하거나 이를 제3자에게 제공하지 아니하면 업무를 수행할 수 없는 경우에는 고유식별정보로 보지 않는다.

⑤ 고유식별정보 가운데 어느 하나에 해당하는 정보를 공공기관이 조약, 그 밖의 국제협정의 이행을 위하여 외국정부 또는 국제기구에 제공하기 위하여 필요한 업무수행을 위하여 처리하는 경우에는 고유식별정보로 보지 않는다.

해설

④ 고유식별정보 가운데 어느 하나에 해당하는 정보를 공공기관이 개인정보를 목적 외의 용도로 이용하거나 이를 제3자에게 제공하지 아니하면 다른 법률에서 정하는 소관 업무를 수행할 수 없는 경우로서 보호위원회의 심의 · 의결을 거친 업무수행을 위하여 처리하는 경우에는 고유식별정보로 보지 않는다.

21 다음은 고유식별정보의 개념에 대한 설명으로 옳은 것은?

① 고유식별정보 가운데 어느 하나에 해당하는 정보를 공공기관이 범죄의 수사와 공소의 제기 및 유지를 위하여 필요한 업무수행을 위하여 처리하는 경우에도 고유식별정보로 본다.

② 고유식별정보 가운데 어느 하나에 해당하는 정보를 공공기관이 법원의 재판업무 수행을 위하여 필요한 업무수행을 위하여 처리하는 경우에는 고유식별정보로 보지 않는다.

③ 고유식별정보 가운데 어느 하나에 해당하는 정보를 공공기관이 형(刑) 및 감호, 보호처분의 집행을 위하여 필요한 업무수행을 위하여 처리하는 경우에도 고유식별정보로 본다.

④ 고유식별정보는 법령에 의해서 개인에게 부여된 것이어야 하므로 기업, 학교 등이 소속 구성원에게 부여하는 사번, 학번 등은 고유식별정보가 될 수 있다.

⑤ 사람이 아닌 법인이나 사업자에게 부여되는 법인등록번호, 사업자등록번호 등도 고유식별정보가 될 수 있다.

해설

① 고유식별정보 가운데 어느 하나에 해당하는 정보를 공공기관이 범죄의 수사와 공소의 제기 및 유지를 위하여 필요한 업무수행을 위하여 처리하는 경우에는 고유식별정보로 보지 않는다.
③ 고유식별정보 가운데 어느 하나에 해당하는 정보를 공공기관이 형(刑) 및 감호, 보호처분의 집행을 위하여 필요한 업무수행을 위하여 처리하는 경우에는 고유식별정보로 보지 않는다.
④ 고유식별정보는 법령에 의해서 개인에게 부여된 것이어야 하므로 기업, 학교 등이 소속 구성원에게 부여하는 사번, 학번 등은 고유식별정보가 될 수 없다.
⑤ 사람이 아닌 법인이나 사업자에게 부여되는 법인등록번호, 사업자등록번호 등도 고유식별정보가 될 수 없다.

제4장 개인정보 보호정책의 수립

1. 개인정보 보호위원회(개인정보보호법 제7조)

개인정보 보호에 관한 사무를 독립적으로 수행하기 위하여 국무총리 소속으로 개인정보 보호위원회("보호위원회")를 둔다. 개인정보 보호위원회는「정부조직법」제2조에 따른 중앙행정기관으로 본다. 다만, 제7조의8 제3호 및 제4호의 사무, 제7조의9제1항의 심의 · 의결 사항 중 제1호에 해당하는 사항에 대하여는「정부조직법」제18조를 적용하지 아니한다.

2. 개인정보 보호위원회의 구성 등(개인정보보호법 제7조의2, 제7조의3, 제7조의4, 제7조의5, 제7조의6, 제7조의7)

1) 개인정보 보호위원회의 구성 등(개인정보보호법 제7조의2)

개인정보 보호위원회는 상임위원 2명(위원장 1명, 부위원장 1명)을 포함한 9명의 위원으로 구성한다. 개인정보 보호위원회의 위원은 개인정보 보호에 관한 경력과 전문지식이 풍부한 개인정보 보호 업무를 담당하는 3급 이상 공무원(고위공무원단에 속하는 공무원을 포함)의 직에 있거나 있었던 사람, 판사 · 검사 · 변호사의 직에 10년 이상 있거나 있었던 사람, 공공기관 또는 단체(개인정보처리자로 구성된 단체를 포함)에 3년 이상 임원으로 재직하였거나 이들 기관 또는 단체로부터 추천받은 사람으로서 개인정보 보호 업무를 3년 이상 담당하였던 사람, 개인정보 관련 분야에 전문지식이 있고「고등교육법」제2조제1호에 따른 학교에서 부교수 이상으로 5년 이상 재직하고 있거나 재직하였던 사람 중에서 위원장과 부위원장은 국무총리의 제청으로, 그 외 위원 중 2명은 위원장의 제청으로, 2명은 대통령이 소속되거나 소속되었던 정당의 교섭단체 추천으로, 3명은 그 외의 교섭단체 추천으로 대통령이 임명 또는 위촉한다.

위원장과 부위원장은 정무직 공무원으로 임명한다.

위원장, 부위원장, 제7조의13에 따른 사무처의 장은 「정부조직법」 제10조에도 불구하고 정부위원이 된다.

2) 개인정보 보호위원회의 위원장(개인정보보호법 제7조의3)

위원장은 개인정보 보호위원회를 대표하고, 개인정보 보호위원회의 회의를 주재하며, 소관 사무를 총괄한다. 위원장이 부득이한 사유로 직무를 수행할 수 없을 때에는 부위원장이 그 직무를 대행하고, 위원장 · 부위원장이 모두 부득이한 사유로 직무를 수행할 수 없을 때에는 위원회가 미리 정하는 위원이 위원장의 직무를 대행한다. 위원장은 국회에 출석하여 개인정보 보호위원회의 소관 사무에 관하여 의견을 진술할 수 있으며, 국회에서 요구하면 출석하여 보고하거나 답변하여야 한다. 위원장은 국무회의에 출석하여 발언할 수 있으며, 그 소관 사무에 관하여 국무총리에게 의안 제출을 건의할 수 있다.

3) 개인정보 보호위원회 위원의 임기(개인정보보호법 제7조의4)

위원의 임기는 3년으로 하되, 한 차례만 연임할 수 있다. 위원이 궐위된 때에는 지체 없이 새로운 위원을 임명 또는 위촉하여야 한다. 이 경우 후임으로 임명 또는 위촉된 위원의 임기는 새로이 개시된다.

4) 개인정보 보호위원회 위원의 신분보장(개인정보보호법 제7조의5)

위원은 장기간 심신장애로 인하여 직무를 수행할 수 없게 된 경우, 제7조의7의 결격사유에 해당하는 경우, 이 법 또는 그 밖의 다른 법률에 따른 직무상의 의무를 위반한 경우의 어느 하나에 해당하는 경우를 제외하고는 그 의사에 반하여 면직 또는 해촉되지 아니한다. 위원은 법률과 양심에 따라 독립적으로 직무를 수행한다.

5) 겸직금지 등(개인정보보호법 제7조의6)

위원은 재직 중 국회의원 또는 지방의회의원, 국가공무원 또는 지방공무원, 그 밖에 대통령령으로 정하는 직(職)을 겸하거나 직무와 관련된 영리업무에 종사하여서는 아니 되며,

영리업무에 관한 사항은 대통령령으로 정한다. 위원은 정치활동에 관여할 수 없다.

6) 결격사유(개인정보보호법 제7조의7)

대한민국 국민이 아닌 사람, 「국가공무원법」 제33조 각 호의 어느 하나에 해당하는 사람, 「정당법」 제22조에 따른 당원의 어느 하나에 해당하는 사람은 위원이 될 수 없다.

위원이 대한민국 국민이 아닌 사람, 「국가공무원법」 제33조 각 호의 어느 하나에 해당하는 사람, 「정당법」 제22조에 따른 당원의 어느 하나에 해당하게 된 때에는 그 직에서 당연 퇴직한다. 다만, 「국가공무원법」 제33조제2호는 파산선고를 받은 사람으로서 「채무자 회생 및 파산에 관한 법률」에 따라 신청기한 내에 면책신청을 하지 아니하였거나 면책불허가 결정 또는 면책 취소가 확정된 경우만 해당하고, 같은 법 제33조제5호는 「형법」 제129조부터 제132조까지, 「성폭력범죄의 처벌 등에 관한 특례법」 제2조, 「아동 · 청소년의 성보호에 관한 법률」 제2조제2호 및 직무와 관련하여 「형법」 제355조 또는 제356조에 규정된 죄를 범한 사람으로서 금고 이상의 형의 선고유예를 받은 경우만 해당한다.

3. 개인정보 보호위원회의 소관 사무(개인정보보호법 제7조의8)

개인정보 보호위원회는 개인정보의 보호와 관련된 법령의 개선에 관한 사항, 개인정보 보호와 관련된 정책 · 제도 · 계획 수립 · 집행에 관한 사항, 정보주체의 권리침해에 대한 조사 및 이에 따른 처분에 관한 사항, 개인정보의 처리와 관련한 고충처리 · 권리구제 및 개인정보에 관한 분쟁의 조정, 개인정보 보호를 위한 국제기구 및 외국의 개인정보 보호기구와의 교류 · 협력, 개인정보 보호에 관한 법령 · 정책 · 제도 · 실태 등의 조사 · 연구, 교육 및 홍보에 관한 사항, 개인정보 보호에 관한 기술개발의 지원 · 보급, 기술의 표준화 및 전문인력의 양성에 관한 사항, 이 법 및 다른 법령에 따라 개인정보 보호위원회의 사무로 규정된 사항의 소관 사무를 수행한다.

4. 개인정보 보호위원회의 심의 · 의결 사항 등(개인정보보호법 제7조의9)

개인정보 보호위원회는 제8조의2에 따른 개인정보 침해요인 평가에 관한 사항, 제9조에 따른 기본계획 및 제10조에 따른 시행계획에 관한 사항, 개인정보 보호와 관련된 정책, 제도 및 법령의 개선에 관한 사항, 개인정보의 처리에 관한 공공기관 간의 의견조정에 관한 사항, 개인정보 보호에 관한 법령의 해석 · 운용에 관한 사항, 제18조제2항제5호에 따른 개인정보의 이용 · 제공에 관한 사항, 제33조제3항에 따른 영향평가 결과에 관한 사항, 제28조의9에 따른 개인정보의 국외 이전 중지 명령에 관한 사항, 제33조제4항에 따른 영향 평가 결과에 관한 사항, 제64조의2에 따른 과징금 부과에 관한 사항, 제61조에 따른 의견제시 및 개선권고에 관한 사항, 제63조의2제2항에 따른 시정권고에 관한 사항, 제64조에 따른 시정조치 등에 관한 사항, 제65조에 따른 고발 및 징계권고에 관한 사항, 제66조에 따른 처리결과의 공표 및 공표명령에 관한 사항, 제75조에 따른 과태료 부과에 관한 사항, 소관 법령 및 개인정보 보호위원회 규칙의 제정 · 개정 및 폐지에 관한 사항, 개인정보 보호와 관련하여 개인정보 보호위원회의 위원장 또는 위원 2명 이상이 회의에 부치는 사항, 그 밖에 이 법 또는 다른 법령에 따라 개인정보 보호위원회가 심의 · 의결하는 사항을 심의 · 의결하며, 심의 · 의결하기 위하여 필요한 경우 관계 공무원, 개인정보 보호에 관한 전문 지식이 있는 사람이나 시민사회단체 및 관련 사업자로부터의 의견 청취, 관계 기관 등에 대한 자료제출이나 사실조회 요구의 조치를 할 수 있다.

심의 · 의결하기 위하여 필요한 경우 관계 공무원, 개인정보 보호에 관한 전문 지식이 있는 사람이나 시민사회단체 및 관련 사업자로부터의 의견 청취, 관계 기관 등에 대한 자료제출이나 사실조회 요구의 조치를 요구를 받은 관계 기관 등은 특별한 사정이 없으면 이에 따라야 한다.

개인정보 보호위원회는 제1항제3호의 사항을 심의 · 의결한 경우에는 관계 기관에 그 개선을 권고할 수 있다.

개인정보 보호위원회는 제4항에 따른 권고 내용의 이행 여부를 점검할 수 있다.

5. 회의(개인정보보호법 제7조의10)

개인정보 보호위원회의 회의는 위원장이 필요하다고 인정하거나 재적위원 4분의 1 이상의 요구가 있는 경우에 위원장이 소집한다. 위원장 또는 2명 이상의 위원은 개인정보 보호위원회에 의안을 제의할 수 있다. 개인정보 보호위원회의 회의는 재적위원 과반수의 출석으로 개의하고, 출석위원 과반수의 찬성으로 의결한다.

6. 위원의 제척 · 기피 · 회피(개인정보보호법 제7조의11)

위원은 위원 또는 그 배우자나 배우자였던 자가 해당 사안의 당사자가 되거나 그 사건에 관하여 공동의 권리자 또는 의무자의 관계에 있는 경우, 위원이 해당 사안의 당사자와 친족이거나 친족이었던 경우, 위원이 해당 사안에 관하여 증언, 감정, 법률자문을 한 경우, 위원이 해당 사안에 관하여 당사자의 대리인으로서 관여하거나 관여하였던 경우, 위원이나 위원이 속한 공공기관 · 법인 또는 단체 등이 조언 등 지원을 하고 있는 자와 이해관계가 있는 경우의 어느 하나에 해당하는 경우에는 심의 · 의결에서 제척된다.

위원에게 심의 · 의결의 공정을 기대하기 어려운 사정이 있는 경우 당사자는 기피 신청을 할 수 있고, 개인정보 보호위원회는 의결로 이를 결정한다.

위원이 제척, 기피의 사유가 있는 경우에는 해당 사안에 대하여 회피할 수 있다.

용어 설명

■ 제척 · 기피 · 회피

법관이 구체적 사건과 특별한 관계에 있는 때, 그 사건에 관한 직무의 집행에서 그 법관을 배제하여 정당한 재판을 보장하기 위한 제도

- 제척 : 법관이 어떤 사건에 관하여 법에서 정한 일정한 관계(민사소송법 제41조, 형사소송법 제17조)가 있는 경우에 법률상 당연히 그 사건에 관한 직무를 행할 수 없는 것
- 기피 : 법관에게 제척 원인이 있을 때 또는 재판의 공정을 기대하기 어려운 사정이 있는 때에 당사자의 신청에 의하여 재판에 의해 당해 법관을 직무집행으로부터 배제하는 것(민사소송법 제43조, 형사소송법 제18조).
- 회피 : 법관이 사건에 관하여 제척 또는 기피의 원인이 있다고 생각하여 스스로 사건을 취급하는 것을 피하는 것(민사소송법 제49조, 형사소송법 제24조).

7. 소위원회(개인정보보호법 제7조의12)

개인정보 보호위원회는 효율적인 업무 수행을 위하여 개인정보 침해 정도가 경미하거나 유사 · 반복되는 사항 등을 심의 · 의결할 소위원회를 둘 수 있다. 소위원회는 3명의 위원으로 구성한다. 소위원회가 제1항에 따라 심의 · 의결한 것은 개인정보 보호위원회가 심의 · 의결한 것으로 본다. 소위원회의 회의는 구성위원 전원의 출석과 출석위원 전원의 찬성으로 의결한다.

8. 사무처(개인정보보호법 제7조의13)

개인정보 보호위원회의 사무를 처리하기 위하여 개인정보 보호위원회에 사무처를 두며, 이 법에 규정된 것 외에 개인정보 보호위원회의 조직에 관한 사항은 대통령령으로 정한다.

9. 운영 등(개인정보보호법 제7조의14)

이 법과 다른 법령에 규정된 것 외에 개인정보 보호위원회의 운영 등에 필요한 사항은 개인정보 보호위원회의 규칙으로 정한다.

10. 개인정보 침해요인 평가(개인정보보호법 제8조의2)

중앙행정기관의 장은 소관 법령의 제정 또는 개정을 통하여 개인정보 처리를 수반하는 정책이나 제도를 도입 · 변경하는 경우에는 개인정보 보호위원회에 개인정보 침해요인 평가를 요청하여야 한다. 개인정보 보호위원회가 개인정보 침해요인 평가 요청을 받은 때에는 해당 법령의 개인정보 침해요인을 분석 · 검토하여 그 법령의 소관기관의 장에게 그 개선을 위하여 필요한 사항을 권고할 수 있다. 개인정보 침해요인 평가의 절차와 방법에 관하여 필요한 사항은 대통령령으로 정한다.

11. 기본계획(개인정보보호법 제9조)

개인정보 보호위원회는 개인정보의 보호와 정보주체의 권익 보장을 위하여 3년마다 개인정보 보호 기본계획(이하 "기본계획"이라 한다)을 관계 중앙행정기관의 장과 협의하여 수립한다.

기본계획에는 개인정보 보호의 기본목표와 추진방향, 개인정보 보호와 관련된 제도 및 법령의 개선, 개인정보 침해 방지를 위한 대책, 개인정보 보호 자율규제의 활성화, 개인정보 보호 교육 · 홍보의 활성화, 개인정보 보호를 위한 전문인력의 양성, 그 밖에 개인정보 보호를 위하여 필요한 사항이 포함되어야 한다.

국회, 법원, 헌법재판소, 중앙선거관리위원회는 해당 기관(그 소속 기관을 포함)의 개인정보 보호를 위한 기본계획을 수립 · 시행할 수 있다.

12. 시행계획(개인정보보호법 제10조)

중앙행정기관의 장은 기본계획에 따라 매년 개인정보 보호를 위한 시행계획을 작성하여 개인정보 보호위원회에 제출하고, 개인정보 보호위원회의 심의 · 의결을 거쳐 시행하여야 한다. 시행계획의 수립 · 시행에 필요한 사항은 대통령령으로 정한다.

13. 자료제출 요구 등(개인정보보호법 제11조)

개인정보 보호위원회는 기본계획을 효율적으로 수립하기 위하여 개인정보처리자, 관계 중앙행정기관의 장, 지방자치단체의 장 및 관계 기관 · 단체 등에 개인정보처리자의 법규 준수 현황과 개인정보 관리 실태 등에 관한 자료의 제출이나 의견의 진술 등을 요구할 수 있다.

개인정보 보호위원회는 개인정보 보호 정책 추진, 성과평가 등을 위하여 필요한 경우 개인정보처리자, 관계 중앙행정기관의 장, 지방자치단체의 장 및 관계 기관 · 단체 등을 대상으로 개인정보관리 수준 및 실태파악 등을 위한 조사를 실시할 수 있다.

중앙행정기관의 장은 시행계획을 효율적으로 수립 · 추진하기 위하여 소관 분야의 개인정보처리자에게 자료제출 등을 요구할 수 있다.

자료제출 등을 요구받은 자는 특별한 사정이 없으면 이에 따라야 한다. 자료제출 등의 범위와 방법 등 필요한 사항은 대통령령으로 정한다.

14. 개인정보 보호수준평가(개인정보보호법 제11조의2)

개인정보 보호위원회는 공공기관 중 중앙행정기관 및 그 소속기관, 지방자치단체, 그 밖에 대통령령으로 정하는 기관을 대상으로 매년 개인정보 보호 정책 · 업무의 수행 및 이 법에 따른 의무의 준수 여부 등을 평가(이하 "개인정보 보호수준 평가"라 한다)하여야 한다.

개인정보 보호위원회는 개인정보 보호수준 평가에 필요한 경우 해당 공공기관의 장에게 관련 자료를 제출하게 할 수 있다.

개인정보 보호위원회는 개인정보 보호수준 평가의 결과를 인터넷 홈페이지 등을 통하여 공개할 수 있다.

개인정보 보호위원회는 개인정보 보호수준 평가의 결과에 따라 우수기관 및 그 소속 직원에 대하여 포상할 수 있고, 개인정보 보호를 위하여 필요하다고 인정하면 해당 공공기관의 장에게 개선을 권고할 수 있다. 이 경우 권고를 받은 공공기관의 장은 이를 이행하기 위하여 성실하게 노력하여야 하며, 그 조치 결과를 보호위원회에 알려야 한다.

그 밖에 개인정보 보호수준 평가의 기준 · 방법 · 절차 및 제2항에 따른 자료 제출의 범위 등에 필요한 사항은 대통령령령으로 정한다.

15. 개인정보 보호지침(개인정보보호법 제12조)

개인정보 보호위원회는 개인정보의 처리에 관한 기준, 개인정보 침해의 유형 및 예방조치 등에 관한 표준 개인정보 보호지침("표준지침")을 정하여 개인정보처리자에게 그 준수를 권장할 수 있다.

중앙행정기관의 장은 표준지침에 따라 소관 분야의 개인정보 처리와 관련한 개인정보 보호지침을 정하여 개인정보처리자에게 그 준수를 권장할 수 있다.

국회, 법원, 헌법재판소 및 중앙선거관리위원회는 해당 기관(그 소속 기관을 포함한다)의 개인정보 보호지침을 정하여 시행할 수 있다.

16. 자율규제의 촉진 및 지원(개인정보보호법 제13조)

개인정보 보호위원회는 개인정보처리자의 자율적인 개인정보 보호 활동을 촉진하고 지원하기 위하여 개인정보 보호에 관한 교육 · 홍보, 개인정보 보호와 관련된 기관 · 단체의 육성 및 지원, 개인정보 보호 인증마크의 도입 · 시행 지원, 개인정보처리자의 자율적인 규약의 제정 · 시행 지원, 그 밖에 개인정보처리자의 자율적 개인정보 보호활동을 지원하기 위하여 필요한 사항에 대한 필요한 시책을 마련하여야 한다.

17. 개인정보 보호의 날(개인정보보호법 제13조의2)

개인정보의 보호 및 처리의 중요성을 국민에게 알리기 위하여 매년 9월 30일을 개인정보 보호의 날로 지정한다.

국가와 지방자치단체는 개인정보 보호의 날이 포함된 주간에 개인정보 보호 문화 확산을 위한 각종 행사를 실시할 수 있다.

18. 국제협력(개인정보보호법 제14조)

정부는 국제적 환경에서의 개인정보 보호 수준을 향상시키기 위하여 필요한 시책을 마련하여야 한다.

정부는 개인정보 국외 이전으로 인하여 정보주체의 권리가 침해되지 아니하도록 관련 시책을 마련하여야 한다.

제 5 장

개인정보의 처리

1. 개인정보 수집 · 이용, 제공(개인정보보호법 제15조, 제16조, 제17조)

1) 개인정보의 수집 · 이용(개인정보보호법 제15조)

개인정보처리자는 정보주체의 동의를 받은 경우, 법률에 특별한 규정이 있거나 법령상 의무를 준수하기 위하여 불가피한 경우, 공공기관이 법령 등에서 정하는 소관 업무의 수행을 위하여 불가피한 경우, 정보주체와 체결한 계약을 이행하거나 계약을 체결하는 과정에서 정보주체의 요청에 따른 조치를 이행하기 위하여 필요한 경우, 명백히 정보주체 또는 제3자의 급박한 생명, 신체, 재산의 이익을 위하여 필요하다고 인정되는 경우, 개인정보처리자의 정당한 이익을 달성하기 위하여 필요한 경우로서 명백하게 정보주체의 권리보다 우선하는 경우. 공중위생 등 공공의 안전과 안녕을 위하여 긴급히 필요한 경우, 개인정보처리자의 정당한 이익과 상당한 관련이 있고 합리적인 범위를 초과하지 아니하는 경우에 한하여 개인정보를 수집할 수 있으며 그 수집 목적의 범위에서 이용할 수 있다.

개인정보처리자는 정보주체의 동의를 받은 경우에는 개인정보의 수집 · 이용 목적, 수집하려는 개인정보의 항목, 개인정보의 보유 및 이용 기간, 동의를 거부할 권리가 있다는 사실 및 동의 거부에 따른 불이익이 있는 경우에는 그 불이익의 내용을 정보주체에게 알려야 한다. 또한, 개인정보의 수집 · 이용 목적, 수집하려는 개인정보의 항목, 개인정보의 보유 및 이용 기간, 동의를 거부할 권리가 있다는 사실 및 동의 거부에 따른 불이익이 있는 경우에는 그 불이익의 내용 어느 하나의 사항을 변경하는 경우에도 이를 알리고 동의를 받아야 한다.

개인정보처리자는 당초 수집 목적과 합리적으로 관련된 범위에서 정보주체에게 불이익이 발생하는지 여부, 암호화 등 안전성 확보에 필요한 조치를 하였는지 여부 등을 고려하여 대통령령으로 정하는 바에 따라 정보주체의 동의 없이 개인정보를 이용할 수 있다.

[개인정보 처리단계별 보호조치]

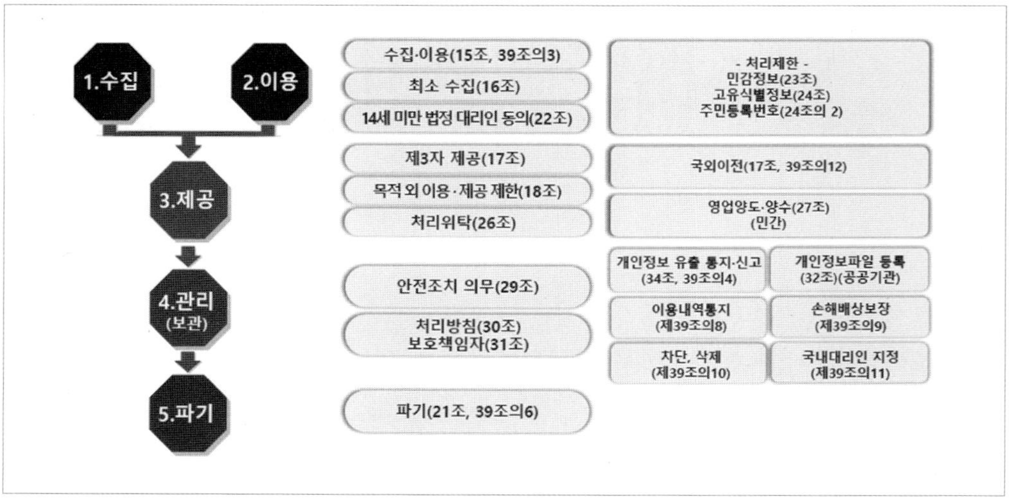

개인정보수집 · 이용(제15조)

1. 정보주체의 동의를 받은 경우

※ 민감정보, 고유식별정보, 주민등록번호는 제15조, 제17조, 제18조 해당 없음!

> ※ 동의받을 때 고지의무 사항(위반 시 3천만 원 이하의 과태료)
> ① 수집 · 이용 목적
> ② 수집항목
> ③ 보유 · 이용 기간
> ④ 동의거부 권리 및 동의거부 시 불이익 내용

2. 법률의 특별한 규정, 법령상 의무 준수를 위해 불가피한 경우

3. 공공기관이 법령등에서 정한 소관업무를 위해 불가피한 경우

4. 정보주체와의 계약 체결 · 이행에 불가피한 경우

5. 명백히 정보주체 등의 급박한 생명, 신체, 재산의 이익을 위해 필요한 경우

6. 개인정보처리자의 정당한 이익 달성을 위해 필요한 경우로서, 명백하게 정보주체의 권리보다 우선하는 경우

7. 공중위생 등 공공의 안전과 안녕을 위하여 긴급히 필요한 경우

위반 시 5천만 원 이하의 과태료

〈사례〉

수집

법령

제15조(개인정보의 수집·이용)

① 개인정보처리자는 다음 각 호의 어느 하나에 해당하는 경우에는 개인정보를 수집할 수 있으며 그 수집 목적의 범위에서 이용할 수 있다.
1. 정보주체의 동의를 받은 경우
2. 법률에 특별한 규정이 있거나 법령상 의무를 준수하기 위하여 불가피한 경우
...(이하 생략)

개인정보의 수집 및 이용목적에 대한 동의를 받고 있지 않음

위반사례

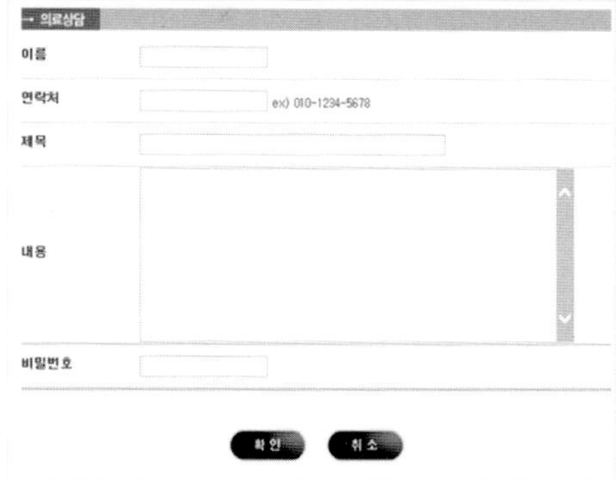

법령

제15조(개인정보의 수집·이용)

① 개인정보처리자는 다음 각 호의 어느 하나에 해당하는 경우에는 개인정보를 수집할 수 있으며 그 수집 목적의 범위에서 이용할 수 있다.
1. 정보주체의 동의를 받은 경우
2. 법률에 특별한 규정이 있거나 법령상 의무를 준수하기 위하여 불가피한 경우
...(이하 생략)

개선조치

《 개인정보 수집 및 이용에 대한 동의 》

대입 원서 접수 및 대입 전형 과정에서 수집된 지원자의 개인정보는 아래와 같은 범위 내에서 처리되며 그 과정에서 우리대학은 「개인정보 보호법」 등 관련 법령에 따라 아래 기재된 수집항목, 목적, 보유 및 이용기간 범위 내에서 처리됩니다.

1. 개인정보 수집 항목
   - 이름, 학교정보(최종학력구분, 재학/출신 고교명, 졸업(예정)연도, 고교 전화번호), 모집단위(지망 학과), 주소, 전화번호, 휴대전화번호, 이메일, 추가 연락처
2. 개인정보의 수집 및 이용 목적
   - 대입 원서 접수 및 대입 진행
3. 개인정보의 보유 및 이용 기간 : 처리목적 달성 시까지
   - 개인정보 보유기간의 경과, 처리목적 달성 등 개인정보가 불필요하게 되었을 때에는 지체 없이 해당 개인정보를 파기합니다.

※ 개인정보의 수집 및 이용 동의에 대해 거부할 수 있으나 동의 거부 시 대입원서 접수의 제한이 있을 수 있습니다

지원자는 개인정보의 수집 및 이용에 동의하십니까?
☐ 동의함 ☐ 동의하지 않음

법령

제15조(개인정보의 수집·이용)

② 개인정보처리자는 제1항 제1호에 따른 동의를 받을 때에는 다음 각 호의 사항을 정보주체에게 알려야 한다. 다음 각 호의 어느 하나의 사항을 변경하는 경우에도 이를 알리고 동의를 받아야 한다.
1. 개인정보의 수집·이용 목적
2. 수집하려는 개인정보의 항목
3. 개인정보의 보유 및 이용 기간
4. 동의를 거부할 권리가 있다는 사실 및 동의 거부에 따른 불이익이 있는 경우에는 그 불이익의 내용

위반사례

개인정보 수집 · 이용 동의

OOO는 OOOO 서비스 회원가입, 고객상담 및 AS, 고지사항 전달 등을 위해 아래와 같이 개인정보를 수집·이용합니다

수집 목적	수집 항목	보유 · 이용 기간
회원 식별 및 회원제 서비스 제공	아이디, 비밀번호	OO년 OO월 OO일까지
고객상담 및 AS 관리	전화번호	OO년 OO월 OO일까지
서비스 변경사항 및 고지사항 전달	이메일	OO년 OO월 OO일까지

위 개인정보 수집·이용에 동의합니다. 동의합니다. ☐ 동의하지 않습니다. ☐

개인정보 수집·이용 시 동의를 거부할 권리 및 동의 거부에 따른 불이익에 대한 항목을 알리고 있지 않음

〈사례〉

수집

법령	개선조치

제15조(개인정보의 수집·이용)

② 개인정보처리자는 제1항 제1호에 따른 동의를 받을 때에는 다음 각 호의 사항을 정보주체에게 알려야 한다. 다음 각 호의 어느 하나의 사항을 변경하는 경우에도 이를 알리고 동의를 받아야 한다.

1. 개인정보의 수집이용 목적
2. 수집하려는 개인정보의 항목
3. 개인정보의 보유 및 이용 기간
4. 동의를 거부할 권리가 있다는 사실 및 동의 거부에 따른 불이익이 있는 경우에는 그 불이익의 내용

개인정보 수집·이용 동의

OOO는 OOOO 서비스 회원가입, 고객상담 및 AS, 고지사항 전달 등을 위해 아래와 같이 개인정보를 수집·이용합니다.

수집 목적	수집 항목	보유·이용 기간
회원 식별 및 회원제 서비스 제공	아이디, 비밀번호	OO년 OO월 OO일까지
고객상담 및 AS 관리	전화번호	OO년 OO월 OO일까지
서비스 변경사항 및 고지사항 전달	이메일	OO년 OO월 OO일까지

※ 귀하는 OOO의 서비스 이용에 필요한 최소한의 개인정보 수집·이용에 동의하지 않을 권리가 있으며, 동의 거부 시 거부한 내용에 대해 서비스가 제한될 수 있습니다.

위 개인정보 수집·이용에 동의합니다. 동의합니다. □ 동의하지 않습니다. □

법령	위반사례

제17조(개인정보의 제공)

① 개인정보처리자는 다음 각 호의 어느 하나에 해당되는 경우에는 정보주체의 개인정보를 제3자에게 제공(공유를 포함한다. 이하 같다)할 수 있다.

1. 정보주체의 동의를 받은 경우
2. 제15조제1항 제2호제3호 및 제5호부터 제7호까지에 따라 개인정보를 수집한 목적 범위에서 개인정보를 제공하는 경우

• 개인정보 제3자(계열사) 제공

개인정보에 대한 수집/이용 동의는 거부할 권리가 있으며, 제3자 제공의 동의 여부와 관계 없이 "[illegible]"서비스 회원에 가입할 수 있습니다. 단, 개인정보 제3자 제공 등의 거부시, 상기 이용목적에 명시된 서비스를 받으실 수 없습니다.

개인정보 제공 제휴사	이용목적	제공하는 개인정보	이용기간
[illegible]	• 업체별 서비스 및 이벤트 정보 제공 (SMS/E-mail/DM/TM 등), •제휴행사 및 서비스 홍보를 위한 마케팅 활동	성명, 생년월일, 성별, 이메일 및 자택[직장]주소, 자택[직장]전화번호 및 휴대전화번호, 포인트카드번호 및 거래정보, 본인/배우자/자녀의 생일 결혼유무, 결혼기념일, 자녀성명, 수	[illegible] Membership회원 탈퇴시 까지

• 다음 단계로 넘어가기

개인정보 제3자 제공에 대한 동의를 받고있지 않음

법령	개선조치

제17조(개인정보의 제공)

① 개인정보처리자는 다음 각 호의 어느 하나에 해당되는 경우에는 정보주체의 개인정보를 제3자에게 제공(공유를 포함한다. 이하 같다)할 수 있다.

1. 정보주체의 동의를 받은 경우
2. 제15조제1항 제2호제3호 및 제5호부터 제7호까지에 따라 개인정보를 수집한 목적 범위에서 개인정보를 제공하는 경우

• 개인정보 제3자(계열사) 제공

개인정보에 대한 수집/이용 동의는 거부할 권리가 있으며, 제3자 제공의 동의 여부와 관계 없이 "[illegible]"서비스 회원에 가입할 수 있습니다. 단, 개인정보 제3자 제공 등의 거부시, 상기 이용목적에 명시된 서비스를 받으실 수 없습니다.

개인정보 제공 제휴사	이용목적	제공하는 개인정보	이용기간
[illegible]	• 업체별 서비스 및 이벤트 정보 제공 (SMS/E-mail/DM/TM 등), •제휴행사 및 서비스 홍보를 위한 마케팅 활동	성명, 생년월일, 성별, 이메일 및 자택[직장]주소, 자택[직장]전화번호 및 휴대전화번호, 포인트카드번호 및 거래정보, 본인/배우자/자녀의 생일 결혼유무, 결혼기념일, 자녀성명, 수	[illegible] Membership회원 탈퇴시 까지

동의합니다. □ 동의하지 않습니다. □

〈사례〉

수집

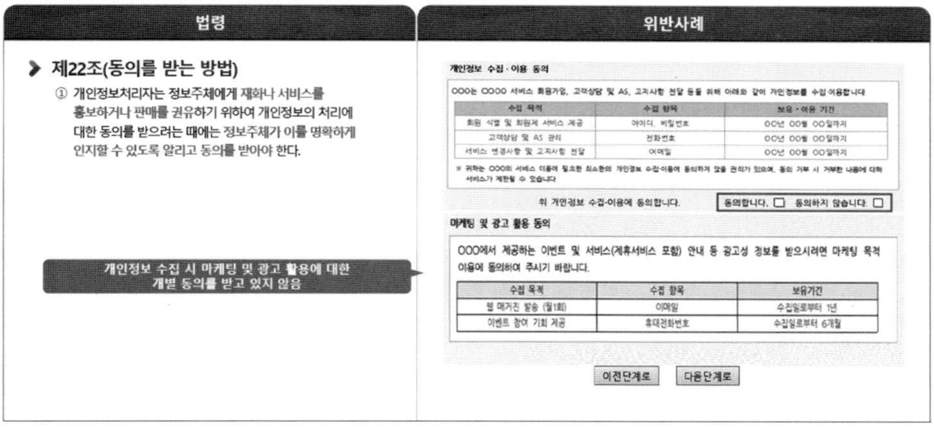

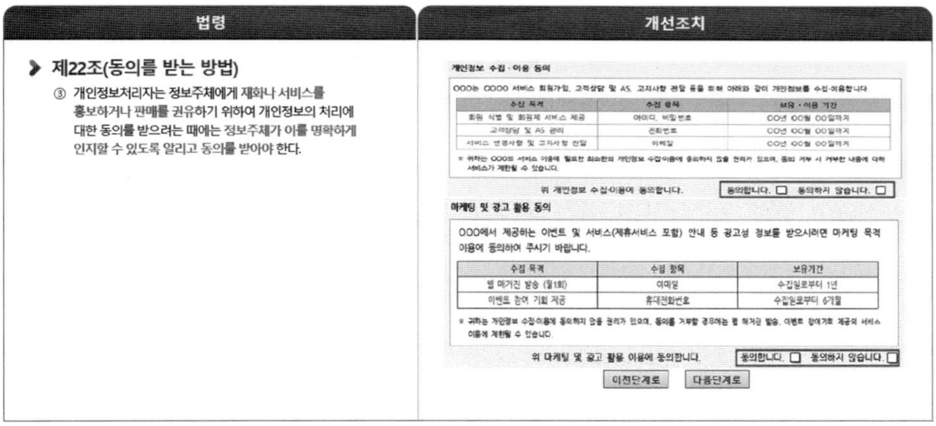

2) 개인정보의 수집 제한(개인정보보호법 제16조)

개인정보처리자는 정보주체의 동의를 받은 경우, 법률에 특별한 규정이 있거나 법령상 의무를 준수하기 위하여 불가피한 경우, 공공기관이 법령 등에서 정하는 소관 업무의 수행을 위하여 불가피한 경우, 정보주체와의 계약의 체결 및 이행을 위하여 불가피하게 필요한 경우, 정보주체 또는 그 법정대리인이 의사표시를 할 수 없는 상태에 있거나 주소불명 등으로 사전 동의를 받을 수 없는 경우로서 명백히 정보주체 또는 제3자의 급박한 생명 · 재산의 이익을 위하여 필요하다고 인정되는 경우, 개인정보처리자의 정당한 이익을 달성하기 위하여 필요한 경우로서 명백하게 정보주체의 권리보다 우선하는 경우(개인정보처리자의 정당한 이익과 상당한 관련이 있고 합리적인 범위를 초과하지 아니하는 경우에 한함)의 어느 하나에 해당하여 개인정보를 수집하는 경우에는 그 목적에 필요한 최소한의 개인정보를 수집하여야 한다. 이 경우 최소한의 개인정보 수집이라는 입증책임은 개인정보처리자가 부담한다.

개인정보처리자는 정보주체의 동의를 받아 개인정보를 수집하는 경우 필요한 최소한의 정보 외의 개인정보 수집에는 동의하지 아니할 수 있다는 사실을 구체적으로 알리고 개인정보를 수집하여야 한다.

개인정보처리자는 정보주체가 필요한 최소한의 정보 외의 개인정보 수집에 동의하지 아니한다는 이유로 정보주체에게 재화 또는 서비스의 제공을 거부하여서는 아니 된다.

개인정보의 수집 제한(제16조)

1. 필요 최소한의 개인정보 수집

※ 정보주체의 동의를 받거나 법령의 처리 근거 또는 계약의 체결 · 이행 등을 위해 불가피하게 개인정보 수집하는 경우에도 처리목적 달성에 필요 최소한의 개인정보만을 수집

2. 최소한의 개인정보 수집이라는 입증책임은 개인정보처리자가 부담

3. 필요 최소한의 정보 외의 개인정보 수집에는 동의 거부 가능

4. 최소한의 개인정보 이외의 개인정보 수집에 동의하지 않는다는 이유로 재화 등 제공 거부 금지

위반 시 3천만 원 이하의 과태료

3) 개인정보의 제공(개인정보보호법 제17조)

개인정보처리자는 정보주체의 동의를 받은 경우, 법률에 특별한 규정이 있거나 법령상 의무를 준수하기 위하여 불가피한 경우, 공공기관이 법령 등에서 정하는 소관 업무의 수행을 위해 불가피한 경우, 명백히 정보주체 또는 제3자의 급박한 생명, 신체, 재산의 이익을 위하여 필요하다고 인정되는 경우, 개인정보처리자의 정당한 이익을 달성하기 위하여 필요한 경우로서 명백하게 정보주체의 권리보다 우선하는 경우. 이 경우 개인정보처리자의 정당한 이익과 상당한 관련이 있고 합리적인 범위를 초과하지 아니하는 경우에 한한다. 그리고 공중위생 등 공공의 안전과 안녕을 위하여 긴급히 필요한 경우에 따라 개인정보를 수집한 목적 범위에서 개인정보를 제공하는 경우에는 정보주체의 개인정보를 제3자에게 제공

(공유를 포함)할 수 있다.

개인정보처리자는 정보주체의 동의를 받을 때에는 개인정보를 제공받는 자, 개인정보를 제공받는 자의 개인정보 이용 목적, 제공하는 개인정보의 항목, 개인정보를 제공받는 자의 개인정보 보유 및 이용 기간, 동의를 거부할 권리가 있다는 사실 및 동의 거부에 따른 불이익이 있는 경우에는 그 불이익의 내용을 정보주체에게 알려야 한다. 또한, 어느 하나의 사항을 변경하는 경우에도 이를 알리고 동의를 받아야 한다.

개인정보처리자는 당초 수집 목적과 합리적으로 관련된 범위에서 정보주체에게 불이익이 발생하는지 여부, 암호화 등 안전성 확보에 필요한 조치를 하였는지 여부 등을 고려하여 대통령령으로 정하는 바에 따라 정보주체의 동의 없이 개인정보를 제공할 수 있다.

개인정보 수집 목적 범위 내 제3자 제공(제17조)

1. 정보주체의 동의를 받은 경우
   ※ 민감정보, 고유식별정보, 주민등록번호는제15조, 제17조, 제18조 해당 없음!

> ※ 동의받을 때 고지의무 사항(위반 시 3천만 원 이하의 과태료)
> ① 개인정보를 제공받는 자
> ② 제공받는 자의 개인정보 이용 목적
> ③ 제공하는 개인정보의 항목
> ④ 제공받는 자의 개인정보 보유 · 이용기간
> ⑤ 동의거부 권리 및 동의거부 시 불이익 내용

2. 다음의 경우에 따라 수집한 목적 범위 내에서 제공하는 경우
   - 법률의 특별한 규정, 법령상 의무 준수를 위해 불가피한 경우
   - 공공기관이 법령 등에서 정한 소관업무를 위해 불가피한 경우
   - 명백히 정보주체 등의 제3자의 급박한 생명, 신체, 재산의 이익을 위해 필요한 경우
   - 개인정보처리자의 정당한 이익 달성을 위해 필요한 경우로서, 명백하게 정보주체의 권리보다 우선하는 경우
   - 공중위생 등 공공의 안전과 안녕을 위하여 긴급히 필요한 경우

위반 시 5년 이하의 징역 또는 5천만 원 이하의 벌금

〈사례〉

개인정보 수집 목적 범위 내 제3자 제공(제17조)

■ 법률의 특별한 규정
- 「보험업법」 제176조에 따라 보험요율산출기관은 보험계약자의 교통법규 위반정보를 제공받아 보험회사가 보험료 산출에 이용하도록 제공

■ 법령상 의무 준수
- 「학원의설립 · 운영 및 과외교습에 관한 법률」 제6조에 따른 학원의 설립 · 운영하려는자의 강사명단 등을 교육감에게 등록 의무
- 「소득세법」 제127조 및 제128조에 따른 소득지급자의 소득귀속자의 대한 원천징수 의무 및 원천징수 이행상황 신고 등 이행

■ 공공기관이 법령 등에서 정한 소관업무를 위해 불가피한 경우
- 「정부조직법」 및 각 기관별 직제령 · 직제규칙, 개별 조직법 등에서 정하고 있는 소관사무 「주민등록법」, 「의료법」, 「국민건강보험법」 등 개별법에서 정하고 있는 소관사무

〈판례/결정례 - 개인정보 분쟁조정위원회 분쟁 조정 사례〉

[동의 없는 개인정보 수집]

■ 사건개요
- 공개된 개인정보를 수집 · 이용하여 휴대전화 부가서비스에 동의 없이 가입시킨 것에 대한 손해배상 요구 건

① 신청인은 당시 지방의회의원으로 활동하고 있었고 신청인이 소속된 지방의회 홈페이지에 신청인의 성명, 휴대전화 번호 등이 공개되어 있었음

② 신청인은 가입신청 시 작성한 개인정보 활용 동의서에 필수동의로 표기된 '개인정보 수집 · 이용 동의', '개인정보 취급위탁 동의'와 선택 동의로 표기된 '설문조사(제3자의뢰 설문조사 포함), 재화 · 서비스 홍보 및 권유를 위한 동의' 등에 동의함

③ 신청인이 개인정보 활용 동의서에 동의한 내용 중에는 피신청인(이동통신사)이 비즈링 서비스를 A 서비스("수탁사")에 위탁처리 한다는 내용은 포함되어 있지 않음

④ 피신청인은 2017년 4월 수탁사와 '통신기반광고 영업위탁계약'을 체결하였으며, 수탁사는 비즈링 상품 영업을 위해 전국동시지방선거에 예비후보로 출마한 신청인의 성명, 직업, 나이, 경력이 중앙선거관리위원회 홈페이지에 공개되어 있는 것을 보고 지방의회 홈페이지에 접속하여 신청인 연락처를 확인하였고 전화를 걸어 비즈링 광고 영업을 한 후 피신청인에게 알리고 신청인 동의 없이 비즈링 서비스에 가입처리 함

■ 위원회 결정
- 수탁사가 동의 없이 처리할 수 있는 적법한 근거 없이 신청인 휴대전화 번호를 수집하고 이를 광고 영업에 이용한 것은 신청인 동의가 있었다고 객관적으로 인정되는 범위를 벗어난 행위에 해당하여 피신청인은 신청인에게 손해배상 해야 함

〈판례/결정례 - 개인정보 분쟁조정위원회 분쟁 조정 사례〉

[동의 없는 개인정보 수집]

■ 사건개요

▪ 피고발인의 연락처 확인을 위하여 배우자의 개인정보를 이용한 행위에 대한 손해배상 등 요구

① 신청인(피신청인이 고발한 자의 배우자) 신청인의 배우자는 피신청인의 민원처리 부서를 방문하여 사망한 친부의 인감증명서를 발급 신청하였으나 민원처리 부서에서는 인감사무편람 지침에 따라 발급을 거부하고 신청인의 배우자를 A경찰서에 고발함

② 인감증명 사무편람에서는 사망자에 대하여 인감증명서를 발급 신청하는 경우 인감증명 발급기관은 형사소송법 제234조에 따라 발급신청자를 수사기관에 고발하도록 규정

③ 피신청인(지방자치단체) 2019.6.XX. A경찰서로부터 피고발인의 연락처가 불분명하므로 확인해달라는 요청을 받고 피고발인의 배우자인 신청인의 주민 전산망을 열람하여 전화번호를 확인한후 신청인에게 전화를 걸어 배우자의 정확한 전화번호를 문의

④ 신청인은 피신청인이 동의 없이 개인정보를 열람하여 수집한 것에 대해 손해를 배상하고 재발방지 조치를 이행할 것을 요구

■ 위원회 결정

▪ 피신청인은 피고발인의 정확한 연락처를 확인할 목적으로 피고발인과 별개의 독립적 정보주체인 신청인의 주민전산망 자료를 열람하였는바, 이는 「개인정보보호법」 제18조 제2항 각호의 근거에 해당하지 아니하고 정보주체의 이익을 부당하게 침해하는 행위로서 「개인정보보호법」 제18조 제1항 위반하나, 신청인의 정신적 피해에 대한 손해배상까지 책임지는 것은 타당하지 않다고 판단, 필요한 조치 마련토록 함

〈 개인정보보호 관련 헌재 결정례〉

[개인정보 제공요청 vs 제3자 제공 행위]

■ 사건개요

① 피청구인 B 경찰서장이 2013. 12. 18. 및 2013. 12. 20. 피청구인 A 공단에게 청구인들의 요양급여 내역의 제공을 요청한 행위(이하 '이 사건 사실조회 행위')의 공권력 행사성이 인정되는지 여부(소극)

② 형사소송법 제199조 제2항, 구'경찰관직무집행법'(1981. 4. 13. 법률 제3427호로 전부 개정되고, 2014. 5. 20. 법률 제12600호로 개정되기 전의 것) 제8조 제1항(이하 위 두 조항을 합하여 '이 사건 사실조회 조항')의 기본권 침해의 가능성이 인정되는지 여부(소극)

③ '개인정보보호법' 제18조 제2항 제7호(이하 '이 사건 정보제공조항')의 기본권 침해의 직접성이 인정되는지 여부(소극)

④ A공단이 2013. 12. 20. B 경찰서장에게 청구인들의 요양급여내역을 제공한 행위(이하' 이 사건 정보제공행위')가 영장주의에 위배되어 청구인들의 개인정보자기결정권을 침해하는지 여부(소극)

⑤ 이 사건 정보제공행위가 과잉금지원칙에 위배되어 청구인들의 개인정보자기결정권을 침해하는지 여부(적극)

■ 판시사항

▪ 피청구인 A 공단이 2013. 12. 20. 피청구인 B 경찰서장에게 청구인들의 요양급여 내역을 제공한 행위는 청구인들의 개인정보자기결정권을 침해한 것으로 위헌임을 확인한다.

▪ 청구인들의 나머지 심판 청구를 모두 각하한다.

〈개인정보보호 관련 헌재 결정례〉

[개인정보 제공 요청 vs 제3자 제공 행위]

■ 판단근거

- 이 사건 정보제공 조항은 '정보주체 또는 제3자의 이익을 부당하게 침해할 우려가 없을 것'이라는 요건을 요구하고 있음
- 이 사건 정보제공 조항은 개인정보의 목적 외 제3자 제공이 원칙적으로 금지된다는 전제하에 예외적으로 수사의 신속성과 효율성을 도모하기 위하여 범죄의 수사 등을 위하여 필요한 경우 그 제공을 허용하는 것이므로, 위와 같은 요건을 요구하는 취지는 정보주체 또는 제3자의 이익 보호와 범죄수사의 신속성 · 효율성 확보 간의 조화를 도모하고자 하는 것임
- 이러한 점을 고려하면, ① '정보주체 또는 제3자의 이익을 부당하게 침해할 우려가 있을 때'란 '범죄의 수사를 위하여 필요한 개인정보를 수사기관에게 제공할 경우 정보주체나 제3자의 이익이 침해될 가능성이 있고, 개인정보 제공으로 얻을 수 있는 수사상의 이익보다 정보주체나 제3자의 이익이 큰 경우'를 의미한다고 해석됨
- 그리고 이와 같이 수사상의 이익과 정보주체 또는 제3자의 이익을 형량함에 있어서는 ② 수사 목적의 중대성, 수사 목적의 달성을 위하여 개인정보가 필요한 정도, 개인정보의 제공으로 인하여 정보주체나 제3자가 침해받는 이익의 성질 및 내용, 침해받는 정도, 수사 내용과 정보주체 또는 제3자와의 관련성등 관련된 모든 사정들을 종합하여 객관적으로 판단하여야 할 것임

■ 판단근거 – 민감정보의 수사기관 제공 요건

- 「개인정보보호법」 제23조제1항은 사상 · 신념, 노동조합 · 정당의 가입 · 탈퇴, 정치적견해, 건강, 성생활 등에 관한 정보, 그밖에 정보주체의 사생활을 현저히 침해할 우려가 있는 개인정보로서 대통령령으로 정하는 정보(이하 '민감정보')의 처리를 원칙적으로 금지하면서, 예외적으로 정보주체에게 다른 개인정보의 처리에 대한 동의와 별도로 동의를 받은 경우(제1호) 및 법령에서 민감정보의 처리를 요구하거나 허용하는 경우(제2호)에만 민감정보를 처리할 수 있도록 규정하고 있음
- 이에 관하여 「경찰관 직무집행법시행령」 제8조, 「검사의 사법경찰관리에 대한 수사지휘 및 사법경찰관리의 수사 준칙에 관한 규정」 제9조는 경찰관이 범죄수사 등의 업무를 수행하기 위하여 '불가피한 경우' 민감정보를 처리할 수 있도록 규정하고 있고, 위 시행령 규정들은 「개인정보보호법」 제23조 제1항제2호의 '법령에서 민감정보의 처리를 허용하는 경우'에 해당함
- 「개인정보보호법」 제23조 제1항 제2호 및 위 시행령 규정들은 '처리'에 관하여 특별한 제한을 가하고 있지 않으므로, 범죄수사 등을 위한 민감정보의 수집, 보유, 이용, 제공등의 처리(「개인정보보호법」 제2조제2호 참조) 모두를 허용하는 취지라고 볼 수 있음. 따라서 범죄수사 등의 업무를 수행하기 위하여 불가피한 경우라면, 각 처리방식의 고유한 요건을 구비하여 민감정보를 처리할 수 있다고 해석됨
- 결국 위 규정들을 종합하면, 「개인정보보호법」 제23조 제1항 제2호 및 위 시행령 규정들에 따라 경찰관의 범죄의 수사 등을 위하여 '불가피한 경우' 민감정보를 처리를 하는 것이 허용되므로, 이에 해당하는 경우 공공기관은 「개인정보보호법」 제18조 제2항제7호에 따라 정보주체 또는 제3자의 이익을 부당하게 침해할 우려가 있을 때를 제외하고 민감정보를 경찰관에게 제공할 수 있음

■ 판단근거 – 이 사건 정보제공 행위의 개인정보자기결정권 침해 여부

- A 공단은 국민건강보험법에 근거하여 설립된 법인으로서, 「개인정보보호법」상 공공기관에 해당함(국민건강보험법 제15조 제1항, 「개인정보보호법」 제2조 제6호 나목 참조). 따라서 국민건강보험공단은 이 사건 정보제공 조항 및 「개인정보보호법」 제23조 제1항 제2호 등에 따라 범죄의 수사를 위하여 불가피한 경우 정보주체 또는 제3자의 이익을 부당하게 침해할 우려가 있을 때를 제외하고 민감정보를 서울용산경찰서장에게 제공할 수 있음
- 개인정보를 정보주체의 동의 없이 목적 외의 용도로 제3자에게 제공할 경우 처리 주체의 변경과 당초 수집 목적을 벗어난 개인정보의 처리를 초래하게 되므로, 위와 같은 개인정보의 제공은 정보주체 스스로 개인정보의 공개와 이용에 관하여 결정할 권리를 핵심내용으로 하는 개인정보자기결정권에 대한 중대한 제한에 해당함. 특히 개인의 인격 및 사생활의 핵심에 해당하는 민감정보에 대하여는 다른 일반적인 개인정보보다 더 높은 수준의 보호가 필요함
- 따라서 국민건강보험공단은 민감정보를 서울용산경찰서장에게 제공함에 있어서 위와 같은 요건에 해당하는지 여부를 엄격하게 판단하여 정보주체의 개인정보자기 결정권에 대한 침해를 최소화하여야 함

2. 개인정보 목적 외 이용 · 제공 제한, 파기(개인정보보호법 제18조, 제19조, 제20조, 제21조, 제22조)

1) 개인정보의 목적 외 이용 · 제공 제한(개인정보보호법 제18조)

개인정보처리자는 개인정보를 정보주체의 동의를 받은 경우, 법률에 특별한 규정이 있거나 법령상 의무를 준수하기 위하여 불가피한 경우, 공공기관이 법령 등에서 정하는 소관 업무의 수행을 위하여 불가피한 경우, 정보주체와 체결한 계약을 이행하거나 계약을 체결하는 과정에서 정보주체의 요청에 따른 조치를 이행하기 위하여 필요한 경우, 명백히 정보주체 또는 제3자의 급박한 생명, 신체, 재산의 이익을 위하여 필요하다고 인정되는 경우, 개인정보처리자의 정당한 이익을 달성하기 위하여 필요한 경우로서 명백하게 정보주체의 권리보다 우선하는 경우(이 경우 개인정보처리자의 정당한 이익과 상당한 관련이 있고 합리적인 범위를 초과하지 아니하는 경우에 한 한다.), 공중위생 등 공공의 안전과 안녕을 위하여 긴급히 필요한 경우에 따른 범위를 초과하여 이용하거나 정보주체의 동의를 받은 경우, 법률에 특별한 규정이 있거나 법령상 의무를 준수하기 위하여 불가피한 경우, 공공기관이 법령 등에서 정하는 소관 업무의 수행을 위하여 불가피한 경우, 명백히 정보주체 또는 제3자의 급박한 생명, 신체, 재산의 이익을 위하여 필요하다고 인정되는 경우, 정보통신서비스의 제공에 따른 요금정산을 위하여 필요한 경우, 다른 법률에 특별한 규정이 있는 경우에 따라 개인정보를

수집한 목적 범위에서 개인정보를 제공하는 경우 및 정보주체로부터 국외 이전에 관한 별도의 동의를 받은 경우, 법률, 대한민국을 당사자로 하는 조약 또는 그 밖의 국제협정에 개인정보의 국외 이전에 관한 특별한 규정이 있는 경우, 정보주체와의 계약의 체결 및 이행을 위하여 개인정보의 처리위탁 · 보관이 필요한 경우로서 개인정보 처리방침에 공개한 경우나 정보주체에게 알린 경우, 개인정보를 이전받는 자가 개인정보 보호 인증(제32조의2) 등 보호위원회가 정하여 고시하는 인증을 받은 경우에 따른 범위를 초과하여 제3자에게 제공하여서는 아니 된다.

정보주체로부터 별도의 동의를 받은 경우, 다른 법률에 특별한 규정이 있는 경우, 명백히 정보주체 또는 제3자의 급박한 생명, 신체, 재산의 이익을 위하여 필요하다고 인정되는 경우, 개인정보를 목적 외의 용도로 이용하거나 이를 제3자에게 제공하지 아니하면 다른 법률에서 정하는 소관 업무를 수행할 수 없는 경우로서 보호위원회의 심의 · 의결을 거친 경우, 조약, 그 밖의 국제협정의 이행을 위하여 외국정부 또는 국제기구에 제공하기 위하여 필요한 경우, 범죄의 수사와 공소의 제기 및 유지를 위하여 필요한 경우, 법원의 재판업무 수행을 위하여 필요한 경우, 형(刑) 및 감호, 보호처분의 집행을 위하여 필요한 경우, 공중위생 등 공공의 안전과 안녕을 위하여 긴급히 필요한 경우의 어느 하나에 해당하는 경우에는 정보주체 또는 제3자의 이익을 부당하게 침해할 우려가 있을 때를 제외하고는 개인정보를 목적 외의 용도로 이용하거나 이를 제3자에게 제공할 수 있다.

다만, 개인정보를 목적 외의 용도로 이용하거나 이를 제3자에게 제공하지 아니하면 다른 법률에서 정하는 소관 업무를 수행할 수 없는 경우로서 보호위원회의 심의 · 의결을 거친 경우, 조약, 그 밖의 국제협정의 이행을 위하여 외국정부 또는 국제기구에 제공하기 위하여 필요한 경우, 범죄의 수사와 공소의 제기 및 유지를 위하여 필요한 경우, 법원의 재판업무 수행을 위하여 필요한 경우, 형(刑) 및 감호, 보호처분의 집행을 위하여 필요한 경우는 공공기관의 경우로 한정한다.

개인정보처리자는 개인정보를 제공받는 자의 동의를 받을 때에는 개인정보를 제공받는 자, 개인정보의 이용 목적(제공 시에는 제공받는 자의 이용 목적을 말한다), 이용 또는 제공하는 개인정보의 항목, 개인정보의 보유 및 이용 기간(제공 시에는 제공받는 자의 보유 및 이용 기간을 말한다), 동의를 거부할 권리가 있다는 사실 및 동의 거부에 따른 불이익이 있는 경우에는 그 불이익의 내용을 정보주체에게 알려야 한며, 어느 하나의 사항을 변경하는 경우에도 이를 알리고 동의를 받아야 한다.

공공기관은 다른 법률에 특별한 규정이 있는 경우, 명백히 정보주체 또는 제3자의 급박한 생명, 신체, 재산의 이익을 위하여 필요하다고 인정되는 경우, 개인정보를 목적 외의 용도로 이용하거나 이를 제3자에게 제공하지 아니하면 다른 법률에서 정하는 소관 업무를 수행할 수 없는 경우로서 보호위원회의 심의·의결을 거친 경우, 조약, 그 밖의 국제협정의 이행을 위하여 외국정부 또는 국제기구에 제공하기 위하여 필요한 경우, 법원의 재판업무 수행을 위하여 필요한 경우, 형(刑) 및 감호, 보호처분의 집행을 위하여 필요한 경우, 공중위생 등 공공의 안전과 안녕을 위하여 긴급히 필요한 경우 개인정보를 목적 외의 용도로 이용하거나 이를 제3자에게 제공하는 경우에는 그 이용 또는 제공의 법적 근거, 목적 및 범위 등에 관하여 필요한 사항을 보호위원회가 고시로 정하는 바에 따라 관보 또는 인터넷 홈페이지 등에 게재하여야 한다.

개인정보처리자는 정보주체로부터 별도의 동의를 받은 경우, 다른 법률에 특별한 규정이 있는 경우, 정보주체 또는 그 법정대리인이 의사표시를 할 수 없는 상태에 있거나 주소불명 등으로 사전 동의를 받을 수 없는 경우로서 명백히 정보주체 또는 제3자의 급박한 생명, 신체, 재산의 이익을 위하여 필요하다고 인정되는 경우, 개인정보를 목적 외의 용도로 이용하거나 이를 제3자에게 제공하지 아니하면 다른 법률에서 정하는 소관 업무를 수행할 수 없는 경우로서 개인정보 보호위원회의 심의·의결을 거친 경우, 조약 등 그 밖의 국제협정의 이행을 위하여 외국정부 또는 국제기구에 제공하기 위하여 필요한 경우, 범죄의 수사와 공소의 제기 및 유지를 위하여 필요한 경우, 법원의 재판업무 수행을 위하여 필요한 경우, 형(刑) 및 감호, 보호처분의 집행을 위하여 필요한 경우의 어느 하나의 경우에 해당하여 개인정보를 목적 외의 용도로 제3자에게 제공하는 경우에는 개인정보를 제공받는 자에게 이용목적, 이용 방법, 그 밖에 필요한 사항에 대하여 제한을 하거나, 개인정보의 안전성 확보를 위하여 필요한 조치를 마련하도록 요청하여야 한다. 이 경우 요청을 받은 자는 개인정보의 안전성 확보를 위하여 필요한 조치를 하여야 한다.

개인정보 수집 목적 외 이용·제3자 제공(제18조)

※ 민감정보, 고유식별정보, 주민등록번호는 제15조, 제17조, 제18조 해당 없음!

목적 외 이용 · 제공은 원칙적으로 금지,
다만 아래 사항중 정보주체 또는 제3자의 이익을 부당하게 침해할 우려가 없는 경우 예외적 허용

1. 정보주체의 별도 동의를 받은 경우
2. 다른 법률의 특별한 규정, 법령상 의무 준수를 위해 불가피한 경우
3. 명백히 정보주체 또는 제3자의 급박한 생명, 신체, 재산의 이익을 위하여 필요하다고 인정되는 경우
4. 개인정보처리자의 정당한 이익 달성을 위해 필요한 경우로서, 명백하게 정보주체의 권리보다 우선하는 경우
5. 개인정보를 목적 외로 이용하거나 제3자에게 제공하지 않으면 다른 법률에서 정하는 소관업무 수행 불가한 경우로 개인정보 보호위원회의 심의 · 의결을 거친 경우
   [공공기관만 해당]
6. 조약, 국제협정 이행을 위해 외국정부 등 제공에 필요한 경우
   [공공기관만 해당]
7. 범죄수사 및 공소제기 · 유지
   [공공기관만 해당]
8. 법원의 재판업무 수행
   [공공기관만 해당]
9. 형 및 감호, 보호처분 집행
   [공공기관만 해당]
10. 공중위생 등 공공의 안전과 안녕을 위하여 긴급히 필요한 경우

위반 시 5년 이하의 징역 또는 5천만 원 이하의 벌금

개인정보 수집 목적 범위 내 제3자 제공

사례

■ 다른 법률의 특별한 규정 사례

- 「소득세법」 제170조에 따른 세무공무원의 납세의무자 등에 대한 조사, 질문
- 「감사원법」 제27조에 따른 감사원의 감사관계자 등 자료 요구
- 「국가유공자 등 예우 및 지원에 관한 법률」 제77조에 따른 국가 유공자 등록 등을 위하여 국가보훈처장이 관계기관의 장에게 가족관계 등록사항 등에 자료제공 요구
- 「병역법」 제81조제2항에 따른 병무청장이 병역 이행 사항 확인 · 점검을 위하여 지방자치단체 등의 자료제공 요구
- 「부패방지 및 국민권익위원회 설치와 운영에 관한 법률」 제42조제1항 및 제3항에 따른 국민권익위원회가 민원사항에 대한 조사를 위해 관계기관에 자료 제출 요구 등

■ 개인정보 보호위원회의 심의 · 의결을 거친 사례(공공기관만 해당)

- 경기도 구리시는 구리농수산물도매시장에 출입하는 노후경유자동차의 소유주에게 「수도권 대기환경개선에 관한 특별법」 제28조의2에 따른 노후경유자동차 운행제한제도의 시행을 사전에 안내하기 위하여 구리농수산물공사로부터 주차시스템에 등록된 차량정보를 제공받을 수 있음
- 인천광역시 옹진군은 「서해5도 지원 특별법」 제12조에 따른 서해5도 주민의 정주생활지원금의 부정수급 방지를 위하여 인천항만공사로부터 서해5도 주민의 화물선 이용정보(성명, 생년월일, 선명, 출 · 입도지, 승선일) 제공받을 수 있음
- 강원도 삼척시는 「발전소주변지역 지원에 관한 법률」 제11조 및 같은 법 시행령 제19조 제4항에 따른 발전소 주변 주민건강검진 지원사업 안내를 위하여 『주민등록법』에 따라 수집한 삼척화력발전소 주변지역 만 65세 이상 주민의 성명과 주소 이용 가능

목적 외 이용·제공(제18조)에 따른 이행사항

제공하는 자		제공받는 자
개인정보를 제공받는 자에게 이용목적, 이용방법 그 외 필요사항에 대한 제한 및 개인정보 안전성 확보 조치 마련 요청	➡ 요청	개인정보 안전성 확보 조치 이행

– 공공기관 이행사항 –

■ 개인정보 이용 및 제공 관련 법적 근거, 목적 및 범위 관련 사항을 관보 또는 인터넷 홈페이지 게재

■ 개인정보 목적외 이용 및 제3자 제공 대장 기록 관리

〈헌재의 결정례〉

목적 외 이용·제공 시 고려사항

■ 목적 외 이용 · 제공 시 전제

- 원칙: 개인정보의 목적 외 제3자 제공 금지
- 예외: 예외적으로 수사의 신속성과 효율성을 도모하기 위하여 범죄의 수사 등을 위하여 필요한 경우 그 제공 허용(공공기관의 경우 예외적으로 법 제18조 제2항 제1~9호)

정보주체 또는 제3자의 이익을 부당하게 침해할 우려가 있을 때	수사상의 이익과 정보주체 또는 제3자의 이익 형량 시 고려사항
범죄의 수사를 위하여 필요한 개인정보를 수사기관에게 제공할 경우 **정보주체나 제3자의 이익이 침해될 가능성이 있고, 개인정보 제공으로 얻을 수 있는 수사상의 이익보다 정보주체나 제3자의 이익이 큰 경우**	수사 목적의 중대성, 수사 목적의 달성을 위하여 개인정보가 필요한 정도, 개인정보의 제공으로 인하여 정보주체나 제3자가 침해받는 이익의 성질 및 내용, 침해받는 정도, 수사내용과 정보주체 또는 제3자와의 관련성 등 관련된 **모든 사정들을 종합하여 객관적으로 판단**하여야 함

개인정보 유형별 부적정 열람 예시

유형	유형별 예시
호기심	• 내부직원(전/현직)의 고용정보, 산재처리내역 열람 • 대학동기의 급여가 궁금하여 고용정보 열람 • 인턴직원 등 기간제직원이 입사희망하는 기업의 급여 확인을 위한 고용정보 열람
제3자 요청	• 동료 직원의 요청에 의해 타인의 개인정보 열람 • 구직 중인 사촌동생이 ㅇㅇ기업의 급여를 문의하여 보수총액 열람 • 민원서류 결재완료 전 지인의 부탁으로 장해등급 등 개인정보열 람
사적 목적	• 개인적인 채권 · 채무 관계로 채무자의 주소지 열람 • 부동산 취득을 위해 경 · 공매 재산내역 열람
내부 행정 업무	• 지사서무가 신규 전입자의 생일 확인을 위해 고용정보 열람 • 연말정산 서류 작성을 위해 노동보험(고용정보) 열람 등
유사사례	• 호흡기계질병 취소사례를 분석하면서 간암 승인상병자 열람 • 시설장의 근로자성 여부를 알아보기 위해 소속기관장 고용정보 열람 • 타 기관 노동조합 전임자의 근로자성 여부를 확인 차 공단 노동조합 전임자 고용정보 열람
과도한 열람	• 심사청구서 처리 시 재해자외 청구인(신청인) 산재처리내역 열람 • 가입서비스 요원 퇴사처리 확인을 위해 고용정보 검색화면에서 공단 관리번호 입력 후 전체 조회
프로그램 개발	• 신규/수정된 프로그램 사용자 테스트를 위해 제3자의 개인정보 열람
교육용 열람	• 신규직원(상담사) 교육을 위해 제3자의 개인정보 열람
사전동의 미비	• 정보주체의 동의가 필요한 경우임에도 불구하고 동의를 받지 않고 열람하는 경우 등

개인정보 목적 외 이용·제공 절차

**업무수행에 필요한 최소한의 범위 안에서
정보주체 또는 제3자의 이익보호와 목적 외 이용 · 제3자 제공 간의 조화 도모**

목적 외 이용/제3자 제공 여부 판단

- 목적의 정당성: 구체적으로 어떠한 목적을 위하여 개인정보가 필요한지 검토
- 수단의 적정성: 해당 개인정보를 목적 외로 이용하거나 제3자에게 제공할 경우 공익 목적을 달성할 수 있는지 여부 검토
- 피해의 최소성: 목적달성을 위하여 필요한 최소한의 정보인 지검토
- 법익의 균형성: 목적 외 이용 또는 제공에 따른 이익과 정보주체 또는 제3자가 받을 수 있는 예상 피해를 비교하여 전자가 우월하다고 판단할 수 있는지 검토

요청자의 적격여부 확인

- 요청기관(또는 목적 외 이용자)이 개별법에 자료요청(이용) 근거가 구체적으로 명시된 경우 제공(또는 목적 외 이용) 가능
- 요청기관(또는 목적외 이용자)이 개별법에 자료 요청(이용) 근거가 없는 경우, 정보주체의 동의가 있었는지 여부 등 예외적 허용 사유 해당 여부 확인

목적 외 이용 또는 제공 개인정보 항목 판단

- 직접수집, 생산한 정보가 아닌 경우 자료 이용 또는 제공 불가
  (단, 정보주체 별도 동의가 있는 경우 가능)
- 요청 목적에 부합하는 최소 항목만 제공

목적 외 이용 또는 제3자 제공 방법

- 부득이한 경우를 제외하고는 내부결재에 의한 문서로 회신
- 개인정보 제공 시 암호화하여 제공

목적 외 이용 및 제3자 제공 대장

[개인정보 목적 외 이용 · 제공 절차서 필수항목]

- 목적 외 이용 · 제공기준(법적근거, 별도동의 등)
- 목적 외 이용 · 제공 업무절차(개인정보보호책임자, 개인정보보호담당자, 개인정보취급자 등)
- 목적 외 이용 · 제공 방법(통신방식, 보조저장매체 등)
- 제공받는 자의 이용 · 제공제한(이용목적 · 방법 · 기간 · 형태 등)
- 안전성 확보조치 방안(기술적 · 관리적 보호조치, 문서화 요청 등)
- 관리대장 기록 · 관리 방안 및 사실의 공개(관보, 홈페이지 등)

■ 개인정보 보호법 시행규칙 [별지 제1호서식]

개인정보의 목적 외 이용 및 제3자 제공 대장

<table>
<tr><td>개인정보 또는
개인정보파일 명칭</td><td colspan="4"></td></tr>
<tr><td>이용 또는 제공 구분</td><td colspan="4">[ ] 목적외 이용　　[ ] 제3자 제공</td></tr>
<tr><td rowspan="3">목적 외 이용기관의 명칭
(목적 외 이용의 경우)</td><td rowspan="3"></td><td rowspan="3">담당자</td><td>소 속</td><td></td></tr>
<tr><td>성 명</td><td></td></tr>
<tr><td>전화번호</td><td></td></tr>
<tr><td rowspan="3">제공받는 기관의 명칭
(제3자 제공의 경우)</td><td rowspan="3"></td><td rowspan="3">담당자</td><td>성 명</td><td></td></tr>
<tr><td>소 속</td><td></td></tr>
<tr><td>전화번호</td><td></td></tr>
<tr><td>이용하거나 제공한 날짜,
주기 또는 기간</td><td colspan="4"></td></tr>
<tr><td>이용하거나 제공한 형태</td><td colspan="4"></td></tr>
<tr><td>이용 또는 제공의 법적
근거</td><td colspan="4"></td></tr>
<tr><td>이용 목적 또는
제공받는 목적</td><td colspan="4"></td></tr>
<tr><td>이용하거나 제공한
개인정보의 항목</td><td colspan="4"></td></tr>
<tr><td>「개인정보 보호법」
제18조제5항에 따라
제한을 하거나 필요한
조치를 마련할 것을
요청한 경우에는 그 내용</td><td colspan="4"></td></tr>
</table>

2) 개인정보를 제공받은 자의 이용 · 제공 제한(개인정보보호법 제19조)

개인정보처리자로부터 개인정보를 제공받은 자는 정보주체로부터 별도의 동의를 받은 경우, 다른 법률에 특별한 규정이 있는 경우의 어느 하나에 해당하는 경우를 제외하고는 개인정보를 제공받은 목적 외의 용도로 이용하거나 이를 제3자에게 제공하여서는 아니 된다.

3) 정보주체 이외로부터 수집한 개인정보의 수집 출처 등 통지(제20조 개인정보보호법 제19조)

개인정보처리자가 정보주체 이외로부터 수집한 개인정보를 처리하는 때에는 정보주체의 요구가 있으면 즉시 개인정보의 수집 출처, 개인정보의 처리 목적, 개인정보 처리의 정지(제37조)를 요구하거나 동의를 철회할 권리가 있다는 사실의 모든 사항을 정보주체에게 알려야 한다.

개인정보처리자가 처리하는 개인정보의 종류 · 규모, 종업원 수 및 매출액 규모 등을 고려하여 대통령령으로 정하는 기준에 해당하는 개인정보처리자가 정보주체의 동의를 받아 정보주체 이외로부터 개인정보를 수집하여 처리하는 때에는 개인정보의 수집 출처, 개인정보의 처리 목적, 개인정보 처리의 정지(개인정보보호법 제37조)의 모든 사항을 정보주체에게 알려야 한다. 다만, 개인정보처리자가 수집한 정보에 연락처 등 정보주체에게 알릴 수 있는 개인정보가 포함되지 아니한 경우에는 그러하지 아니하다. 또한, 정보주체에게 알리는 시기 · 방법 및 절차 등 필요한 사항은 대통령령으로 정한다.

개인정보처리자가 정보주체의 동의를 받아 정보주체 이외로부터 개인정보를 수집하여 처리하는 경우에는 통지를 요구하는 대상이 되는 개인정보가 국가 안전, 외교상 비밀, 그 밖에 국가의 중대한 이익에 관한 사항을 기록한 개인정보파일, 범죄의 수사, 공소의 제기 및 유지, 형 및 감호의 집행, 교정처분, 보호처분, 보안관찰처분과 출입국관리에 관한 사항을 기록한 개인정보파일,「조세범처벌법」에 따른 범칙행위 조사 및「관세법」에 따른 범칙행위 조사에 관한 사항을 기록한 개인정보파일, 공공기관의 내부적 업무처리만을 위하여 사용되는 개인정보파일, 다른 법령에 따라 비밀로 분류된 개인정보파일(개인정보보호법 제32조 제2항)의 어느 하나에 해당하는 개인정보파일에 포함되어 있는 경우나 통지로 인하여 다른 사람의 생명 · 신체를 해할 우려가 있거나 다른 사람의 재산과 그 밖의 이익을 부당하게 침해할 우려가 있는 경우의 어느 하나에 해당하는 경우에는 적용하지 아니한다. 다만, 이 법에 따른 정보주체의 권리보다 명백히 우선하는 경우에 한한다.

4) 개인정보 이용 · 제공 내역의 통지(개인정보보호법 제20조의2)

대통령령으로 정하는 기준에 해당하는 개인정보처리자는 이 법에 따라 수집한 개인정보의 이용 · 제공 내역이나 이용 · 제공 내역을 확인할 수 있는 정보시스템에 접속하는 방법을 주기적으로 정보주체에게 통지하여야 한다. 다만, 연락처 등 정보주체에게 통지할 수 있는 개인정보를 수집 · 보유하지 아니한 경우에는 통지하지 아니할 수 있다.

통지의 대상이 되는 정보주체의 범위, 통지 대상 정보, 통지 주기 및 방법 등에 필요한 사항은 대통령령으로 정한다.

개인정보의 수집 출처 등 고지(제20조)

■ 정보주체 이외로부터 수집한 개인정보를 처리할때, 정보주체의 요구가 있으면 즉시(3일이내) 다음의 사항을 알려야함

(위반 시 3천만 원 이하의 과태료)

- 개인정보 수집 출처
- 개인정보 처리 목적
- 개인정보 처리 정지를 요구할 권리가 있다는 사실

개인정보의 수집 출처 등 고지(제20조)

■ 일정 기준 이상의 개인정보처리자는 제3자로부터 개인정보를 제공받은 경우 정보주체에게 수집 출처, 처리목적, 처리정지 요구가 가능함을 고지하여야함

(위반 시 3천만 원 이하의 과태료)

※ 단, 정보주체에게 알릴 수 있는 개인정보(연락처 등)가 없다면 적용 제외 가능

■ 고지의무 대상 개인정보처리자
- 5만 명 이상의 민감정보 또는 고유식별정보를 처리하는 자
- 100만 명 이상의 정보주체에 대한 개인정보를 처리하는 자

} 제17조제1항 제1호에 따라 제3자 제공 동의를 받은 자로부터 수집한 경우에 한정

■ 고지 방법 및 시기
- 서면, 전화, 문자전송, 전자우편 등 방법으로 개인정보를 제공받은 날로부터 3개월 이내
- 정보주체의 동의를 받은 범위에서 연 2회 이상 주기적으로 제공받는 경우 제공 받은 날로부터 3개월 이내 또는 동의를 받은 날로부터 기산하여 연 1회 이상

■ 고지하였다는 사실, 알린 시기, 알린 방법을 개인정보 파기할 때까지 보관 관리

■ 단, 범죄수사, 공소 제기 · 유지, 형 · 감호 집행, 교정 · 보호 · 보안관찰 처분, 출입국 관리사항 등의 개인정보, 다른 사람의 생명 · 신체를 해할 우려 또는 재산 · 이익의 부당한 침해 우려 시에는 적용 예외

〈사례〉

[범죄의 수사와 공소의 제기 및 유지를 위하여 제공하는 경우]

■ 최소한의 범위로 자료 제공
- 수사 등의 목적으로 개인정보 제공을 요청 받은 경우에도 무조건 제공해야 하는 것은 아니므로 영장, 사건번호, 접수번호 등을 확인한 후 자료제공 여부를 판단

■ 확인 후 자료 제공
- 수사기관에서 영장을 제시하거나 법원에서 요청하는 경우는 영장의 구속력에 따라 제공 가능하나 자료 요청 기관과 협의하여 최소한의 범위로 자료 제공

〈사례〉

[마케팅 광고에 대한 동의 방법]

■ 구분동의
- 상품의 판매권유 또는 홍보를 목적으로 개인정보처리에 대한 동의를 받을 때는 정보주체에게 판매권유 또는 홍보에 이용된다는 사실을 다른 동의와 구분하여 정보주체가 이를 명확히 인지할 수 있게 알린 후 별도의 동의를 받아야 함

■ 재화, 서비스 등의 제공 거부 금지
① 정보주체가 선택정보의 처리에 대한 동의(제2항), 직접마케팅에 대한 동의(제3항), 목적외 이용 · 제공에 대한 동의(제18조제2항제1호)를 거부하였다는 이유로 개인정보처리자는 재화 또는 본질적인 서비스의 제공을 거부하지 못함
② 개인정보 수집에 동의하지 않는다는 이유로 재화 또는 본질적인 서비스의 제공을 거부하는 것도 금지(제16조제2항)

5) 개인정보의 파기(개인정보보호법 제21조)

개인정보처리자는 보유기간의 경과, 개인정보의 처리 목적 달성, 가명정보의 처리 기간 경과 등 그 개인정보가 불필요하게 되었을 때에는 지체 없이 그 개인정보를 파기하여야 한다. 다만, 다른 법령에 따라 보존하여야 하는 경우에는 그러하지 아니하다.

개인정보처리자가 개인정보를 파기할 때에는 복구 또는 재생되지 아니하도록 조치하여야 한다. 개인정보처리자가 법령에 따라 개인정보를 파기하지 아니하고 보존하여야 하는 경우에는 해당 개인정보 또는 개인정보파일을 다른 개인정보와 분리하여서 저장 · 관리하여야 한다. 개인정보의 파기방법 및 절차 등에 필요한 사항은 대통령령으로 정한다.

개인정보의 파기(제21조)

■ 보유기간의 경과, 처리목적 달성 등 개인정보가 **불필요하게 되었을 때 지체없이(5일 이내) 파기**
(위반 시 3천만 원 이하의 과태료)

※ 다른 법령에 따라 보존하여야 하는 경우 보존 가능

■ 개인정보 파기할 때에는 복구 · 재생되지 않도록 조치

■ 다른 법령에 따라 보존하여야 하는 경우 다른 개인정보와 분리하여 저장 · 관리
(위반 시 1천만 원 이하의 과태료)

파기방법	파기절차
■ 기록물, 인쇄물, 서면, 기록매체 : 파쇄 또는 소각 ■ 전자적 파일 형태 : 복원이 불가능한 방법으로 영구삭제	■ 개인정보처리자 : 개인정보의 파기에 관한 사항을 기록 및 관리 ■ 개인정보 보호책임자 : 개인정보 파기 시행 후 파기 결과를 확인

개인정보의 파기방법

■ 전체를 파기하는 경우

- 완전파괴(소각, 파쇄 등)
- 전용 소자장비를 이용하여 삭제
- 데이터가 복원되지 않도록 초기화 또는 덮어쓰기 수행

■ 일부를 파기하는 경우

- 전자적 파일 형태 : 개인정보를 삭제한 후 복구 및 재생되지 않도록 관리 및 감독
- 기록물, 인쇄물, 서면, 그 밖의 기록매체 등 : 해당 부분을 마스킹, 천공 처리

파기절차

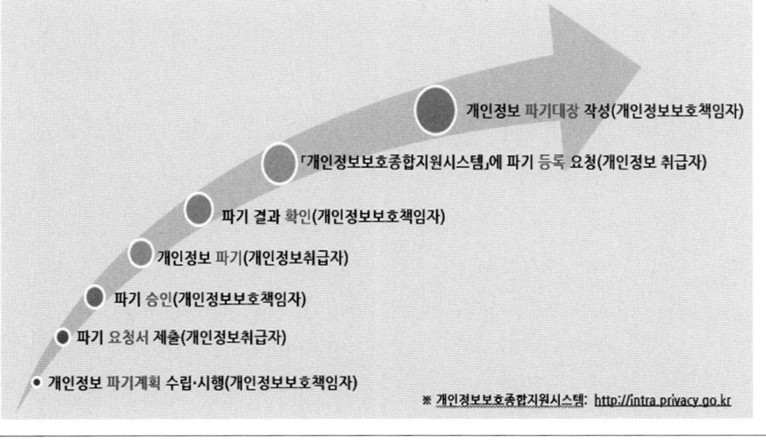

〈 사례 〉

파기

법령	위반사례
제21조(개인정보 파기) ① 개인정보처리자는 보유기간의 경과, 개인정보의 처리 목적 달성 등 그 개인정보가 불필요하게 되었을 때에는 지체 없이 그 개인정보를 파기하여야 한다. 다만, 다른 법령에 따라 보존하여야 하는 경우에는 그러하지 아니하다.	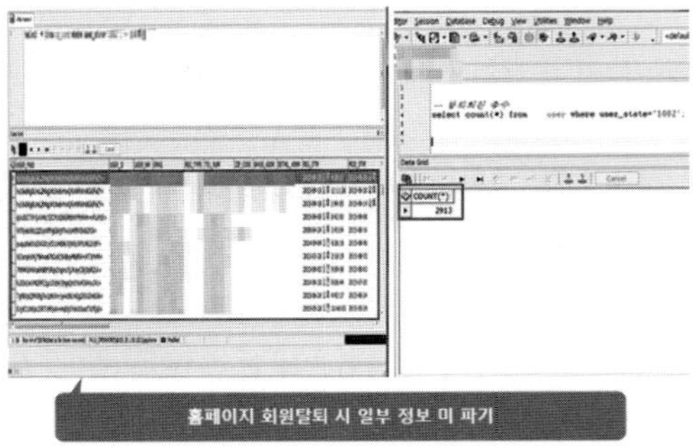

법령	개선조치
제21조(개인정보 파기) ① 개인정보처리자는 보유기간의 경과, 개인정보의 처리 목적 달성 등 그 개인정보가 불필요하게 되었을 때에는 지체 없이 그 개인정보를 파기하여야 한다. 다만, 다른 법령에 따라 보존하여야 하는 경우에는 그러하지 아니하다.	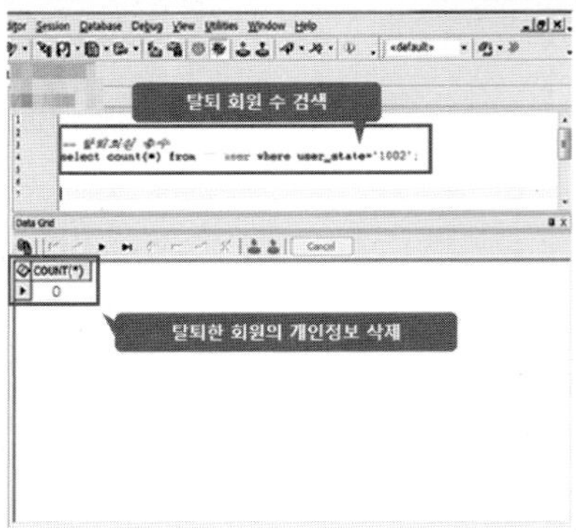

〈 사례 〉

파기

법령	위반사례
제21조(개인정보 파기) ③ 개인정보처리자가 제1항 단서에 따라 개인정보를 파기하지 아니하고 보존 하여야 하는 경우에는 해당 개인정보 또는 개인정보파일을 다른 개인정보와 분리하여서 저장·관리하여야 한다.	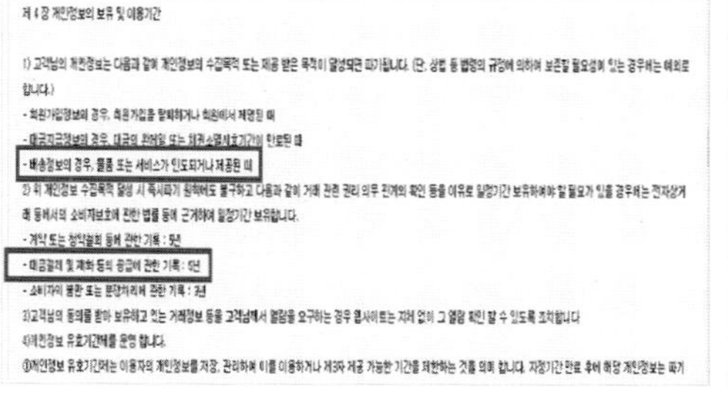

제 4 장 개인정보의 보유 및 이용기간

1) 고객님의 개인정보는 다음과 같이 개인정보의 수집목적 또는 제공 받은 목적이 달성되면 파기됩니다. (단, 상법 등 법령의 규정에 의하여 보존할 필요성이 있는 경우에는 예외로 합니다.)
- 회원가입정보의 경우, 회원가입을 탈퇴하거나 회원에서 제명된 때
- 대금지급정보의 경우, 대금의 완제일 또는 채권소멸시효기간이 만료된 때
- 배송정보의 경우, 물품 또는 서비스가 인도되거나 제공된 때

2) 위 개인정보 수집목적 달성 시 즉시파기 원칙에도 불구하고 다음과 같이 거래 관련 권리 의무 관계의 확인 등을 이유로 일정기간 보유하여야 할 필요가 있을 경우에는 전자상거래 등에서의 소비자보호에 관한 법률 등에 근거하여 일정기간 보유합니다.
- 계약 또는 청약철회 등에 관한 기록 : 5년
- 대금결제 및 재화 등의 공급에 관한 기록 : 5년
- 소비자의 불만 또는 분쟁처리에 관한 기록 : 3년

3)고객님의 동의를 받아 보유하고 있는 거래정보 등을 고객님께서 열람을 요구하는 경우 웹사이트는 지체 없이 그 열람 확인 할 수 있도록 조치합니다

4)개인정보 유효기간제를 운영 합니다.

①개인정보 유효기간이라는 이용자의 개인정보를 저장, 관리하여 이를 이용하거나 제3자 제공 가능한 기간을 제한하는 것을 의미 합니다. 지정기간 만료 후에 해당 개인정보는 파기

법령	위반사례
제21조(개인정보 파기) ③ 개인정보처리자가 제1항 단서에 따라 개인정보를 파기하지 아니하고 보존 하여야 하는 경우에는 해당 개인정보 또는 개인정보파일을 다른 개인정보와 분리하여서 저장·관리하여야 한다.	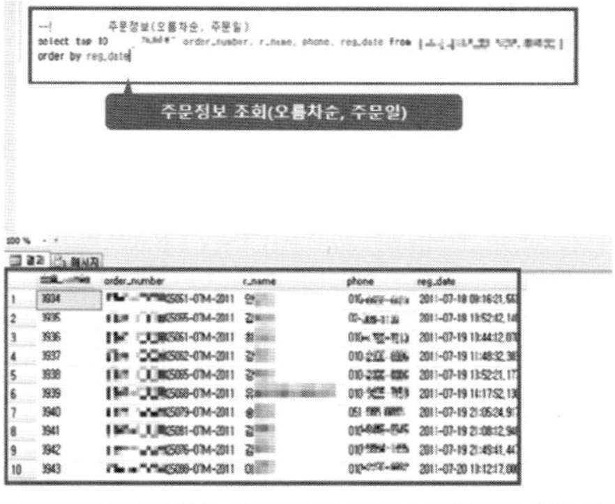

법령	개선조치
제21조(개인정보 파기) ③ 개인정보처리자가 제1항 단서에 따라 개인정보를 파기하지 아니하고 보존 하여야 하는 경우에는 해당 개인정보 또는 개인정보파일을 다른 개인정보와 분리하여서 저장·관리하여야 한다.	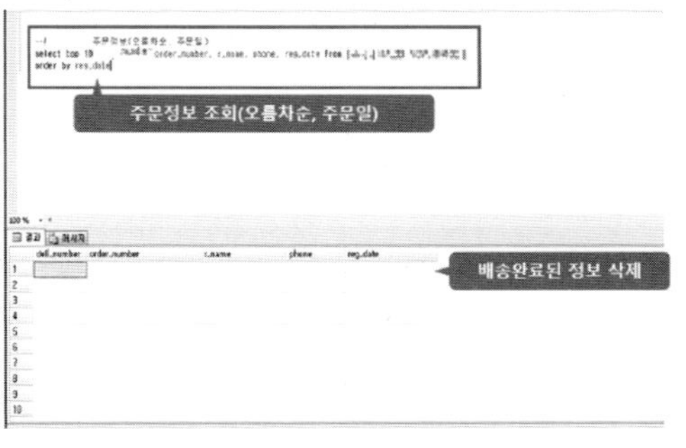

6) 동의를 받는 방법(개인정보보호법 제22조)

개인정보처리자는 이 법에 따른 개인정보의 처리에 대하여 정보주체(법정대리인을 포함)의 동의를 받을 때에는 각각의 동의 사항을 구분하여 정보주체가 이를 명확하게 인지할 수 있도록 알리고 동의를 받아야 한다.

개인정보의 수집 · 이용(제15조), 개인정보의 제공(제17조)에 따라 정보주체의 동의를 받은 경우, 개인정보의 목적 외 이용 · 제공 제한(제18조)에 따라 정보주체로부터 별도의 동의를 받은 경우, 개인정보를 제공받은 자의 이용 · 제공 제한(제19조)에 따라 정보주체로부터 별도의 동의를 받은 경우, 민감정보의 처리 제한(제23조)에 따라 다른 개인정보의 처리에 대한 동의와 별도로 동의를 받은 경우, 고유식별정보의 처리 제한(제24조)에 따라 다른 개인정보의 처리에 대한 동의와 별도로 동의를 받은 경우, 재화나 서비스를 홍보하거나 판매를 권유하기 위하여 개인정보의 처리에 대한 동의를 받으려는 경우, 그 밖에 정보주체를 보호하기 위하여 동의 사항을 구분하여 동의를 받아야 할 필요가 있는 경우로서 대통령령으로 정하는 경우에는 동의 사항을 구분하여 각각 동의를 받아야 한다.

개인정보처리자는 개인정보의 처리에 대하여 정보주체의 동의를 서면(「전자문서 및 전자거래 기본법」 제2조제1호에 따른 전자문서를 포함한다)으로 받을 때에는 개인정보의 수집 · 이용 목적, 수집 · 이용하려는 개인정보의 항목 등 대통령령으로 정하는 중요한 내용을 개인정보보호위원회가 고시로 정하는 방법에 따라 명확히 표시하여 알아보기 쉽게 하여야 한다.

개인정보처리자는 정보주체의 동의 없이 처리할 수 있는 개인정보에 대해서는 그 항목과 처리의 법적 근거를 정보주체의 동의를 받아 처리하는 개인정보와 구분하여 제30조제2항에 따라 공개하거나 전자우편 등 대통령령으로 정하는 방법에 따라 정보주체에게 알려야 한다. 이 경우 동의 없이 처리할 수 있는 개인정보라는 입증책임은 개인정보처리자가 부담한다.

개인정보처리자는 정보주체가 선택적으로 동의할 수 있는 사항을 동의하지 아니하거나 동의를 하지 아니한다는 이유로 정보주체에게 재화 또는 서비스의 제공을 거부하여서는 아니 된다.

위에서 규정한 사항 외에 정보주체의 동의를 받는 세부적인 방법에 관하여 필요한 사항은 개인정보의 수집매체 등을 고려하여 대통령령으로 정한다.

7) 아동의 개인정보 보호(제22조의2)

개인정보처리자는 만 14세 미만 아동의 개인정보를 처리하기 위하여 이 법에 따른 동의를 받아야 할 때에는 그 법정대리인의 동의를 받아야 하며, 법정대리인이 동의하였는지를 확인하여야 한다.

법정대리인의 동의를 받기 위하여 필요한 최소한의 정보로서 대통령령으로 정하는 정보는 법정대리인의 동의 없이 해당 아동으로부터 직접 수집할 수 있다.

개인정보처리자는 만 14세 미만의 아동에게 개인정보 처리와 관련한 사항의 고지 등을 할 때에는 이해하기 쉬운 양식과 명확하고 알기 쉬운 언어를 사용하여야 한다.

동의 받는 방법(제22조)

■ 정보주체(법정대리인 포함)의 동의를 받을 때에는 각각의 동의사항을 구분하여 정보주체가 이를 명확하게 인지할 수 있도록 알리고 동의를 받아야 함

■ 정보주체의 동의없이 처리할 수 있는 개인정보와 정보주체의 동의가 필요한 개인정보를 구분

- 개인정보의 수집 · 이용, 개인정보의 제3자 제공, 민감정보의 처리, 고유식별정보의 경우
- 동의 없이 처리 가능한 개인정보라는 입증책임은 개인정보처리자에게 있음

■ 홍보나 마케팅 등의 이유로 개인정보 처리 동의를 받으려 할 때는 정보주체가 이를 명확하게 인지할 수 있도록 알리고 동의를 받아야 함

■ 선택적으로 동의할 수 있는 사항을 동의하지 않는다는 이유로 재화 또는 서비스의 제공 거부 금지
(위반 시 3천만 원 이하의 과태료)

■ 만 14세 미만 아동의 개인정보를 처리하려면 법정대리인의 동의를 받아야 함
(위반 시 5천만 원 이하의 과태료)

- 법정대리인의 동의를 받기 위해 필요한 최소한의 정보(성명, 연락처)는 해당 아동으로부터 직접 수집할 수 있음

동의 받는 방법(제22조)

■ 동의서에 명확히 표시하여야 하는 사항

- 재화나 서비스의 홍보 및 판매권유 등을 위해서 개인정보를 이용하여 정보주체에게 연락할 수 있다는 사실
- 개인정보 중 다음의 사항
  – 민감정보, 여권번호, 운전면허번호, 외국인등록번호
- 개인정보의 보유 및 이용기간(제공 시에는 제공받는 자의 보유 및 이용기간)
- 개인정보를 제공받는 자 및 개인정보를 제공받는 자의 개인정보 이용 목적

■ 표시 방법

- 글씨는 9포인트 이상의 크기로 하되 다른 내용보다 20% 이상 크게 할 것
- 다른 색의 글씨, 굵은 글씨 또는 밑줄 등을 사용하여 명확히 드러나게 할 것
- 중요한 내용이 많은 경우에는 별도로 요약하여 제시할 것

〈 판례/결정례 – 개인정보 분쟁조정위원회 분쟁 조정 사례〉

[14세 미만자 동의 미준수 등]

■ 사건개요

- 미성년자인 신청인의 개인정보를 동의 없이 수집하고 미파기한 행위에 대한 손해배상 등 요구

① 신청인(만3세)의 모친은 피신청인(모바일 게임 제공자)이 제공하는 모바일 게임을 이용하는 고객으로, 플랫폼 사업자를 통한 결제 수단을 이용하여 게임 내 아이템을 구매해 왔던바, 2019. 7. XX. 최근 결제된 아이템 구매 건은 신청인(만 3세)이 스마트폰을 잘못 눌러 구매된 것이라고 주장하며 환불을 요청하였으나, 피신청인으로부터 전화상담을 이용하도록 안내받아 전화상담을 진행함

② 이 과정에서 상담원이 신청인 모친에게 미성년자인 신청인의 이름과 생년월일을 문의하자 대답해주었고, 같은 해 8월경 신청인 모친은 피신청인이 결제 취소가 불가하다고 안내하자 동의와 법적고지사항의 고지 없이 미성년자인 신청인의 개인정보를 수집한 것에 대하여 항의하고 즉시 파기 요청하였으나, 피신청인은 검토를 마친 서류는 파기되지만 본 건 개인정보는 소비자의 불만 또는 분쟁처리에 관한 개인정보이므로 파기하지 않고 3년 동안 보관한다고 안내하였음. 신청인은 피신청인이 미성년자인 신청인의 개인정보를 동의 없이 수집하고 미파기한 행위에 대해 손해배상을 하고 재발방지조치를이행할 것을 요구함

■ 위원회 결정

- 사회통념상 또는 객관적으로 개인정보 수집에 대한 동의가 있었다고 판단되므로 피신청인이 신청인의 개인정보를 수집한 행위가 위법하다고 보기 어렵고, 상담내용은 관련법에 따라 즉시 삭제하여야 할 의무가 있다고 할 수 없으므로 위법하다고 할 수 없어 해당 사안은 기각함

3. 개인정보 처리 제한(개인정보보호법 제23조, 제24조, 제25조, 제26조, 제27조, 제28조)

1) 민감정보의 처리 제한(개인정보보호법 제23조)

개인정보처리자는 사상 · 신념, 노동조합 · 정당의 가입 · 탈퇴, 정치적 견해, 건강, 성생활 등에 관한 정보, 그 밖에 정보주체의 사생활을 현저히 침해할 우려가 있는 개인정보로서 대통령령으로 정하는 정보("민감정보")를 처리하여서는 아니 된다.

다만, 개인정보의 수집 · 이용 목적, 수집하려는 개인정보의 항목, 개인정보의 보유 및 이용 기간 또는 개인정보를 제공받는 자, 개인정보를 제공받는 자의 개인정보 이용 목적, 제공하는 개인정보의 항목, 개인정보를 제공받는 자의 개인정보 보유 및 이용 기간, 동의를 거부할 권리가 있다는 사실 및 동의 거부에 따른 불이익이 있는 경우에는 그 불이익의 내용을 알리고 다른 개인정보의 처리에 대한 동의와 별도로 동의를 받은 경우 또는 법령에서 민감정보의 처리를 요구하거나 허용하는 경우에는 그러하지 아니하다.

개인정보처리자가 민감정보를 처리하는 경우에는 그 민감정보가 분실 · 도난 · 유출 · 위조 · 변조 또는 훼손되지 아니하도록 개인정보처리자는 개인정보가 분실 · 도난 · 유출 · 위조 · 변조 또는 훼손되지 아니하도록 내부 관리계획 수립, 접속기록 보관 등 대통령령으로 정하는 바에 따라 안전성 확보에 필요한 기술적 · 관리적 및 물리적 조치를 하여야 한다.

개인정보처리자는 재화 또는 서비스를 제공하는 과정에서 공개되는 정보에 정보주체의 민감정보가 포함됨으로써 사생활 침해의 위험성이 있다고 판단하는 때에는 재화 또는 서비스의 제공 전에 민감정보의 공개 가능성 및 비공개를 선택하는 방법을 정보주체가 알아보기 쉽게 알려야 한다.

개인정보 "유출" 및 "노출"의 정의

■ "개인정보" 『유출』이란?

- 정보주체의 "개인정보"에 대하여 개인정보처리자가 통제를 상실하거나 또는 권한 없는 자의 접근을 허용한 경우

■ "개인정보" 『노출』이란?

- 홈페이지상 개인정보가 공개되어 누구든지 알아볼 수 있는 상태

유출	노출
■ 개인정보가 저장된 DB 등 개인정보처리시스템에 정상적인 권한이 없는 자가 접근한 경우 ■ 개인정보처리자의 고의 또는 과실로 인해 개인정보가 포함된 파일, 문서, 저장매체 등이 잘못 전달된 경우 ■ 개인정보가 포함된 서면, 이동식 저장장치, 휴대용 컴퓨터 등을 분실하거나 도난을 당한 경우	■ 개인정보가 포함된 게시물이 누구든지 알아볼 수 있는 상태로 등록된 경우 ■ 이용자 문의 댓글에 개인정보가 공개되어 노출이 된 경우 ■ 개인정보가 포함된 첨부파일을 홈페이지 상에 게시한 경우

출처: 홈페이지 개인정보 노출방지가이드라인, 행자부

개인정보 노출 모니터링의 중요성

■ 고유식별정보 등 사생활 침해가 우려되는 정보가 노출

- 고유식별정보(주민등록번호, 여권번호, 운전면허번호, 외국인등록번호), 신용카드번호, 계좌번호, 바이오정보 등이 노출

> ■ 주민등록번호는 본인의 동의가 있더라도 법적 근거가 없으면 처리 불가
> ■ 바이오정보 등은 처리 시 본인의 동의 필요 및 암호화 보관하여야 하는 중요 정보

■ 개인정보취급자

- 홈페이지에 노출된 개인정보를 신속히 삭제하지 않을 경우, 제3자에 의해 개인정보가 유출되는 등 급격히 피해가 확산됨

> ■ 개인은 명의도용, 보이스피싱 등 범죄에 악용되고, 대량 스팸 수신 등 피해가 발생
> ■ 기관은 개인정보 유출에 따른 민사 · 행정 · 사법 책임 및 이미지 실추 등

개인정보 유·노출 시 조치사항

노출

- 신속히 노출 페이지 삭제 또는 비공개처리
- 검색엔진에 노출된 개인정보 삭제 요청 및 로봇 배제 규칙 적용(외부 검색엔진의 접근 차단)
- 시스템의 계정, 로그 등을 점검 후 분석 결과에 따른 접속 경로 차단(제3자 접근 여부 파악)
- 재발방지를 위해 서버, PC 등 정보처리시스템의 백신을 최신으로 업데이트 후 디렉토리 점검

⬇ 제3자 접근

유출

- 유출된 정보주체에게 지체없이 통지(5일 이내)

※ 정보통신서비스 제공자 등의 경우 "24시간 이내"

필수항목

- 유출된 개인정보의 항목
- 유출된 시점과 그경위
- 피해 최소화를 위한 정보주체의 조치방법
- 기관의 대응조치 및 피해구제 절차
- 피해 신고 접수 부서 및 연락처

- 피해 최소화를 위한 대책 마련 및 필요한 조치 실시
- 1천 명 이상의 개인정보가 유출된 경우

정보통신서비스제공자 등의 경우 "1건 이상"

국가(개인정보보호위원회 또는 한국인터넷진흥원)에 신고하고
개인정보 유출 사실을 홈페이지에 7일 이상 게재

※ 유출신고: 개인정보보호종합포털(www.privacy.go.kr) 등

개인정보 유·노출 후속조치

■ 노출 기관에 대한 조치

- 개인정보가 노출된 기관에 삭제 등 조치하도록 즉시 통보(이메일, 전화 등)
- 노출 정부 · 공공기관대상 '개인정보 노출 모니터링 결과 통보 및 재발방지 협조 요청' 공문 발송(매월)
- 노출 기관 담당자 대상 "개인정보 노출 재발방지"교육 실시(필수)
  - 권역별 집합 교육 참석 요청 공문 발송

⬇

반복 · 대량 노출 기관 및 교육 미참석 기관의 경우, "개인정보 관리실태 특별점검" 대상에 포함 가능

■ 개인정보 처리 기관의 안전조치 의무 및 처벌 규정

- 안전조치 의무
  - 개인정보 또는 고유식별정보가 분실 · 도난 · 유출 · 변조 · 훼손되지 않도록 안전성 확보에 필요한 기술적 · 관리적 · 물리적 조치 이행(개인정보보호법 제24조제3항, 제29조)

- 안전성 확보 조치
  - 안전성 확보조치에 필요한 세부사항은 개인정보 보호위원회가 정하여 고시

번호	소명요청	조치할 사항	비고
1	고시 제6조 제3항	취급중인 개인정보가 인터넷 홈페이지, P2P, 공유설정, 공개된 무선망 이용 등을 통하여 열람권한이 없는 자에게 공개되거나 유출되지 않도록 접근통제 등에 관한 조치 시행	
2	고시 제6조 제4항	인터넷 홈페이지를 통해 고유식별정보가 유출, 변조, 훼손되지 않도록 연 1회이상 취약점을 점검하고 필요한 보완조치	
3	고시 제7조 제1항	고유식별정보, 바이오정보, 비밀번호 송신 또는 전달하는 경우 암호화	
4	고시 제7조 제2항	비밀번호 및 바이오정보를 저장 시 암호화(단, 비밀번호는 일방향 처리)	
5	고시 제7조 제3항	인터넷 구간 및 인터넷 구간과 내부망의 중간지점(DMZ)에 고유식별정보를 저장하는 경우 암호화	

■ 처별규정

관련 조항	내용	처벌규정
개인정보보호법 제75조제2항제6호	✓ 안전성 확보조치 위반	위반 시 3천만 원 이하의 과태료
개인정보보호법 제73조제1호	✓ 안전성 확보조치 이행으로 개인정보 유출 등 발생 시	위반 시 2년 이하의 징역 또는 2천만 원 이하의 벌금

개인정보 유·노출 사례 및 조치

■ 최근 5년간 개인정보 노출 탐지 · 삭제 현황(공공, 민간)

▪ 개인정보 노출 · 탐지 경향

- (공공) 개인정보 노출 · 탐지 삭제 홈페이지는 15년도 이후 감소 추세였으나, 19년도 탐지 유형 확대(4 → 8종)로 인해 증가
- (민간) 16년도 이후 개인정보 노출 · 탐지 삭제 페이지는 지속적으로 증가하는 추세

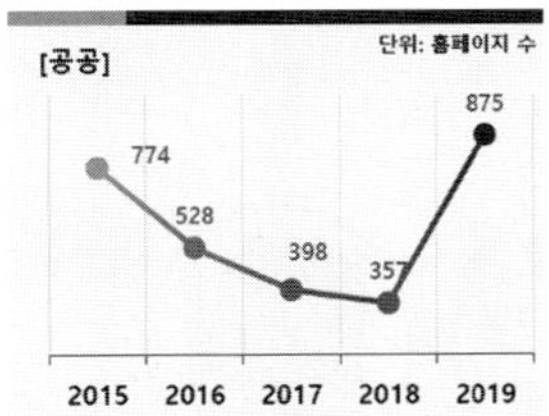

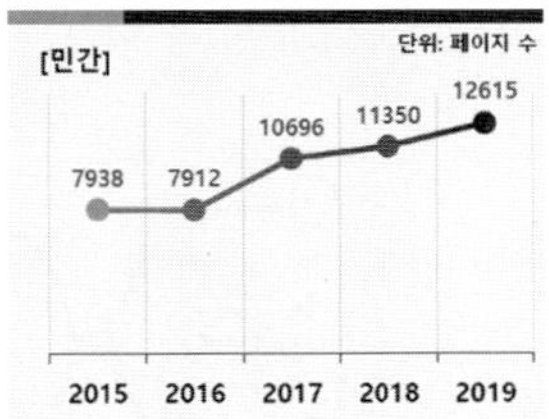

■ 주요 개인정보 유 · 노출 사례(OO그룹)

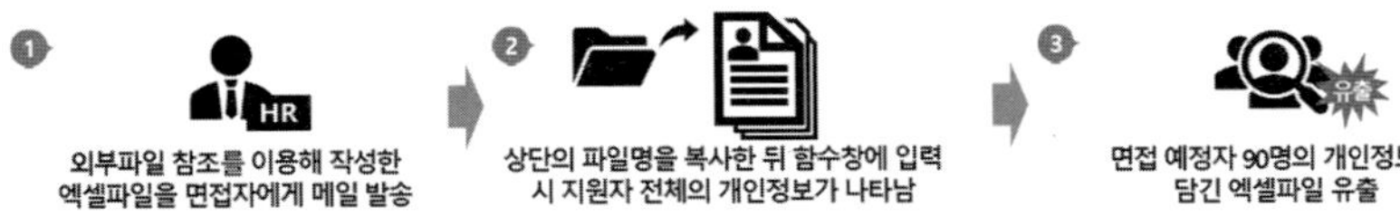
1
HR
외부파일 참조를 이용해 작성한
엑셀파일을 면접자에게 메일 발송
2
상단의 파일명을 복사한 뒤 함수창에 입력
시 지원자 전체의 개인정보가 나타남
3
유출
면접 예정자 90명의 개인정보가
담긴 엑셀파일 유출

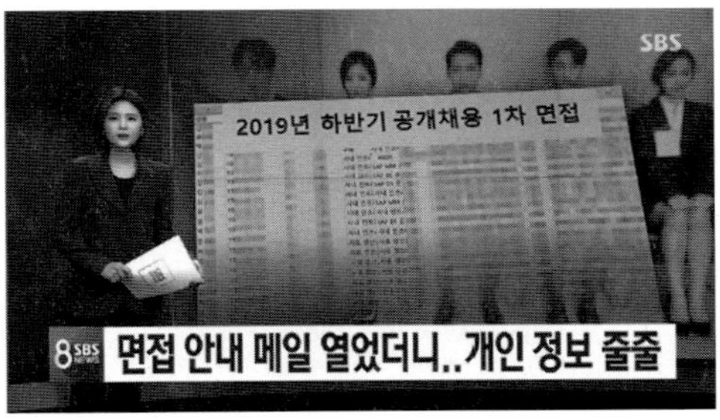
SBS
2019년 하반기 공개채용 1차 면접
8 SBS NEWS
면접 안내 메일 열었더니..개인 정보 줄줄

■ 주요 개인정보 유 · 노출 사례(OO교육원구시스템방치)

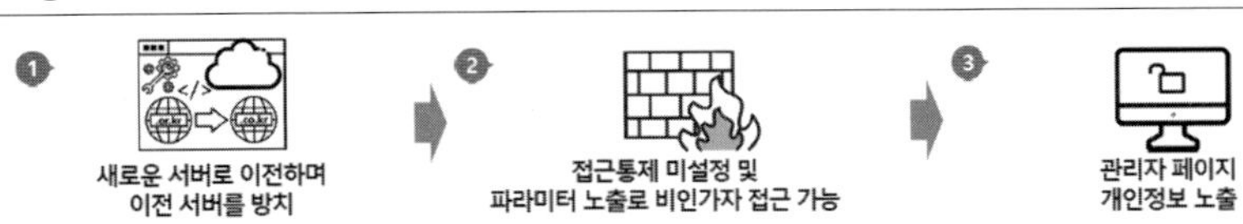

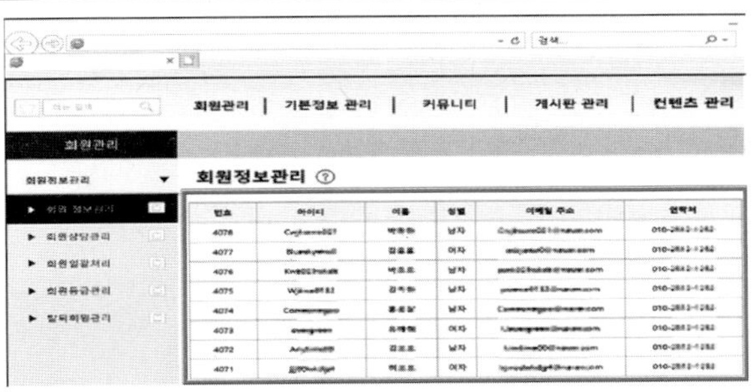

개인정보 유·노출 사례 및 조치

■ 주요 개인정보 유 · 노출 사례(이미지 노출)

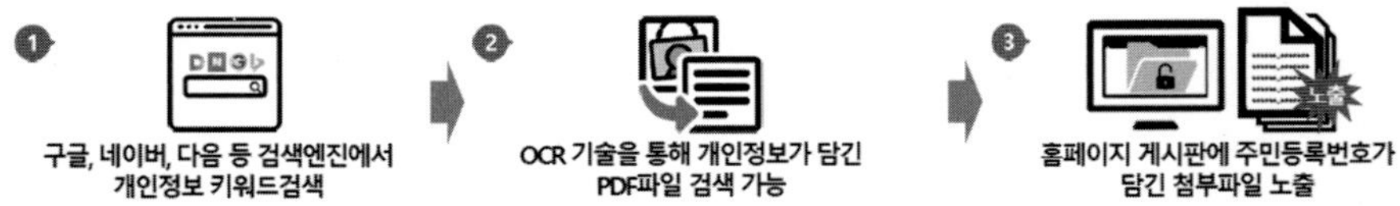

광학문자인식(OCR)

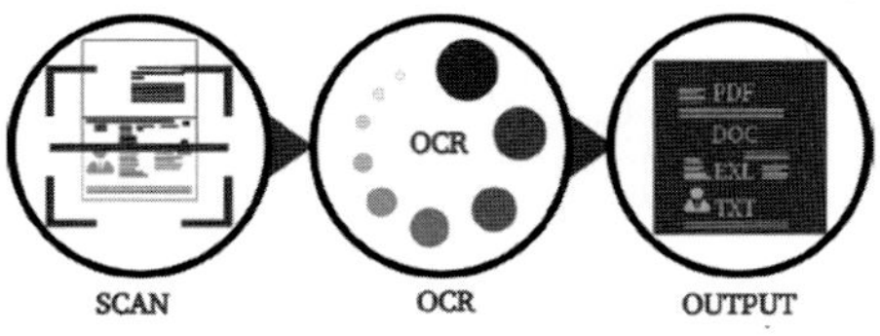

사람이 쓰거나 이미지 속에 있는 문자를 컴퓨터가 인식할 수 있도록 변환하는 기술

■ 개인정보 유출 원인 Top 3

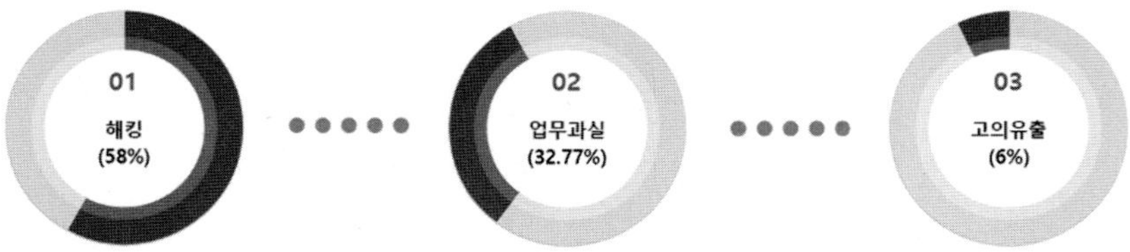

해킹

- 웹셸 업로드
- 파라미터 변조
- SQL 인젝션 등 해킹 공격

업무과실

- 담당자 실수로 인한 이메일 오발송
- 접근통제 미흡으로 구글 검색엔진 노출

고의유출

- 퇴사 시 USB로 개인정보 다운로드
- 흥신소를 통한 개인정보 파일 구매
- 업무담당자가 지인에게 무단 제

개인정보 유출 원인

■ 고의(내부직원 유출)

▪ 업무 담당자가 지인의 부탁을 받고 고객정보 유출

조치

Step 1. 개인정보취급자 교육을 통해 유출사고에 대한 인식 강화

Step 2. 개인정보처리시스템에 대한 접근권한을 업무 수행에 필요한 최소한의 범위로 차등 부여

Step 3. 내부관리계획에 개인정보 다운로드 기준을 마련하고, 접속기록을 매월 점검하여 개인정보 다운로드 시 그 사유를 확인

Step 4. 보조저장매체의 반출입 통제를 위한 보안대책 마련하여 비인가된 사용 통제

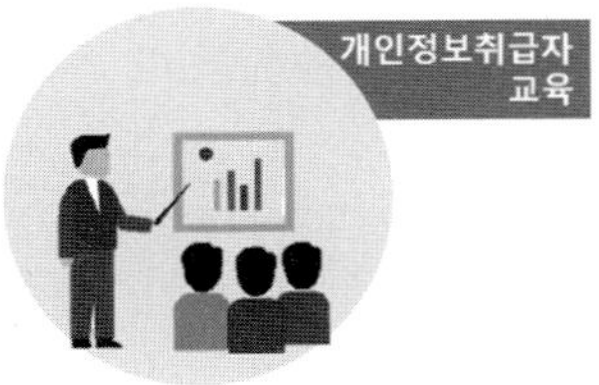

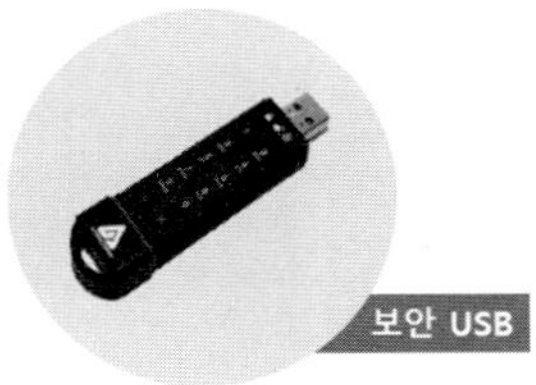

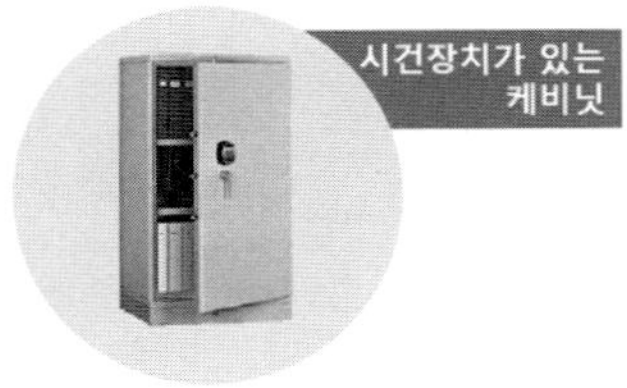

▪ 퇴사한 직원이 개인정보처리시스템에서 개인정보 유출

조치

Step 1. 개인정보취급자의 계정을 공유하여 사용하지 말고, 취급자 별로 계정을 부여

Step 2. 전보, 퇴직 등 인사이동이 발생하였을 경우 지체없이 시스템 접근 권한을 변경 · 말소

Step 3. 퇴직 점검표에 사용자계정 말소 항목을 반영하여 계정 말소 여부에 대해 확인 절차 마련

Step 4. 개인정보처리시스템에 대한 접근 권한을 업무 수행에 필요한 최소한의 범위로 차등 부여

Step 5. 내부관리계획에 개인정보 다운로드 기준을 마련하고, 접속기록을 매월 점검하여 개인정보 다운로드 시 그 사유를 확인

➲ 개인정보 로그조회 2020.01.01 ~ 2020.03.01 조회

No.	계정	접속 일시	접속지 정보	정보주체	수행업무	상세보기
1	Admin	2020.01.02 10:23	192.168.1.40	kim134	삭제	
2	Admin	2020.01.25 11:40	192.168.1.40	choi0045	등록	
3	Admin	2020.02.24 13:11	192.168.1.40	lee9204	수정	

개인정보처리시스템 접근제한 관리대장

순번	부서	사용자	계정	업무	접근권한	변경일시	변경사유	처리자
1	인사팀	홍팀장	hong123	인사관리	말소	2020.01.02 10:30	퇴사	Admin
2	인사팀	박대리	pack05	인사관리	인사정보(입력, 조회, 수정, 삭제)	2020.01.25 12:00	입사	Admin
3	인사팀	나직원	najwon33	인사관리	인사정보(입력)	2020.02.24 13:30	부서이동	Admin

개인정보 유출 원인

■ 과실(담당자 업무관련)

▪ 업무 담당자 행사 안내메일 단체 발송

조치

Step 1. 외부로 발송하는 이메일의 경우 개별 발송을 기본 옵션으로 지정

Step 2. 개인정보취급자 교육을 통해 이름, 이메일 주소가 개인정보임을 숙지

Step 3. 이메일 개별 발송 선택 시 개별발송 여부를 묻는 팝업창 게재 등 시스템개선

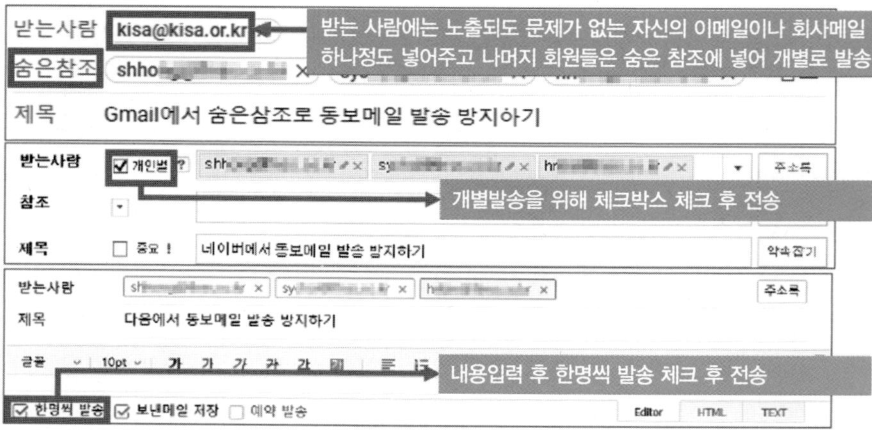

개인정보 유·노출 사례 및 조치

■ 2019년도 홈페이지 노출 원인 Top 3

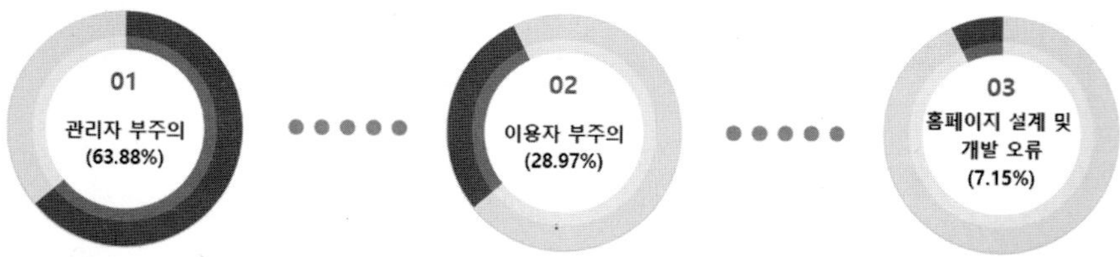
01
관리자 부주의
(63.88%)
02
이용자 부주의
(28.97%)
03
홈페이지 설계 및 개발 오류
(7.15%)

홈페이지 관리자 부주의

- 개인정보 포함된 게시글 및 댓글 게시
- 개인정보가 포함된 첨부파일 게시

홈페이지 이용자 부주의

- 개인정보가 포함된 게시글 및 댓글 작성
- 개인정보가 포함된 첨부파일 게시

홈페이지설계 및 개발 오류

- 관리자페이지 접근제어 미흡
- 홈페이지 접속경로(URL) 관련 오류
- 홈페이지 소스코드 보안설정 미흡
- 디렉터리 리스팅 보안설정 미흡

홈페이지 관리자 부주의

■ 개인정보가 포함된 게시글 및 댓글 게시

▪ 이용자 문의 댓글에 개인정보 노출

조치

Step 1. 게시물을 비공개로 전환(게시물 작성자 또는 사이트 관리자)

Step 2. 공개 필요시, 마스킹 등의 방법을 통해 최소한의 개인정보를 기재

Step 3. 검색엔진에 노출 여부 확인 및 저장된 페이지 삭제

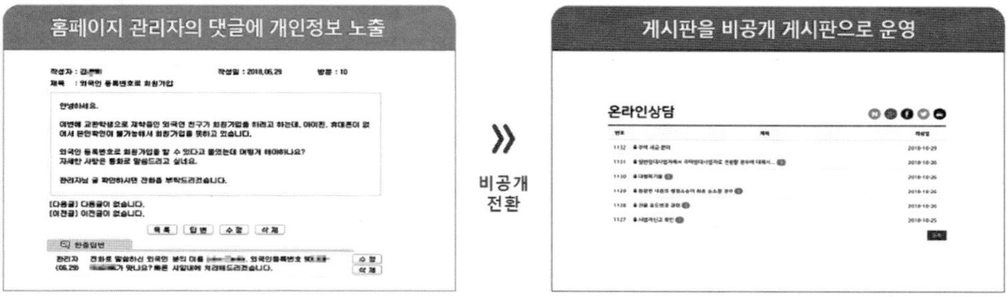
홈페이지 관리자의 댓글에 개인정보 노출
비공개 전환
게시판을 비공개 게시판으로 운영
온라인상담

홈페이지 관리자 부주의

■ 개인정보가 포함된 첨부파일 게시

▪ 개인정보가 포함된 파일을 첨부하여 게시판에 게시

공통조치

Step 1. 게시물 또는 게시판을 비공개로 전환(게시물 작성자 또는 사이트 관리자)

Step 2. 공개 필요시, 개인정보 마스킹 등 비식별처리

Step 3. 검색엔진에 노출여부 확인 및 저장된 페이지 삭제

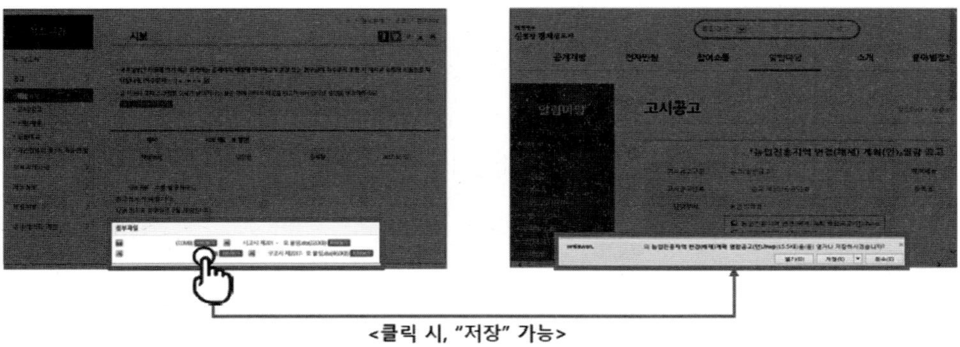

〈사례〉

정보공개포털 원문 공개에 의한 개인정보 노출

국민 알권리와 국정운영의 투명성을 위한 정보공개 포털(open.go.kr)을 통해 공개된 문서 원문에 개인정보가 공개된 사례

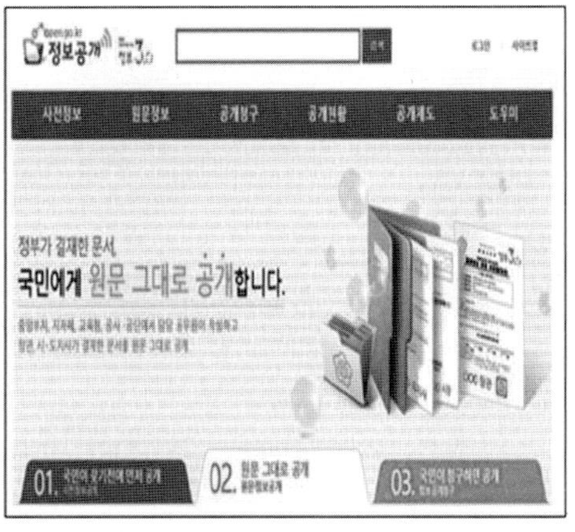

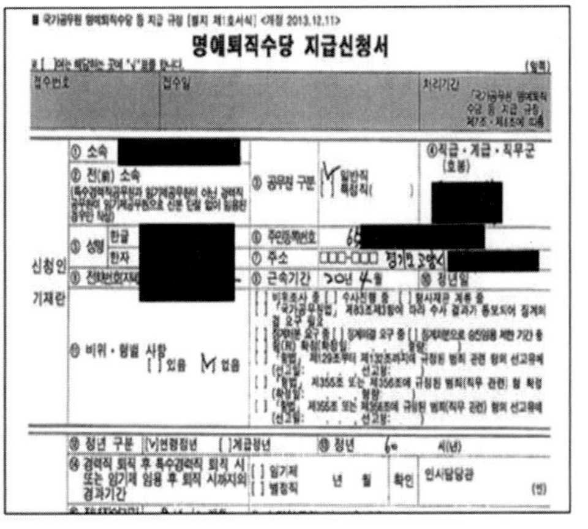

명예퇴직수당 지급신청서

■ 학생증 발급 시 스마트카드 연동을 위한 주민등록번호 제공

- 카드사 책임하에 신용카드(체크카드)의 기능이 결합된 학생증 제작을 목적으로 학생증을 발급하는 경우
  ⇒ 학교가 업무를 위탁한 것이 아닌 제3자인 카드사(은행)에게 학생들의 개인정보(주민등록 번호 제외)를 제공하는 것

- 학교에서 카드사(은행) 연계 학생증 발급을 위해 학생 주민등록번호를 제3자에게 제공하는 것은 법적 근거가 없음.
  ⇒ 개인정보보호법 제24조의2(주민등록번호 처리의 제한) 법령에서 허용한 경우만 처리

- 카드사(은행)에서 학생의 주민등록번호를 처리하기 위해서는 정보주체가 직접 카드사(은행)를 방문하여 주민등록번호를 제공
  ⇒ 학교는 신용카드 발급을 원하지 않는 학생을 위한 대책을 강구하여 정보제공의 주체인 학생의 선택권을 보장

2) 고유식별정보의 처리 제한(개인정보보호법 제24조)

개인정보처리자는 개인정보의 수집 · 이용 목적, 수집하려는 개인정보의 항목, 개인정보의 보유 및 이용 기간, 개인정보를 제공받는 자, 개인정보를 제공받는 자의 개인정보 이용 목적, 제공하는 개인정보의 항목, 개인정보를 제공받는 자의 개인정보 보유 및 이용 기간, 동의를 거부할 권리가 있다는 사실 및 동의 거부에 따른 불이익이 있는 경우에는 그 불이익의 내용을 알리고 다른 개인정보의 처리에 대한 동의와 별도로 동의를 받은 경우 또는 법령에서 구체적으로 고유식별정보의 처리를 요구하거나 허용하는 경우를 제외하고는 법령에 따라 개인을 고유하게 구별하기 위하여 부여된 식별정보로서 대통령령으로 정하는 정보("고유식별정보")를 처리할 수 없다.

개인정보처리자가 다른 개인정보의 처리에 대한 동의와 별도로 동의를 받은 경우 또는 법령에서 구체적으로 고유식별정보의 처리를 요구하거나 허용하는 경우에 따라 고유식별정보를 처리하는 경우에는 그 고유식별정보가 분실 · 도난 · 유출 · 위조 · 변조 또는 훼손되지 아니하도록 대통령령으로 정하는 바에 따라 암호화 등 안전성 확보에 필요한 조치를 하여야 한다.

개인정보 보호위원회는 처리하는 개인정보의 종류 · 규모, 종업원 수 및 매출액 규모 등을 고려하여 대통령령으로 정하는 기준에 해당하는 개인정보처리자가 안전성 확보에 필요한 조치를 하였는지에 관하여 대통령령으로 정하는 바에 따라 정기적으로 조사하여야 한다.

개인정보 보호위원회는 대통령령으로 정하는 전문기관으로 하여금 개인정보처리자가 안전성 확보에 필요한 조치를 하였는지에 관하여 조사를 수행하게 할 수 있다.

민감정보, 고유식별정보 처리 제한(제23조, 24조)

"민감정보 및 고유식별정보는 원칙적으로 처리금지"

■ 정보주체에게 별도 동의를 얻거나, 법령에서 구체적으로 처리를 요구하거나 허용하는 경우에 한하여 처리

민감정보	파기절차
▪ 사상, 신념, 노동조합 · 정당가입, 건강정보, 유전정보, 범죄경력정보, 바이오식별정보, 인종 및 민족 정보	▪ 주민등록번호, 여권번호, 운전면허번호, 외국인등록번호

(위반 시 5년 이하의 징역 또는 5천만 원 이하의 벌금)

■ 분실 · 도난 · 유출 · 위조 · 변조 · 훼손되지 않도록 안전성 확보조치 의무

(위반 시 3천만 원 이하의 과태료)

위 규정에도 불구하고 주민등록번호는 법률 또는 대통령령 등에 구체적으로 처리근거가 있어야 처리가 가능함(「개인정보보호법」 제24조2)

고유식별정보의 안전성 확보조치 조사(제24조제4항)

구분	내용
조사대상	▪ 공공기관 ▪ 5만 명 이상 정보주체의 고유식별정보를 처리하는자
조사주기	▪ 2년마다 1회 이상
조사방법	▪ 고유식별정보 보유현황 및 안전성 확보조치 자체점검 결과를 개인정보보호 종합지원시스템(intra.privacy.go.kr)에 등록 ※ 결과 확인 후 필요시 현장점검
수행기관	▪ 한국인터넷진흥원

3) 주민등록번호 처리의 제한(개인정보보호법 제24조의2)

개인정보처리자는 개인정보의 수집 · 이용 목적, 수집하려는 개인정보의 항목, 개인정보의 보유 및 이용 기간, 개인정보를 제공받는 자, 개인정보를 제공받는 자의 개인정보 이용 목적, 제공하는 개인정보의 항목, 개인정보를 제공받는 자의 개인정보 보유 및 이용 기간, 동의를 거부할 권리가 있다는 사실 및 동의 거부에 따른 불이익이 있는 경우에는 그 불이익

의 내용을 알리고 다른 개인정보의 처리에 대한 동의와 별도로 동의를 받은 경우 또는 법령에서 구체적으로 고유식별정보의 처리를 요구하거나 허용하는 경우에도 불구하고 개인정보처리자는 법률 · 대통령령 · 국회규칙 · 대법원규칙 · 헌법재판소규칙 · 중앙선거관리위원회규칙 및 감사원규칙에서 구체적으로 주민등록번호의 처리를 요구하거나 허용한 경우, 정보주체 또는 제3자의 급박한 생명, 신체, 재산의 이익을 위하여 명백히 필요하다고 인정되는 경우, 앞의 두가지 경우에 준하여 주민등록번호 처리가 불가피한 경우로서 개인정보 보호위원회가 고시로 정하는 경우를 제외하고는 주민등록번호를 처리할 수 없다.

개인정보처리자는 주민등록번호가 분실 · 도난 · 유출 · 위조 · 변조 또는 훼손되지 아니하도록 암호화 조치를 통하여 안전하게 보관하여야 한다. 이 경우 암호화 적용 대상 및 대상별 적용 시기 등에 관하여 필요한 사항은 개인정보의 처리 규모와 유출 시 영향 등을 고려하여 대통령령으로 정한다.

개인정보처리자는 요건에 해당되어 주민등록번호를 처리하는 경우에도 정보주체가 인터넷 홈페이지를 통하여 회원으로 가입하는 단계에서는 주민등록번호를 사용하지 아니하고도 회원으로 가입할 수 있는 방법을 제공하여야 한다.

개인정보 보호위원회는 개인정보처리자가 고유식별정보가 분실 · 도난 · 유출 · 위조 · 변조 또는 훼손되지 아니하도록 암호화 등 안전성 확보에 필요한 방법을 제공할 수 있도록 관계 법령의 정비, 계획의 수립, 필요한 시설 및 시스템의 구축 등 제반 조치를 마련 · 지원할 수 있다.

주민등록번호의 처리 제한(제24조의2)

주민등록번호는 정보주체의 동의를 받아도 처리 불가!

■ 다음의 어느 하나에 해당하는 경우에만 주민등록번호 처리 가능

- 법률 · 대통령령 · 국회규칙 · 대법원규칙 · 헌법재판소규칙 · 중앙선거관리위원회규칙 및 감사원규칙에서 구체적으로 주민등록번호의 처리를 요구하거나 허용한 경우
- 정보주체 또는 제3자의 급박한 생명, 신체, 재산의 이익을 위하여 명백히 필요하다고 인정되는 경우

■ 인터넷으로 회원 가입 시 주민등록번호를 사용하지 않는 가입 방법을 제공하여야 함

예) I-PIN, 휴대폰, 공인인증서, 전자서명 등

(위반 시 3천만 원 이하의 과태료)

4) 고정형 영상정보처리기기의 설치 · 운영 제한(개인정보보호법 제25조)

누구든지 법령에서 구체적으로 허용하고 있는 경우, 범죄의 예방 및 수사를 위하여 필요한 경우, 시설의 안전 및 관리, 화재 예방을 위하여 정당한 권한을 가진 자가 설치 · 운영하는 경우, 교통단속을 위하여 정당한 권한을 가진 자가 설치 · 운영하는 경우, 교통정보의 수집 · 분석 및 제공을 위하여 정당한 권한을 가진 자가 설치 · 운영하는 경우, 촬영된 영상정보를 저장하지 아니하는 경우로서 대통령령으로 정하는 경우를 제외하고는 공개된 장소에 고정형 영상정보처리기기를 설치 · 운영하여서는 아니 된다.

누구든지 불특정 다수가 이용하는 목욕실, 화장실, 발한실(發汗室), 탈의실 등 개인의 사생활을 현저히 침해할 우려가 있는 장소 내부를 볼 수 있도록 고정형 영상정보처리기기를 설치 · 운영하여서는 아니 된다. 다만, 교도소,정신보건 시설 등 법령에 근거하여 사람을 구금하거나 보호하는 시설로서 대통령령으로 정하는 시설에 대하여는 그러하지 아니하다.

법령에서 구체적으로 허용하고 있는 경우, 범죄의 예방 및 수사를 위하여 필요한 경우, 시설의 안전 및 관리, 화재 예방을 위하여 정당한 권한을 가진 자가 설치 · 운영하는 경우, 교통단속을 위하여 정당한 권한을 가진 자가 설치 · 운영하는 경우, 교통정보의 수집 · 분석 및 제공을 위하여 정당한 권한을 가진 자가 설치 · 운영하는 경우, 촬영된 영상정보를 저장하지 아니하는 경우로서 대통령령으로 정하는 경우에 따라 고정형 영상정보처리기기를 설치 · 운영하려는 공공기관의 장과 고정형 영상정보처리기기를 설치 · 운영하려는 자는 공청회 · 설명회의 개최 등 대통령령으로 정하는 절차를 거쳐 관계 전문가 및 이해관계인의 의견을 수렴하여야 한다.

법령에서 구체적으로 허용하고 있는 경우, 범죄의 예방 및 수사를 위하여 필요한 경우, 시설의 안전 및 관리, 화재 예방을 위하여 정당한 권한을 가진 자가 설치 · 운영하는 경우, 교통단속을 위하여 정당한 권한을 가진 자가 설치 · 운영하는 경우, 교통정보의 수집 · 분석 및 제공을 위하여 정당한 권한을 가진 자가 설치 · 운영하는 경우, 촬영된 영상정보를 저장하지 아니하는 경우로서 대통령령으로 정하는 경우에 따라 고정형 영상정보처리기기를 설치 · 운영하는 자("고정형영상정보처리기기 운영자")는 정보주체가 쉽게 인식할 수 있도록 설치 목적 및 장소, 촬영 범위 및 시간, 관리책임자의 연락처, 밖에 대통령령으로 정하는 사항이 포함된 안내판을 설치하는 등 필요한 조치를 하여야 한다. 다만, 「군사기지 및 군사시설 보호법」 제2조제2호에 따른 군사시설, 「통합방위법」 제2조제13호에 따른 국가 중요시설, 그 밖에 대통령령으로 정하는 시설의 경우에는 그러하지 아니하다.

고정형 영상정보처리기기 운영자는 고정형 영상정보처리기기의 설치 목적과 다른 목적으로 고정형 영상정보처리기기를 임의로 조작하거나 다른 곳을 비춰서는 아니 되며, 녹음기능은 사용할 수 없다.

고정형 영상정보처리기기 운영자는 개인정보가 분실 · 도난 · 유출 · 위조 · 변조 또는 훼손되지 아니하도록 안전성 확보에 필요한 조치를 하여야 한다.

고정형 영상정보처리기기운영자는 대통령령으로 정하는 바에 따라 고정형 영상정보처리기기 운영 · 관리 방침을 마련하여야 한다. 다만, 제30조에 따른 개인정보 처리방침을 정할 때 고정형 영상정보처리기기 운영 · 관리에 관한 사항을 포함시킨 경우에는 고정형 영상정보처리기기 운영 · 관리 방침을 마련하지 아니할 수 있다.

고정형 영상정보처리기기 운영자는 고정형 영상정보처리기기의 설치 · 운영에 관한 사무를 위탁할 수 있다. 다만, 공공기관이 고정형 영상정보처리기기 설치 · 운영에 관한 사무를 위탁하는 경우에는 대통령령으로 정하는 절차 및 요건에 따라야 한다.

5) 이동형 영상정보처리기기의 운영 제한(개인정보보호법 제25조의2)

업무를 목적으로 이동형 영상정보처리기기를 운영하려는 자는 제15조제1항 각 호의 어느 하나에 해당하는 경우, 촬영 사실을 명확히 표시하여 정보주체가 촬영 사실을 알 수 있도록 하였음에도 불구하고 촬영 거부 의사를 밝히지 아니한 경우. 이 경우 정보주체의 권리를 부당하게 침해할 우려가 없고 합리적인 범위를 초과하지 아니하는 경우로 한정한다. 그 밖에 대통령령으로 정하는 경우를 제외하고는 공개된 장소에서 이동형 영상정보처리기기로 사람 또는 그 사람과 관련된 사물의 영상개인정보에 해당하는 경우로 한정)을 촬영하여서는 아니 된다.

누구든지 불특정 다수가 이용하는 목욕실, 화장실, 발한실, 탈의실 등 개인의 사생활을 현저히 침해할 우려가 있는 장소의 내부를 볼 수 있는 곳에서 이동형 영상정보처리기기로 사람 또는 그 사람과 관련된 사물의 영상을 촬영하여서는 아니 된다. 다만, 인명의 구조 · 구급 등을 위하여 필요한 경우로서 대통령령으로 정하는 경우에는 그러하지 아니하다.

이동형 영상정보처리기기로 사람 또는 그 사람과 관련된 사물의 영상을 촬영하는 경우에는 불빛, 소리, 안내판 등 대통령령으로 정하는 바에 따라 촬영 사실을 표시하고 알려야 한다.

규정한 위 사항 외에 이동형 영상정보처리기기의 운영에 관하여는 고정형 영상정보처리기기의 설치 · 운영 제한(개인정보보호법 제25조제6항부터 제8항까지의 규정) 규정을 준용한다.

고정형 영상정보처리기기의 설치·운영 제한(제25조)

■ 다음의 경우를 제외하고는 공개된 장소에 영상정보처리기기 설치 · 운영 금지

- 법령에서 구체적으로 허용하고 있는 경우
- 범죄의 예방 및 수사를 위하여 필요한 경우
- 시설안전 및 화재 예방을 위하여 정당한 권한을 가진 자가 설치 · 운영하는 경우
- 교통단속, 교통정보의 수집 · 분석 및 제공을 위하여 정당한 권한을 가진 자가 설치 · 운영하는 경우
- 촬영된 영상정보를 저장하지 아니하는 경우로서 대통령령으로 정하는 경우

■ 목욕실, 화장실, 발한실(發汗室), 탈의실 등의 내부를 볼 수 있도록 영상정보처리기기 설치·운영 금지

※ 교도소, 정신보건 시설 등 법령에 근거하여 사람을 구금 또는 보호하는 시설에는 적용 제외

(위반 시 5천만 원 이하의 과태료)

■ 설치 목적과 다른 목적으로 영상정보처리기기 임의조작, 다른 곳을 비추는 행위, 녹음기능 사용 금지

(위반 시 3년 이하의 징역 또는 3천만 원 이하의 벌금)

■ 영상정보처리기기를 설치·운영하는 자는 정보주체가 쉽게 인식할 있도록 안내판 설치 및 개인정보가 분실·도난·유출·위조·변조·훼손되지 않도록 안전성 확보 조치

(위반 시 3천만 원 이하의 과태료)

이동형 영상정보처리기기의 운영 제한(제25조의2)

■ 다음의 경우를 제외하고는 공개된 장소에 이동형 영상정보처리기기 운영 금지

- 법령에서 구체적으로 허용하고 있는 경우
- 범죄의 예방 및 수사를 위하여 필요한 경우
- 시설안전 및 화재 예방을 위하여 정당한 권한을 가진 자가 설치 · 운영하는 경우
- 교통단속, 교통정보의 수집 · 분석 및 제공을 위하여 정당한 권한을 가진 자가 설치 · 운영하는 경우
- 촬영된 영상정보를 저장하지 아니하는 경우로서 대통령령으로 정하는 경우

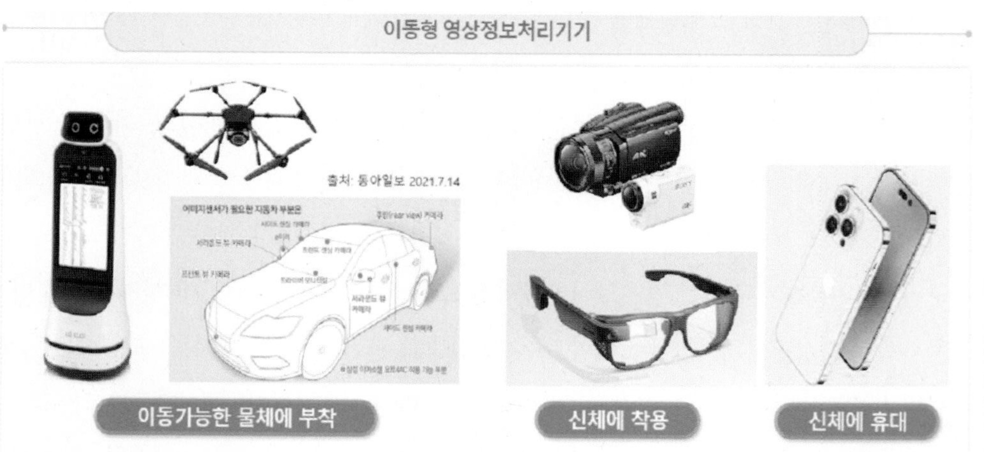

〈사례〉

개인영상정보 제공 시 준수사항 및 절차

■ 영상정보 제공 시 준수사항 및 절차

- 문서(전자문서 포함)로 명확한 목적 명시와 필요한 최소한의 자료 요청 및 제공
- 제공받은 자는 제공받은 목적 범위 내에서 이용과 안전한 관리
- 제공한 기관은 제공 사실에 대해 인터넷 등 공개 및 기록 · 관리
- 목적 달성 등 불필요하게 된 경우, 즉시 파기 및 파기 사실 통보

■ 영상정보 열람 절차

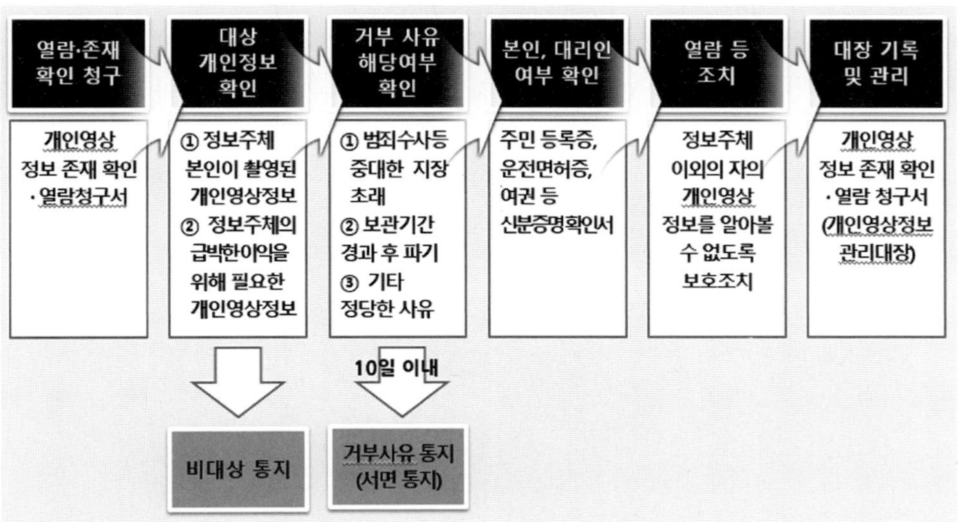

6) 업무위탁에 따른 개인정보의 처리 제한(개인정보보호법 제26조)

개인정보처리자가 제3자에게 개인정보의 처리 업무를 위탁하는 경우에는 위탁업무 수행 목적 외 개인정보의 처리 금지에 관한 사항, 개인정보의 기술적 · 관리적 보호조치에 관한 사항, 그 밖에 개인정보의 안전한 관리를 위하여 대통령령으로 정한 사항의 내용이 포함된 문서에 의하여야 한다.

개인정보의 처리 업무를 위탁하는 개인정보처리자("위탁자")는 위탁하는 업무의 내용과 개인정보 처리 업무를 위탁받아 처리하는 자("수탁자—개인정보 처리 업무를 위탁받아 처리하는 자로부터 위탁받은 업무를 다시 위탁받은 제3자를 포함")를 정보주체가 언제든지 쉽게 확인할 수 있도록 대통령령으로 정하는 방법에 따라 공개하여야 한다.

개인정보처리자("위탁자")가 재화 또는 서비스를 홍보하거나 판매를 권유하는 업무를 위

탁하는 경우에는 대통령령으로 정하는 방법에 따라 위탁하는 업무의 내용과 수탁자를 정보주체에게 알려야 한다. 또한 위탁하는 업무의 내용이나 수탁자가 변경된 경우에도 같다.

개인정보처리자("위탁자")는 업무 위탁으로 인하여 정보주체의 개인정보가 분실 · 도난 · 유출 · 위조 · 변조 또는 훼손되지 아니하도록 수탁자를 교육하고, 처리 현황 점검 등 대통령령으로 정하는 바에 따라 수탁자가 개인정보를 안전하게 처리하는지를 감독하여야 한다.

개인정보 처리 업무를 위탁받아 처리하는 자("수탁자")는 개인정보처리자로부터 위탁받은 해당 업무 범위를 초과하여 개인정보를 이용하거나 제3자에게 제공하여서는 아니 된다.

수탁자는 위탁받은 개인정보의 처리 업무를 제3자에게 다시 위탁하려는 경우에는 위탁자의 동의를 받아야 한다.

개인정보 처리 업무를 위탁받아 처리하는 자("수탁자")가 위탁받은 업무와 관련하여 개인정보를 처리하는 과정에서 이 법을 위반하여 발생한 손해배상책임에 대하여는 수탁자를 개인정보처리자("위탁자")의 소속 직원으로 본다.

개인정보 처리 업무를 위탁받아 처리하는 자("수탁자")에 관하여는 제15조부터 제25조까지, 제27조부터 제31조까지, 제33조부터 제38조까지 및 제59조를 준용한다.

업무위탁에 따른 개인정보 처리 제한(제26조)

■ 위탁에 따른 처리 제한

- 개인정보처리자가 개인정보 처리 업무를 위탁하는 경우 문서로 처리
- 위탁하는 업무와 수탁자를 정보주체가 쉽게 알 수 있도록 홈페이지 등에 공개
- 수탁자를 교육하고 안전하게 개인정보를 처리하는지 관리 · 감독 실시

■ 위탁 절차

개인정보취급자

- **개인정보 처리 업무 위탁계약서 작성 (7개 필수사항 포함)**

→ **개인정보보호책임자**

- **개인정보 위탁 홈페이지 등에 공개**
- **수탁업체 교육 및 관리 · 감독**

→ **수탁업체**

- **개인정보의 안전성 확보 조치**
- **목적외 처리 및 제3자 제공 금지**
- **재위탁 금지**

업무위탁에 따른 개인정보 처리 제한(제26조)

■ 개인정보 처리업무위탁 문서화

- 문서에 포함될 내용

① 위탁업무 수행목적 외 개인정보의 처리 금지
② 개인정보의 기술적 · 관리적 보호 조치
③ 위탁업무의 목적 및 범위
④ 재위탁 제한
⑤ 개인정보에 대한 접근 제한 등 안전성 확보 조치
⑥ 위탁업무와 관련하여 보유하고 있는 개인정보의 관리 현황 점검 등의 감독
⑦ 수탁자가 준수하여야 할 의무를 위반한 경우의 손해배상 등의 책임

■ 위탁하는 업무내용, 수탁자를 인터넷 홈페이지 등에 공개
■ 홍보나 판매 권유 업무 위탁 시 업무 내용과 수탁자를 정보주체에게 통지
■ 수탁자가 개인정보를 안전하게 관리할 수 있도록 수탁자 교육, 감독
■ 수탁자는 위탁받은 업무 범위를 초과한 개인정보 이용 및 제3자 제공 금지
■ 제3자에게 재위탁하려는 경우 위탁자의 동의 필요

(위반 시 5년 이하의 징역 또는 5천만 원 이하의 벌금)

개인정보 제3자 제공과 위탁의 차이점

구분	개인정보처리 위탁	개인정보 제3자 제공
관련 조항	법 제26조	법 제17조~20조
이전 목적	위탁자의 이익을 위하여 처리 (수탁업무 처리)	제3자의 이익을 위하여 처리
예측가능성	정보주체가 사전 예측 가능	정보주체가 사전 예측 곤란
이전 방법	원칙: 위탁사실 공개 예외: 위탁사실 고지	원칙: 제공목적 등 고지 후 정보주체 동의 획득
관리 · 감독 책임	위탁자 책임(사용자 책임) ※ 수탁자를 개인정보처리자의 소속 직원으로 봄	제공받는 자 책임
손해배상 책임	위탁자 부담(사용자 책임)	제공받는 자 부담
법적 조치사항	– 위탁계약서작성 – 위탁 업무 내용 등을 홈페이지 에 공개 – 수탁자에 대한 개인정보 안전처리 여부 관리 · 감독(수탁자 교육, 지도점검 등)	– 정보주체의 동의 획득 – 법률에 특별한 규정, 법령상 의무 준수 등 – 목적외제3자 제공 시 홈페이지에 공개(대장기록 관리)
사례	졸업앨범, 수학여행, 학생증 제작(카드 기능 미 연계) 등	은행에 학생 정보 제공, 수사 자료 제공 등

〈 사례 〉

위탁

법령	위반사례

제26조(업무위탁에 따른 개인정보의 처리 제한)

① 개인정보처리자가 제3자에게 개인정보의 처리 업무를 위탁하는 경우에는 다음 각 호의 내용이 포함된 문서에 의하여야 한다. 1. 위탁업무 수행 목적 외 개인정보의 처리 금지에 관한 사항 2. 개인정보의 기술적·관리적 보호조치에 관한 사항 3. 그 밖에 개인정보의 안전한 관리를 위하여 대통령령으로 정한 사항*

* 1. 위탁업무의 목적 및 범위, 2. 재위탁 제한에 관한 사항, 3. 개인정보에 대한 접근 제한 등 안전성 확보 조치에 관한 사항, 4. 위탁업무와 관련하여 보유하고 있는 개인정보의 관리 현황 점검 등 감독에 관한 사항, 5. 법 제26조제2항에 따른 수탁자(이하 "수탁자"라 한다)가 준수하여야 할 의무를 위반한 경우의 손해배상 등 책임에 관한 사항

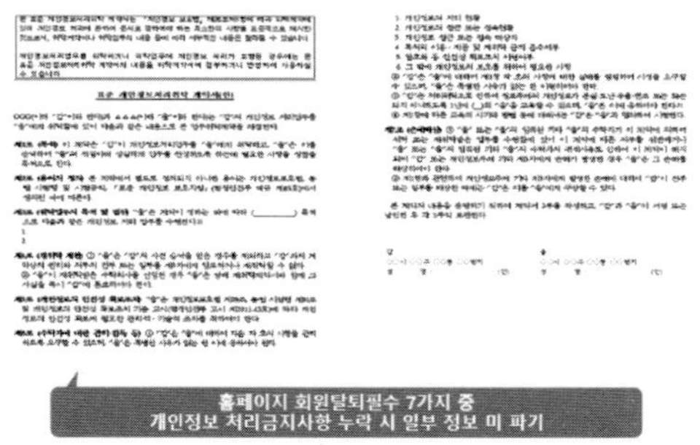

법령	개선조치

제26조(업무위탁에 따른 개인정보의 처리 제한)

① 개인정보처리자가 제3자에게 개인정보의 처리 업무를 위탁하는 경우에는 다음 각 호의 내용이 포함된 문서에 의하여야 한다. 1. 위탁업무 수행 목적 외 개인정보의 처리 금지에 관한 사항 2. 개인정보의 기술적·관리적 보호조치에 관한 사항 3. 그 밖에 개인정보의 안전한 관리를 위하여 대통령령으로 정한 사항*

* 1. 위탁업무의 목적 및 범위, 2. 재위탁 제한에 관한 사항, 3. 개인정보에 대한 접근 제한 등 안전성 확보 조치에 관한 사항, 4. 위탁업무와 관련하여 보유하고 있는 개인정보의 관리 현황 점검 등 감독에 관한 사항, 5. 법 제26조제2항에 따른 수탁자(이하 "수탁자"라 한다)가 준수하여야 할 의무를 위반한 경우의 손해배상 등 책임에 관한 사항

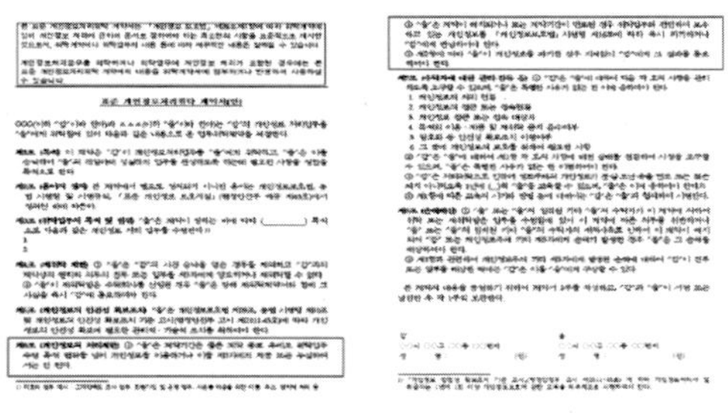

[예시] 표준 개인정보처리위탁 계약서

본 표준 개인정보처리위탁 계약서는 『개인정보보호법』 제26조제1항에 따라 위탁계약에 있어 개인정보 처리에 관하여 문서로 정하여야 하는 최소한의 사항을 표준적으로 제시한 것으로서, 위탁계약이나 위탁업무의 내용 등에 따라 세부적인 내용은 달라질 수 있습니다.

개인정보처리업무를 위탁하거나 위탁업무에 개인정보 처리가 포함된 경우에는 본 표준 개인정보처리위탁 계약서의 내용을 위탁계약서에 첨부하거나 반영하여 사용하실 수 있습니다.

표준 개인정보처리위탁 계약서(안)

OOO(이하 "갑"이라 한다)과 △△△(이하 "을"이라 한다)는 "갑"의 개인정보 처리업무를 "을"에게 위탁함에 있어 다음과 같은 내용으로 본 업무위탁계약을 체결한다.

제1조 (목적) 이 계약은 "갑"이 개인정보처리업무를 "을"에게 위탁하고, "을"은 이를 승낙하여 "을"의 책임아래 성실하게 업무를 완성하도록 하는데 필요한 사항을 정함을 목적으로 한다.

제2조 (용어의 정의) 본 계약서에서 별도로 정의되지 아니한 용어는 개인정보보호법, 동법 시행령 및 시행규칙, 「표준 개인정보 보호지침」(행정안전부 예규 제45호)에서 정의된 바에 따른다.

제3조 (위탁업무의 목적 및 범위) "을"은 계약이 정하는 바에 따라 (__________) 목적으로 다음과 같은 개인정보 처리 업무를 수행한다.
1.
2.

제4조 (재위탁 제한) ① "을"은 "갑"의 사전 승낙을 얻은 경우를 제외하고 "갑"과의 계약상의 권리와 의무의 전부 또는 일부를 제3자에게 양도하거나 재위탁할 수 없다.
② "을"이 재위탁받은 수탁회사를 선임한 경우 "을"은 당해 재위탁계약서와 함께 그 사실을 즉시 "갑"에게 통보하여야 한다.

제5조 (개인정보의 안전성 확보조치) "을"은 개인정보보호법 제29조, 동법 시행령 제30조 및 개인정보의 안전성 확보조치 기준 고시(행정안전부 고시 제2011-43호)에 따라 개인정보의 안전성 확보에 필요한 관리적·기술적 조치를 취하여야 한다.

〈 사례 〉

위탁

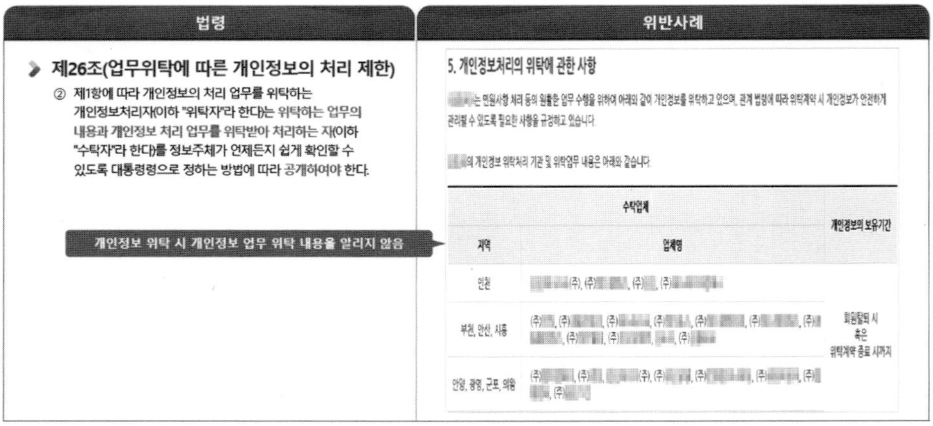

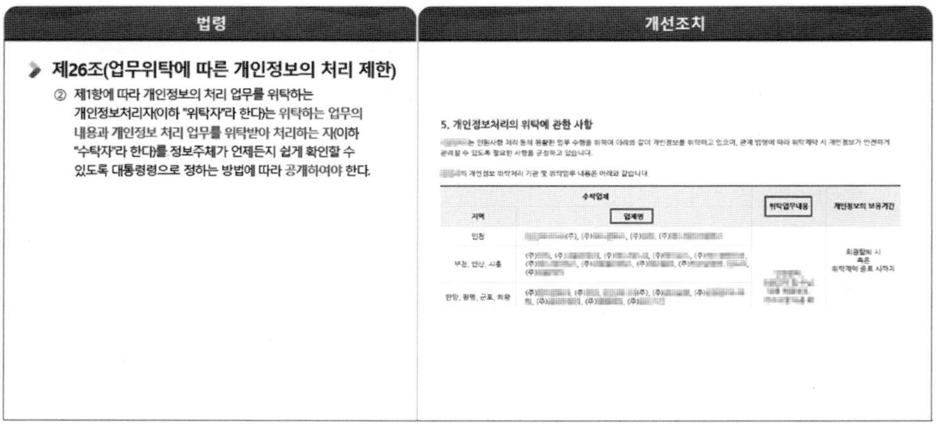

7) 영업양도 등에 따른 개인정보의 이전 제한(개인정보보호법 제27조)

개인정보처리자는 영업의 전부 또는 일부의 양도 · 합병 등으로 개인정보를 다른 사람에게 이전하는 경우에는 미리 개인정보를 이전하려는 사실, 개인정보를 이전받는 자(“영업양수자등”)의 성명(법인의 경우에는 법인의 명칭), 주소, 전화번호 및 그 밖의 연락처, 정보주체가 개인정보의 이전을 원하지 아니하는 경우 조치할 수 있는 방법 및 절차의 사항을 대통령령으로 정하는 방법에 따라 해당 정보주체에게 알려야 한다.

영업양수자 등은 개인정보를 이전받았을 때에는 지체 없이 그 사실을 대통령령으로 정하는 방법에 따라 정보주체에게 알려야 한다. 다만, 개인정보처리자가 그 이전 사실을 이미 알린 경우에는 그러하지 아니하다.

영업양수자 등은 영업의 양도 · 합병 등으로 개인정보를 이전받은 경우에는 이전 당시의 본래 목적으로만 개인정보를 이용하거나 제3자에게 제공할 수 있다. 이 경우 영업양수자 등은 개인정보처리자로 본다.

8) 개인정보취급자에 대한 감독(개인정보보호법 제28조)

개인정보처리자는 개인정보를 처리함에 있어서 개인정보가 안전하게 관리될 수 있도록 임직원, 파견근로자, 시간제근로자 등 개인정보처리자의 지휘 · 감독을 받아 개인정보를 처리하는 자("개인정보취급자")의 범위를 최소한으로 제한하고, 개인정보취급자에 대하여 적절한 관리 · 감독을 행하여야 한다.

개인정보처리자는 개인정보의 적정한 취급을 보장하기 위하여 개인정보취급자에게 정기적으로 필요한 교육을 실시하여야 한다.

Q&A

1. 정부기관에서 정책홍보 퀴즈이벤트를 진행하는데 참여자의 개인정보(성명, 연락처)를 수집하면서 동의 여부(예, 개인정보수집에 동의합니다.)에 대한 확인만 요청해도 되나요?

2. 정보주체의 동의를 받는 경우에는 목적에 필요한 최소한의 범위를 벗어난 개인정보 수집이 허용될 수 있나요?

3. 대학 홈페이지 등에 공개된 교수 등의 개인정보를 이용하여 인물DB를 만드는 경우 고려해야 할 사항은?

4. 채용지원서에 주민등록번호를 기재하도록 요구하는데 적법한 것인가요?

5. 안내판은 영상정보처리기기가 설치된 곳마다 설치해야 하나요?

6. 정보시스템에 대한 단순 유지 보수를 위탁하는 경우에도 개인정보 처리업무 위 · 수탁인가요?

7. 공공기관인데 감사부서나 상급기관에서 감사목적으로 개인정보의 제공을 요청하는 데 동의 없이 제공할 수 있나요?

8. 정보공개시스템 등에 이름만 공개해도 위법한지?

9. 졸업앨범에 교사의 사진을 동의받지 않고 넣어도 되는지?

10. 병원에서 환자 연락처를 약국에 제공해도 되는지?

11. 공공기관 근무자의 소속, 성명, 내선번호를 공개해도 되는지?

12. ARS로 개인정보 수집 · 제공 동의를 받아도 되는지?

13. 관리사무소 소장 전화번호를 제3자에게 제공하면 위법한지?

14. 간편결제 사에 고객의 결제를 맡기면 위수탁에 해당하는지?

15. 개인정보 처리 수탁자를 개인정보 처리방침에 공개해야 하는지?

16. 병원을 영업양도하면서 고객정보를 넘길 때 고지해야 하는지?

17. 이용약관을 초과하여 개인정보를 보관해도 되는지?

18. 퇴직한 직장에서 오는 문자메시지를 오지 못하게 할 수 있는지?

19. 회원 개인정보 파기 시 연계 회원번호도 파기해야 하는지?

20. 개인정보를 보유기간 경과 후 연장 보존해도 되는지?

21. 법정 보존기간이 지난 개인정보를 연장하여 보존해도 되는지?

22. 전자영수증을 발급할 때 개인정보는 언제까지 보존해야 하는지?

23. 온라인쇼핑몰 부정행위 고객의 개인정보를 영구보존해도 되는지?

24. 보존기간이 지난 개인정보는 매일 파기해야 되는지?

25. 키즈카페는CCTV 영상을 며칠간 보관해야 하나요?

26. 공개된 채혈실에 CCTV를 설치하려면 동의를 받아야 하는지?

27. 차량 내부 블랙박스 영상을 직원 복무점검에 사용해도 되는지?

28. 공동주택 복도에 입주민이 CCTV를 설치해도 되는지?

29. 아파트에서 불법(유턴)차량 신고용 CCTV를 설치해도 되는지?

30. CCTV 안내문에 꼭 책임자 이름을 넣어야 하는지?

31. CCTV 촬영 안내문은 CCTV마다 부착해야 하는지?

32. CCTV로 모니터링만해도 의무규정을 준수해야 하는지?

33. CCTV 영상을 노트북에 송출하여 직원 근태관리를 해도 되는지?

34. CCTV 사고영상을 직원 교육에 이용해도 되는지?

35. 공동주택 승강기 내부 CCTV 영상을 입주민이 열람해도 되는지?

36. 차량사고 관련하여 보험회사에 CCTV 영상을 제공해도 되는지?

37. CCTV 열람 신청 시 모자이크 처리 비용은 누가 내야 하는지?

38. 아파트 입주자대표회의 회의영상을 공개해도 되는지?

39. 운전면허나 여권번호를 별도 동의로 수집할 수 있는지?

40. 주민등록증의 개인정보는 어디까지 수집할 수 있는지?

41. 세입자 전세대출에 집주인의 주민등록증이 필요한지?

42. 가족수당 지급을 위해 가족의 주민등록번호를 수집해도 되는지?

43. 사회복무요원의 범죄경력을 복무기관에 제공할 수 있는지?

44. 개인정보 수집 · 이용 · 제공동의 시 자필 서명이 아닌 전자서명으로 하여도 효력이 동일한가요?

45. 동의를 받아야 하는 경우 반드시 서면으로 받아야 하나요?

46. 경찰이 문서로 환자의 인적 사항의 제공을 요구할 경우 어떤 조치를 해야 하나요?

47. 다른 의료기관 또는 검사기관에 검사를 의뢰하여 검사를 하는 경우 정보주체의 동의를 받아야 하나요?

48. 전화를 통해 환자 본인 또는 가족, 보험사 직원이라고 하면서 환자의 진료 정보를 문의할 때 알려줘도 되나요?

49. 가족의 보험정산을 위하여 병원에 영수증, 처방내역 등을 팩스로 요청하는데 보내줘도 되나요?

50. 진료실에서 폭행사고를 대비하여 CCTV 설치가 필요한데 개인 동의를 받고 할 수 없는 상황일 때는 어떻게 해야 하나요?
(예를 들어 폭행사고는 예측이 되기도 하지만(상습적인 환자) 예측 불가능하게 발생하는 경우가 많습니다.)

51. 응급실 내 음주 환자, 조직폭력배 등이 진료 중 의료인에게 폭언이나 폭행, 응급실의 각종 장비의 파손 사례가 있어서 CCTV를 설치하려고 합니다. CCTV를 설치하여 운영할 수 있나요?

Q&A 해설

1. 정부기관에서 정책홍보 퀴즈이벤트를 진행하는데 참여자의 개인정보(성명, 연락처)를 수집하면서 동의 여부(예, 개인정보수집에 동의합니다.) 에 대한 확인만 요청해도 되나요?

☞ 정보주체와의 계약의 체결 및 이행을 위하여 불가피하게 필요한 경우에는 동의를 받을 필요가 없습니다. 정보주체가 퀴즈이벤트 참여에 동의했다면 계약이 성립된 것이므로 그 이행에 필요한 범위 내에서 최소한의 개인정보 성명, 연락처는 동의 없이 수집이 가능합니다. 다만, 이 경우에도 개인정보의 처리목적, 수집항목, 보유 · 이용기간 등을 알기 쉽게 알려야 합니다.

(출처: 한국인터넷진흥원, 2018년 개인정보 보호 상담 사례집, 2019. 4)

2. 정보주체의 동의를 받는 경우에는 목적에 필요한 최소한의 범위를 벗어난 개인정보 수집이 허용될 수 있나요?

☞ 목적에 필요한 최소한의 범위를 벗어난 개인정보는 선택정보로서 필수정보와 구분하여 동의를 얻어야 하며 정보주체가 동의하는 경우에는 수집이 가능합니다. 다만, 필요 최소한의 정보 이외의 개인정보 수집에 동의하지 않는다는 이유로 정보주체에게 재화 또는 서비스의 제공을 거부하는 경우에는 3천만 원 이하 의 과태료가 부과될 수 있습니다.

(출처 : 개인정보보호위원회, 개인정보 보호 법령 및 지침 · 고시 해설, 2020.12)

3. 대학 홈페이지 등에 공개된 교수 등의 개인정보를 이용하여 인물 DB를 만드는 경우 고려해야 할 사항은?

☞ 이른바 '공개된 개인 정보' 는 당초 공개된 목적 내에서만 이용할 수 있습니다. 예컨대 공공기관 등의 홈페이지에 공개된 담당자의 이름, 직책, 직급, 연락처 등의 정보는 해당 공공기관과 관련된 업무 목적으로만 이용될 수 있으며 마케팅 행위 등에는 이용할 수 없습니다.

대학 홈페이지 등에 공개된 교수의 개인정보는 학술연구와 자문, 저술활동, 기고 등에 쓰일 것을 전제하고 있다고 보이므로 정보주체에게 개인정보 수집에 대한 동의를 받을 필요는 없으나, 만약 정보주체가 요구한 경우에는 즉시 개인정보의 수집 출처, 처리목적, 개인정보 처리의 정지를 요청할 권리가 있다는 사실을 고지하여야 합니다.

(출처: 한국인터넷진흥원, 개인정보 보호 상담 사례집, 2017.1)

4. 채용지원서에 주민등록번호를 기재하도록 요구하는데 적법한 것인가요?

☞ 채용지원 단계에서는 주민등록번호를 수집할 수 없습니다. 다만 채용이 결정된 후 법령을 근거로 주민등록 처리를 요구하는 경우 수집이 가능합니다.

입사지원서 접수, 필기시험, 면접 등 채용 전형과정에서는 해당 전형에 필요한 최소한의 개인정보만 수집하여야 합니다. 특히 주민등록번호는 법령에 처리 근거 등의 예외적인 사유가 존재하지 않은 한 원칙적으로 수집이 금지되므로 채용 전형 과정에서는 주민등록번호를 처리할 수 없습니다. 다만, 채용결정 후 사용자가 근로자 의무 보험 또는 국민연금 등을 처리해야 할 법령상의 의무이행을 위해 관련 법률에 따라 제공해야 하므로 수집가능하고, 이때는 근로자의 동의는 필요하지 않습니다.

(출처: 한국인터넷진흥원, 개인정보 보호 상담 사례집, 2017.1)

5. 안내판은 영상정보처리기기가 설치된 곳마다 설치해야 하나요?

☞ 공개된 장소에 설치된 영상정보처리기기마다 안내판을 설치하는 것이 원칙이나, 건물 안에 다수의 영상정보처리기기를 운영하는 경우 출입구 등 정보주체가 출입하면서 잘 볼 수 있는 곳에 시설 또는 장소 전체가 영상정보처리기기 설치 지역임을 표시하는 안내판(설치 목적 및 장소, 촬영 범위 및 시간, 관리책임자 성명 및 연락처 등 표기)을 설치할 수 있습니다.

(출처: 개인정보 보호 법령 및 지침 · 고시 해설, 2016.12)

6. 정보시스템에 대한 단순 유지 보수를 위탁하는 경우에도 개인정보 처리업무 위 · 수탁인가요?

☞ 개인정보 처리시스템의 유지 보수를 외부에 위탁한 경우 개인정보 처리 위 · 수탁으로 볼 수 있습니다. 「개인정보 보호법」 제2조제2호에서 처리'를 '개인정보의 수집, 생성, 연계, 기록, 저장, 보유 가공,

편집, 검색, 출력, 정정, 복구, 이용, 제공, 공개, 파기, 그 밖에 유사한 행위'로 정의하고 있습니다. 다만, 개인정보에 접근하지 않고 단순히 시스템의 부품만 교체하는 등의 업무는 개인정보 업무에 해당하지 아니하므로 개인정보 처리 위 · 수탁이 아닙니다.

(출처: 개인정보보호위원회, 개인정보 처리 위 수탁 안내서, 2020. 12)

7. 공공기관인데 감사부서나 상급기관에서 감사 목적으로 개인정보의 제공을 요청하는 데 동의 없이 제공할 수 있나요?

☞ 「개인정보보호법」 제18조에 따르면, 정보주체 또는 제3자의 이익을 부당하게 침해할 우려가 없고, 다른 법률에 특별한 규정이 있는 경우 개인정보를 당초 수집 목적을 벗어나 제3자에게 제공이 가능함 「개인정보보호법」 제20조에 따르면, 감사기구의 장은 자체감사를 위하여 필요할 때에는 자료를 요구할 수 있으며, 요구 받은 자체감사 대상기관 및 그 소속 공무원이나 직원은 정당한 사유가 없으면 그 요구에 따라야 함

〈참고〉

감사기구의 장은 자체감사를 위하여 필요할 때에는 자체감사 대상 기관 또는 그 소속 공무원이나 직원에 대하여 다음 각 호의 조치를 할 수 있음

- 출석 · 답변의 요구(「정보통신망법」에 따른 정보통신망을 이용한 요구를 포함함)
- 관계서류 · 장부 및 물품 등의 제출 요구
- 전산정보시스템에 입력된 자료의 조사
- 금고 · 창고 · 장부 및 물품 등의 봉인요구

8. 정보공개시스템 등에 이름만 공개해도 위법한지?

☞ 공공기관이 법령에 따라 이름을 공개한 경우 위법하지 않음

○ 「개인정보보호법」 제6조에 따라 개인정보 보호에 관하여 다른 법률에 특별한 규정이 있는 경우다른 법률을 우선 적용함

  - 한편, 「공공기관의 정보공개에 관한 법률」 제9조 제1항 제6호에 따라 정보통신망을 활용한 정보공개시스템 등에 직무를 수행하는 공무원의 성명이 기재되어 있는 경우 보호법에 위배되지 않음
  - 또한, 민간의 경우에도 대표자 성명을 비롯한 임원진과 업무 담당자의 이름, 개인 연락처, 사진 등은 법인이나 단체에 관한 정보로서 공개할 경우 보호법에 위배되지 않음

9. 졸업앨범에 교사의 사진을 동의받지 않고 넣어도 되는지?

○ 「개인정보보호법」 제15조 제1항 제1호에 따라 정보주체로부터 동의를 받은 경우 개인정보를 수집 · 이용할 수 있음

  - 졸업앨범을 제작할 때 앨범에 수록될 교직원에게도 개인정보 수집 · 이용 동의를 받아야 함

10. 병원에서 환자 연락처를 약국에 제공해도 되는지?

〈문의〉

약국에서 저희 병원 처방전을 제출한 환자분께 약을 잘못 조제한 사실을 뒤늦게 알았다며 급히 그 환자분 연락처를 물어보는데, 환자분 연락처를 약국에 알려줘도 되는 건가요?

☞ 복약 처방을 잘못한 약국에 환자의 연락처를 제공할 수 있음

ㅇ 「개인정보보호법」 제17조 제4항에 따라 개인정보처리자는 당초 수집 목적과 합리적으로 관련된 범위에서 정보주체에게 불이익이 발생하는지 여부, 암호화 등 안전성 확보에 필요한 조치를 하였는지 여부 등을 고려하여 대통령령으로 정하는 바에 따라 정보주체의 동의 없이 개인정보를 제공할 수 있음

– 병원에서 위 규정들에 따를 경우 환자의 동의 없이도 환자의 연락처 등 개인정보를 약국에 제공할 수 있으나, 사전에 위 고려사항에 대한 판단 기준을 개인정보 처리방침을 통해 공개하여야 함(보호법 시행령 §14의2 ②)

11. 공공기관 근무자의 소속, 성명, 내선번호를 공개해도 되는지?

☞ 공무원, 공공기관 근무자, 위원회 위원, 통리장등의 성명 및 개인정보가 아닌 업무 전화번호 · 메일 등을 공개할 수 있음

ㅇ 「개인정보보호법」 제18조 제2항 제2호에 따라 법률의 특별한 규정이 있는 경우 정보주체 또는 제3자의 이익을 부당하게 침해할 우려가 있을 때를 제외하고는 개인정보를 목적 외 이용하거나 제3자에게 제공할 수 있음

–「공공기관의 정보공개에 관한 법률」 제9조 제1항 제6호에 따라 직무를 수행한 공무원의 성명 · 직위, 공개하는 것이 공익을 위하여 필요한 경우로서 법령에 따라 국가 또는 지방자치단체가 업무의 일부를 위탁 또는 위촉한 개인의 성명 · 직업은 비공개정보에서 제외함

– 따라서, 공공기관의 홈페이지 등에 공무원, 공공기관 근무자, 위원회 위원, 통리장 등의 성명을 공개할 수 있으며, 개인정보가 아닌 업무별 연락처(전화번호 또는 이메일)를 공개할 수 있음

12. ARS로 개인정보 수집 · 제공 동의를 받아도 되는지?

☞ 개인정보 수집 · 제공 동의를 받기 위해 ARS를 이용할 수 있음

ㅇ 「개인정보보호법」 제22조에 따라 개인정보처리자가 정보주체의 개인정보 제공동의를 받을 때에는 각각의 동의 사항을 구분하여 정보주체가 이를 명확하게 인지할 수 있도록 알리고 각각 동의를 받아야 하며, 같은 법 시행령 제17조 제1항에 서면, 전화, 인터넷, 전자우편 등의 방법으로 개인정보 수집 동의를 받을 수 있음

– 다만, 동의에 대한 입증책임은 개인정보처리자에게 있으므로 동의받은내용을 기록 · 보관하여야 함

– 만약 전화로 동의를 받을 경우 전화를 건 사실만으로 동의했다는 것을 입증하기 어려우므로 특정 번호를 누르거나 동의 내용을 음성 녹음하는 방법으로 동의의 의사표현을 받을 것을 권장함

13. 관리사무소 소장 전화번호를 제3자에게 제공하면 위법한지?

☞ 개인 휴대전화번호를 동의 없이 제3자에게 제공하면 보호법 위반에 해당할 수 있음

ㅇ「개인정보 보호법」 제18조 제2항 제1호에 따라 정보주체로부터 동의를 받은 경우 정보주체 또는 제3자의 이익을 부당하게 침해할 우려가 있을 때를 제외하고는 개인정보를 목적 외 이용하거나 제3자에게 제공할 수 있음

- 아파트 관리소장의 개인정보(휴대전화번호)를 사적으로 제공받아 제3자에게 제공하면 사인(私人)의 행위로서 처벌 규정이 없음
- 다만, 휴대전화 번호를 아파트 관리사무소에서 공식적으로 제공받은 경우 제3자에게 알려주면 법 제19조 위반에 해당될 수 있음

14. 간편결제사에 고객의 결제를 맡기면 위 · 수탁에 해당하는지?

☞ 위탁자의 업무를 대행하고 보수를 받는 경우 개인정보 처리업무 위 · 수탁에 해당하며, 제휴사의 업무를 매개로 제3자의 이익을 도모하는 경우 개인정보의 제3자 제공에 해당함

ㅇ「개인정보보호법」 제26조에 따라 개인정보 처리업무를 위탁하는 경우 제1항 각호의 내용이 포함된 문서에 의하고, 정보주체가 언제든지 확인할 수 있도록 공개해야 하며, 위탁자는 수탁자가 개인정보를 안전하게 관리하도록 지도 감독하는 등 위탁에 따른 의무를 준수하여야 함

15. 개인정보 처리 수탁자를 개인정보 처리방침에 공개해야 하는지?

☞ 개인정보 처리업무의위 · 수탁에 관한 사항을 개인정보 처리방침에 기재하여 공개

ㅇ「개인정보보호법」 제26조 제2항에 개인정보 처리업무를 위탁하는 업무의 내용과 위탁받아 처리하는 자를 정보주체가 언제든지 쉽게 확인할 수 있도록하였고, 제30조 제1항 제4호에 개인정보처리의 위탁에 관한 사항을 개인정보 처리방침에 기재하도록 하였음

- 또한 시행령 제31조 제2항에 개인정보 처리방침을 인터넷 홈페이지에 지속적으로 게재하도록 하였으므로 수탁자 변경사항을 지속적으로 업데이트하여야 함

16. 병원을 영업양도하면서 고객정보를 넘길 때 고지해야 하는지?

☞ 영업 양수 · 도 계약 시점에 이를 정보주체에게 알려야 함

ㅇ「개인정보보호법」 제27조 제1항에 따라 개인정보처리자는 영업의 전부 또는 일부의 양도 · 합병 등으로 개인정보를 다른 사람에게 이전하는 경우 정보주체에게 서면, 전자우편, 팩스, 전화, 문자전송 또는 이에 상당하는 방법을 이용하여 개별적으로 알려야 하며, 알릴 수 없는 경우 인터넷 홈페이지에 30일 이상 게재하여야 함

- 따라서, 의료기관 영업 양수 · 도 계약 시점에 이를 미리 정보주체에게 알려야 함(개인정보 보호법 해설서)

17. 이용약관을 초과하여 개인정보를 보관해도 되는지?

☞ 다른 법률에 근거가 있으면 해당 기간 개인정보를 보유할 수 있음

ㅇ「개인정보보호법」 제6조에 따라 개인정보 보호에 관하여 다른 법률에 특별한 규정이 있는 경우 다

른 법률을 우선 적용함

- 한편 「개인정보보호법」 제21조에 따라 개인정보처리자는 보유기간의 경과, 개인 정보의 처리 목적 달성 등 그 개인정보가 불필요하게 되었을 때에는 지체 없이 그 개인정보를 파기하되, 다른 법령에 따라 보존하여야 하는 경우에는 보존할 수 있음
- 따라서, 「전자상거래법」 시행령 제6조 제1항의 '대금결제 및 재화 등의 공급에 관한 기록'은 보존기간 5년을 적용하여 같은 조 제2항에 따라 거래당사자인 소비자가 거래기록을 열람 · 확인할 수 있도록 보존할 수 있음

18. 퇴직한 직장에서 오는 문자메시지를 오지 못하게 할 수 있는지?

☞ 해당 직장에 개인정보 정정 · 삭제 또는 처리 정지를 요청하여 원치 않는 메시지 전송을 정지시킬 수 있음

○ 「개인정보보호법」 제21조 제1항에 다른 법령에 따라 보존하여야 하는 경우 이외에는 보유기간이 경과하거나 처리 목적 달성 등 그 개인정보가 불필요하게 되었을 때 지체 없이 그 개인정보를 파기하도록 하였음

- 한편, 법 제36조에 따라 정보주체는 개인정보처리자에게 개인정보의 정정 또는 삭제를 요구할 수 있고, 제37조에 따라 정보주체는 개인정보처리자에게 자신의 개인정보 처리의 정지를 요구할 수 있음
- 이 때 개인정보처리자는 다른 법령에 특별한 절차가 규정되어 있는 경우를 제외하고는 지체 없이 그 개인정보를 조사하여 정보주체의 요구에 따라 정정 · 삭제 등 필요한 조치를 한 후 그 결과를 정보주체에게 알려야 함. 다만, 다른 법령에서 해당 개인정보가 수집대상으로 명시된 경우 삭제를 요구할 수 없음
- 한편, 정보주체로부터 처리의 정지를 요구받은 개인정보처리자는 지체없이 정보주체의 요구에 따라 개인정보 처리의 전부를 정지하거나 일부를 정지하여야 함. 다만, 다른 법률에 특별한 규정이 있거나 법령상 의무를 준수하기 위하여 불가피한 경우 등에는 처리정지 요구를 거절할 수 있음

19. 회원 개인정보 파기 시 연계 회원번호도 파기해야 하는지?

☞ 개인을 식별할 수 없는 숫자는 개인정보가 아니므로 파기 불필요

○ 「개인정보보호법」 제21조 제1항에 따라 개인정보처리자는 다른 법령에 따라 보존하여야 하는 경우 이외에는 보유기간이 경과하거나 처리 목적 달성 등 그 개인정보가 불필요하게 되었을 때 지체 없이 그 개인정보를 파기하여야 함

- 따라서, 개인정보의 처리 목적이 달성된 경우 개인을 식별할 수 있는 정보(이름, 연락처, 주소 등)는 모두 지체 없이 파기해야 함
- 다만, 법 제58조의2에 따라 이 법은 시간 · 비용 · 기술 등을 합리적으로 고려할 때 다른 정보를 사용하여도 더 이상 개인을 알아볼 수 없는 정보에는 적용하지 아니함
- 따라서 관련정보가 모두 파기되어 연계 생성된 회원번호를더 이상 누구의 개인정보인지 알아볼 수 없다면 이는 익명 정보로서 파기하지 않아도 됨

20. 개인정보를 보유기간 경과 후 연장 보존해도 되는지?

☞ 개인정보 연장 보관에 대한 동의를 받아 연장 보관할 수 있음

○ 「개인정보보호법」 제21조 제1항에 따라 개인정보처리자는 다른 법령에 따라 보존하여야 하는 경우 이외에는 보유기간이 경과하거나 처리 목적 달성 등 그 개인정보가 불필요하게 되었을 때 지체 없이 그 개인정보를 파기하여야 함

– 개인정보 연장 보존에 대하여 사전동의를 받지 않은 회원이 탈퇴한 경우 지체 없이 해당정보를 파기하여야 함. 다만 회원 가입 시 혹은 탈퇴 이전에 연장 보존에 대한 동의를 받은 경우에는 해당 정보를 연장하여 보존할 수 있음

21. 법정 보존기간이 지난 개인정보를 연장하여 보존해도 되는지?

☞ 고객에게 연장 보존에 대한 동의를 받으면 연장하여 보존할 수 있음

○ 「개인정보보호법」 제21조 제1항에 따라 개인정보처리자는 다른 법령에 따라 보존하여야 하는 경우 이외에는 보유기간이 경과하거나 처리 목적 달성 등 그 개인정보가 불필요하게 되었을 때 지체 없이 그 개인정보를 파기하여야 함

– 법령에서 보존기간을 별도로 정한 경우 보존기간이 경과되면 지체없이 개인정보를 파기해야 하나, 법 제15조 제2항에서 정한 개인정보의 수집 · 이용목적, 수집하려는 개인정보의 항목, 개인정보의 보유 및 이용 기간, 동의를 거부할 권리가 있다는 사실 및 동의 거부에 따른 불이익이 있는 경우에는 그 불이익의 내용을 고객에게 알리고 새로 동의를 받으면 연장하여 보존할 수 있음

22. 전자영수증을 발급할 때 개인정보는 언제까지 보존해야 하는지?

☞ 대금결제 및 재화 등의 공급에 관한 기록의 경우 5년간 보존하여야함

○ 「개인정보 보호법」 제21조 제1항에 따라 개인정보처리자는 다른 법령에 따라 보존 하여야 하는 경우 이외에는 보유기간이 경과하거나 처리 목적 달성 등 그 개인정보가 불필요하게 되었을 때 지체없이 그 개인정보를 파기하여야 함

– 한편, 같은 법 제6조에 개인정보보호에 관하여는 다른 법률에 특별한 규정이 있는 경우를 제외하고는 이 법에서 정하는 바에 따르도록 하였음

– 따라서 「전자문서 및 전자거래 기본법」 등 다른 법률에서 정한 관련 자료 보존기간에따라 보존이 가능하고, 대금결제 및 재화 등의 공급에 관한 기록의 경우 「전자상거래법」 제6조 및 시행령 제6조

23. 온라인쇼핑몰 부정행위 고객의 개인정보를 영구보존해도 되는지?

☞ 개인정보 영구 보존은 보존 기한이 없으므로 법에 위반됨

○ 「개인정보보호법」 제21조 제1항에 따라 개인정보처리자는 다른 법령에 따라 보존하여야 하는 경우 이외에는 보유기간이 경과하거나 처리 목적 달성 등 그 개인정보가 불필요하게 되었을 때 지체없이 그 개인정보를 파기하여야 함

– 따라서 별도의 보존기간을 정하지 않은 경우 개인정보의 처리 목적 달성 등 그 개인정보가 불필요하게 되었을 때까지 보유한다는 형태의 동의를 구하면 되나, '영구보존'은 이러한 기한이 없으

므로 법에 위반됨

■ 공공기관은 공공기록물 관리에 관한 법률에 따라 개인정보를 영구보존할 수 있음

24. 보존기간이 지난 개인정보는 매일 파기해야 되는지?

☞ 보존기간 만료 후 5일째 파기가 허용되므로 최대 5일 단위 주기로 파기할 수 있음

ㅇ「개인정보보호법」 제21조 제1항에 따라 개인정보처리자는 다른 법령에 따라 보존하여야 하는 경우 이외에는 보유기간이 경과하거나 처리 목적 달성 등 그 개인정보가 불필요하게 되었을 때 지체 없이 그 개인정보를 파기하여야 함

–「표준 개인정보 보호지침」 제10조 제1항에 따라 천재지변, 불가항력적 사태 등으로 인한 정당한 사유가 없는 한 그로부터 5일 이내에 개인정보를 파기해야 하므로 최대 5일 단위 주기로 파기할 수 있음

– 다만, 정당한 사유로 인해 파기가 지체된 경우에는 사유가 종료된 즉시 파기하여야 함

25. 키즈카페는 CCTV 영상을 며칠간 보관해야 하나요?

☞ 보유 목적 달성을 위한 최소한의 기간 동안 보관하되, 보유기간 산정이 어려운 경우 30일 이내 보관함

ㅇ「개인정보보호법」 제25조 제7항 및 시행령 제25조에 따라 영상정보처리기운영자는 영상정보처리기기의 설치근거, 촬영기간, 보관기간 등을 내용으로 하는 영상정보처리기기 운영 · 관리 방침을 마련하여야 하며, 이때 보관기간은 보유 목적의 달성을 위한 최소한의 기간으로 설정하면 됨

– 표준개인정보보호지침 제41조 제2항에 따라 보유 목적의 달성을 위한 최소한의 기간을 산정하기 곤란한 때에는 보관 기간을 개인영상정보 수집 후 30일 이내로 할 수 있음

– 한편, 「영유아 보육법」 제15조의4 제3항에 어린이집을 설치 · 운영하는자는 CCTV에 기록된 영상정보를 60일 이상 보관하도록 하고 있는바, 이와 같이 다른 법령에서 영상정보의 보관기간이 특별히 규정되어 있는 경우에는 그에 따라야 함

26. 공개된 채혈실에 CCTV를 설치하려면 동의를 받아야 하는지?

☞ 사람의 왕래가 빈번한 공개된 채혈실이라면 CCTV 운영 시 동의를 받지 않아도 됨

ㅇ 불특정 다수가 출입하는 공개된 장소의 경우「개인정보 보호법」 제25조 제1항에 따라 누구든지 법령에서 구체적으로 허용하고 있는 경우, 범죄예방 및 수사, 시설안전 및 화재예방 등의 목적으로 영상정보처리기기(CCTV)를 설치 · 운영할 수 있으나, 출입이 제한된 비공개 장소의 경우 개인정보수집에 대해 제15조에 따른 동의를 받아야 함

– 사람의 왕래가 빈번한 공개된 채혈실이라면 CCTV를 설치 · 운영하는 경우 정보주체의 동의를 받지 않아도 됨

– 다만, 비공개 장소라도 개인정보처리자가 CCTV를 설치한 경우, 제29조에 따른 안전조치의무, 제35조에 따른 개인정보 열람 등의 규정이 준용됨

■ 누구든지 불특정 다수가 이용하는 목욕실, 화장실, 발한실, 탈의실 등 개인의 사생활을 현저히 침해할 우려가 있는 장소의 내부를 볼 수 있도록 영상정보처리기기(CCTV)를 설치 · 운영하여서는 아니 됨(보호법 제25조 제2항)

27. 차량 내부 블랙박스 영상을 직원 복무점검에 사용해도 되는지?

☞ 직원 동의를 받아 회사차량 내부에 블랙박스를 설치 · 운영할 수 있으나, 근태관리 등 목적으로 이용하려면 노사 협의를 거쳐야 함

○ 공개된 장소가 아닌 회사차량내부의 경우 「개인정보보호법」 제25조의 영상정보처리기기의 설치 · 운영이 적용되지 않아 제15조제1항 제1호의 정보주체로부터 동의를 받은 경우 또는 개인정보처리자의 이익을 달성하기 위하여 필요한 경우 등 제한적 범위에서 CCTV를 설치 · 운영할 수 있음

– 다만, 개인정보 수집 목적과 달리 영상정보를 활용하기 위해서는 「개인정보보호법」 제18조제2항에 따른 동의를 받거나 다른 법률의 근거가 있어야 하며 그렇지 않으면 「개인정보보호법」 위반에 해당함

– 한편, 사업장에서 근로자 감시 설비로 CCTV를 설치하려면 「근로자참여 및 협력 증진에 관한 법률」 제20조제14호에 따라 노사 협의 후 설치하거나 「노동조합 및 노동관계조정법」 제31조에 따라 노사가 체결한 단체협약에 근거를 마련하여야 함

■ 회사차량 내부에 CCTV를 설치 · 운영하면서 정보주체인 직원들로부터 영상정보 수집에 대한 동의를 받지 않은 경우 「개인정보보호법」 제15조제1항 제1호 위반에 해당함

28. 공동주택 복도에 입주민이 CCTV를 설치해도 되는지?

☞ 공개된 복도에 설치할 수 있으나 관련 의무를 위반한 경우 과태료에 해당함

○ 공동주택에서 공개된 복도의 경우 「개인정보보호법」 제25조제1항에 따라 누구든지 법령에서 구체적으로 허용하고 있는 경우, 범죄예방 및 수사, 시설안전 및 화재예방 등의 목적으로 영상정보처리기기(CCTV)를 설치 · 운영할 수 있음

– 이 경우 법 제25조에 규정된 안내판 설치, 안전성 확보조치, 처리방침의 공개 등을 준수하여야 하며, 법 제35조에 따른 정보주체의 열람에 응해야 함. 위반 시 과태료에 해당함

– 다만, 개인이 자신의 집 출입구에 CCTV를 설치하여 자신의 집에 출입하는 사람만을 촬영하는 경우 개인의 사적인 공간에 설치한 것으로 볼 수 있어 보호법의 적용이 배제될 수 있으나, 이웃 또는 지나가는 사람의 사생활이 침해되지 않도록 촬영각도를 조절하거나 가림막을 설치하여야 함

■ 공개된 장소란 불특정 다수가 출입하거나 이용할 수 있도록 허용된 장소를 말함. 출입이 엄격히 통제되는 장소는 공개된 장소에 해당하지 않음

29. 아파트에서 불법(유턴)차량 신고용 CCTV를 설치해도 되는지?

☞ 아파트 관리사무소에서 불법 유턴 차량 신고 목적으로는 공개된 장소에 CCTV를 설치할 수 없음

○ 「개인정보 보호법」 제25조제1항에 따라 누구든지 공개된 장소에는 법령에서 구체적으로 허용하고 있는 경우, 교통단속을 위하여 필요한 경우, 교통정보의 수집 · 분석 및 제공을 위하여 필요한 경우 등의 목적으로 영상정보처리기기(CCTV)를 설치 · 운영할 수 있음

– 따라서 아파트 관리사무소에서 불법 유턴 차량 신고 목적으로는 공개된 장소에 CCTV를 설치할 수 없음

– 참고로 교통단속을 위하여 CCTV를 설치하려면 설치목적에 부합하는 단속 권한이 있는 자가 설치하여야 함

■ 교통단속을위하여 필요한 경우란 주 · 정차위반, 신호위반, 규정속도 위반 등 교통법규 위반 행위 단속에 필요한 경우를 의미하며, 법 제25조 제1항 제4호를 근거로 한 영상정보처리기기의 설치 · 운영은 해당 교통단속 권한을 가진 자가 할 수 있음(보호위원회 결정 제2020-03-045호 참조)

30. CCTV 안내문에 꼭 책임자 이름을 넣어야 하는지?

☞ CCTV 안내판 설치 시 관리책임자의 성명 또는 직책을 기입해야 함

ㅇ「개인정보보호법」 제25조 제4항 및 표준지침 제39조에 따라 영상정보처리기기 운영자는 정보주체가 영상정보처리 기기가 설치 · 운영 중임을 쉽게 알아볼 수 있도록 설치목적 및 장소, 촬영범위 및 시간, 관리책임자의 성명 또는 직책 및 연락처, 영상정보처리기기 설치 · 운영에 관한 사무를 위탁하는 경우 수탁자의 명칭 및 연락처 등을 기재한 안내판을 설치하여야 함

– 따라서 안내판 설치 시 관리책임자의 성명 또는 직책을 기입해야 하고 부서명과 전화번호만 기입하는 것은 허용되지 않음

31. CCTV 촬영 안내문은 CCTV마다 부착해야 하는지?

☞ 정보주체가 쉽게 알아 볼 수 있는 출입구나 정문, 안내데스크 주변 등에 대표로 1개의 안내판만 부착할 수도 있음

ㅇ「개인정보보호법」 제25조 제4항 및 표준지침 제39조에 따라 영상정보처리기기 운영자는 정보주체가 영상정보처리 기기가 설치 · 운영 중임을 쉽게 알아볼 수 있도록 설치목적 및 장소, 촬영범위 및 시간, 관리책임자의 성명 또는 직책 및 연락처, 영상정보처리기기 설치 · 운영에 관한 사무를 위탁하는 경우 수탁자의 명칭 및 연락처 등을 기재한 안내판을 설치하여야 함

– 따라서, 안내판 설치 시 관리책임자의 성명 또는 직책을 기입해야 하고 부서명과 전화번호만 기입하는 것은 허용되지 않음

32. CCTV로 모니터링만해도 의무규정을 준수해야 하는지?

☞ CCTV로 모니터링만 하고 녹화하지 않더라도 의무규정을 준수해야 함

ㅇ 공연장처럼 공개된 장소의 경우「개인정보보호법」 제25조 제1항에 따라 누구든지 법령에서 구체적으로 허용하고 있는 경우, 범죄예방 및 수사, 시설안전 및 화재예방 등의 목적으로 영상정보처리기기(CCTV)를 설치 · 운영할 수 있음

– 이 경우 법 제25조에 규정된 안내판 설치, 안전성 확보 조치, 처리 방침의 공개 등을 준수하여야 하며, 법 제35조에 따른 정보주체의 열람에 응해야 함. 위반 시 과태료에 해당함

– 한편, 모니터링만하고 녹화하지 않더라도 영상정보처리기기에 정보가 일시 저장 · 전송되는 경우 개인정보 처리에 해당하므로「개인정보보호법」 제25조에 따른 의무를 준수해야 함

33. CCTV 영상을 노트북에 송출하여 직원 근태관리를 해도 되는지?

☞ 개인 노트북으로 근태를 확인하려면 안전성 확보조치및 노사협의 등이 필요함

ㅇ「개인정보보호법」 제25조 제6항에 따라 영상정보처리기기 운영자는 개인정보가 분실 · 도난 · 유출 · 위조 · 변조 또는 훼손되지 아니하도록 같은 법 제29조에 따라 안전성 확보에 필요한 조치를

하여야 함

- 따라서 영상정보처리기기 운영자는 관리책임자 및 접근권한자를 지정하고, 개인정보취급자별 사용자 계정 발급, 비밀번호 설정, 인가받지 않은 자에 의한 외부 접속 차단 등의 접근통제 조치도 취해야 하며, 접근 권한이 없는 자가 임의적 접근 및 조작을 하지 못하도록 모니터링 화면 옆이나 영상정보처리기기 본체에 안내판을 부착하여야 함. 위반 시 과태료에 해당함(영 제30조 및 표준지침 제3장)
- 따라서 경비실장 개인 노트북에 CCTV 프로그램을 설치하여 근태를 확인하려면 안전성 확보조치및 개인정보가 유출되지 않도록 주의 필요
- 또한, CCTV로 근태를 관리하기 위해서는 「근로자참여 및 협력증진에 관한 법률」 제20조제14호에 따라 노사협의 후 설치하거나 「노동조합 및 노동관계조정법」 제31조에 따라 노사가 체결한 단체협약에 근거를 마련하여야 함

34. CCTV 사고 영상을 직원 교육에 이용해도 되는지?

☞ 정보주체의 동의를 받아 영상정보를 사고예방 교육에 이용할 수 있음. 다만, 개인을 알아볼 수 없도록 비식별조치하는 것이 바람직

ㅇ 「개인정보 보호법」 제18조 제2항 제1호에 따라 개인정보처리자는 정보주체로부터 동의를 받은 경우 정보주체 또는 제3자의 이익을 부당하게 침해할 우려가 있을 때를 제외하고는 개인정보를 목적 외 이용하거나 제3자에게 제공할 수 있음

- 범죄예방 목적으로 설치한 CCTV를 통해 수집한 영상을 직원들 사고 예방 교육을 위하여 이용하려면 해당 정보주체의 동의를 받아야 함
- 다만, 사고 영상이 공개될 경우 예상치 못하게 정보주체의 이익을 부당하게 침해할 우려가 있으므로 정보주체를 알아볼 수 없도록 비식별조치하여 이용하는 방안이 더욱 바람직함
- 참고로, 개인을 식별할 수 없도록 촬영된 영상의 경우 개인정보가 아니므로 「개인정보보호법」의 적용을 받지 않음

35. 공동주택 승강기 내부 CCTV 영상을 입주민이 열람해도 되는지?

☞ 정보주체의 동의를 받지 않은 상태에서 경찰관 직무집행법을 근거로 경찰 입회하에 영상정보를 열람할 수 없음

ㅇ 「개인정보보호법」 제35조 제1항에 따라 정보주체는 자신의 개인정보열람을 해당 영상정보처리기기 운영자에게 요구할 수 있으며, 같은 법 제18조 제2항에 따라 정보주체로부터 동의를 받은 경우 등에는 개인정보를 목적 외 이용하거나 제3자에게 제공할 수 있음

- 따라서 관리사무소는 해당 CCTV 영상에 수록된 정보주체의 동의를 받아 열람을 허용하되, 관리사무소에서 관련 영상을 먼저 확인 후 해당 부분에 대해서만 열람하도록 하여 열람을 필요 최소한으로 제한해야 함
- 한편, 경찰이 「경찰관 직무집행법」 제8조 제1항 따른 사실 확인을 하기 위해 현장에 입회한 사실만으로 정보주체의 동의를 받지 않은 제3자에게 영상정보를 열람하도록 할 근거는 되지 않음

36. 차량사고 관련하여 보험회사에 CCTV 영상을 제공해도 되는지?

☞ 정보주체는 대리인을 통해 개인정보를 열람할 수 있음

○ 「개인정보보호법」 제35조 제1항에 따라 정보주체는 자신의 개인정보 열람을 해당 영상정보처리기기 운영자에게 요구할 수 있으며, 제18조 제2항에 따라 정보주체로부터 동의를 받은 경우 정보주체 또는 제3자의 이익을 부당하게 침해할 우려가 있을 때를 제외하고는 개인정보를 목적 외 이용하거나 제3자에게 제공할 수 있음

– 또한, 「개인정보보호법」 제38조 제1항에 따라 정보주체는 개인정보 열람요구 등의 절차를 대리인을 통해 할 수 있으며, 이 때 대리인은 개인정보처리 방법에 대한 고시(개인정보보호위원회 고시 제2020-7호) 별지 제11호 서식에 따른 위임장을 제출하여야 함

37. CCTV 열람 신청 시 모자이크 처리 비용은 누가 내야 하는지?

☞ 열람에 드는 비용은 열람 요구자가 부담함

○ 「개인정보보호법」 제35조 제1항 및 표준 개인정보 보호지침 제44조 제1항에 따라 정보주체는 영상정보 처리기기 운영자가 처리하는 개인영상정보에 대하여 열람 또는 존재 확인을 해당 운영자에게 요구할 수 있도록 하였고, 이러한 요구를 받은 운영자는 지체없이 필요한 조치를 취해야 함

– 영상정보 처리기기 운영자는 사전에 공개한 열람 절차와 방법에 따라 열람을 실시하되, 정보주체 이외의 자의 개인영상정보를 알아볼 수 없도록 모자이크 등 비식별 조치를 취한 후 열람물을 제공해야 함

– 한편, 「개인정보보호법」 시행령 제47조에 개인(영상)정보처리자는 개인정보 열람요구를 한 정보주체에게 필요한 실비의 범위에서 비용을 청구할 수 있도록 하였으므로 열람 요구자가 비용을 부담함

– 참고로, 시중에 보급된 비식별조치 프로그램을 활용하여 열람 비용을 최소화하도록 권고함

38. 아파트 입주자 대표회의 회의영상을 공개해도 되는지?

☞ 회의 영상을 촬영 · 공개하려면 정보주체의 동의를 받아야 함

○ 「개인정보보호법」 제17조 제1항 제2호에 따라 법률에 특별한 규정이 있거나 법령상 의무를 준수하기 위하여 불가피하게 개인정보를 수집한 경우 정보주체로 부터 동의를 받지 않고 개인정보를 수집목적 범위 내에서 제3자에게 제공할 수 있음

– 「공동주택관리법」 제14조 제8항에 따라 입주자대표회의는 그 회의를 개최한 때에는 회의록을 작성하여 관리주체에게 보관하게 하고, 관리주체는 입주자 등이 회의록의 열람을 청구할 경우 관리규약으로 정하는 바에 따라 이에 응하여야 함

– 한편, 회의록과 별개로 회의에서 영상을 촬영 · 공개하려면 보호법 제18조 제2항 제1호에 따라 정보주체로부터 동의를 받은 경우, 정보주체 또는 제3자의 이익을 부당하게 침해할 우려가 있을 때를 제외하고 개인정보를 목적 외 이용하거나 제3자에게 제공할 수 있음

– 따라서 동의를 받지 못한 정보주체 등의 개인정보가 회의 중 영상을 타고 유출된 경우 법 제59조 제2호 또는 제3호 위반에 해당할 수 있으므로 회의영상의 공개 시 주의가 요구됨

■ 개인정보처리자인 입주자 대표회의 또는 관리사무소로부터 받은 회의영상을 정보주체의 동의를 받지 않고 중계 또는 게시하는 경우 법 제19조에 위반될 수 있음

39. 운전면허나 여권번호를 별도 동의로 수집할 수 있는지?

☞ 고유식별정보(주민등록번호 제외) 또는 민감정보를 수집 · 이용하는 경우에는 해당 정보주체(환자, 의료인, 직원)의 동의를 별도로 받거나 법령에 구체적인 수집 · 이용근거가 있는지 확인 필요

- 고유식별정보: 주민등록번호, 운전면허번호, 여권번호, 외국인등록번호
- 민감정보: 사상 · 신념, 노동조합 · 정당의가입 · 탈퇴, 정치적 견해, 건강, 성생활 등에 관한 정보, 유전정보, 범죄경력 자료, 개인의 신체적, 생리적, 행동적 특징에 관한 정보로서 특정 개인을 알아볼 목적으로 일정한 기술적 수단을 통해 생성한 정보, 인종이나 민족에 관한 정보
- 의료기관은 법령에 따라 진료목적을 위하여 고유식별정보 · 민감정보를수집하고 이용할 수 있음

■ 환자분의 편의를 위하여 검사 결과를 전화 또는 문자로 알려주고 있는데 「개인정보보호법」상 문제가 되나요?

– 환자 본인이 확인된 경우, 환자의 검사결과 통보는 진료목적의 범위에 해당하므로 별도의 동의 없이 환자의 전화 또는 문자로 알려 줄 수 있습니다.

(다만, 환자가 아닌 다른 사람에게 환자에 관한 기록을 알려주는 것은 「의료법」 제21조에 해당하는 경우로 제한됩니다.)

40. 주민등록증의 개인정보는 어디까지 수집할 수 있는지?

☞ 이름, 생년월일, 성별, 발행일, 주민등록기관, 사진은 주민등록번호가 아니므로 동의를 받아 수집할 수 있음

○ 「개인정보 보호법」 제24조의2에 따라 개인정보처리자는 법률 등에서 구체적으로 주민등록번호의 처리를 요구하거나 허용한 경우 등 외에는 주민등록번호를 처리할 수 없음

– 이 때 주민등록번호란 주민등록법 제7조의2에 따라 시장 · 군수또는 구청장이 주민에게 개인별로 고유한 등록번호를 부여한 것으로 생년월일, 성별을 포함한 13자리의 번호임

– 따라서 이름, 생년월일, 성별, 발행일, 주민등록기관, 사진은 주민등록번호가 아니므로 동의를 받아 수집할 수 있음

41. 세입자 전세대출에 집주인의 주민등록증이 필요한지?

☞ 집주인이 금융기관에 질권설정을 하는 데 있어 본인확인을 위해 생년월일 및 신분증을 확인할 수 있음

○ 「개인정보보호법」 제24조의2에 따라 개인정보처리자는 법률 등에서 구체적으로 주민등록번호의 처리를 요구하거나 허용한 경우 등 외에는 주민등록번호를 처리할 수 없음

– 「금융실명거래 및 비밀보장에 관한 법률」 제3조, 시행령 제4조의2 등에 따라 금융기관은 금융거래자의 주민등록번호 및 신분증을 확인하여야 함

– 그러나 전세대출에서 집주인은 금융기관에 제3채무자로서 질권설정을 하는 것이므로 실명제와 직접 관련이 없고 금융기관은 사인간의 채권 채무관계에서 본인확인을 위해 생년월일 및 신분증을 확인할 수 있음[주민등록법 제25조(주민등록증에 따른 확인)].

– 채권채무 관계에서 「개인정보보호법」 제15조 제1항 제4호에 따라 계약의 체결 및 이행을 위하여 불가피하게 필요한 경우에는 정보주체의 동의를 받지 않고 개인정보를 수집할 수 있음

- 다만, 채권채무 관계의 경우 주민등록번호 수집에 대한 근거 법령이 없으므로 주민등록증에 표시된 주민등록번호를 알 수 없도록 뒤 6자리에 대해 비식별 조치가 필요함

42. 가족수당 지급을 위해 가족의 주민등록번호를 수집해도 되는지?

☞ 가족수당 계산을 위하여 성명과 생년월일이 기재된 가족관계증명서나 주민등록등본을 제출받을 수 있음, 가족의 주민등록번호를 수집할 근거로는 볼 수 없음

○ 「개인정보보호법」 제24조의2에 따라 개인정보처리자는 법률 등에서 구체적으로 주민등록번호의 처리를 요구하거나 허용한 경우 등 외에는 주민등록번호를 처리할 수 없음

- 「근로기준법 시행령」 제27조에 임금대장에 성명, 주민등록번호, 임금 및 가족수당의 계산 기초가되는 사항 등을 근로자 개인별로 적도록 하였으므로 근로자 개인의 주민등록번호를 수집할 수는 있으나 가족의 주민등록번호를 수집할 근거로는 볼 수 없음
- 따라서 가족수당 계산을 위하여 생년월일이 기재된 가족관계증명서나 주민등록등본을 제출받을 수 있음

43. 사회복무요원의 범죄경력을 복무기관에 제공할 수 있는지?

☞ 정신건강의학과 질환으로 질병 · 심신장애 진료과목과 판정 급수, 강력범죄 경력 있는 사회복무요원의 범죄명과 선고형 등에 관한 정보는 「개인정보 보호법」에 따른 민감정보로 지방병무청은 각 복무기관에 제공할 수 없음

○ 「개인정보보호법」 제23조 제1항과 같은 법 시행령 제18조에 따라 사상 · 신념, 노동조합 · 정당의 가입 · 탈퇴, 정치적 견해, 건강, 성생활 등에 관한 정보, 유전정보, 범죄경력자료 등 정보주체의 사생활을 현저히 침해할 우려가 있는 개인정보는 민감정보에 해당하므로 처리하여서는 안 됨

- 다만 정보주체에게 「개인정보 보호법」 제15조 제2항에 따라 수집 · 이용 목적, 수집하려는 개인정보의 항목, 개인정보의 보유 및 이용 기간, 동의를 거부할 권리가 있다는 사실 및 동의 거부에 따른 불이익이 있는 경우에는 그 불이익의 내용을 알리고 다른 개인정보의 처리에 대한 동의와 별도로 동의를 받은 경우(제1호)
- 법령에서 민감정보의 처리를 요구하거나 허용하는 경우(제2호)

○ 현행 법령에는 지방병무청이 복무기관에 사회복무요원의 건강에 관한 정보 또는 범죄경력 자료를 제공할 수 있는 명확한 근거가 마련되어 있지 않으므로 법령해석만으로 사회복무요원의 민감정보 제공을 허용하는 것은 바람직하지 않으므로 정보주체가 복무기관에 자신의 정보가 제공될 것이라는 점을 예측할 수 있도록 정보 제공 대상과 목적을 구체화하여 법령에 규정하여야 함

44. 개인정보 수집 · 이용 · 제공동의 시 자필 서명이 아닌 전자 서명으로 하여도 효력이 동일한 가요?

☞ 「전자서명법」 제3조제3항에 따르면 "전자서명은 당사자간의 약정에 따른 서명, 서명날인 또는 기명날인으로서의 효력을 가진다."고 규정하고 있습니다.

그러므로 환자 본인의 전자서명은 자필서명과같은 효력을 갖습니다. 또한 전자문서는 다른 법률에 특별한 규정이 있는 경우를 제외하고는 문서로서의 효력이 있습니다(「전자문서 및 전자거래 기본법」 제4조제1항).

45. 동의를 받아야 하는 경우 반드시 서면으로 받아야 하나요?

☞ 반드시 서면으로 받을 필요는 없습니다. 「개인정보보호법」 시행령 제17조에 따르면 다음과 같은 방법으로 동의를 받을 수도 있습니다.

① 동의 내용이 적힌 서면을 정보주체에게 직접 발급하거나 우편 또는 팩스 등의 방법으로 전달하고, 정보주체가 서명하거나 날인한 동의서를 받는 방법

② 전화를 통하여 동의 내용을 정보주체에게 알리고 동의의 의사표시를 확인하는 방법

③ 전화를 통하여 동의 내용을 정보주체에게 알리고 정보주체에게 인터넷주소 등을 통하여 동의 사항을 확인하도록 한 후 다시 전화를 통하여 그 동의 사항에 대한 동의의 의사표시를 확인하는 방법

④ 인터넷 홈페이지 등에 동의 내용을 게재하고 정보주체가 동의 여부를 표시하도록 하는 방법

⑤ 동의 내용이 적힌 전자우편을 발송하여 정보주체로부터 동의의 의사표시가 적힌 전자우편을 받는 방법

⑥ 그 밖에 ①~⑤에 따른 규정에 따른 방법에 준하는 방법으로 동의 내용을 알리고 동의의 의사표시를 확인하는 방법

46. 경찰이 문서로 환자의 인적사항의 제공을 요구할 경우 어떤 조치를 해야 하나요?

☞ 경찰로부터 환자의 인적 사항 요구가 있는 경우에는 정보주체인 환자로부터 별도의 동의를 받아 해당 개인정보를 제공할 수 있습니다. 이 경우 정보주체인환자에게

① 개인정보를 제공받는 자,

② 개인정보를 제공받는 자의 이용 목적,

③ 제공하는 개인정보의 항목,

④ 개인정보를 제공받는 자의 보유 및 이용 기간,

⑤ 동의를 거부할 권리가 있다는 사실 및 동의 거부에 따른 불이익이 있는 경우에는 그 불이익의 내용을 알려야 하고, 이와 같은 사항을 변경하는 경우에도 이를 알리고 동의를 받아야 합니다.

47. 다른 의료기관 또는 검사기관에 검사를 의뢰하여 검사를 하는 경우 정보주체의 동의를 받아야 하나요?

☞ 진료를 목적으로 다른 의료기관 또는 검사기관에 검사를 위탁하는 등 개인정보 처리를 위탁하는 경우 정보주체인 환자의 동의를 받을 필요는 없습니다. 그렇지만, 다음의 사항을 준수하여야 합니다.

1. 위탁을 하는 경우 다음 사항이 포함된 계약서를 문서화하여 작성합니다.
2. 의료기관은 위탁하는 업무의 내용과 수탁자를 환자 또는 그 보호자가 언제든지 확인할 수 있도록 다음과 같은 방법으로 공개하여야 합니다.
3. 위탁으로 인하여 정보주체의 개인정보가 분실 · 도난 · 유출 · 변조 또는 훼손되지 아니하도록 수탁자를 교육하고, 처리 현황 점검 등 수탁자가 개인정보를 안전하게 처리하는지 감독하여야 합니다.

48. 전화를 통해 환자 본인 또는 가족, 보험사 직원이라고 하면서 환자의 진료 정보를 문의할 때 알려줘도 되나요?

☞ 의료인이나 의료기관 종사자는 환자가 아닌 다른 사람에게 환자에 관한 기록을 열람하게 하거나 그 사본을 내주는 등 내용을 확인할 수 있게 하여서는 아니 됩니다. 다만, ① 환자의 배우자, 직계 존

속 · 비속또는 배우자의 직계 존속이 환자 본인의 동의서와 친족관계임을 나타내는 증명서 등을 첨부하는 등 보건복지부령으로 정하는 요건을 갖추어 요청한 경우, ② 환자가 지정하는 대리인이 환자 본인의 동의서와 대리권이 있음을 증명하는 서류를 첨부하는 등 보건복지부령으로 정하는 요건을 갖추어 요청한 경우, ③ 환자가 사망하거나 의식이 없는 등 환자의 동의를 받을 수 없어 환자의 배우자, 직계 존속 · 비속또는 배우자의 직계 존속이 친족관계임을 나타내는 증명서 등을 첨부하는 등 보건복지부령으로 정하는 요건을 갖추어 요청한 경우 등 「의료법」 제21조제3항 각 호의 사유 가운데 어느 하나에 해당하는 때에는 환자의 진료기록을 열람하게 하거나 그 사본을 교부하는 등 그 내용을 확인할 수 있도록 할 수 있습니다.

49. 가족의 보험정산을 위하여 병원에 영수증, 처방내역 등을 팩스로 요청하는데 보내줘도 되나요?

☞ 이 경우에도 의료기관 개설자는
① 기록 열람이나 사본 발급을 요청하는 자의 신분증 사본
② 가족관계증명서, 주민등록표등본 등 친족관계임을 확인할 수 있는 서류 등을 제출받아야 합니다(「의료법 시행규칙」 제13조의3 참조)

50. 진료실에서 폭행사고에 대비하여 CCTV 설치가 필요한데 개인 동의를 받고 할 수 없는 상황일 때는 어떻게 해야 하나요?(예를 들어 폭행사고는 예측이 되기도 하지만(상습적인 환자) 예측 불가능하게 발생하는 경우가 많습니다.)

☞ 진료실은 의료인과 환자만이 출입할 수 있으므로 불특정 다수가 출입할 수 있는 공개된 장소가 아닙니다. 그러므로 CCTV 등 영상정보처리기기를 설치하여 촬영하기 위해서는 진료실에 출입하는 모든 사람의 동의를 받아야만 녹화할 수 있습니다. 동의를 받은 경우에도 개인의 사생활 침해가 최소화되도록 녹화만할 수 있을 뿐 녹음은 할 수 없습니다.
의료기관의 진료실, 처치실, 수술실, 입원실, 행정사무실, 의무기록실, 전산소 등 출입에 제한이 있는 공간에 영상정보처리기기를 설치하여 개인 영상 등을 수집하고자 하는 경우에는 정보주체의 수집 · 이용 · 동의를 받아야 함

51. 응급실 내 음주 환자, 조직폭력배 등이 진료 중 의료인에게 폭언이나 폭행, 응급실의 각종 장비의 파손 사례가 있어서 CCTV를 설치하려고 합니다. CCTV를 설치하여 운영할 수 있나요?

☞ 병원, 응급실 내의 접수창구, 대기실, 복도 등은 환자 및 보호자가 비교적 제약 없이 출입할 수 있는 장소이므로 「개인정보 보호법」에 따른 '공개된 장소'에 해당합니다.
따라서 범죄예방 및 수사, 시설 안전 및 화재 예방 등의 목적으로 CCTV를 설치할 수 있습니다(「개인정보보호법」 제25조). 그렇지만, 응급실 내의 진료실, 치료실등은 비공개 장소에 해당하므로 이러한 장소에는 촬영 대상 정보주체(환자 및 보호자)의 동의를 받아 CCTV를 운영할 수 있습니다.

문 제

22 다음은 개인정보 수집 · 이용에 대한 설명이다. 틀린 것은?

① "수집"이란 정보주체(직접)로부터 또는 제3자(간접)로부터 개인정보를 제공받거나 취득하는 일체의 행위를 말한다.

② 개인정보의 "수집"이란 정보주체로부터 직접 이름, 주소, 전화번호 등의 개인정보를 제공받는 것뿐만 아니라 제3자로부터 정보주체에 관한 모든 형태의 개인정보를 취득하는 것을 말하고 인터넷 등에 공개된 자료의 경우도 이에 해당한다.

③ 개별 법령에서 개인정보의 "수집"을 허용한 경우, 이용에 관한 규정이 없더라도 수집목적 범위내에서 이용할 수 있다.

④ '동의'는 개인정보처리자가 개인정보를 수집 · 이용하는 것에 대한 정보주체의 자발적인 승낙의 의사표시로서(서명날인, 구두, 홈페이지 동의 등) 동의 여부를 명확하게 확인할 수 있어야 한다.

⑤ 개인정보 수집 · 이용의 동의 받을 때에는 수집 · 이용 목적, 수집 항목, 보유 · 이용 기간, 동의 거부 권리 및 동의 거부 시 불이익 내용에 대한 의무 고지사항을 이행하여야 한다.

해설

② 개인정보의 "수집"이란 정보주체로부터 직접 이름, 주소, 전화번호 등의 개인정보를 제공받는 것뿐만 아니라 제3자로부터 정보주체에 관한 모든 형태의 개인정보를 취득하는 것을 말한다. 다만, 인터넷 등에 공개된 자료의 경우 이에 해당하지 않는다.

23 다음은 개인정보 수집 · 이용에 대한 설명으로 옳은 것은?

① 인터넷 홈페이지 등 공개된 매체, 장소 등에 정보주체가 자신의 개인정보를 수집 · 이용해도 된다는 명시적인 동의의사를 표시하지 않으면, 홈페이지의 성격, 게시물 내용 등에 비추어 사회통념상 동의의사가 있었다고 인정되더라도 해당 정보주체의 개인정보는 동의를 받아야 수집 · 이용 가능하다.

② 원칙적으로 정보주체가 만 14세 미만의 아동인 경우에는 법정대리인의 동의를 받아 개인정보를 수집하여야 한다. 또한, 진료 목적일 경우에는도 법정대리인의 동의를 받아야 수집 · 이용 가능하다.

③ 환자에게 진료와 직접적인 관련이 있는 내용의 SMS를 보내는 것은 환자의 동의가 없어

도 보낼 수 있으나 예방접종 예약을 안내하는 경우 정보주체에게 동의를 받아야 한다.

④ 의료기관이 예방접종 예약 안내를 위해 정보주체에게 '접종일자에 대해 안내받기 위한 정보활용에 동의함'이라는 문구만을 추가하는 것으로 가능하여 별도의 동의를 받을 필요가 없다.

⑤ 의료기관이 홍보나 홈페이지 관리 등을 위해 개인정보를 수집하는 경우에는 정보주체의 동의를 받을 필요가 없다.

해설

① 인터넷 홈페이지 등 공개된 매체, 장소 등에 정보주체가 자신의 개인정보를 수집 · 이용해도 된다는 명시적인 동의 의사를 표시하거나, 홈페이지의 성격, 게시물 내용 등에 비추어 사회통념상 동의의사가 있었다고 인정되면, 해당 정보주체의 개인정보는 동의 없이 수집 · 이용 가능하다.
② 원칙적으로 정보주체가 만 14세 미만의 아동인 경우에는 법정대리인의 동의를 받아 개인정보를 수집하여야 한다. 다만, 진료 목적일 경우에는 법정대리인의 동의없이 해당아동으로부터 직접 수집할 수 있다.
④ 의료기관이 예방접종 예약 안내를 위해 정보주체에게 '접종일자에 대해 안내받기 위한 정보활용에 동의함'이라는 문구만을 추가하는 것으로는 불가능하고 별도의 동의를 받아야한다.
⑤ 의료기관이 홍보나 홈페이지 관리 등을 위해 개인정보를 수집하는 경우에는 반드시 정보주체의 동의가 필요하다.
※ 의료기관이 진료목적의 범위에는 예약내용의 안내, 간염 1차 접종을 받은 사람에게 2차 접종을 안내하는 것과 같이 동일 진료와 연결된 예방접종 사항에 대한 안내, 검사결과 통보 등은 별도의 동의없이 가능하다.

24 다음 중 개인정보 수집 · 이용이 가능한 경우가 아닌 것은?

① 정보주체의 동의를 받은 경우
② 법률의 특별한 규정, 법령상 의무 준수를 위해 불가피한 경우
③ 공공기관이 법령 등에서 정한 소관업무를 위해 불가피한 경우
④ 정보주체와의 계약 체결 · 이행에 불가피한 경우
⑤ 정보주체의 일반적인 이익을 위해 필요한 모든 경우

해설

⑤ 명백히 정보주체 등의 급박한 생명, 신체, 재산의 이익을 위해 필요한 경우
※개인정보처리자의 정당한 이익 달성을 위해 필요한 경우로서, 명백하게 정보주체의 권리보다 우선하는 경우

25 다음 중 의료기관이 개인정보를 수집 · 이용하기 전에 확인할 것이 아닌 것은?

① 법률에 특별한 규정이 있거나 법령상 의무 준수를 위해 불가피한 경우인지
② 정보주체(환자, 의료인, 직원 등)의 동의를 받은 경우인지
③ 정보주체와의 계약의 체결 및 이행을 위하여 불가피하게 필요한 경우인지
④ 환자 등 정보주체 또는 그 법정대리인이 의사표시를 할 수 없는 상태에 있거나 주소불명 등으로 사전 동의를 받을 수 없는 경우로서 명백히 정보주체 또는 제3자의 급박한 생명, 신체, 재산의 이익을 위하여 필요하다고 인정되는 경우인지

⑤ 의료기관의 이익을 달성하기 위하여 필요한 경우로서 정보주체의 권리보다 의료기관의 이익이 우선하는 경우인지

해설

⑤ 의료기관의 정당한 이익을 달성하기 위하여 필요한 경우로서 명백하게 정보주체의 권리보다 우선하는 경우인지
※ 의료기관 근로자인 의료인 또는 직원의 징계, 각종 소청 또는 소송의 제기 및 진행 등을 위하여 증빙자료를 조사하고 확보하는 경우
※ 이 경우 의료기관의 정당한 이익과 상당한 관련이 있고 합리적인 범위를 초과하지 아니하는 경우에 한함 의료기관이 홍보 등의 목적으로 개인정보를 수집 · 이용할 경우 최소한의 범위에서 개인정보를 수집 · 이용해야 하며 이에 대해 동의를 받아야 함

26 다음은 개인정보 이용 범위 확대에 대한 설명이다. 틀린 것은?

① 개인정보처리자는 당초 수집목적과 합리적 관련성이 있더라도 정보주체의 동의 절차를 반드시 거쳐야 한다.
② 개인정보처리자는 개인정보를 수집한 정황 또는 처리 관행에 비추어 볼 때 개인정보의 추가적인 이용 또는 제공에 대한 예측 가능성이 있는지 여부를 합리적으로 고려하여야 한다.
③ 개인정보처리자는 정보주체의 이익을 부당하게 침해하는지 여부를 합리적으로 고려하여야 한다.
④ 개인정보처리자는 가명처리 또는 암호화 등 안전성 확보에 필요한 조치 수행 여부를 합리적으로 고려하여야 한다.
⑤ 개인정보처리자는 당초 수집목적과 합리적 관련성 판단의 고려사항에 대한 판단 기준을 개인정보 처리방침에 미리 공개하고, 개인정보 보호책임자가 해당 기준에 따라 개인정보의 추가적인 이용 또는 제공을 하고 있는지 여부를 점검해야 한다.

해설

① 개인정보처리자는 당초 수집목적과 합리적 관련성 판단을 고려하여 정보주체의 동의 없이 이용할 수 있다.
※ 개인정보처리자는 당초 수집목적과 관련성이 있는지 여부를 합리적으로 고려하여야 한다.

27 다음은 개인정보 최소 수집 원칙에 대한 설명이 아닌 것은?

① 목적에 필요 최소한의 개인정보를 수집하여야 한다.
② 최소한의 개인정보 수집 입증 책임은 개인정보 처리자가 부담한다.
③ 필요 최소한의 정보 외의 개인정보 수집에는 동의 거부 가능을 구체적으로 알리고 수집한다.
④ 최소한의 개인정보 이외의 개인정보 수집에 동의하지 않는다는 이유로 재화, 서비스 등의 제공 거부는 금지된다.

⑤ 수집목적과 관련성이 있는지 여부를 합리적으로 고려하여야 한다.

해설

※ 개인정보 이용 범위 확대에 대한 설명

28 다음 중 개인정보 수집 제한에 대한 설명이 맞는 것은?

① 필요 최소한의 개인정보를 수집할 때에는 최대한으로 수집하여야 한다.

② 필요 최소한의 개인정보의 수집이라는 입증책임은 제3의 의료기관이 부담한다.

③ 필요한 최소한의 개인정보 외의 수집에 동의하지 아니한다는 이유로 환자 등 정보주체에게 서비스 제공을 거부해서는 아니 된다.

④ 의료기관이 예방접종 예약 안내를 위해 정보주체에게 '접종일자에 대해 안내받기 위한 정보활용에 동의함'이라는 문구만을 추가하는 것으로 가능하여 별도의 동의를 받을 필요가 없다.

⑤ 의료기관이 홍보나 홈페이지 관리 등을 위해 개인정보를 수집하는 경우에는 정보주체의 동의를 받을 필요가 없다.

해설

① 개인정보를 수집할 때에는 최소한으로 수집하여야 한다.
② 필요 최소한의 개인정보의 수집이라는 입증책임은 해당 개인정보를 수집한 의료기관이 부담한다.
※ 개인정보 수집 · 이용에 대한 설명 – ④ 의료기관이 예방접종 예약 안내를 위해 정보주체에게 '접종일자에 대해 안내받기 위한 정보활용에 동의함'이라는 문구만을 추가하는 것으로는 불가능하고 별도의 동의를 받아야 한다. ⑤ 의료기관이 홍보나 홈페이지 관리 등을 위해 개인정보를 수집하는 경우에는 반드시 정보주체의 동의가 필요하다.

29 다음은 정보주체 이외로부터 수집한 개인정보의 수집 출처 등 고지에 대한 설명이다. 틀린 것은?

① 정보주체 이외로부터 수집한 개인정보를 처리할때, 정보주체의 요구가 있으면 즉시(3일 이내) 개인정보 처리 목적, 개인정보 처리 목적, 개인정보처리 정지를 요구할 권리가 있다는 사실을 알려야 한다.

② 일정 기준 이상의 개인정보처리자는 제3자로부터 개인정보를 제공받은 경우 정보주체에게 수집 출처, 처리목적, 처리정지요구가 가능함을 고지하여야 한다.

③ 정보주체에게 알릴 수 있는 개인정보(연락처 등)가 없어도 개인정보 수집 출처 등을 고지하여야 하나, 범죄수사, 공소 제기 · 유지, 형 · 감호 집행, 교정 · 보호 · 보안관찰처분, 출입국 관리사항 등의 개인정보, 다른 사람의 생명 · 신체를 해할 우려 또는 재산 · 이익의 부당한 침해 우려 시에는 적용 예외 가능하다.

④ 환자 등 정보주체의 요구를 거부하는 경우에는 정당한 사유가 없는 한 그 요구가 있은 날로부터 3일 이내에 그 거부의 사유를 정보주체에게 알려야 한다.

⑤ 정보주체 이외로부터 수집한 개인정보의 수집 출처 등 고지하였다는 사실, 알린 시기, 알린 방법을 개인정보 파기할 때까지 보관 관리하여야 한다.

해설

③ 정보주체에게 알릴 수 있는 개인정보(연락처 등)가 없다면 적용 제외 가능하다. 범죄수사, 공소 제기 · 유지, 형 · 감호 집행, 교정 · 보호 · 보안관찰처분, 출입국 관리사항 등의 개인정보, 다른 사람의 생명 · 신체를 해할 우려 또는 재산 · 이익의 부당한 침해 우려 시에는 적용 예외 가능하다.
⑥ 정보주체 이외로부터 수집한 개인정보를 처리할때, 정보주체의 요구가 있으면 개인정보 수집 출처를 알려야 한다.
⑦ 정보주체 이외로부터 수집한 개인정보를 처리할때, 정보주체의 요구가 있으면 개인정보 처리 목적를 알려야한다.
⑧ 정보주체 이외로부터 수집한 개인정보를 처리할때, 정보주체의 요구가 있으면 개인정보처리 정지를 요구할 권리가 있다는 사실을 알려야 한다.

30 다음은 개인정보 동의를 받는 방법에 대한 설명이다. 틀린 것은?

① 개인정보 동의를 받을 때에는 각각의 동의사항을 구분하여 정보주체가 이를 명확하게 인지할 수 있도록 알려야 한다.

② 개인정보 동의를 서면으로 받을 때에는 대통령령으로 정한 중요한 내용을 명확하고 알기 쉽게 표기해야 한다.

③ 개인정보 동의를 받을 때에는 동의 없이 처리할 수 있는 개인정보와 동의가 필요한 개인정보를 구분하지 않아도 된다.

④ 개인정보처리자는 개인정보의 처리에 대하여 정보주체의 동의를 받을 때에는 필수정보(정보주체와의 계약 체결 등을 위하여 정보주체의 동의 없이 처리할 수 있는 개인정보)와 선택정보(정보주체의 동의가 필요한 개인정보)를 구분하여야 한다.

⑤ 선택정보가 아니라 필수정보(동의 없이 처리할 수 있는 개인정보)라는 입증책임은 개인정보처리자가 부담한다.

해설

③ 개인정보 동의를 받을 때에는 동의 없이 처리할 수 있는 개인정보와 동의가 필요한 개인정보를 구분하여야 한다.

31 다음은 개인정보 동의를 받는 방법에 대한 설명이다. 틀린 것은?

① 홍보 또는 판매가 목적일 경우 정보주체가 이를 명확하게 인지할 수 있도록 알리고 동의 받아야 한다.

② 개인정보처리자는 정보주체에게 재화나 서비스를 홍보하거나 판매를 권유하기 위하여 개인정보의 처리에 대한 동의를 받으려는 때에는 정보주체가 이를 명확하게 인지할 수 있도록 알리고 동의를 받아야 한다.

③ 위탁자가 재화 또는 서비스를 홍보하거나 판매를 권유하는 업무를 위탁하는 경우에는 위탁하는 업무의 내용과 수탁자를 정보주체에게 알려야 하나, 위탁하는 업무의 내용이나 수탁자가 변경된 경우에는 정보주체에게 알리지 않아도 된다.

④ 선택적으로 동의할 수 있는 사항을 동의하지 않는다는 이유로 재화 또는 서비스의 제공을 거부해서는 안된다.

⑤ 만 14세 미만 아동의 개인정보를 처리하려면 법정대리인의 동의를 받아야 한다.

해설

③ 위탁자가 재화 또는 서비스를 홍보하거나 판매를 권유하는 업무를 위탁하는 경우에는 대통령령으로 정하는 방법에 따라 위탁하는 업무의 내용과 수탁자를 정보주체에게 알려야 하고, 위탁하는 업무의 내용이나 수탁자가 변경된 경우에도 정보주체에게 알려야 한다.

32 다음은 개인정보 동의를 받는 방법에 대한 설명이다. 틀린 것은?

① 만 14세 미만 아동의 법정대리인의 동의를 받기 위하여 필요한 최소한의 정보도 법정대리인의 동의 없이 해당 아동으로부터 직접 수집할 수 없다.

② 정보주체(법정대리인 포함)의 동의를 받을 때에는 각각의 동의사항을 구분하여 정보주체가 이를 명확하게 인지할 수 있도록 알리고 동의를 받아야 한다.

③ 정보주체의 동의없이 처리할 수 있는 개인정보와 정보주체의 동의가 필요한 개인정보를 구분하여야 한다.

④ 동의 없이 처리 가능한 개인정보라는 입증책임은 개인정보처리자에게 있음

⑤ 병원에서 환자의 개인정보 수집 · 이용 동의는 최초 방문 시에만 받으면 되고, 이후 이용 목적이 추가되거나 제3자 제공 등 처리 목적 등이 변경될 경우에는 정보주체의 별도의 동의를 받아야 한다.

해설

① 만 14세 미만 아동의 법정대리인의 동의를 받기 위하여 필요한 최소한의 정보는 법정대리인의 동의 없이 해당 아동으로부터 직접 수집할 수 있다.

33 다음은 개인정보 동의를 받는 방법에 대한 설명으로 옳은 것은?

① 의료기관이 「개인정보 보호법」 법률 규정, 법령상 의무 준수 및 정보주체와의 계약의 체결 및 이행에 따라 수집하는 개인정보는 정보주체의 동의 없이 수집 · 이용할 수 있다.

② 병원소식, 건강정보, 백신접종 홍보 등 정보주체의 직접적인 진료와 관계없는 내용을 문자, 우편 등으로 보내고자 한다면 개인정보의 수집 · 이용 동의 없이 보내도 된다.

③ 정보주체 이외로부터 수집한 개인정보를 처리할때, 정보주체의 요구가 있으면 개인정보 수집 출처를 알려야 한다.

④ 정보주체 이외로부터 수집한 개인정보를 처리할때, 정보주체의 요구가 있으면 개인정보 처리 목적를 알려야한다.

⑤ 정보주체 이외로부터 수집한 개인정보를 처리할때, 정보주체의 요구가 있으면 개인정보처리 정지를 요구할 권리가 있다는 사실을 알려야 한다.

해설

① 의료기관이 「개인정보 보호법」 제15조제1항제2호(법률 규정, 법령상 의무 준수) 및 제4호(정보주체와의 계약의 체결 및 이행)에 따라 수집하는 개인정보는 정보주체의 동의 없이 수집 · 이용할수 있다. 즉, 「의료법」에서 진료목적으로 개인정보를 처리하는 경우 동의 없이 가능하다.
② 병원소식, 건강정보, 백신접종 홍보 등 정보주체의 직접적인 진료와 관계없는 내용을 문자, 우편 등으로 보내고자 한다면 수집 · 이용의 동의를 받아야 한다.
※ 정보주체 이외로부터 수집한 개인정보의 수집 출처 등 고지에 대한 설명
③ 정보주체 이외로부터 수집한 개인정보를 처리할때, 정보주체의 요구가 있으면 개인정보 수집 출처를 알려야 한다.
④ 정보주체 이외로부터 수집한 개인정보를 처리할때, 정보주체의 요구가 있으면 개인정보 처리 목적를 알려야한다.
⑤ 정보주체 이외로부터 수집한 개인정보를 처리할때, 정보주체의 요구가 있으면 개인정보처리 정지를 요구할 권리가 있다는 사실을 알려야 한다.

34 다음은 개인정보 동의시 동의서에 명확히 표시해야 하는 항목이 아닌 것은?

① 재화나 서비스의 홍보 및 판매 권유, 기타 이와 관련되지 않은 목적이라도 개인정보를 이용하여 정보주체에게 연락할 수 있다는 사실

② 민감정보

③ 고유식별정보

④ 개인정보의 보유 및 이용 기간

⑤ 개인정보 제공받는 자 및 제공받는 자의 이용 목적

해설

① 재화나 서비스의 홍보 및 판매 권유, 기타 이와 관련된 목적으로 개인정보를 이용하여 정보주체에게 연락할 수 있다는 사실

35 다음 중 정보주체의 동의없이 처리할 수 있는 개인정보와 정보주체의 동의가 필요한 개인정보를 구분해야 하는 항목이 아닌 것은?

① 개인정보의 수집 · 이용

② 개인정보의 제3자 제공

③ 민감정보의 처리

④ 고유식별정보의 경우

⑤ 개인정보 동의 철회

해설

⑤ 정보주체는 언제든지 동의의 철회를 할 수 있다.

36 다음은 개인정보 동의의 철회에 대한 설명으로 옳은 것은?

① 정보주체가 가지는 정보에 대한 자신의 결정권은 정보 수집뿐 아니라 모든 단계에서 인정되어야 하는 권리이므로, 정보주체는 언제든지 동의의 철회를 할 수 있어야 한다.

② 정보통신서비스 이용자는 제공자에게 요건과 절차에 일치하는 경우 동의 철회가 가능하여야 한다.

③ 정보통신서비스 이용자가 동의를 철회한 경우 30일이내 수집된 개인정보를 복구 · 재생할 수 없도록 파기하도록 규정하여야 한다.

④ 선택적으로 동의할 수 있는 사항을 동의하지 않는다는 이유로 재화 또는 서비스의 제공을 거부해서는 안된다.

⑤ 만 14세 미만 아동의 개인정보를 처리하려면 법정대리인의 동의를 받아야 한다.

해설

① 철회 자유의 원칙
② 정보통신서비스 이용자는 제공자에게 언제든지 동의 철회 가능하여야 한다.
③ 정보통신서비스 이용자가 동의를 철회한 경우 정보통신서비스 제공자 등은 지체 없이 수집된 개인정보를 복구 · 재생할 수 없도록 파기하도록 규정하여야 한다.
☞ 개인정보 동의를 받는 방법에 대한 설명 – ④ 선택적으로 동의할 수 있는 사항을 동의하지 않는다는 이유로 재화 또는 서비스의 제공을 거부해서는 안된다. ⑤ 만 14세 미만 아동의 개인정보를 처리하려면 법정대리인의 동의를 받아야 한다.

37 다음은 개인정보 제3자 제공에 대한 설명이다. 틀린 것은?

① 개인정보의 "제공"이란 개인정보의 저장 매체나 개인정보가 담긴 출력물 · 책자 등을 물리적으로 이전하거나 네트워크를 통한 개인정보의 전송, 개인정보에 대한 제3자의 접근권한 부여, 개인정보처리자와 제3자의 개인정보 공유 등 개인정보의 이전 또는 공동이용 상태를 초래하는 모든 행위를 말한다.

② 개인정보의 제공에는 개인정보를 저장한 매체나 수기문서를 전달하는 경우뿐만 아니라, DB 시스템에 대한 접속권한을 허용하여 열람 · 복사가 가능하게 하여 개인정보를 공유하는 경우 등도 포함된다.

③ 개인정보를 제공받는 "제3자"란 정보주체와 개인정보처리자를 제외한 모든 자를 의미하며, 정보주체의 대리인과 수탁자(법 제26조 제2항에 따른)는 제3자에 해당된다.

④ 개인정보처리자(기관 · 단체 · 법인 등) 내에서 개인정보의 지배 · 관리권 이전 없이 스스로의 목적으로 쓰는 것(예: 같은 개인정보처리자 내의 다른 부서가 이용)은 제3자에게 개인정보가 이전되는 것이 아니므로 개인정보의 제공이 아니다.

⑤ '업무위탁'의 경우에는 개인정보처리자의 업무를 처리할 목적으로 개인정보가 제3자(수탁자)에게 이전되지만, '제공'은 제공받는 자의 업무를 처리할 목적 및 이익을 위해서 개

인정보가 이전된다는 점이 차이점이 있고, 업무위탁의 경우 위탁자로부터 업무를 위탁 받은 '수탁자'는 제3자에 해당하지 않으므로 개인정보의 제공이 아니다.

해설

③ 개인정보를 제공받는 "제3자"란 정보주체와 개인정보처리자를 제외한 모든 자를 의미하며, 정보주체의 대리인과 수탁자(법 제26조 제2항에 따른)는 제3자에서 제외된다.(법 제26조 제2항, 표준지침 제7조 제2항)
④ 개인정보의 이용
⑤ 업무위탁: 제26조에서 별도의 규정을 두고 있으며, 제공과 관련한 규정은 적용되지 않음.
※ 영업의 양도 · 합병은 개인정보의 처리 형태가 변하는 것이 아니라 그 관리주체만 변한다는 점에서 '제공'과는 차이가 있다.→ 영업의 양도 · 합병: 법 제27조에서 별도의 규정을 두고 있으며, 제공과 관련한 규정은 적용되지 않음)
☞ 개인정보의 이전이 있는 것으로 보이는 경우 먼저 그 목적, 형태, 당사자간의 관계 등에 비추어 그것이 개인정보처리자의 내부적인 이용, 제3자 제공, 업무위탁, 영업양도 · 합병 중에서 어느 개념에 해당하는지 판단하여야 해당 사안에 적용되는 규정을 확정할 수 있음

38 다음은 개인정보 제3자 제공이 가능한 경우가 아닌 것은?

① 정보주체의 동의를 받은 경우
② 개인정보를 수집한 목적 범위에서 개인정보를 제공하는 경우
③ 법률에 제3자 제공에 관한 특별한 규정이 있는 경우
④ 법령상 의무를 준수하기 위하여 제3자 제공이 필요한 경우
⑤ 공공기관이 법령 등에서 정하는 소관업무 수행을 위해 불가피하여 개인정보를 수집한 경우로서 그 수집목적 범위 외에서 개인정보를 제공하는 경우

해설

⑤ 공공기관이 법령 등에서 정하는 소관업무 수행을 위해 불가피하여 개인정보를 수집한 경우로서 그 수집 목적 범위 내에서 개인정보를 제공하는 경우
⑥ 급박한 생명 · 신체 · 재산상 이익을 위하여 필요한 경우
☞ ① 여기에서 말하는 동의는 정보주체로부터 미리 받아 둔 동의를 말하며, 기존에 받은 동의의 범위를 넘어서 제3자 제공을 하는 경우에는 '개인정보의 목적 외 제공'에 해당하여 법 제18조에 따라 규율됨. ③ '법률의 특별한 규정이 있는 경우'란 법률에서 개인정보의 활용에 대하여 구체적으로 요구하거나 허용하고 있는 경우를 말함. ④ 법령에서 개인정보처리자에게 일정한 의무를 부과하고 있는 경우로서 해당 개인정보처리자가 그 의무 이행을 위해서 개인정보를 불가피하게 수집 · 이용할 수밖에 없는 경우를 말하며, 이 경우에는 '법률'에 제한되지 않고 시행령, 시행규칙에 따른 의무도 포함됨. ⑤ '불가피한 경우'란 개인정보를 제공하지 아니하고는 법령 등에서 해당 공공기관에 부여하고 있는 권한의 행사나 의무의 이행이 불가능하거나 다른 방법을 사용하여 소관 업무를 수행하는 것이 현저히 곤란한 경우를 의미하므로, 공공기관이 민원업무를 쉽게 해결하기 위하여 민원인의 개인정보를 피민원인이나 피민원기관에 제공하는 것은 불가피한 필요가 있는 경우라고 보기 어려움. ⑥ 급박한 생명 · 신체 · 재산상 이익을 위하여 필요한 경우의 예시 • 동사무소나 경찰관서가 시급히 수술 등의 의료조치가 필요한 교통사고 환자의 연락처를 의료기관에 알려주는 행위)
☞ 의학 · 치과의학 · 한방의학또는 간호학을 전공하는 학생이 진료 과정을 참관하고자 하는 경우는 지도교수 또는 의료인의 지도 · 감독을 받아 법령이 인정하는 의료행위는 환자의 동의를 받지 않고도 참관 및 의료행위를 할 수 있다.

39 다음은 개인정보 제3자 제공에 관한 동의를 받을 때의 의무 고지사항이 아닌 것은?

① 개인정보를 제공받는 자의 성명(법인 또는 단체의 명칭)
② 제공받는 자의 개인정보 목적 외 이용 사항
③ 제공하는 개인정보의 항목
④ 제공받는 자의 개인정보 보유 및 이용 기간
⑤ 동의 거부권이 존재하다는 사실 및 동의 거부에 따른 불이익

해설

② 제공받는 자의 개인정보 이용 목적

40 다음 중 개인정보의 목적 외 '이용'의 경우가 아닌 것은?

① 공무원들에게 업무용으로 발급한 이메일 계정 주소로 사전 동의절차 없이 교육 등 마케팅 홍보자료를 발송한 경우
② 조세 담당 공무원이 자신과 채권 · 채무 관계로 소송 중인 사람에 관한 납세정보를 조회하여 소송에 이용한 경우
③ 상품 배송 및 홍보를 목적으로 수집한 개인정보를 사전에 동의받지 않은 자사의 별도 상품 · 서비스의 홍보에 이용한 경우
④ 고객 만족도 조사, 판촉행사, 경품행사에 응모하기 위하여 입력한 개인정보를 사전에 동의받지 않고 자사의 할인판매 행사 안내용 광고물 발송에 이용한 경우
⑤ A/S 센터에서 고객 불만 및 불편 사항을 처리하기 위해 수집한 개인정보를 자사의 신상품 광고에 이용한 경우

해설

③ 상품배송을 목적으로 수집한 개인정보를 사전에 동의받지 않은 자사의 별도 상품 · 서비스의 홍보에 이용한 경우
☞ 개인정보의 목적 외 '제공'의 경우
- 주민센터 복지카드 담당 공무원이 복지카드 신청자의 개인정보(홍보 마케팅 등으로 개인정보제공을 동의하지 않은 경우)를 정보주체의 동의 없이 사설학습지 회사에 제공
- 홈쇼핑 회사가 주문 상품을 배달하기 위해 수집한 고객정보를 정보주체의 동의 없이 계열 콘도미니엄사에 제공하여 콘도미니엄 판매용 홍보자료 발송에 활용
- 공개된 개인정보의 성격과 공개 취지 등에 비추어 그 공개된 목적을 넘어 DB 마케팅을 위하여 수집한 후 이용하는 행위

41 다음 중 개인정보의 목적 외 이용 · 제공이 가능한 경우가 아닌 것은?

① 정보주체로부터 별도의 동의를 받은 경우
② 다른 법률에 특별한 규정이 있는 경우

③ 급박한 생명 · 신체 · 재산상 이익을 위하여 필요한 경우
④ 개인정보를 목적 외의 용도로 이용하거나 이를 제3자에게 제공하지 아니하면 다른 법률에서 정하는 소관 업무를 수행할 수 없는 경우로서 보호위원회의 심의 · 의결을 거친 경우
⑤ 본인의 재판업무 수행을 위하여 필요한 경우

해설

① 정보주체로부터 별도의 동의를 받은 경우
② 다른 법률에 특별한 규정이 있는 경우
③ 급박한 생명 · 신체 · 재산상 이익을 위하여 필요한 경우
④ 개인정보를 목적 외의 용도로 이용하거나 이를 제3자에게 제공하지 아니하면 다른 법률에서 정하는 소관 업무를 수행할 수 없는 경우로서 보호위원회의 심의 · 의결을 거친 경우
⑤ 조약, 그 밖의 국제협정의 이행을 위하여 외국정부 또는 국제기구에 제공하기 위하여 필요한 경우
⑥ 범죄 수사와 공소의 제기 및 유지를 위하여 필요한 경우
⑦ 법원의 재판업무 수행을 위하여 필요한 경우
⑧ 형 및 감호, 보호처분의 집행을 위하여 필요한 경우

☞ 공공의료기관에 한하여, 위의 4~8의 사유(④ 개인정보를 목적 외의 용도로 이용하거 이를 제3자에게 제공하지 아니하면 다른 법률에서 정하는 소관 업무를 수행할 수 없는 경우로서 보호위원회의 심의 · 의결을 거친 경우 ⑤ 조약, 그 밖의 국제협정의 이행을 위하여 외국정부 또는 국제기구에 제공하기 위하여 필요한 경우 ⑥ 범죄 수사와 공소의 제기 및 유지를 위하여 필요한 경우 ⑦ 법원의 재판업무 수행을 위하여 필요한 경우 ⑧ 형 및 감호, 보호처분의 집행을 위하여 필요한 경우) 가운데 어느 하나에 해당하는 경우 환자의 동의 없이 환자의 인적 사항을 제공 가능함(「개인정보 보호법」 제18조제2항제2호)

※ 민감정보, 고유식별정보, 주민등록번호는 제15조(개인정보의 수집 · 이용), 제17조(개인정보의 제공), 제18조(개인정보의 목적 외 이용 · 제공 제한) 해당 없음!

※ 민감 정보 : 사상, 신념, 정당 가입 및 탈퇴, 유전 정보 등 일반적인 개인정보보다 민감하게 작용하는 정보

※ 고유식별정보 : 여권번호

42 다음 중 개인정보의 목적 외 '이용'의 경우 고지사항이 아닌 것은?

① 개인정보를 제공받는 자의 성명(법인 또는 단체인 경우에는 그 명칭)
② 제공받는 자의 이용목적
③ 제공하는 개인정보의 항목
④ 제공하는 자의 개인정보 보유 및 이용 기간
⑤ 동의 거부권이 있다는 사실 및 동의 거부에 따른 불이익에 관한 사항

해설

④ 제공받는 자의 개인정보 보유 및 이용 기간

43 다음 중 개인정보의 목적 외 이용/제3자 제공 여부 판단사항이 아닌 것은?

① 목적의 정당성
② 수단의 적정성

③ 피해의 최소성
④ 법익의 균형성
⑤ 법익의 정당성

해설

① 목적의 정당성: 구체적으로 어떠한 목적을 위하여 개인정보가 필요한지 검토
② 수단의 적정성: 해당 개인정보를 목적 외로 이용하거나 제3자에게 제공할 경우 공익 목적을 달성할 수 있는지 여부 검토
③ 피해의 최소성: 목적달성을 위하여 필요한 최소한의 정보인 지검토
④ 법익의 균형성: 목적 외 이용 또는 제공에 따른 이익과 정보주체 또는 제3자가 받을 수 있는 예상 피해를 비교하여 전자가 우월하다고 판단할 수 있는지 검토
☞ 요청자의 적격 여부 확인
- 요청기관(또는 목적 외 이용자)이 개별법에 자료요청(이용) 근거가 구체적으로 명시된 경우 제공(또는 목적 외 이용) 가능
- 요청기관(또는 목적 외 이용자)이 개별법에 자료 요청(이용) 근거가 없는 경우, 정보주체의 동의가 있었는지 여부 등 예외적 허용 사유 해당 여부 확인

44 다음은 개인정보의 수탁자 선정 시 고려하여야 할 사항이 아닌 것은?

① 수탁자의 인력
② 수탁자의 물적 시설
③ 수탁자의 재정 부담 능력
④ 수탁자의 기술 보유의 정도
⑤ 수탁자의 책임 및 자체감사 역량

해설

⑤ 수탁자의 책임능력 등 수탁자의 개인정보 처리 및 보호 역량
※ 수탁자 선정 시의 고려사항(표준지침 제16조)

45 다음 중 개인정보의 업무위탁자의 책임과 의무가 아닌 것은?

① 업무위탁으로 인하여 개인정보가 분실 · 도난 · 유출 · 변조 또는 훼손되지 아니하도록 수탁자를 교육하고, 수탁자를 감독하여야 한다.
② 수탁자가 법령 및 위 · 수탁 계약에 따라 준수하여야 할 사항의 준수 여부를 확인 · 점검하여야 한다.
③ 수탁자가 위탁받은 업무와 관련하여 개인정보를 처리하는 과정에서 보호법을 위반하여 발생한 손해배상책임에 대하여는 수탁자를 개인정보처리자의 소속 직원으로 본다.
④ 개인정보처리자는 수탁자가 발생시킨 손해에 대하여 민법상의 사용자책임(대위책임)을 부담한다.

⑤ 수탁자는 개인정보처리자로부터 위탁받은 해당 업무 범위를 초과하여 개인정보를 이용하거나 제3자에게 제공하여서는 아니 된다.

해설

⑤ 수탁자는 개인정보처리자로부터 위탁받은 해당 업무 범위를 초과하여 개인정보를 이용하거나 제3자에게 제공하여서는 아니 됨 – 업무수탁자의 책임과 의무
※ 만약 위탁자가 수탁자의 과실로 인하여 정보주체에게 손해배상을 한 때에는 수탁자에게 구상권을 행사할 수 있음.

46 다음 중 개인정보의 업무위탁자의 책임과 의무가 아닌 것은?

① 개인정보 처리업무위탁은 문서화하여야 한다.
② 위탁하는 업무내용, 수탁자를 인터넷 홈페이지 등에 공개하여야 한다.
③ 홍보나 판매 권유 업무위탁 시 업무 내용과 수탁자를 정보주체에게 통지하여야 한다.
④ 수탁자가 개인정보를 안전하게 관리할 수 있도록 감독하여야 하나, 수탁자 교육은 하지 않아도 된다.
⑤ 수탁자는 위탁받은 업무 범위를 초과한 개인정보 이용 및 제3자 제공은 금지된다.

해설

④ 수탁자가 개인정보를 안전하게 관리할 수 있도록 수탁자 교육 · 감독하여야 한다.

47 다음 중 개인정보의 업무위탁 시 개인정보 처리업무위탁 문서에 포함될 내용이 아닌 것은?

① 위탁업무 수행 목적 외 개인정보의 처리 금지
② 개인정보의 기술적 · 관리적 · 물리적 보호 조치
③ 위탁업무의 목적 및 범위
④ 재위탁 제한
⑤ 개인정보에 대한 접근 제한 등 안전성 확보 조치

해설

② 개인정보의 기술적 · 관리적 보호 조치
- 위탁업무와 관련하여 보유하고 있는 개인정보의 관리 현황 점검 등의 감독
- 수탁자가 준수하여야 할 의무를 위반한 경우의 손해배상 등의 책임

48 다음은 개인정보 제3자 제공과 위탁의 차이점에 대한 설명이다. 틀린 것은?

① 개인정보처리 위탁은 위탁자의 이익을 위하여 수탁업무 처리를 하고, 개인정보 제3자 제공은 제3자의 이익을 위하여 처리하는 이전 목적의 차이가 있다.

② 개인정보 제3자 제공자는 정보주체가 사전 예측 가능하고, 개인정보처리 위탁자는 정보주체가 사전 예측 곤란하다는 예측가능성의 차이가 있다.

③ 개인정보처리 위탁은 원칙으로 위탁사실 공개하고 예외로 위탁사실 고지하고, 개인정보 제3자 제공 원칙은 제공목적 등 고지 후 정보주체 동의 획득한다는 이전 방법의 차이가 있다.

④ 개인정보처리 위탁은 수탁자를 개인정보처리자의 소속 직원으로 본으로써 위탁자 책임(사용자 책임)으로 보고, 개인정보 제3자 제공은 제공받는자의 책임으로 본다는 관리 · 감독책임의 차이가 있다.

⑤ 개인정보처리 위탁은 손해발생 시 위탁자가 책임(사용자 책임)을 부담하고, 개인정보 제3자 제공은 제공받는자가 책임을 부담하여 손해배상 책임의 차이가 있다.

해설

② 개인정보처리 위탁자는 정보주체가 사전 예측 가능하고, 개인정보 제3자 제공자는 정보주체가 사전 예측 곤란하다는 예측가능성의 차이가 있다.

- 개인정보처리 위탁자는 위탁계약서 작성, 위탁 업무 내용 등을 홈페이지에 공개, 수탁자에 대한 개인정보 안전처리여부, 관리 · 감독(수탁자 교육, 지도점검 등)의 법적 조치를 하여야 하고, 개인정보 제3자 제공자는 정보주체의 동의 획득, 법률에 특별한 규정, 법령상 의무 준수 등, 목적외 제3자 제공 시 홈페이지에 공개(대장기록관리)의 법적 조치를 하여야 하는 법적 조치사항의 차이가 있다.
- 개인정보처리 위탁은 졸업앨범, 수학여행, 학생증 제작(카드 기능 미 연계) 등과 개인정보 제3자 제공은 은행에 학생 정보 제공, 수사 자료 제공 등의 사례의 차이가 있다.

49 다음은 영업양도 · 양수, 합병 등에 따른 개인정보의 통지에 대한 설명이다. 틀린 것은?

① 영업의 전부 또는 일부의 양도 · 합병 등으로 개인정보를 다른 사람에게 이전하는 개인정보처리자는 미리 해당 정보주체에게 그 사실을 통지해야 한다.

② 영업양도 · 합병 등으로 개인정보를 이전받는 자는 개인정보를 이전받았을 때에는 지체 없이 그 사실을 정보주체에게 통지해야 한다.

③ 개인정보를 이전하는 개인정보처리자가 정보주체에게 그 이전 사실을 이미 알린 경우에는 통지의무가 없다.

④ 영업양도 · 양수, 합병시 개인정보를 이전하려는 사실과 개인정보를 이전받는 자(영업양수자등)의 성명(법인의 명칭), 주소, 전화번호 및 그 밖의 연락처는 알려야 하나, 정보주체가 개인정보의 이전을 원하지 아니하는 경우 조치할 수 있는 방법 및 절차는 알리지 않아도 된다.

⑤ 영업양도자 등이 과실 없이 서면 등의 방법으로 정보주체에게 알릴 수 없는 경우에는 해당 사항을 인터넷 홈페이지에 30일 이상 게재하여야 한다.

해설

④ 영업양도 · 양수, 합병시 개인정보를 이전하려는 사실과 개인정보를 이전받는 자(영업양수자등)의 성명(법인의 명칭),주소, 전화번호 및 그 밖의 연락처는 알려야 하나, 정보주체가 개인정보의 이전을 원하지 아니하는 경우 조치할 수 있는 방법 및 절차는 알려야 한다.

- 통지 수단은 서면, 전자우편, 팩스, 전화, 문자전송 또는 이에 상당하는 방법을 이용한 개별적 통지 방법으로 하면 된다.
- 인터넷 홈페이지에 게재할 수 없는 정당한 사유가 있는 경우에는 사업장 등의 보기 쉬운 장소에 30일 이상 게시하는 방법, 일반 일간신문 · 일반 주간신문 및 인터넷신문에 싣는 방법중 하나 이상의 방법으로 정보주체에게 알려야 함
- 개인정보를 이전하기 전에 미리 통지하여야 함 → 실제 개인정보 DB가 이전되는 시점이 아닌 합병 등 계약체결 시점에 통지하여야 함, 영업양수자 등이 정보주체에게 개인정보의 이전사실 등을 통지할 때에는 개인정보를 이전받은 후 지체 없이 통지하여야 함

50 다음은 개인정보 국외 제공이 가능한 경우에 대한 설명이다. 틀린 것은?

① 개인정보 국외 제공시 원칙적으로 정보주체의 동의를 획득하여야 한다.

② 개인정보처리자는 동의 받은 범위를 초과하여 국외 제3자에게 제공하여서는 아니 된다.

③ 사전 동의를 받을 수 없는 경우로서 명백히 정보주체 또는 제3자의 급박한 생명, 신체, 재산의 이익을 위하여 필요하다고 인정되는 경우에는 정보주체 또는 제3자의 이익을 부당하게 침해할 우려가 있을 때를 제외하고는 동의 받은 범위를 초과하여 국외 제3자에게 제공할 수 있다.

④ 공공기관은 조약, 그 밖의 국제협정의 이행을 위하여 외국정부 또는 국제기구에 제공하기 위하여 필요한 경우에만 동의받은 범위를 초과하여 국외 제3자에게 제공할 수 있다.

⑤ 개인정보 국외 '이전'은 국외의 제3자에게 개인정보를 제공하는 것은 물론이고, 개인정보처리를 국외의 제3자에게 위탁하기 위해 국외로 전송하는 경우 등도 포함하므로 국외 '제공'보다 좁은 개념이다.

해설

⑤ 개인정보 국외 '이전"은 국외의 제3자에게 개인정보를 제공하는 것은 물론이고, 개인정보처리를 국외의 제3자에게 위탁하기 위해 국외로 전송하는 경우 등도 포함하므로 국외 '제공'보다 넓은 개념이다.

- 정보통신서비스 제공자 등이 국외 제3자 제공을 포함하여 개인정보를 국외로 이전하는 경우에는 동의를 받아야 하며, 보호조치를 하여야 한다.
- 정보통신서비스 제공자 등의 '처리위탁 · 보관'의 경우에는 동의 획득을 위한 의무 고지사항 모두를 개인정보 처리 방침을 통해 공개하거나 서면, 전자우편, 팩스, 전화, 문자전송 또는 이에 상당하는 방법에 따라 이용자에게 알렸다면, 개인정보 처리위탁 · 보관에 따른 동의 절차를 거치지 아니할 수 있다.

51 다음 중 정보통신서비스 제공자 등의 개인정보 국외 이전 시 이용자 동의 획득을 위한 의무 고지사항이 아닌 것은?

① 이전되는 개인정보 항목

② 개인정보가 이전되는 국가, 이전일시 및 이전방법

③ 개인정보를 이전받는 자의 성명(법인인 경우에는 그 명칭 및 정보관리책임자의 연락처)

④ 개인정보를 이전받는 자의 개인정보 이용목적 및 보유 · 이용 기간

⑤ 개인정보 보호를 위한 안전성 확보 조치

해설

정보통신서비스 제공자등의 개인정보 국외이전시 의무 보호조치(시행령 제48조의10)
① 개인정보 보호를 위한 안전성 확보 조치(제48조의1 제1항에 따름)
② 개인정보 침해에 대한 고충처리 및 분쟁해결에 관한 조치
③ 그 밖에 이용자의 개인정보 보호를 위하여 필요한 조치
☞ 위 의무 보호조치 사항은 개인정보를 이전받는 자와 미리 협의하고 계약내용 등에도 반영하여야 함.

52 다음은 개인정보의 파기에 대한 설명이다. 틀린 것은?

① 파기란 개인정보를 복원이 불가능한 방법으로 영구 삭제, 파쇄 또는 소각하는 등 복구 또는 재생되지 않도록 하는 일체의 행위를 말한다.

② 개인정보의 "파기"란 보유기간의 경과, 개인정보의 처리목적 달성 등 그 개인정보가 불필요하게 되었을 때 지체 없이 그 개인정보를 복원이 불가능한 방법으로 영구 삭제, 파쇄 또는 소각하여 복구 또는 재생되지 아니하도록 조치하는 것을 말한다.

③ 다른 법령에 따라 개인정보를 계속 보존하여야 하는 경우에는 해당 법령에 따른 기간 동안 보존하여야 하며, 해당 개인정보를 별도의 데이터베이스(DB)로 옮기거나 보관장소를 달리하여 보존하여야 한다.

④ 개인정보 처리목적 달성, 해당 서비스 폐지, 사업 종료 등 정당한 사유가 없는 한 필요 없게 된 날로부터 근무일 기준 3일 이내 개인정보를 파기하여야 한다.

⑤ 개인정보의 보존 필요성이 있는지는 객관적으로 판단하여야 하며 자의적으로 해석해서는 안 된다.

해설

④ 개인정보 처리목적 달성, 해당 서비스 폐지, 사업 종료 등 정당한 사유가 없는 한 필요 없게 된 날로부터 근무일 기준 5일 이내 개인정보를 파기하여야 한다.

53 다음은 개인정보의 파기에 대한 설명이다. 틀린 것은?

① 전자기적으로 기록된 개인정보는 사회 통념상 현재의 기술 수준에서 적절한 비용이 소요되는 '복원이 불가능한 방법'을 적용하야야 한다.

② 전자기적으로 기록된 개인정보는 전용 소자장비로 삭제 또는 덮어쓰기 등 복원이 불가능한 기술적 방법으로 삭제하거나 매체를 파괴하여 복구할 수 없도록 하여야 한다.

③ 기록물, 인쇄물, 서면 등 기록매체는 물리적으로 파쇄하거나 소각하여야 한다.

④ 보유기간이 경과한 일부 개인정보가 전자적 파일인 경우 파기 대상 개인정보 삭제 후 해당 정보가 복구 및 재생되지 않도록 관리감독하고, 기록물 등은 해당 부분을 마스킹, 천공 등으로 삭제하여야 한다.

⑤ 개인정보보호책임자는 개인정보 파기 사항을 기록 관리하고 개인정보처리자 책임하에 파기하고 그 결과를 확인하여야 한다.

해설

⑤ 개인정보처리자는 개인정보 파기 사항을 기록 관리하고 개인정보보호책임자 책임하에 파기하고 그 결과를 확인하여야 한다.

54 다음은 개인정보의 파기에 대한 설명이다. 틀린 것은?

① 보유기간의 경과, 처리목적 달성 등 개인정보가 불필요하게 되었을 때 지체없이(5일 이내) 파기하여야 한다.

② 개인정보 파기할 때에는 복구 · 재생되지 않도록 조치하여야 한다.

③ 다른 법령에 따라 보존하여야 하는 경우 다른 개인정보와 분리하여 저장 · 관리하여야 한다.

④ 정당한 사유가 없는 한 개인정보의 처리가 불필요한 것으로 인정되는 날로부터 지체없이(5일 이내) 파기하여야 한다. 다만, 의료기관 폐업 또는 휴업의 경우 진료기록은 직접 보관하여야 한다.

⑤ 의료기관은 보존기간이 경과하거나 수집 · 목적을 달성한 진료기록 등 의료정보에 대해서는 지체 없이 파기하는 것이 바람직하다.

해설

④ 정당한 사유가 없는 한 개인정보의 처리가 불필요한 것으로 인정되는 날로부터 지체없이(5일 이내) 파기하여야 한다. 다만, 의료기관 폐업 또는 휴업의 경우 진료기록은 관할 보건소장에게 넘겨야 한다.

55 다음은 개인정보의 파기에 대한 설명이다. 틀린 것은?

① 민간 의료기관 개설자가 폐업 또는 휴업 신고를 할 때에는 기록 · 보존하고 있는 진료기록부, 조산기록부, 간호기록부, 그 밖의 진료에 관한 기록을 관할 보건소장에게 넘겨야 한다.

② 민간 의료기관 개설자가 폐업 또는 휴업 신고를 할 때에는 직접 보관할 수 있는 방법은 없다.

③ 공공 의료기관이 폐업한 경우 그 사무를 승계하는 기관이 없을 때에는 폐업하는 의료

기관의 장은 지체없이 그 기관의 기록물을 소관 영구기록물 관리기관으로 이관하여야 한다.

④ 정보주체가 의료기관의 인터넷 홈페이지 회원에서 탈퇴하는 경우에는 더 이상 해당 정보주체의 개인정보를 보유할 이유가 없으므로 의료기관은 탈퇴한 날부터 지체없이 파기하여야 한다.

⑤ 보유기간 경과 또는 목적달성 시 지체 없이 파기하는 것이 원칙이지만, 의료기관관련 개별 법령에서 보존기간을 별도로 정하고 있는 경우에는 해당 법령에서 정하는 기간 동안 보존하여야 한다.

해설

① 민간 의료기관 개설자가 폐업 또는 휴업 신고를 할 때에는 기록 · 보존하고 있는 진료기록부, 조산기록부, 간호기록부, 그 밖의 진료에 관한 기록을 관할 보건소장에게 넘겨야 한다. 다만, 진료기록부 등의 보관계획서를 제출하여 관할 보건소장의 허가를 받은 경우에는 직접 보관할 수 있다.

56 다음 중 개인정보의 파기 사유에 해당하는 것은?

① 법률에 따라 열람이 금지되거나 제한되는 경우

② 개인정보의 처리목적이 달성된 경우

③ 다른 사람의 생명 · 신체를 해할 우려가 있거나 다른 사람의 재산과 그 밖의 이익을 부당하게 침해할 우려가 있는 경우

④ 공공기관이 조세의 부과 · 징수 또는 환급에 관한 업무를 수행할 때 중대한 지장을 초래하는 경우

⑤ 공공기관이 「초 · 중등교육법」 및 「고등교육법」에 따른 각급 학교, 「평생교육법」에 따른 평생교육 시설, 그 밖의 다른 법률에 따라 설치된 고등교육기관에서의 성적 평가 또는 입학자 선발에 관한 업무를 수행할 때 중대한 지장을 초래하는 경우

해설

① 개인정보의 보유기간이 경과된 경우
② 개인정보의 처리목적이 달성된 경우
③ 해당 의료 서비스가 폐지된 경우
④ 의료기관이 폐업된 경우

57 다음 중 개인정보의 파기 사유에 해당하는 것은?

① 공공기관이 학력 · 기능 및 채용에 관한 시험, 자격 심사에 관한 업무를 수행할 때 중대한 지장을 초래하는 경우

② 의료기관이 폐업된 경우

③ 공공기관이 보상금 · 급부금 산정 등에 대하여 진행 중인 평가 또는 판단에 관한 업무를 수행할 때 중대한 지장을 초래하는 경우
④ 공공기관이 다른 법률에 따라 진행 중인 감사 및 조사에 관한 업무를 수행할 때 중대한 지장을 초래하는 경우
⑤ 개인정보처리자는 개인정보 열람을 연기한 후 그 사유가 소멸하였을 경우

해설

① 개인정보의 보유기간이 경과된 경우
② 개인정보의 처리목적이 달성된 경우
③ 해당 의료 서비스가 폐지된 경우
④ 의료기관이 폐업된 경우

58 다음은 영상정보처리기기의 개념에 대한 설명이다. 틀린 것은?

① 영상정보처리기기는 일정한 공간에 지속적으로 설치되어 있어야 한다.
② 영상정보처리기기는 사람 또는 사물의 영상 등을 촬영하는 것이어야 한다.
③「개인정보 보호법」에 따른 영상정보처리기기의 '촬영'에서 "사물"이란「개인정보 보호법」의 입법 취지를 고려할 때, 그 보호 대상이 되는 사람과 일정한 관계가 있는 사물로 한정하여야 한다.
④ 폐쇄회로 텔레비전(CCTV)과 같이 촬영 화면을 폐쇄망을 통해 전송하여 모니터링만 하는 경우는 영상정보처리기기에 포함되나, 네트워크카메라 등과 같이 인터넷망 등을 이용해 영상을 열람하는 경우는 영상정보처리기기에 포함되지 않는다.
⑤ 사람 · 사물을 촬영할 수 있는 영상정보처리기기는 매우 다양하지만, 영상정보처리기기를 모두 규율대상으로 하여 그 사용을 모두 엄격하게 규제할 경우 사회생활이나 경제활동에 제약을 가져올 수 있어 현실적 요구를 반영하여「개인정보보호법」은 그 규율대상이 되는 영상정보처리기기를 최소화하기 위하여 영상정보처리기기의 종류는 대통령령으로 정하는 기기로 제한하고 있다.

해설

④ 폐쇄회로 텔레비전(CCTV)과 같이 촬영 화면을 폐쇄망을 통해 전송하여 모니터링하는 경우 또는 네트워크카메라 등과 같이 인터넷망 등을 이용해 영상을 전송하고 열람하는 경우가 모두 포함됨

- 천문대에 설치된 망원경은 비록 일정한 공간에 지속 설치되어 우주 공간(사물)을 촬영하고 있지만, 그 촬영 대상이 사람과 일정한 생활 관계에 놓여 있다고 보기 어려우므로「개인정보 보호법」에 따른 영상정보처리기기에 포함되지 않는다.
- 「개인정보 보호법」에 따른 영상정보처리기기의 '촬영'은 순수하게 영상만을 촬영하는 것으로 한정된다. 따라서 음성 · 음향을 녹음하는 것은 포함되지 않는다.
- 영상정보처리기기는 촬영된 영상정보를 유 · 무선망을 통하여 전송하는 장치여야 한다.

59 다음은 영상정보처리기기의 개념 중 일정한 공간에 지속적으로 설치되어 있을 것에 대한 설명이다. 틀린 것은?

① 영상정보처리기기는 건물 실내, 도로, 공원 등 일정한 공간에 기반하여 설치되어 일정한 공간이나 구역을 촬영하여야 한다. 즉, 고정된 장소 이외에 이동성이 있는 공간이라 하더라도 그 촬영기기의 설치 위치와 촬영 범위가 일정하게 한정되어 있다면 영상정보처리기기에 해당한다.

② 버스, 택시 등 영업용 차량 내부에 설치된 CCTV는 차량 내부라는 일정한 공간에 설치되어 일정한 승객 탑승공간을 촬영하고 있으므로「개인정보보호법」에 따른 영상정보처리기기에 해당한다.

③ '차량 블랙박스'와 같이 차량 내부에 설치되어 있으면서도 차량 주행에 따라 외부를 촬영하는 기기의 경우 촬영 대상 · 범위가 수시로 변동되어도「개인정보보호법」에 따른 영상정보처리기기에 해당된다.

④ 영상정보처리기기는 어느 정도 고정적 · 항구적으로 운영할 목적으로 설치되어야 한다.

⑤ 개인이 휴대하고 있는 캠코더, 디지털카메라 등으로 촬영 공간과 촬영 대상 범위를 바꾸어 가면서 영상을 촬영하는 것은「개인정보보호법」에 따른 영상정보처리기기의 범주에 포함되지 않는다.

해설

③ '차량 블랙박스'와 같이 차량 내부에 설치되어 있으면서도 차량 주행에 따라 외부를 촬영하는 기기의 경우에는 촬영 대상 · 범위가 수시로 변동되므로「개인정보보호법」에 따른 영상정보처리기기에 해당되지 않는다.

60 다음은 영상정보처리기기의 개념 중 일정한 공간에 지속적으로 설치되어 있을 것에 대한 설명이다. 틀린 것은?

① 개인용 영상정보처리기기를 일정한 공간에 설치해 영상을 촬영하고, 그것이 고정적 · 항구적으로 운영할 목적이 아닌 경우에도「개인정보보호법」에 따른 영상정보처리기기에 해당한다.

②「개인정보보호법」에 따른 영상정보처리기기가 아닌 장치를 통하여 개인을 촬영하는 행위는 원칙적으로 영상정보처리기기에 대한 규제를 적용하지 않지만,「개인정보보호법」의 개인정보처리에 관한 조항이나 다른 법이 적용될 수 있다.

③ 업무를 목적으로 개인정보파일을 운용하기 위해 개인정보처리자가 개인(들)에 대한 영상을 촬영하는 경우에는「개인정보보호법」에 따른 개인정보 수집 · 이용 규정 등을 적용할 수 있다.

④ 성적 욕망 또는 수치심을 유발할 수 있는 타인의 신체를 그 의사에 반하여 촬영하는 행

위 등은「성폭력범죄의 처벌 등에 관한 특례법」(제4조)에 따라 처벌될 수 있다.

⑤ 버스, 택시 등 영업용 차량 내부에 설치된 CCTV는 차량 내부라는 일정한 공간에 설치되어 일정한 승객 탑승공간을 촬영하고 있으므로「개인정보보호법」에 따른 영상정보처리기기에 해당한다.

해설

① 개인용 영상정보처리기기를 일정한 공간에 설치해 두고 영상을 촬영한다고 하더라도, 그것이 고정적 · 항구적으로 운영할 목적이 아닌 이상은 역시「개인정보보호법」에 따른 영상정보처리기기가 아니다.

61 다음은 영상정보처리기기를 설치 · 운영에 대한 설명이다. 틀린 것은?

① 누구든지 공개된 장소에서 영상정보처리기기를 설치 · 운영하는 것은 원칙적으로 금지된다.

② 개인의 사생활을 현저하게 침해할 우려가 있는 장소 내부에서의 영상정보처리기기의 설치 · 운영은 금지된다.

③ 불특정 다수가 이용하는 목욕실, 화장실, 발한실(發汗室), 탈의실 등 "개인의 사생활을 현저히 침해할 우려가 있는 장소"의 내부를 볼 수 있도록 영상정보처리기기를 설치 · 운영하는 것은 금지된다.

④「개인정보 보호법」은 특정인에 한하여 출입, 접근 또는 통행이 허용되는 사무실 또는 출입통제 구역 등과 같은 '비공개장소' 또는 단독주택 등과 같은 '사적 장소'에서 영상정보정보처리기기를 설치 · 운영하는 경우에 준수하여야 하는 사항에 대하여 특별한 규정을 두고 있지 않다.

⑤ 단독주택의 현관이나 대문 등 "사적 장소"에 영상정보처리기기를 설치 · 운영하는 경우에는「개인정보보호법」의 적용을 받는다. 사적 장소에 영상정보처리기기가 설치 · 운영되고 있고, 영상정보처리기기를 설치 · 운영하는 '영상정보처리기기운영자'도 업무를 목적으로 영상정보를 수집하는 '개인정보처리자'로 볼 수 있기 때문이다.

해설

⑤ 단독주택의 현관이나 대문 등 "사적 장소"에 영상정보처리기기를 설치 · 운영하는 경우에는「개인정보보호법」의 적용을 받지 않는다. 사적 장소에 영상정보처리기기가 설치 · 운영되고 있고, 영상정보처리기기를 설치 · 운영하는 '영상정보처리기기운영자'도 업무를 목적으로 영상정보를 수집하는 '개인정보처리자'로 볼 수 없기 때문이다. 다만, 이러한 경우에도 단독주택 · 연립주택 등의 대문, 현관을 통하여 방문하는 사람만을 촬영하고, 주택 외부 등 공개된 장소가 촬영되지 않도록 CCTV의 촬영 각도를 최대한 주택의 내부 쪽으로 고정하여 타인의 사생활을 침해하거나 불필요한 개인영상정보가 수집되지 않도록 해야 한다.

공개된 장소에 설치된 영상정보처리기기마다 안내판을 설치하는 것이 원칙이나, 건물 안에 다수의 영상정보처리기기를 운영하는 경우 출입구 등 정보주체가 출입하면서 잘 볼 수 있는 곳에 시설 또는 장소 전체가 영상정보처리기기 설치 지역임을 표시하는 안내판(설치 목적 및 장소 , 촬영 범위 및 시간, 관리책임자 성명 및 연락처 등 표기)을 설치할 수 있다.

62 다음 중 영상정보처리기기를 설치 · 운영이 가능한 경우가 아닌 것은?

① 법령에서 구체적으로 허용하고 있는 경우
② 범죄의 예방 및 수사를 위하여 필요한 경우
③ 발한실 내부 화재 예방을 위하여 필요한 경우
④ 교통단속을 위하여 필요한 경우
⑤ 교통정보의 수집 · 분석 및 제공을 위하여 필요한 경우

해설

③ 시설안전 및 화재 예방을 위하여 필요한 경우
※ 목욕실, 화장실, 발한실(發汗室), 탈의실 등의 내부를 볼 수 있도록 영상정보처리기기 설치 · 운영 금지
※ 교도소, 정신보건 시설 등 법령에 근거하여 사람을 구금 또는 보호하는 시설에는 적용 제외
※ 설치 목적과 다른 목적으로 영상정보처리기기 임의조작, 다른 곳을 비추는 행위, 녹음기능 사용 금지
※ 영상정보처리기기를 설치 · 운영하는 자는 정보주체가 쉽게 인식할 있도록 안내판 설치 및 개인정보가 분실 · 도난 · 유출 · 위조 · 변조 · 훼손되지 않도록 안전성 확보 조치

63 다음은 영상정보처리기기 설치 · 운영의 예외적 허용에 대한 설명이다. 틀린 것은?

① "개인의 사생활을 현저히 침해할 우려가 있는 장소"는 내부에서의 영상정보처리기기의 예외적 설치 · 운영이 허용된다.
② "개인의 사생활을 현저히 침해할 우려가 있는 장소"인 교도소, 구치소 및 그 지소 등 교정시설, 정신의료기관, 정신요양시설, 정신재활시설은 영상정보처리기기의 예외적 설치 · 운영이 허용된다.
③ 공익적 목적의 실현을 위한 경우라도 "개인의 사생활을 현저히 침해할 우려가 있는 장소"의 내부를 볼 수 있도록 하는 것은 개인의 사생활을 현저히 침해할 우려가 있어 허용되지 아니한다.
④ 법령에서 구체적으로 허용하고 있는 경우 영상정보처리기기 설치 · 운영의 예외적 허용이 가능하다.
⑤ 법령에서 장소의 특수성을 고려하여 영상정보처리기기의 설치를 의무화하고 있거나 설치를 허용하고 있는 경우 해당 법령에 근거하여 영상정보처리기기를 설치 · 운영할 수 있다.

해설

③ 개인의 사생활을 현저히 침해할 우려가 있는 장소이지만, 공익적 목적의 실현을 위하여 "개인의 사생활을 현저히 침해할 우려가 있는 장소"의 내부를 볼 수 있도록 영상정보처리기기의 설치 · 운영이 예외적으로 허용된다. 즉, 수용자 또는 정신질환자의 자살 · 자해 · 도주 · 폭행 · 손괴, 그 밖에 수용자 또는 정신질환자의 생명 · 신체를 해하거나 시설의 안전 또는 질서를 해하는 행위를 방지하는 등 공익적 목적을 실현하기 위하여 영상정보처리기기의 설치 · 운영이 예외적으로 허용된다.

64 다음은 영상정보처리기기 설치 · 운영의 예외적 허용에 대한 설명이다. 틀린 것은?

① 범죄의 예방 및 수사를 위하여 필요한 경우라도 영상정보처리기기의 예외적 설치 · 운영이 허용되지 아니한다.

② 누구든지 공개된 장소에 범죄를 예방하기 위하여 필요한 경우에 영상정보처리기기를 설치 · 운영할 수 있다. 여기서 "범죄"에는 형법상의 범죄는 물론 개별법이나 단속법에 따라 형벌이 부과되는 범죄도 포함한다.

③ 광고물 무단부착, 쓰레기 무단투기, 노상 방뇨 불안감 조성, 음주소란 인공구조물 등의 관리소홀, 공무원 원조 불응 등 10만 원 이하의 벌금, 구류 또는 과료의 형으로 처벌하는 경범죄를 예방 · 수사하기 위하여 영상정보처리기기를 설치 · 운영할 수 있다.

④ 범죄를 예방하기 위하여 은행, 백화점이나 편의점, 회사의 창고 등에 CCTV를 설치 · 운영하는 것은 허용된다. 그렇지만, 행정의 실효성을 확보하기 위한 수단으로서 행정형벌을 제외한 과태료, 과징금, 시정명령, 직접강제, 즉시강제, 면허취소 등의 행정처분이 부과되는 행위는 '범죄'에 해당하지 않는다.

⑤ 범죄의 예방 및 수사를 위하여 필요한 경우 영상정보처리기기의 예외적 설치 · 운영 시 범죄의 혐의 유무를 명백히하여 공소의 제기와 유지 여부를 결정하기 위한 "수사"에는 수사 권한이 없는 사람도 할 수 있는 "조사"는 물론, 범죄첩보 및 진정 · 탄원과 범죄에 관한 언론 · 출판물 · 인터넷 등으로부터의 정보, 익명의 신고 또는 풍문 중에서 출처 · 사회적 영향 등을 고려하여 그 진상을 확인할 가치가 있는 사안을 대상으로 수사 이전에 이루어지는 "내사"는 포함되지 않는다.

해설

범죄의 예방 및 수사를 위하여 필요한 경우 영상정보처리기기의 예외적 설치 · 운영이 허용된다.

65 다음은 영상정보처리기기 설치 · 운영의 예외적 허용에 대한 설명이다. 틀린 것은?

① 범죄의 예방을 위하여서는 공개된 장소에 공공기관은 물론 법인, 단체, 개인도 영상정보처리 기기의 설치 · 운영이 허용된다. 그렇지만 수사를 목적으로 영상정보처리기기를 설치 · 운영하는 것은 경찰, 검찰 또는 특별사법경찰관리 등의 수사기관만이 설치 · 운영의 주체가 된다.

② 시설 안전 및 화재 예방을 위하여 필요한 경우 영상정보처리기기의 예외적 설치 · 운영이 허용된다.

③ 각종 자연재해, 시설 노후화, 인위적 훼손 · 난동, 방화, 낙서 등으로부터 공공시설, 문화재, 사유 재산 등을 보호하기 위하여 필요한 경우 영상정보처리기기의 설치 · 운영이 허용된다.

④ 국가 또는 지방자치단체는 공공시설, 행정재산, 공용재산, 기업용재산, 보존용재산 및 일반재산의 안전을 확보하기 위해서는 영상정보 처리기기를 설치 · 운영할 수 없으나, 국가 또는 지방자치단체는 공공시설, 행정재산, 공용재산, 기업용재산, 보존용재산 및 일반재산의 화재를 예방하기 위하여 필요한 경우에는 영상정보 처리기기를 설치 · 운영할 수 있다.

⑤ 교통단속을 위하여 필요한 경우 영상정보처리기기의 예외적 설치 · 운영이 허용된다.

해설

④ 국가 또는 지방자치단체는 공공시설, 행정재산, 공용재산, 기업용재산, 보존용재산 및 일반재산의 안전을 확보하고, 화재를 예방하기 위하여 필요한 경우에는 영상정보 처리기기를 설치 · 운영할 수 있다.

66 다음은 영상정보처리기기 설치 · 운영의 예외적 허용에 대한 설명이다. 틀린 것은?

① 도로를 이용하는 각종 차량 및 사람들의 「도로교통법」 등 '교통법규' 위반을 단속 · 예방하기 위하여 필요한 경우 영상정보처리기기를 설치 · 운영할 수 있다. 이 경우 영상정보처리기기는 교통단속의 권한이 있는 기관인 지방자치단체 또는 경찰청이 설치하고 운영하여야 한다.

② 주 · 정차 위반, 신호위반, 제한속도 위반, 버스전용차로 위반, 도로의 횡단 등 「도로교통법」 등 "교통단속을 위하여 필요한 경우"에는 교통 관련 법규 위반행위의 단속 및 예방 등에 해당되어 영상정보처리기기의 예외적 설치 · 운영이 허용된다.

③ 교통정보의 수집 · 분석 및 제공을 위하여 필요한 경우 영상정보처리기기의 예외적 설치 운영이 허용된다.

④ 고속도로, 간선도로 등에서의 교통사고, 경로검색, 노선별 교통량, 혼잡구간, 정체구간 또는 도착지 교통 현황 등에 관한 교통정보를 실시간으로 제공하거나 교통정보를 분석하여 이용자의 요청에 따라 특정 요일과 시간, 도로 등 다양한 요청 조건에 따른 교통정보를 제공하기 위하여 필요한 경우 권한과 관계없이 영상정보처리기기를 설치 · 운영할 수 있다.

⑤ 수용자 또는 정신질환자의 자살 · 자해 · 도주 · 폭행 · 손괴, 그 밖에 수용자 또는 정신질환자의 생명 · 신체를 해하거나 시설의 안전 또는 질서를 해하는 행위를 방지하는 등 공익적 목적을 실현하기 위하여 영상정보처리기기의 설치 · 운영이 예외적으로 허용된다.

해설

④ 고속도로, 간선도로 등에서의 교통사고, 경로검색, 노선별 교통량, 혼잡구간, 정체구간 또는 도착지 교통 현황 등에 관한 교통정보를 실시간으로 제공하거나 교통정보를 분석하여 이용자의 요청에 따라 특정 요일과 시간, 도로 등 다양한 요청 조건에 따른 교통정보를 제공하기 위하여 필요한 경우 영상정보처리기기를 설치 · 운영할 수 있다. 다만, 교통정보를 제공하기 위하여 영상정보처리기기를 설치 · 운영할 수 있는 자는 '한국도로공사, 경찰청, 지방자치단체'로 한정된다.

☞ 개인의 사생활을 현저히 침해할 우려가 있는 장소의 내부를 볼 수 있도록 영상정보처리기기를 설치 · 운영하려는 자는 관계 전문가 또는 해당 시설에 종사하는 사람, 해당 시설에 구금되어 있는 '수용자', 보호받고 있는 사람 또는 그 사람의 보호자 등 이해관계인의 의견을 수렴하여야 함

67 다음은 영상정보처리기기의 설치 · 운영에 대한 설명이다. 틀린 것은?

① 안내판에 기재하여야 할 사항은 설치 목적 및 장소, 촬영 범위 및 시간, 관리책임자의 성명(직책) 및 연락처, (영상정보처리기기 설치 · 운영 사무를 위탁하는 경우) 수탁자의 명칭 및 연락처를 기재하여야 한다.

② 영상정보처리기기를 설치 · 운영하는 "영상정보처리기기운영자"는 정보주체가 쉽게 알아볼 수 있도록 안내판을 설치하여야 한다.

③ 영상정보처리기기를 설치 · 운영하는 "영상정보처리기기운영자"는 「군사기지 및 군사시설 보호법」 제2조 제2호에 따른 군사시설, 「통합방위법」 제2조 제13호에 따른 국가중요시설7), 「보안업무규정」 제32조에 따라 국가정보원장이 지정하는 국가보안시설에 대하여는 안내판 설치 의무가 면제된다.

④ 안내판에 CCTV 그림을 표시하여 정보주체가 쉽게 알아볼 수 있도록 하는 것이 바람직하다.

⑤ 영상정보처리기기 운영자는 개인영상정보를 수집목적 이외로 이용하거나 제3자에게 제공할 수 있다.

해설

⑤ 영상정보처리기기 운영자는 개인영상정보를 수집목적 이외로 이용하거나 제3자에게 제공하는 경우에는 '수집목적 외 이용 · 제3자 제공 요건' 가운데 어느 하나에 해당하는 경우에만 개인영상정보를 수집목적 외의 용도로 이용하거나 제3자에게 제공할 수 있다.

68 다음은 영상정보처리기기의 설치 · 운영에 대한 설명이다. 틀린 것은?

① 안내판은 촬영범위 내에서 정보주체가 알아보기 쉬운 장소에 설치하며 안내판의 크기나 위치는 자율적으로 정하되, 정보주체가 쉽게 인식할 수 있도록 다음의 사항을 주의하면서 설치하여야 한다. 영상정보처리기기 운영자가 서로 다른 경우에는 같은 장소 또는 건물이라고 하더라도 영상정보처리기기 운영자마다 안내판을 각각 설치하여야 한다.

② 공공기관의 장이 기관 내 또는 기관 간에 영상정보처리기기의 효율적 관리 및 정보 연계

등을 위해 용도별 · 지역별 영상정보처리기기를 물리적 · 관리적으로 통합하여 설치 · 운영하는 경우에는 설치목적 등 통합관리에 관한 내용을 정보주체가 쉽게 알아볼 수 있도록 안내판에 기재하여야 한다.

③ 영상정보처리기기 운영자는 영상정보처리기기의 설치 목적과 다른 목적으로 영상정보처리기기를 임의로 조작하거나 다른 곳을 비춰서는 아니 되나, 녹음기능은 사용할 수 있다.

④ 영상정보처리기기 운영자는 개인영상정보가 분실 · 도난 · 유출 · 위조 · 변조 또는 훼손되지 아니하도록 내부 관리계획 수립, 접속기록 보관 등 안전성 확보에 필요한 기술적 · 관리적 및 물리적 조치를 하여야 한다.

⑤ 영상정보처리기기 운영자는 영상정보처리기기 운영 · 관리 방침의 필수 사항이 포함된 '영상정보처리기기 운영 · 관리 방침'을 마련하여야 한다. '영상정보처리기기 운영 · 관리 방침'을 마련한 경우에는 '개인정보 처리 방침'을 정하지 아니하거나 영상정보처리기기 설치 · 운영에 관한 사항을 '개인정보 처리방침'에 포함하여 정할 수 있다.

해설

③ 영상정보처리기기 운영자는 영상정보처리기기의 설치 목적과 다른 목적으로 영상정보처리기기를 임의로 조작하거나 다른 곳을 비춰서는 아니 되며, 녹음기능은 사용할 수 없다.

- 영상정보처리기기 운영자는 개인영상정보 관리책임자의 업무를 수행하는 개인영상정보 관리책임자를 지정하여야 한다. 개인영상정보 관리책임자는 개인정보 보호책임자의 지정요건을 준용하여 지정한다. 다만, 개인정보 보호책임자가 지정되어 있는 경우에는 그 개인정보 보호책임자가 개인영상정보 관리책임자의 업무를 수행할 수 있다.

☞ 영상정보처리기기 운영 · 관리 방침의 필수 사항

1. 영상정보처리기기의 설치 근거 및 설치 목적
2. 영상정보처리기기의 설치 대수, 설치 위치 및 촬영 범위
3. 관리책임자, 담당 부서 및 영상정보에 대한 접근 권한이 있는 사람
4. 영상정보의 촬영시간, 보관기간, 보관장소 및 처리방법
5. 영상정보처리기기 운영자의 영상정보 확인 방법 및 장소
6. 정보주체의 영상정보 열람 등 요구에 대한 조치
7. 영상정보 보호를 위한 기술적 · 관리적 및 물리적 조치
8. 그 밖에 영상정보처리기기의 설치 · 운영 및 관리에 필요한 사항

☞ 개인영상정보 관리책임자의 업무

1. 개인영상정보 보호 계획의 수립 및 시행
2. 개인영상정보 처리 실태 및 관행의 정기적인 조사 및 개선
3. 개인영상정보 처리와 관련한 불만의 처리 및 피해구제
4. 개인영상정보 유출 및 오용 · 남용 방지를 위한 내부통제시스템의 구축
5. 개인영상정보 보호 교육 계획 수립 및 시행
6. 개인영상정보 파일의 보호 및 파기에 대한 관리 · 감독
7. 그 밖에 개인영상정보의 보호를 위하여 필요한 업무

69 다음은 영상정보처리기기 운영자에 대한 설명이다. 틀린 것은?

① 영상정보처리기기 운영자는 개인영상정보를 수집목적 이외로 이용하거나 제3자에게

제공하는 경우에는 '수집목적 외 이용 · 제3자 제공 요건' 가운데 어느 하나에 해당하는 경우에만 개인영상 정보를 수집목적 외의 용도로 이용하거나 제3자에게 제공할 수 있다.

② 영상정보처리기기 운영자는 설치한 영상정보처리기기를 통하여 수집한 개인영상정보를 '영상정보처리기기 운영 · 관리방침'에서 명확하게 제시하고 있는 보관기간 동안만 보관하여야 한다.

③ 영상정보처리기기 운영자는 개인영상정보의 보관기간이 만료한 때에는 지체없이 파기하여야 한다. 다만, 다른 법령에 특별한 규정이 있는 경우에는 그 보관기간 동안 보관한 후, 그 보관기간이 끝나면 즉시 파기하여야 한다.

④ 영상정보처리기기 운영자는 개인영상정보를 수집목적 이외로 이용하거나 제3자에게 제공하는 경우에는 개인영상정보 관리대장의 작성 및 관리하여야 한다.

⑤ 영상정보처리기기 운영자는 영상정보처리기기의 설치 · 운영에 관한 사무를 제3자에게 위탁할 수 없다.

해설

⑤ 영상정보처리기기 운영자는 영상정보처리기기의 설치 · 운영에 관한 사무를 제3자에게 위탁할 수 있다. 영상정보처리기기의 설치 · 운영에 관한 사무를 위탁하는 경우에는 위탁하는 사무의 목적 및 범위, 재위탁 제한에 관한 사항, 영상정보에 대한 접근 제한 등 안전성 확보 조치에 관한 사항, 영상정보의 관리 현황 점검에 관한 사항, 위탁받는 자가 준수하여야 할 의무를 위반한 경우의 손해배상 등 책임에 관한 사항이 포함된 문서로 하여야 한다.

- 영상정보처리기기 운영자는 개인영상정보를 파기할 때에는 개인영상정보 파기 시 기록 · 관리 사항을 반드시 기록하고 관리하여야 한다.
- 영상정보처리기기 운영자는 정보주체가 개인영상정보에 대한 열람 등 요구 또는 열람 후 파기 요구를 한 경우에는 그에 대한 조치사항과 내용을 기록 · 관리하여야 한다.
- 영상정보처리기기 운영자는 영상정보처리기기 설치 · 운영 사무를 위탁한 경우 인터넷 홈페이지에 위탁하는 사무의 내용과 수탁자를 지속적으로 게재하여야 함. 다만, 인터넷 홈페이지에 게재할 수 없는 경우에는 다음의 어느 하나 이상의 방법으로 위탁하는 사무의 내용과 수탁자를 공개하여야 한다.

70 다음은 고유식별정보에 대한 설명이다. 틀린 것은?

① 고유식별정보는 원칙적으로 처리할 수 없으나, 별도로 정보주체의 동의를 받은 경우와 개별 법령에서 처리를 요구하거나 허용하고 있는 경우에는 처리할 수 있다.

② "고유식별정보"란 법령에 의해서 개인을 고유하게 구별하기 위하여 부여된 식별정보로 주민등록번호, 여권번호, 운전면허번호, 외국인등록번호를 말하며, 이들 정보가 민간 분야에서 DB매칭키 등으로 남용되어 개인 프라이버시 침해가능성이 높은 정보라는 점을 고려한 것이다.

③ 고유식별정보는 개인에게 부여된 것이어야 하므로 기업, 학교 등이 소속 구성원에게 부여하는 사번, 학번 등은 고유식별정보가 될 수 없으나, 법인이나 사업자에게 부여되는 법인등록번호, 사업자등록번호 등도 고유식별정보가 될 수 있다.

④ 주민등록번호는 원칙적으로 처리가 금지되고, 법률 등에 근거한 예외적인 경우에만 처리가 허용된다.

⑤ 주민등록번호는 시장 · 군수 또는 구청장이 주민에게 개인별로 부여한 고유 등록번호로 생년월일, 성별 등을 표시할 수 있는 13자리의 숫자로 구성된 고유등록번호이고 원칙적으로 처리가 금지되고, 예외적으로 허용하는 경우에도 주민등록번호 보호를 다른 고유식별정보 보다 더욱 강화함으로써 관행적 동의 절차에 따른 오 · 남용과 유출시 2차 피해 등을 근본적으로 예방하고자 한다.

해설

③ 고유식별정보는 개인에게 부여된 것이어야 하므로 기업, 학교 등이 소속 구성원에게 부여하는 사번, 학번 등은 고유식별정보가 될 수 없고, 법인이나 사업자에게 부여되는 법인등록번호, 사업자등록번호 등도 고유식별정보가 될 수 없다.

71 다음은 고유식별정보에 대한 설명이다. 틀린 것은?

① 주민등록번호는 정보주체의 동의를 받은 경우 처리 가능하다.

② 주민등록번호는 법률 · 대통령령 · 국회규칙 · 대법원규칙 · 헌법재판소규칙 · 중앙선거관리위원회규칙 및 감사원규칙에서 구체적으로 주민등록번호의 처리를 요구하거나 허용한 경우, 정보주체 또는 제3자의 급박한 생명, 신체, 재산의 이익을 위하여 명백히 필요하다고 인정되는 경우 중 어느 하나에 해당하는 경우에만 주민등록번호 처리 가능하다.

③ 인터넷으로 회원 가입 시 주민등록번호를 사용하지 않는 가입 방법을 제공하여야 한다.

④ 인터넷 · 전화등을 통한 진료예약 시 건강보험 가입여부, 건강검진 대상 여부 확인이 꼭 필요한 경우에는 국민건강보험법과 같이 주민등록번호 처리를 구체적으로 요구 · 허용하고 있는 경우에 한하여 주민등록번호를 처리할 수 있다.

⑤ 단순예약(시간약속)을 위한 주민등록번호의 수집 · 이용은 원칙적으로 허용되지 않는다.

해설

① 주민등록번호는 정보주체의 동의를 받아도 처리 불가하다.

72 다음은 고유식별정보 처리 제한에 대한 설명이다. 틀린 것은?

① 고유식별정보란 주민등록번호, 여권번호, 운전면허번호, 외국인등록번호를 말한다.

② 공공기관이 업무수행을 위하여 처리하는 경우에도 고유식별정보로 보아야만 한다.

③ 개인정보를 목적 외의 용도로 이용하거나 이를 제3자에게 제공하지 아니하면 다른 법

률에서 정하는 소관 업무를 수행할 수 없는 경우로서 위원회의 심의 · 의결을 거친 경우 고유식별정보로 보지 아니한다.

④ 조약, 그 밖의 국제 협정의 이행을 위하여 외국정부 또는 국제기구에 제공하기 위하여 필요한 경우 고유식별정보로 보지 아니한다.

⑤ 범죄의 수사와 공소의 제기 및 유지를 위하여 필요한 경우 고유식별정보로 보지 아니한다.

해설

② 공공기관이 업무수행을 위하여 처리하는 경우에는 고유식별정보로 보지 아니할 수 있다.

73 다음은 고유식별정보 처리 제한에 대한 설명이다. 틀린 것은?

① 법원의 재판업무 수행을 위하여 필요한 경우 고유식별정보로 보지 아니한다.

② 형(刑) 및 감호, 보호처분의 집행을 위하여 필요한 경우 고유식별정보로 보지 아니한다.

③ 고유식별정보는 원칙적으로 처리할 수 없으나, 정보주체의 동의를 받은 경우와 법령에서 구체적으로 고유식별정보를 열거하고 그 처리를 요구하거나 허용하고 있는 경우는 가능하다.

④ 정보주체의 별도의 동의를 받는 경우에 개인정보처리자는 개인정보의 수집 · 이용 목적, 수집하려는 개인정보의 항목, 개인정보의 보유 및 이용 기간, 동의를 거부할 권리가 있다는 사실 및 동의 거부에 따른 불이익이 있는 경우에는 그 불이익의 내용을 정보주체에게 알리고 다른 개인정보의 처리에 대한 동의와 분리해서 고유식별정보 처리에 대한 동의를 받아야 하며, 이 때 주민등록번호는 포함된다.

⑤ 법령에서 구체적으로 처리를 요구하거나 허용하는 경우란, 원칙적으로 법령에서 구체적으로 고유식별정보의 종류를 열거하고 그 처리를 요구하거나 허용하고 있는 것을 말한다.

해설

④ 정보주체의 별도의 동의를 받는 경우에 개인정보처리자는 개인정보의 수집 · 이용 목적, 수집하려는 개인정보의 항목, 개인정보의 보유 및 이용 기간, 동의를 거부할 권리가 있다는 사실 및 동의 거부에 따른 불이익이 있는 경우에는 그 불이익의 내용을 정보주체에게 알리고 다른 개인정보의 처리에 대한 동의와 분리해서 고유식별정보 처리에 대한 동의를 받아야 하며, 이 때 주민등록번호는 제외한다.

74 다음은 고유식별정보 처리 제한에 대한 설명중 옳은 것은?

① 개인정보처리자가 고유식별정보를 처리하는 경우에는 그 고유식별정보가 분실 · 도난 · 유출 · 위조 · 변조 또는 훼손되지 아니하도록 암호화 등 안전성 확보 조치를 하여야 한다.

② 법원의 재판업무 수행을 위하여 필요한 경우 고유식별정보로 보지 아니한다.

③ 위원회는 공공기관 또는 5만 명 이상 정보주체의 고유식별정보를 처리하는 개인정보처리자에 대해서 고유식별정보의 안전성 확보 조치를 하였는지를 1년마다 1회 이상 조사하여야 한다.

④ 공공기관이 업무수행을 위하여 처리하는 경우에도 고유식별정보로 보아야만 한다.

⑤ 정보주체의 별도의 동의를 받는 경우에 개인정보처리자는 개인정보의 수집 · 이용 목적, 수집하려는 개인정보의 항목, 개인정보의 보유 및 이용 기간, 동의를 거부할 권리가 있다는 사실 및 동의 거부에 따른 불이익이 있는 경우에는 그 불이익의 내용을 정보주체에게 알리고 다른 개인정보의 처리에 대한 동의와 분리해서 고유식별정보 처리에 대한 동의를 받아야 하며, 이 때 주민등록번호는 포함된다.

해설

② 법원의 재판업무 수행을 위하여 필요한 경우 고유식별정보로 보지 아니한다.

③ 위원회는 시행령 제21조 제2항과 제3항에 따라 공공기관 또는 5만 명 이상 정보주체의 고유식별정보를 처리하는 개인정보처리자에 대해서 고유식별정보의 안전성 확보 조치를 하였는지를 2년마다 1회 이상 조사하여야 한다.

④ 공공기관이 업무수행을 위하여 처리하는 경우에는 고유식별정보로 보지 아니할 수 있다.

⑤ 정보주체의 별도의 동의를 받는 경우에 개인정보처리자는 개인정보의 수집 · 이용 목적, 수집하려는 개인정보의 항목, 개인정보의 보유 및 이용 기간, 동의를 거부할 권리가 있다는 사실 및 동의 거부에 따른 불이익이 있는 경우에는 그 불이익의 내용을 정보주체에게 알리고 다른 개인정보의 처리에 대한 동의와 분리해서 고유식별정보 처리에 대한 동의를 받아야 하며, 이 때 주민등록번호는 제외한다.

75 다음은 주민등록번호 처리 제한에 대한 설명이다. 틀린 것은?

① 고유식별정보 중 주민등록번호는 원칙적으로 처리가 금지되고, 예외적인 사유에만 허용된다.

② "법률 · 대통령령 · 국회규칙 · 대법원규칙 · 헌법재판소규칙 · 중앙선거관리위원회규칙 및 감사원규칙에서 구체적으로 주민등록번호의 처리를 요구하거나 허용한 경우"와 같이 주민등록번호를 처리할 수 있는 법령의 범위를 한정하고 있으므로 부령 등 시행규칙을 근거로는 주민등록번호를 처리할 수 없다.

③ 명백히 주민등록번호의 처리가 정보주체나 제3자의 생명, 신체, 재산상의 이익을 위한 것이어야 하며 반드시 급박성이 인정되어야 하므로 충분한 시간적 여유가 있거나 다른 수단에 의하여 생명, 신체, 재산의 이익을 보호할 수 있다면 급박한 상태에 있다고 볼 수 없다.

④ 주민등록번호 처리 제한 예외사유에 해당되지 않는 한 정보주체로부터 동의를 받아주민등록번호를 수집하여 이용하거나, 제3자에게 제공하거나 저장 · 보유하는 것도 금지되며 예외사유에 해당하는 경우에도 개인정보처리자는 정보주체로부터 별도 동의를 받아야만 한다.

⑤ 개인정보처리자는 주민등록번호를 처리하는 경우에도 정보주체가 인터넷 홈페이지를 통하여 회원으로 가입하는 단계에서는 주민등록번호를 사용하지 아니하고도 회원으로 가입할 수 있는 방법을 제공하여야 한다.

해설

④ 주민등록번호 처리 제한 예외사유에 해당되지 않는 한 정보주체로부터 동의를 받아주 민등록번호를 수집하여 이용하거나, 제3자에게 제공하거나 저장 · 보유하는 것도 금지되며 예외사유에 해당하는 경우 개인정보처리자는 정보주체로부터 별도 동의를 받을 필요가 없다.
⑤ 인터넷 홈페이지로 회원 가입하는 경우 주민등록번호 대체수단을 제공하여야 함(제3항, 제4항)
• 주민등록번호를 전자적인 방법으로 보관하는 개인정보처리자는 암호화 조치하여 보관함(제2항)

76 다음은 민감정보 처리 제한에 대한 설명이다. 틀린 것은?

① 동의를 받은 경우와 개별 법령에서 처리를 요구하거나 허용하고 있는 경우에는 처리할 수 있다.
② "민감정보"란 사상 · 신념, 노동조합 · 정당의 가입 · 탈퇴, 정치적 견해, 건강 및 성생활 등에 관한 정보, 그 밖에 정보주체의 사생활을 현저히 침해할 우려가 있는 개인정보를 말하며, 개인정보는 개인의 사생활은 물론 개인의 생명 · 신체 · 재산상 안전에 중대한 영향을 미칠 수 있고, 특히 사회적 차별을 야기하거나 현저히 인권을 침해할 우려가 있는 민감정보는 보다 엄격히 보호되어야 한다.
③ 정보주체의 사생활을 현저히 침해할 우려가 있는 개인정보인 민감정보는 처리가 제한된다.
④ 민감정보란 사상 · 신념, 노동조합 · 정당의 가입 · 탈퇴, 정치적 견해, 건강, 성생활 등에 관한 정보, 그 밖에 정보주체의 사생활을 현저히 침해할 우려가 있는 개인정보를 말한다.
⑤ 민감정보 중 '사상 · 신념 정보'란 개인의 가치관에 기초로 하여 형성된 사유체계, 개인이 굳게 믿고 지키고자 하는 믿음 · 생각 등을 말하는 것으로 이데올로기 또는 사상적 경향은 민감정보에 포함되지 아니한다.

해설

⑤ 민감정보 중 '사상 · 신념 정보'란 개인의 가치관에 기초로 하여 형성된 사유체계, 개인이 굳게 믿고 지키고자하는 믿음 · 생각 등을 말하는 것으로 각종 이데올로기 또는 사상적 경향, 종교적 신념 등에 관한 정보를 말한다.

77 다음은 민감정보 처리 제한에 대한 설명이다. 틀린 것은?

① 민감정보 중 '노동조합 · 정당의 가입 · 탈퇴 정보'란 노동조합 또는 정당 가입 · 탈퇴에 관한 정보를 말하며, 가입 및 탈퇴에 관한 직접적인 정보 이외에 노동조합비 또는 당비 납입내역 등 그 가입 여부를 확인할 수 있는 정보 포함한다.

② 민감정보 중 '정치적 견해 정보'란 정치적 사안에 대한 입장이나 특정 정당의 지지 여부에 관한 정보를 말한다.

③ 민감정보 중 '건강 및 성생활 등에 관한 정보'란 개인의 과거 및 현재의 병력(病歷), 신체적 · 정신적 장애, 성적 취향 등에 관한 정보를 말하는데 혈액형도 민감정보에 포함된다.

④ '정보주체의 사생활을 현저하게 침해할 우려가 있는 개인정보'란 해당 정보를 수집 · 처리함으로써 헌법상 보장된 기본권의 본질적 내용이 침해될 우려가 있는 것을 말한다.

⑤ "민감정보"란 사상 · 신념, 노동조합 · 정당의 가입 · 탈퇴, 정치적 견해, 건강 및 성생활 등에 관한 정보, 그 밖에 정보주체의 사생활을 현저히 침해할 우려가 있는 개인정보를 말하며, 개인정보는 개인의 사생활은 물론 개인의 생명 · 신체 · 재산상 안전에 중대한 영향을 미칠 수 있고, 특히 사회적 차별을 야기하거나 현저히 인권을 침해할 우려가 있는 민감정보는 보다 엄격히 보호되어야 한다.

해설

③ 민감정보 중 '건강 및 성생활 등에 관한 정보'란 개인의 과거 및 현재의 병력(病歷), 신체적 · 정신적 장애(장애등급 유무 등), 성적 취향 등에 관한 정보를 말한다.(혈액형은 해당하지 않는다)

78 다음 중 "개인정보" 『유출』에 대한 설명이 틀린 것은?

① 정보주체의 "개인정보"에 대하여 개인정보처리자가 통제를 상실하거나 또는 권한 없는 자의 접근을 허용한 경우

② 개인정보가 저장된 DB 등 개인정보처리시스템에 정상적인 권한이 없는 자가 접근한 경우

③ 개인정보처리자의 고의 또는 과실로 인해 개인정보가 포함된 파일, 문서, 저장매체 등이 잘못 전달된 경우

④ 개인정보가 포함된 서면, 이동식 저장장치, 휴대용 컴퓨터 등을 분실하거나 도난을 당한 경우

⑤ 개인정보가 포함된 게시물이 누구든지 알아볼 수 있는 상태로 등록된 경우

해설

⑤ "개인정보" 『노출』에 대한 설명

79 다음 중 "개인정보" 『유출』에 대한 설명이 틀린 것은?

① 1천 명 이상의 개인정보가 유출된 경우 국가(개인정보보호위원회 또는 한국인터넷진흥원)에 신고하고 개인정보 유출 사실을 홈페이지에 3일 이상 게재하여야 한다.

② 유출 등을 안 때부터 24시간 내 지체없이 이용자에게 통지하여야 한다.

③ 유출시 통지사항은 1)유출 등이 된 개인정보 항목, 2)유출 등이 발생한 시점, 3)이용자가 취할 수 있는 조치, 4)정보통신서비스 제공자 등의 대응 조치, 5)상담 등을 접수할 수 있는 부서 및 연락처이다.

④ 정보통신서비스제공자등의 경우 "1건 이상"의 개인정보가 유출된 경우 국가(개인정보보호위원회 또는 한국인터넷진흥원)에 신고하고 개인정보 유출 사실을 홈페이지에 7일 이상 게재하여야 한다.

⑤ 유출시 통지가 면제되는 경우는 1) 이용자의 연락처를 알 수 없는 등 정당한 사유가 있는 경우, 2) 통지 대신 자신의 인터넷 홈페이지에 30일 이상 게시한 경우, 3) 정당한 사유를 지체없이 개인정보 보호위원회에 서면으로 소명한 경우이다.

해설

① 1천 명 이상의 개인정보가 유출된 경우 국가(개인정보보호위원회 또는 한국인터넷진흥원)에 신고하고 개인정보 유출 사실을 홈페이지에 7일이상 게재하여야 한다.
- 유출된 정보주체에게 지체없이(5일 이내) 통지하여야 한다.
- 피해 최소화를 위한 대책 마련 및 필요한 조치 실시하여야 한다.

80 다음 중 개인정보 유출 시 통지 방법이 아닌 것은?

① 서면

② 전자우편

③ 모사전송

④ 전화

⑤ 인터넷 홈페이지를 운영하지 않는 경우에는 사업장 · 영업소 · 사무소 · 점포 등의 보기 쉬운 장소에 유출 시 통지사항을 5일 이상 게시하여야 한다.

해설

⑤ 인터넷 홈페이지를 운영하지 않는 경우에는 사업장 · 영업소 · 사무소 · 점포 등의 보기 쉬운 장소에 유출 시 통지사항을 7일 이상 게시하여야 한다.
- 휴대전화 문자전송 또는 이와 유사한 방법

81 다음은 개인정보 유출 시 통지 · 신고에 대한 설명이다. 틀린 것은?

① 개인정보 유출 신고는 유출 등을 안 때부터 24시간 내 KISA 신고하여야 한다

② 개인정보 유출 신고사항은 1) 유출 등이 된 개인정보 항목, 2) 유출 등이 발생한 시점, 3) 이용자가 취할 수 있는 조치, 4) 정보통신서비스 제공자 등의 대응 조치, 5) 상담 등을 접수할 수 있는 부서 및 연락처로 통지사항과 동일하다.

③ 개인정보 유출 시 12시간 내 통지 · 신고할 수 없는 정당한 사유가 있으면 지체없이 그 사유를 개인정보보호위원회에 서면으로 소명하여야 한다.

④ 유출 등이 된 개인정보 항목 또는 유출 등이 발생한 시점에 관한 구체적인 내용이 확인되지 않았으면 그때까지 확인된 내용과 나머지 사항을 우선 통지 · 신고한 후 추가로 확인되는 내용에 대해서는 확인되는 즉시 통지 · 신고 하여야 한다.

⑤ 통지 · 신고 의무 위반, 24시간을 경과하여 통지 · 신고, 정당한 사유를 소명하지 아니하거나 거짓으로 소명한 경우는 3천만 원 이하의 과태료에 해당한다.

해설

③ 개인정보 유출時 24시간 내 통지 · 신고할 수 없는 정당한 사유가 있으면 지체없이 그 사유를 개인정보보호위원회에 서면으로 소명하여야 한다.

82 다음 중 "개인정보" 『노출』에 대한 설명이 맞는 것은?

① 정보주체의 "개인정보"에 대하여 개인정보처리자가 통제를 상실하거나 또는 권한 없는 자의 접근을 허용한 경우

② 개인정보가 저장된 DB 등 개인정보처리시스템에 정상적인 권한이 없는 자가 접근한 경우

③ 개인정보처리자의 고의 또는 과실로 인해 개인정보가 포함된 파일, 문서, 저장매체 등이 잘못 전달된 경우

④ 개인정보가 포함된 서면, 이동식 저장장치, 휴대용 컴퓨터 등을 분실하거나 도난을 당한 경우

⑤ 개인정보가 포함된 게시물이 누구든지 알아볼 수 있는 상태로 등록된 경우

해설

⑤ "개인정보" 『노출』

☞ "개인정보" 『유출』

① 정보주체의 "개인정보"에 대하여 개인정보처리자가 통제를 상실하거나 또는 권한 없는 자의 접근을 허용한 경우.

② 개인정보가 저장된 DB 등 개인정보처리시스템에 정상적인 권한이 없는 자가 접근한 경우.

③ 개인정보처리자의 고의 또는 과실로 인해 개인정보가 포함된 파일, 문서, 저장매체 등이 잘못 전달된 경우.

④ 개인정보가 포함된 서면, 이동식 저장장치, 휴대용 컴퓨터 등을 분실하거나 도난을 당한 경우

☞ "개인정보" 『노출』

① 홈페이지상 개인정보가 공개되어 누구든지 알아볼 수 있는 상태

② 개인정보가 포함된 게시물이 누구든지 알아볼 수 있는 상태로 등록된 경우

③ 개인정보가 포함된 첨부파일을 홈페이지 상에 게시한 경우

④ 노출 정부 · 공공기관대상 '개인정보 노출 모니터링 결과 통보 및 재발방지 협조 요청 '공문 발송(매월)을 하여야 한다.

⑤ 노출 기관 담당자 대상 "개인정보 노출 재발방지"교육(필수)을 실시하여야 한다.

⑥ 이용자 문의 댓글에 개인정보가 공개되어 노출이 된 경우

⑦ 개인정보가 노출된 기관에 삭제 등 조치하도록 즉시 통보(이메일, 전화 등) 하여야 한다.

83 다음은 민감정보의 범위에 대한 설명이다. 틀린 것은?

① 유전정보, 범죄경력자료, 특정 개인의 생체정보는 민감정보에 해당되나, 인종이나 민족에 관한 정보는 민감정보에 해당되지 아니한다.

② 유전자검사 등의 결과로 얻어진 유전정보, 범죄경력자료에 해당하는 정보, 개인의 신체적, 생리적, 행동적 특징에 관한 정보로서 특정 개인을 알아볼 목적으로 일정한 기술적 수단을 통해 생성한 생체정보, 인종이나 민족에 관한 정보는 민감정보에 해당한다.

③ 민감정보 중 '생체정보'란 지문, 얼굴, 홍채, 정맥, 음성, 필적 등 개인의 신체적, 생리적, 행동적 특징에 관한 정보로서 특정 개인을 인증 · 식별하거나 개인에 관한 특징(연령 · 성별 · 감정 등)을 알아보기 위해 일정한 기술적 수단을 통해 처리되는 정보를 말한다.

④ 민감정보 중 '생체인식정보'란 생체정보 중 특정 개인을 인증 · 식별할 목적으로 처리되는 정보를 말한다.

⑤ 민감정보 중 생체정보는 특정 개인을 인증 · 식별하기 위한 목적으로 처리되는 '생체인식정보'와 인증 · 식별 목적이 아닌, 개인에 관한 특징(연령 · 성별 · 감정 등)을 알아보기 위해 처리되는 일반적인 생체정보로 구성된다.

해설

① 유전정보, 범죄경력자료, 특정 개인의 생체정보, 인종이나 민족에 관한 정보는 민감정보에 해당한다.

84 다음은 민감정보의 범위에 대한 설명이다. 틀린 것은?

① 생체인식정보는 개인을 인증 또는 식별 목적으로 입력장치 등을 통해 수집 · 입력되는 '생체인식 원본정보("원본정보")'와 이로부터 특징점을 추출하는 등의 일정한 기술적 수단을 통해 생성되는 '생체인식 특징정보("특징정보")'로 구분된다.

② '생체인식 원본정보는 생체인식정보를 전자적으로 처리하는 과정에서 유출되거나 오 · 남용되는 경우 개인정보 침해 위험성이 크므로 원본정보의 안전한 보관을 위해 저장 시 암호화하여야 하나, 원본정보를 '생체인식 특징정보("특징정보")' 생성 후에도 보관하는 경우에는 별도의 보호조치가 필요 없다.

③ 인종이나 민족에 관한 정보도 민감정보에 해당한다.

④ 민감정보는 원칙적으로 처리가 금지되며, 정보주체의 명시적 동의가 있는 경우와 법령에서 민감정보의 처리를 요구하거나 허용하는 경우 등 예외적인 사유에 해당할 때에만 처리할 수 있다.

⑤ 개인정보처리자가 민감정보를 처리하는 경우에는 그 민감정보가 분실 · 도난 · 유출 · 위조 · 변조 또는 훼손되지 아니하도록 안전성 확보에 필요한 조치를 하여야 한다.

해설

② '생체인식 원본정보는 생체인식정보를 전자적으로 처리하는 과정에서 유출되거나 오 · 남용되는 경우 개인정보 침해 위험성이 크므로 원본정보의 안전한 보관을 위해 저장 시 암호화, 원본정보를 '생체인식 특징정보("특징정보")' 생성 후에도 보관하는 경우 다른 개인정보와 분리 보관 등 별도의 보호조치가 필요하다.

☞ 민감정보 관련 '환자에 관한 기록'의 범위가 아닌 것(의료법 제21조)

- 환자로부터 체취한 검체(조직 슬라이드 등) 자체
- 의료기관 종사자의 개인적인 메모
- 진료기록에 대한 시스템 접속 기록 또는 열람자 목록 등
- 의료기관 밖의 환자기록(환자가 사본 발급한 진료기록 등)은 일반 개인정보로서 「개인정보보호법」 적용 대상

제 6 장

가명정보의 처리에 관한 특례

1. 가명정보의 처리(개인정보보호법 제28조의2)

개인정보처리자는 통계작성, 과학적 연구, 공익적 기록보존 등을 위하여 정보주체의 동의 없이 가명정보를 처리할 수 있다. 개인정보처리자는 가명정보를 제3자에게 제공하는 경우에는 특정 개인을 알아보기 위하여 사용될 수 있는 정보를 포함해서는 아니 된다.

개인정보, 가명정보, 익명정보

구분	내용	설명
개인정보	특정 개인에 관한 정보, 개인을 알아볼 수 있게 하는 정보 ex) 홍길동, 30살, 남성, 서울시 마포구 공덕동, 010-1234-5678	■ 가명정보 원래의 상태로 복원하기 위한 추가정보의 사용 결합 없이는 특정개인을 알아볼 수 없는 정보
가명정보	추가정보의 사용 없이는 특정 개인을 알아볼수 없도록 한 정보 ex) 홍xx, 30살, 남성, 서울시 마포구, 010-xxxx-xxxx	■ 가명처리 개인정보의 일부를 삭제하거나 일부 또는 전부를 대체하는 등의 방법으로 추가 정보가 없이는 특정 개인을 알아 볼 수 없도록 처리하는 것 (개인정보보호법 제2조)
익명정보	더 이상 개인을 알아볼 수 없도록 한 정보 ex) 서울 사는 30대 남성	■ 가명정보의처리 통계작성, 과학적 연구, 공익적 기록 보존 등의 목적으로 정보주체의 동의 없이 가명정보 처리 가능 (개인정보보호법 제28조의2(가명정보의처리등))

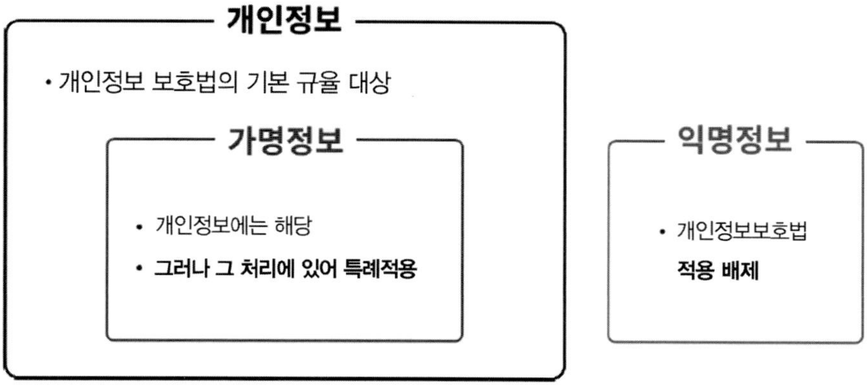

가명정보 및 익명정보 예시

■ 개인정보 : 개인 식별 가능

환자번호	이름	생년월일	진단코드	진단일	입원일	키	체중
12345678	홍길동	1951-12-06	A01	2022-01-18	2022-01-30	172	65

■ 가명정보 : 해당 정보만으로는 개인 식별이 불가능하지만, 추가정보를 결합하면 특정 개인 식별 가능

환자번호	이름	생년월일	진단코드	진단일	입원일	키	체중
-	-	1951-12-06	A01	2022-01-18	2022-01-30	172	65

■ 익명정보 : 다른 정보와 결합하여도 개인 식별 불가능

환자번호	이름	생년월일	진단코드	진단일	입원일	키	체중
-	-	1950년대	A01	-	-	BMI 22	

가명처리 기법

■ 개인 식별 가능성을 낮추기 위한 다양한 기법 활용

기법	예시
삭제	홍길동 → (삭제)
마스킹	F23 → FXX
일렬번호 대체	123456789 → 001,87654321 → 002
범주화	23세 → 20~25세
라운딩	33세 → 30(반올림, 내림) or 40세(올림)
상하단코딩	210cm → 190cm * 빈도가 적거나 특이한 값이 있는 경우, 양끝단의 정보를 범주화 혹은 삭제
잡음(노이즈)추가	2021-12-25 → 2021-12-28(+3) * 원 데이터 분석에 영향을 주지 않을 정도의 노이즈 추가(+/- 1~3)

2. 가명정보의 결합 제한(개인정보보호법 제28조의3)

통계작성, 과학적 연구, 공익적 기록보존 등을 위한 서로 다른 개인정보처리자 간의 가명정보의 결합은 개인정보 보호위원회 또는 관계 중앙행정기관의 장이 지정하는 전문기관이 수행한다. 가명정보의 결합을 수행한 기관 외부로 결합된 정보를 반출하려는 개인정보처리자는 가명정보 또는 시간 · 비용 · 기술 등을 합리적으로 고려할 때 다른 정보를 사용하여도 더 이상 개인을 알아볼 수 없는 정보로 처리한 뒤 전문기관의 장의 승인을 받아야 한다.

가명정보의 결합 절차와 방법, 전문기관의 지정과 지정 취소 기준 · 절차, 관리 · 감독, 반출 및 승인 기준 · 절차 등 필요한 사항은 대통령령으로 정한다.

3. 가명정보에 대한 안전조치의무 등(개인정보보호법 제28조의4)

개인정보처리자는 가명정보의 처리 등(제28조의2) 또는 가명정보의 결합 제한(제28조의3)에 따라 가명정보를 처리하는 경우에는 원래의 상태로 복원하기 위한 추가 정보를 별도로 분리하여 보관 · 관리하는 등 해당 정보가 분실 · 도난 · 유출 · 위조 · 변조 또는 훼손되지 않도록 대통령령으로 정하는 바에 따라 안전성 확보에 필요한 기술적 · 관리적 및 물리적 조치를 하여야 한다.

개인정보처리자는 가명정보의 처리 등(제28조의2) 또는 가명정보의 결합 제한(제28조의3)에 따라 가명정보를 처리하는 경우 처리목적 등을 고려하여 가명정보의 처리 기간을 별도로 정할 수 있다.

개인정보처리자는 개인정보처리자는 가명정보의 처리 등(제28조의2) 또는 가명정보의 결합 제한(제28조의3)에 따라 가명정보를 처리하는 경우 처리목적 등을 고려하여 가명정보의 처리 기간을 별도로 정할 수 있다. 가명정보를 처리하고자 하는 경우에는 가명정보의 처리 목적, 제3자 제공 시 제공받는 자 가명정보의 처리 기간 등 가명정보의 처리 내용을 관리하기 위하여 대통령령으로 정하는 사항에 대한 관련 기록을 작성하여 보관하여야 하며, 가명정보를 파기한 경우에는 파기한 날부터 3년 이상 보관하여야 한다.

4. 가명정보 처리 시 금지의무 등(개인정보보호법 제28조의5)

가명정보의 처리 등(제28조의2) 또는 가명정보의 결합 제한(제28조의3)에 따라 가명정보를 처리하는 자는 가명정보의 처리 등(제28조의2) 또는 가명정보의 결합 제한(제28조의3)에 따라 특정 개인을 알아보기 위한 목적으로 가명정보를 처리해서는 아니 된다. 개인정보처리자는 가명정보를 처리하는 과정에서 특정 개인을 알아볼 수 있는 정보가 생성된 경우에는 즉시 해당 정보의 처리를 중지하고, 지체 없이 회수 · 파기하여야 한다.

5. 적용범위(개인정보보호법 제28조의7)

가명정보의 처리 등(제28조의2) 또는 가명정보의 결합 제한(제28조의3)에 따라 처리된 가명정보는 정보주체 이외로부터 수집한 개인정보의 수집 출처 등 통지(제20조), 개인정보 이용 · 제공 내역의 통지(제20조의2), 영업양도 등에 따른 개인정보의 이전 제한(제27조), 개인정보 유출 등의 통지 · 신고(제34조), 개인정보의 열람(제35조), 개인정보의 전송 요구(제35조의2), 개인정보의 정정 · 삭제(제36조) 및 개인정보의 처리정지 등(제37조)을 적용하지 아니한다.

문 제

85 다음은 가명정보의 처리 등에 대한 설명이다. 틀린 것은?

① 가명정보는 통계작성, 과학적 연구, 공익적 기록보존 등을 위하여 정보주체의 동의 없이 처리 가능하다.

② "가명정보"란 개인정보의 일부를 삭제하거나 일부 또는 전부를 대체하는 등의 방법으로 추가정보가 없이는 특정 개인을 알아볼 수 없도록 가명처리함으로써 원래의 상태로 복원하기 위한 추가정보의 사용 · 결합 없이는 특정 개인을 알아볼 수 없는 정보를 말하며, 개인정보처리자는 원칙적으로 수집목적 범위 외로 개인정보를 이용할 수 없으나, 통계작성, 과학적 연구, 공익적 기록보존 등을 위하여 정보주체의 동의 없이 가명처리 가능하다.

③ 가명정보는 개인정보처리자의 정당한 처리 범위 내에서 통계작성, 과학적 연구, 공익적 기록보존 등의 목적으로 정보주체의 동의 없이 처리할 수 있다.

④ 가명정보의 처리 가능 통계란 특정 집단이나 대상 등에 관하여 작성하는 수량적인 정보로 시장조사와 같은 상업적 목적은 통계처리에 해당하지 않는다.

⑤ 가명정보의 처리 가능 과학적 연구는 기술의 개발과 실증, 기초연구, 응용연구 및 민간투자 연구 등 과학적 방법을 적용하는 연구를 의미한다.

해설

④ 가명정보의 처리 가능 통계란 특정 집단이나 대상 등에 관하여 작성하는 수량적인 정보로 시장조사와 같은 상업적 목적의 통계처리도 포함되나. 직접(1:1) 마케팅 등을 위해 특정 개인을 식별할 수 있는 형태의 통계는 해당하지 않는다.

86 다음은 가명정보의 처리 등에 대한 설명이다. 틀린 것은?

① 가명정보의 처리 가능 과학적 연구는 기술의 개발과 실증, 기초 연구, 응용 연구뿐만 아니라 새로운 기술 · 제품 · 서비스 개발 등 산업적 목적을 위해서도 수행할 수 있으나, 민간 투자 연구, 기업 등이 수행하는 연구는 가능하지 아니하다.

② 가명정보의 처리 가능 공익적 기록보존이란 공공의 이익을 위하여 지속적으로 열람할 가치가 있는 정보를 기록하여 보존하는 것을 의미한다.

③ 가명정보의 처리 가능 공익적 기록보존은 공공기관이 처리하는 경우에만 공익적 목적

이 인정되는 것은 아니며, 민간기업, 단체 등이 일반적인 공익을 위하여 기록을 보존하는 경우도 공익적 기록보존 목적이 인정된다.

④ 개인정보처리자가 가명정보를 제3자에게 제공하는 경우, 특정 개인을 알아보기 위하여 사용될 수 있는 정보를 포함하여서는 안 된다.

⑤ 가명 정보를 원래의 상태로 복원할 수 있는 추가 정보 외에도 특정 개인을 알아보기 위하여 사용될 수 있는 정보들은 명칭, 종류, 형태, 내용을 불문하고 제3자에게 제공해서는 안 된다.

해설

① 가명정보의 처리 가능 과학적 연구는 기술의 개발과 실증, 기초 연구, 응용 연구뿐만 아니라 새로운 기술 · 제품 · 서비스 개발 등 산업적 목적을 위해서도 수행할 수 있으며, 민간 투자 연구, 기업 등이 수행하는 연구도 가능하다.

- 개인정보처리자는 가명정보를 제3자에게 제공할 때, 제3자가 법에서 허용하는 목적으로 가명정보를 처리하는지에 대하여 추가 자료를 제출받아 확인할 수 있으며, 제3자가 처리하고 있는 개인정보 중 제공대상이 되는 가명정보와 결합 가능성이 있는 개인정보 목록 등을 확인하여 가명 처리할 때 고려할 수 있다.
- 가명정보를 합법적인 목적으로 처리하는지와 가명정보가 재식별되지 않는지에 대한 책임은 기본적으로 제3자에게 있으므로, 이와 같은 내용을 포함하여 서면으로 별도 계약 체결 가능하다.

87 다음은 가명정보 처리 시 금지의무에 대한 설명이다. 틀린 것은?

① 특정 개인을 알아보기 위한 목적의 가명정보 처리는 금지한다.

② 가명정보 처리시 '특정 개인을 알아볼 수 있는 정보'란 정보주체를 알아볼 수 있게 하는 정보로 가명정보 중 일부의 정보주체에 관한 것일 수도 있고, 다수의 정보주체에 해당하는 것일 수도 있다.

③ 가명정보 처리시 특정 개인을 알아보기 위하여 사용될 수 있는 정보들은 명칭, 종류, 형태나 내용을 불문하고 처리해서는 안 된다.

④ 가명정보를 보유하고 있는 개인정보처리자는 물론 그에 소속된 개인정보취급자나 가명정보를 제공받은 자 또는 적법하지 않은 방법으로 가명정보를 입수한 자 등 누구든지 특정 개인을 알아보기 위한 목적으로 가명정보를 처리하여서는 안 된다.

⑤ 가명정보 처리시 특정 개인을 알아볼 수 있는 정보가 생성된 경우 목적달성 후 즉시 해당 정보 처리 중지 및 회수 · 파기를 하여야 한다.

해설

⑤ 가명정보 처리 시 특정 개인을 알아볼 수 있는 정보가 생성된 경우 즉시 해당 정보 처리 중지 및 회수 · 파기를 하여야 한다.

- 개인정보처리자는 가명정보 처리 과정에서 특정 개인을 알아볼 수 있는 정보가 생성된 사실이 확인된 경우 즉시 처리중지, 회수, 파기 등 위험을 제거하기 위해 적절한 조치를 하여야 한다.
- 가명정보 처리를 위탁한 경우 수탁자가 해당 가명정보 처리 중지 및 회수 · 파기를 완료하여야만 조치를 한 것으로 볼 수 있다.

제 7 장

개인정보의 안전한 관리

1. 안전조치 의무(개인정보보호법 제29조)

개인정보처리자는 개인정보가 분실 · 도난 · 유출 · 위조 · 변조 또는 훼손되지 아니하도록 내부 관리계획 수립, 접속기록 보관 등 대통령령으로 정하는 바에 따라 안전성 확보에 필요한 기술적 · 관리적 및 물리적 조치를 하여야 한다.

안전조치의무(제29조)

개인정보가 분실 · 도난 · 유출 · 위조 · 변조 훼손되지 않도록 안전성 확보 조치를 해야 함

1. 개인정보의 안전한 처리를 위한 내부관리 계획의 수립 · 시행
2. 개인정보에 대한 접근 통제 및 접근 권한의 제한 조치
3. 개인정보를 안전하게 저장 · 전송할 수 있는 암호화 기술의 적용 또는 이에 상응하는 조치
4. 개인정보 침해사고 발생에 대응하기 위한 접속기록의 보관 및 위조 · 변조 방지를 위한 조치
5. 개인정보에 대한 보안프로그램의 설치 및 갱신
6. 개인정보의 안전한 보관을 위한 보관시설의 마련 또는 잠금 장치의 설치 등 물리적조치

(위반 시 3천만 원 이하의 과태료)

안전조치의무(제29조)

개인정보의 안전성 확보조치 기준의 주요내용

내부 관리계획 수립 · 시행	• 내부관리 계획 수립 • 이행실태 연 1회 이상 점검 · 관리
개인정보처리시스템 접근 권한 관리	• 인사이동 시 접근권한 지체없이 변경 · 말소 • 권한 부여 · 변경 · 말소 기록 내역 3년간 보관 • 개인별 사용자 계정 발급, 계정 공유 금지 등
개인정보처리시스템 접근 통제	• 침입차단 및 침입탐지 장비 설치 · 운영 • 인터넷 등 외부에서 접속시 안전한 수단적용 – 가상사설망(VPN), 인증서(PKI), 일회용비밀번호(OTP) 등 • 미이용 시 시스템 자동 접속차단(로그아웃)
개인정보 암호화, 접속기록 관리 등	• 고유식별정보, 비밀번호 등 암호화 – 전송 · 저장 시 암호화, 비밀번호 일방향 암호화 등 • 접속기록 1년 이상 보관, 월 1회 이상 점검 – 5만 명 이상의 정보주체에 관하여 개인정보 처리하거나, 고유식별정보 또는 민감정보를 처리하는 개인정보처리시스템의 경우에는 2년 이상 보관 · 관리 • 물리적 안전조치, 개인정보의 파기 등

〈 사례 〉

처리방침

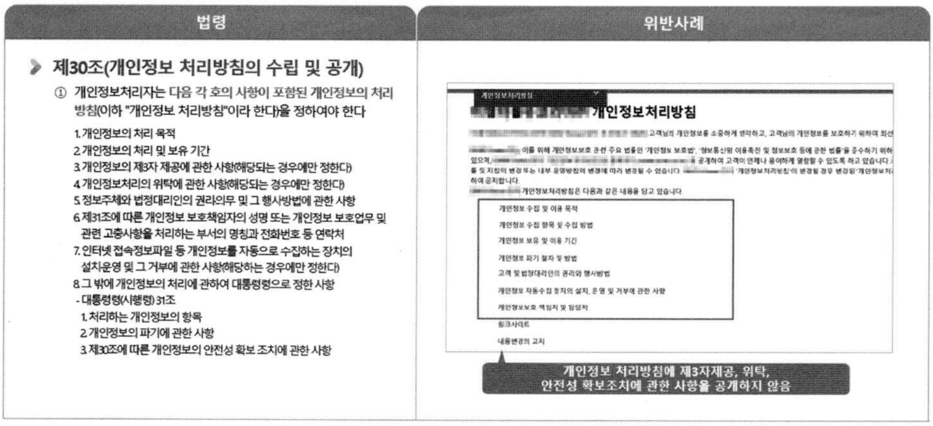

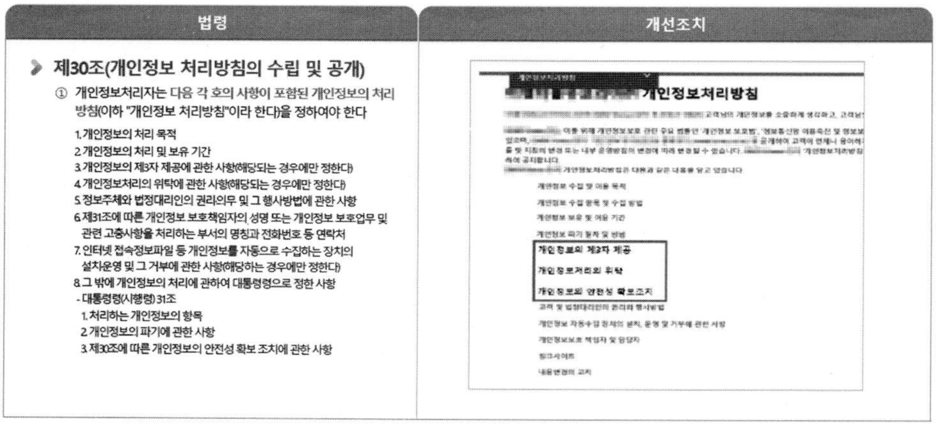

2. 개인정보 처리방침의 수립 및 공개(개인정보보호법 제30조)

개인정보처리자는 개인정보의 처리 목적, 개인정보의 처리 및 보유 기간, 개인정보의 제3자 제공에 관한 사항(해당되는 경우에만), 개인정보의 파기절차 및 파기방법(개인정보를 보존하여야 하는 경우에는 그 보존근거와 보존하는 개인정보 항목을 포함), 민감정보의 공개 가능성 및 비공개를 선택하는 방법(해당되는 경우에만) 개인정보처리의 위탁에 관한 사항(해당되는 경우에만) 가명정보의 처리 등에 관한 사항(해당되는 경우에만), 정보주체와 법정대리인의 권리·의무 및 그 행사방법에 관한 사항, 개인정보 보호책임자의 성명 또는 개인정보 보호업무 및 관련 고충사항을 처리하는 부서의 명칭과 전화번호 등 연락처, 인터넷 접속정보파일 등 개인정보를 자동으로 수집하는 장치의 설치 · 운영 및 그 거부에 관한 사항(해당하는 경우에만), 그 밖에 개인정보의 처리에 관하여 대통령령으로 정한 사항이 포함된 개인정보의 처리 방침("개인정보 처리방침")을 정하여야 한다. 이 경우 공공기관은 제32조에 따라 등록대상이 되는 개인정보파일에 대하여 개인정보 처리방침을 정한다.

제32조(개인정보파일의 등록 및 공개)

① 공공기관의 장이 개인정보파일을 운용하는 경우에는 다음 각 호의 사항을 보호위원회에 등록하여야 한다. 등록한 사항이 변경된 경우에도 또한 같다.
1. 개인정보파일의 명칭
2. 개인정보파일의 운영 근거 및 목적
3. 개인정보파일에 기록되는 개인정보의 항목
4. 개인정보의 처리방법
5. 개인정보의 보유기간
6. 개인정보를 통상적 또는 반복적으로 제공하는 경우에는 그 제공받는 자
7. 그 밖에 대통령령으로 정하는 사항

② 다음 각 호의 어느 하나에 해당하는 개인정보파일에 대하여는 제1항을 적용하지 아니한다.
1. 국가 안전, 외교상 비밀, 그 밖에 국가의 중대한 이익에 관한 사항을 기록한 개인정보파일
2. 범죄의 수사, 공소의 제기 및 유지, 형 및 감호의 집행, 교정처분, 보호처분, 보안관찰처분과 출입국관리에 관한 사항을 기록한 개인정보파일
3. 「조세범처벌법」에 따른 범칙행위 조사 및 「관세법」에 따른 범칙행위 조사에 관한 사항을 기록한 개인정보파일
4. 일회적으로 운영되는 파일 등 지속적으로 관리할 필요성이 낮다고 인정되어 대통령령으로 정하는 개인정보파일
5. 다른 법령에 따라 비밀로 분류된 개인정보파일

③ 보호위원회는 필요하면 제1항에 따른 개인정보파일의 등록 여부와 그 내용을 검토하여 해당 공공기관의 장에게 개선을 권고할 수 있다.

④ 보호위원회는 정보주체의 권리 보장 등을 위하여 필요한 경우 제1항에 따른 개인정보파일의 등록 현황을 누구든지 쉽게 열람할 수 있도록 공개할 수 있다.

⑤ 제1항에 따른 등록과 제4항에 따른 공개의 방법, 범위 및 절차에 관하여 필요한 사항은 대통령령으로 정한다.

⑥ 국회, 법원, 헌법재판소, 중앙선거관리위원회(그 소속 기관을 포함한다)의 개인정보파일 등록 및 공개에 관하여는 국회규칙, 대법원규칙, 헌법재판소규칙 및 중앙선거관리위원회규칙으로 정한다.

개인정보처리자가 개인정보 처리방침을 수립하거나 변경하는 경우에는 정보주체가 쉽게 확인할 수 있도록 대통령령으로 정하는 방법에 따라 공개하여야 한다.

개인정보 처리방침의 내용과 개인정보처리자와 정보주체 간에 체결한 계약의 내용이 다른 경우에는 정보주체에게 유리한 것을 적용한다.

개인정보 보호위원회는 개인정보 처리방침의 작성지침을 정하여 개인정보처리자에게 그

준수를 권장할 수 있다.

개인정보 처리방침의 수립 및 공개(제30조)
1. 개인정보의 처리 목적 2. 개인정보의 처리 및 보유기간 3. 개인정보의 제3자 제공에 관한 사항(해당하는 경우에만) 4. 민감정보의 공개 가능성 및 비공개를 선택하는 방법(해당되는 경우에만) 5. 개인정보 처리의 위탁에 관한 사항(해당하는 경우에만) 6. 가명정보의 처리 등에 관한 사항(해당되는 경우에만) 7. 정보주체와 법정대리인의 권리 · 의무 및 그 행사 방법에 관한 사항 8. 처리하는 개인정보의 항목 9. 개인정보의 파기에 관한 사항 10. 개인정보의 안전성 확보조치에 관한 사항 11. 개인정보 자동 수집 장치의 설치 · 운영 및 거부에 관한 사항(해당하는 경우에만) 12. 개인정보 보호책임자의 성명 또는 개인정보 보호업무 부서의 명칭과 전화번호 등 연락처 13. 개인정보 처리방침 변경에 관한 사항
개인정보 처리방침은 인터넷 홈페이지에 지속적으로 게재하여 공개해야 함

처리방침 필수 기재 사항
① 개인정보의 처리목적 ② 개인정보의처리 및 보유기간 ③ 개인정보의 제3자 제공에 관한 사항(해당 시) ④ 민감정보의 공개 가능성 및 비공개를 선택하는 방법(해당 時) ⑤ 개인정보의 처리 위탁에 관한 사항(해당 시) ⑥ 가명정보의 처리 등에 관한 사항(해당 時) ⑦ 정보주체의 권리 · 의무 및 행사방법에 관한 사항 ⑧ 처리하는 개인정보의 항목 ⑨ 개인정보의 파기에 관한 사항 ⑩ 개인정보 보호책임자에 관한 사항 ⑪ 개인정보 처리방침의 변경에 관한 사항 ⑫ 개인정보 안전성 확보조치에 관한 사항 ⑬ 개인정보 자동 수집 장치의 설치 · 운영 및 그 거부에 관한 사항 ⑭ 국내 대리인을 지정한 경우 국내 대리인의 성명(법인의 경우 그 명칭 및 대표자의 성명), 주소(법인의 경우 영업소의 소재지), 전화번호, 전자우편주소 ⑮ 추가적인 이용 · 제공 관련 영 제14조의2 제1항 각 호의 고려사항에 대한 판단기준 ⑯ 가명정보를 처리하는 경우 가명정보 처리에 관한 사항

〈 사례 〉

처리방침

- 개인정보처리자는 개인정보처리방침을 수립 · 공개
- 수립 · 변경 시정보주체가 쉽게 확인토록 변경 전 · 후 비교하여 홈페이지에 지속적으로 게재
- 반드시 「개인정보처리방침」이라는 명칭 사용
- 홈페이지 공개 시 글자 크기, 색상 등 활용하여 다른 고지사항과 구분

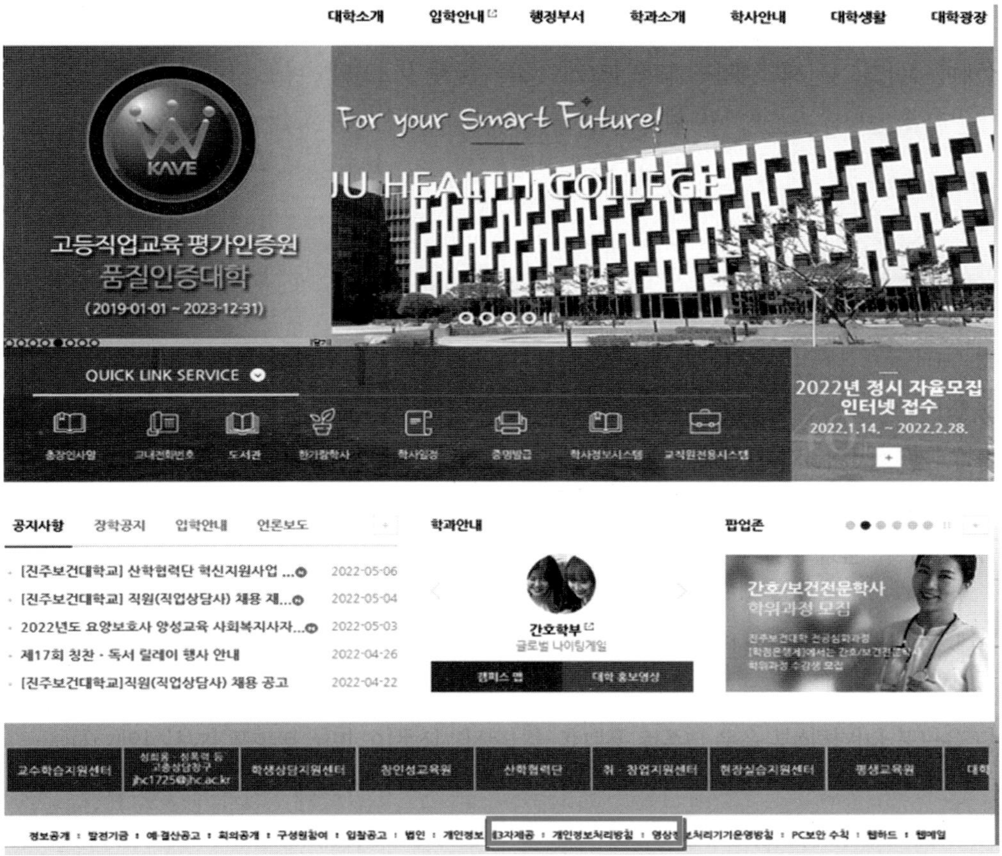

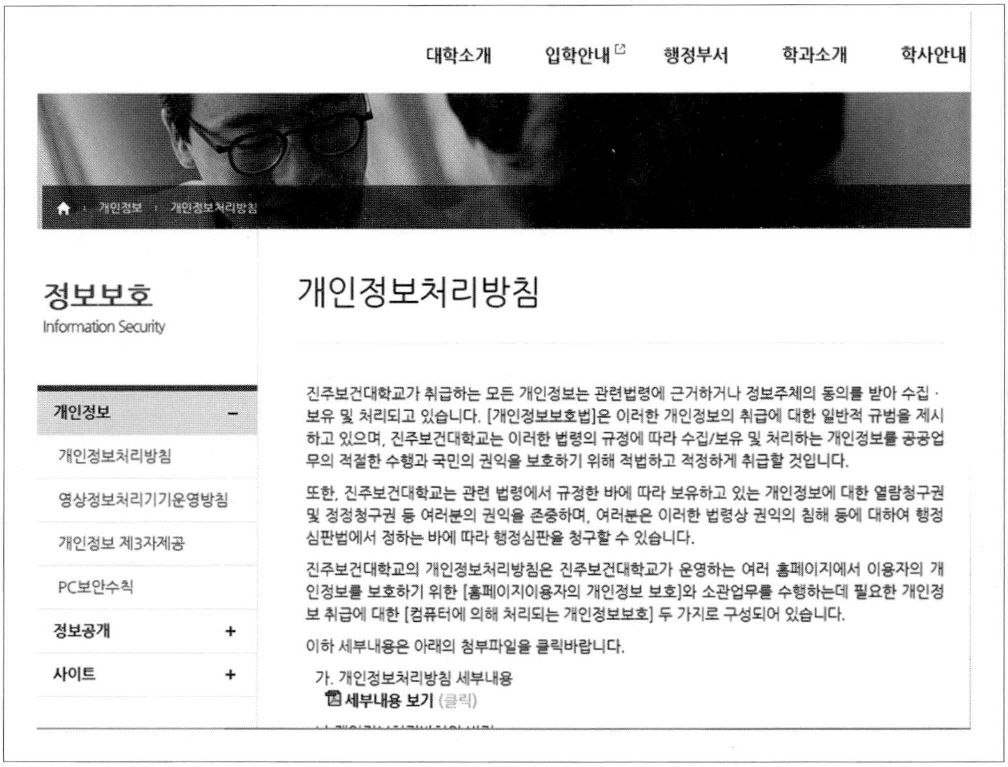
대학소개
입학안내
행정부서
학과소개
학사안내
개인정보 · 개인정보처리방침
정보보호
Information Security
개인정보 −
개인정보처리방침
영상정보처리기기운영방침
개인정보 제3자제공
PC보안수칙
정보공개 +
사이트 +
개인정보처리방침
진주보건대학교가 취급하는 모든 개인정보는 관련법령에 근거하거나 정보주체의 동의를 받아 수집 · 보유 및 처리되고 있습니다. [개인정보보호법]은 이러한 개인정보의 취급에 대한 일반적 규범을 제시하고 있으며, 진주보건대학교는 이러한 법령의 규정에 따라 수집/보유 및 처리하는 개인정보를 공공업무의 적절한 수행과 국민의 권익을 보호하기 위해 적법하고 적정하게 취급할 것입니다.
또한, 진주보건대학교는 관련 법령에서 규정한 바에 따라 보유하고 있는 개인정보에 대한 열람청구권 및 정정청구권 등 여러분의 권익을 존중하며, 여러분은 이러한 법령상 권익의 침해 등에 대하여 행정심판법에서 정하는 바에 따라 행정심판을 청구할 수 있습니다.
진주보건대학교의 개인정보처리방침은 진주보건대학교가 운영하는 여러 홈페이지에서 이용자의 개인정보를 보호하기 위한 [홈페이지이용자의 개인정보 보호]와 소관업무를 수행하는데 필요한 개인정보 취급에 대한 [컴퓨터에 의해 처리되는 개인정보보호] 두 가지로 구성되어 있습니다.
이하 세부내용은 아래의 첨부파일을 클릭바랍니다.
가. 개인정보처리방침 세부내용
세부내용 보기 (클릭)

3. 개인정보 보호책임자의 지정(개인정보보호법 제31조)

개인정보처리자는 개인정보의 처리에 관한 업무를 총괄해서 책임질 개인정보 보호책임자를 지정하여야 한다. 다만, 종업원 수, 매출액 등이 대통령령으로 정하는 기준에 해당하는 개인정보처리자의 경우에는 지정하지 아니할 수 있다.

개인정보 보호책임자를 지정하지 아니하는 경우에는 개인정보처리자의 사업주 또는 대표자가 개인정보 보호책임자가 된다.

개인정보 보호책임자는 개인정보 보호 계획의 수립 및 시행, 개인정보 처리 실태 및 관행의 정기적인 조사 및 개선, 개인정보 처리와 관련한 불만의 처리 및 피해 구제, 개인정보 유출 및 오용 · 남용 방지를 위한 내부 통제시스템의 구축, 개인정보 보호 교육 계획의 수립 및 시행, 개인정보파일의 보호 및 관리 · 감독, 그 밖에 개인정보의 적절한 처리를 위하여 대통령령으로 정한 업무를 수행한다.

개인정보 보호책임자는 개인정보 보호 계획의 수립 및 시행, 개인정보 처리 실태 및 관행의 정기적인 조사 및 개선, 개인정보 처리와 관련한 불만의 처리 및 피해 구제, 개인정보 유출 및 오용 · 남용 방지를 위한 내부 통제시스템의 구축, 개인정보 보호 교육 계획의 수립 및 시행, 개인정보파일의 보호 및 관리 · 감독, 그 밖에 개인정보의 적절한 처리를 위하여 대통령령으로 정한 업무를 수행함에 있어서 필요한 경우 개인정보의 처리 현황, 처리 체계 등에 대하여 수시로 조사하거나 관계 당사자로부터 보고를 받을 수 있다.

개인정보 보호책임자는 개인정보 보호와 관련하여 이 법 및 다른 관계 법령의 위반 사실을 알게 된 경우에는 즉시 개선조치를 하여야 하며, 필요하면 소속 기관 또는 단체의 장에게 개선조치를 보고하여야 한다.

개인정보처리자는 개인정보 보호책임자가 개인정보 보호 계획의 수립 및 시행, 개인정보 처리 실태 및 관행의 정기적인 조사 및 개선, 개인정보 처리와 관련한 불만의 처리 및 피해 구제, 개인정보 유출 및 오용 · 남용 방지를 위한 내부통제시스템의 구축, 개인정보 보호 교육 계획의 수립 및 시행, 개인정보파일의 보호 및 관리 · 감독, 그 밖에 개인정보의 적절한 처리를 위하여 대통령령으로 정한 업무를 수행함에 있어서 정당한 이유 없이 불이익을 주거나 받게 하여서는 아니 되며, 개인정보 보호책임자가 업무를 독립적으로 수행할 수 있도록 보장하여야 한다.

개인정보처리자는 개인정보의 안전한 처리 및 보호, 정보의 교류, 그 밖에 대통령령으로 정하는 공동의 사업을 수행하기 위하여 개인정보 보호책임자를 구성원으로 하는 개인정보 보호책임자 협의회를 구성 · 운영할 수 있다.

보호위원회는 개인정보 보호책임자 협의회의 활동에 필요한 지원을 할 수 있다.

개인정보 보호책임자의 자격요건, 업무 및 독립성 보장 등에 필요한 사항은 매출액, 개인정보의 보유 규모 등을 고려하여 대통령령으로 정한다.

4. 국내대리인의 지정(개인정보보호법 제31조의2)

국내에 주소 또는 영업소가 없는 개인정보처리자로서 매출액, 개인정보의 보유 규모 등을 고려하여 대통령령으로 정하는 자는 개인정보 보호책임자의 업무, 개인정보 유출 등의 통지 및 신고, 물품 · 서류 등 자료의 제출 사항을 대리하는 자("국내대리인")를 지정하여야 한다. 이 경우 국내대리인의 지정은 문서로 하여야 한다.

국내대리인은 국내에 주소 또는 영업소가 있어야 한다.

개인정보처리자는 국내대리인을 지정하는 경우에는 국내대리인의 성명(법인의 경우에는 그 명칭 및 대표자의 성명), 국내대리인의 주소(법인의 경우에는 영업소의 소재지), 전화번호 및 전자우편 주소를 개인정보 처리방침에 포함하여야 한다.

국내 대리인이 이 법을 위반한 경우에는 개인정보처리자가 그 행위를 한 것으로 본다.

개인정보 보호책임자의 지정(제31조)

■ 개인정보 보호책임자 역할

- 개인정보의 처리에 관한 업무를 총괄, 책임

■ 개인정보 보호책임자 업무

① 개인정보 보호 계획의 수립 및 시행
② 개인정보 처리 실태 및 관행의 정기적인 조사 및 개선
③ 개인정보 처리와 관련한 불만의 처리 및 피해 구제
④ 개인정보 유출 및 오·남용방지를 위한 내부통제시스템 구축
⑤ 개인정보 보호 교육 계획의 수립 및 시행
⑥ 개인정보파일의 보호 및 관리·감독
⑦ 개인정보 처리방침의 수립·변경 및 시행
⑧ 개인정보 보호 관련 자료의 관리
⑨ 처리 목적이 달성, 보유기간이 지난 개인정보의 파기

개인정보 보호책임자의 지정 요건(제31조)

■ 공공

기관	보호책임자
국회, 법원, 헌법재판소, 중앙선거관리위원회의 행정사무를 처리하는 기관 및 중앙행정기관	고위공무원단에 속하는 공무원
정무직공무원을 장(長)으로 하는 국가기관	3급 이상 공무원
고위공무원, 3급 공무원을 장으로 하는 국가기관	4급 이상 공무원
기타 국가기관(소속기관포함)	개인정보 처리 업무 부서장
시· 도 및 시· 도 교육청	3급 이상 공무원
각급 학교	행정사무 총괄자
기타 공공기관	개인정보 처리 업무 부서장

■ 민간 : 사업주(대표자) 또는 임원(임원이 없는 경우, 개인정보 처리 업무 담당부서장)

- 개인정보 보호와 관련하여 이 법 및 다른 법령의 위반 사실을 알게 된 경우, 즉시 개선조치 시행, 필요시 소속기관의 장에게 보고
- 개인정보처리자는 보호책임자가 업무를 수행함에 있어서 정당한 이유 없이 불이익을 줘서는 안 됨

5. 개인정보파일의 등록 및 공개(개인정보보호법 제32조)

공공기관의 장이 개인정보파일을 운용하는 경우에는 개인정보파일의 명칭, 개인정보파일의 운영 근거 및 목적, 개인정보파일에 기록되는 개인정보의 항목, 개인정보의 처리방법, 개인정보의 보유기간, 개인정보를 통상적 또는 반복적으로 제공하는 경우에는 그 제공받는 자, 그 밖에 대통령령으로 정하는 사항을 개인정보 보호위원회에 등록하여야 한다. 등록한 사항이 변경된 경우에도 또한 같다.

국가 안전, 외교상 비밀, 그 밖에 국가의 중대한 이익에 관한 사항을 기록한 개인정보파일, 범죄의 수사, 공소의 제기 및 유지, 형 및 감호의 집행, 교정처분, 보호처분, 보안관찰처분과 출입국관리에 관한 사항을 기록한 개인정보파일, 「조세범처벌법」에 따른 범칙행위 조사 및 「관세법」에 따른 범칙행위 조사에 관한 사항을 기록한 개인정보파일, 일회적으로 운영되는 파일 등 지속적으로 관리할 필요성이 낮다고 인정되어 대통령령으로 정하는 개인정보파일, 다른 법령에 따라 비밀로 분류된 개인정보파일의 어느 하나에 해당하는 개인정보파일에 대하여는 개인정보 보호위원회에 등록하지 않아도 된다.

개인정보 보호위원회는 필요하면 개인정보파일의 등록 여부와 그 내용을 검토하여 해당 공공기관의 장에게 개선을 권고할 수 있다.

개인정보 보호위원회는 정보주체의 권리 보장 등을 위하여 필요한 경우 개인정보파일의 등록 현황을 누구든지 쉽게 열람할 수 있도록 공개할 수 있다.

개인정보파일의 등록과 공개의 방법, 범위 및 절차에 관하여 필요한 사항은 대통령령으로 정한다.

국회, 법원, 헌법재판소, 중앙선거관리위원회(그 소속 기관을 포함)의 개인정보파일 등록 및 공개에 관하여는 국회규칙, 대법원규칙, 헌법재판소규칙 및 중앙선거관리위원회규칙으로 정한다.

개인정보파일의 등록 및 공개(제32조) : 공공기관만 해당

■ 개인정보파일을 운용하는 공공기관이 등록해야 하는 사항

- 개인정보파일의 명칭, 운영 근거 및 목적, 개인정보 항목
- 개인정보의 처리방법 및 보유기간, 반복적인 제공의 경우 제공받는 자
- 공공기관의 명칭, 개인정보의 정보주체 수, 개인정보 처리 업무 담당 부서
- 개인정보의 열람 요구를 접수 · 처리하는 부서와 열람을 제한 · 거절할 수 있는 개인정보의 범위 및 사유

■ 등록예외

- 국가 안전, 외교상 비밀 등 국가의 중대한 이익에 관한 사항을 기록한 개인정보파일
- 범죄의 수사, 공소의 제기 및 유지, 형 및 감호 집행, 교정처분, 보호처분, 보안관찰처분과 출입국관리에 관한 사항
- 조세범처벌법, 관세법에 따른 범칙행위 조사에 관한 사항
- 내부적 업무처리만을 위하여 사용되는 개인정보파일
- 다른 법령에 따라 비밀로 분류된 개인정보파일

개인정보파일의 등록 절차(제32조) : 공공기관만 해당

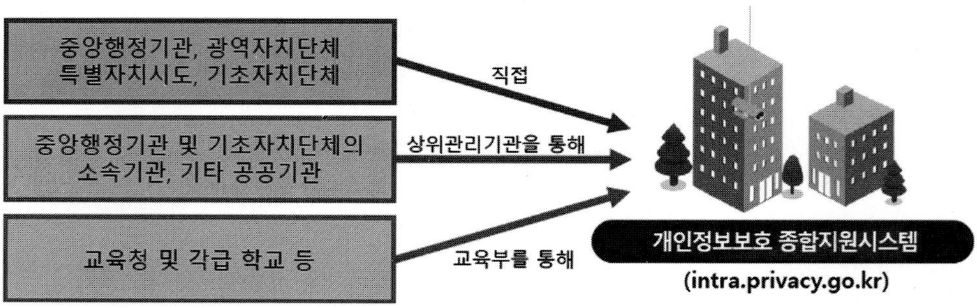

- 중앙행정기관 및 지방자치단체의 소속기관, 기타 공공기관은 상위 관리기관에 등록 · 변경 사항의 검토 및 적정성 판단을 요청한 후, 상위 관리기관의 확인을 받아 개인정보보호 종합지원시스템(intra.privacy.go.kr)에 등록하여야 함
- 교육청 및 각급학교등의 개인정보 보호책임자는 교육부에 등록 · 변경 사항의 검토 및 적정성 판단을 요청한 후 교육부의 확인을 받아 등록하여야 함

6. 개인정보 보호 인증(개인정보보호법 제32조의2)

개인정보 보호위원회는 개인정보처리자의 개인정보 처리 및 보호와 관련한 일련의 조치가 이 법에 부합하는지 등에 관하여 인증할 수 있으며, 인증의 유효기간은 3년으로 한다.

개인정보 보호위원회는 거짓이나 그 밖의 부정한 방법으로 개인정보 보호 인증을 받은 경우, 사후관리를 거부 또는 방해한 경우, 인증기준에 미달하게 된 경우, 개인정보 보호 관련 법령을 위반하고 그 위반사유가 중대한 경우의 어느 하나에 해당하는 경우에는 대통령령으로 정하는 바에 따라 인증을 취소할 수 있다. 다만, 거짓이나 그 밖의 부정한 방법으로 개인정보 보호 인증을 받은 경우에는 취소하여야 한다.

개인정보 보호위원회는 개인정보 보호 인증의 실효성 유지를 위하여 연 1회 이상 사후관리를 실시하여야 하며, 대통령령으로 정하는 전문기관으로 하여금 인증, 인증 취소, 사후관리 및 인증 심사원 관리 업무를 수행하게 할 수 있다.

인증을 받은 자는 대통령령으로 정하는 바에 따라 인증의 내용을 표시하거나 홍보할 수 있으며, 인증을 위하여 필요한 심사를 수행할 심사원의 자격 및 자격 취소 요건 등에 관하여는 전문성과 경력 및 그 밖에 필요한 사항을 고려하여 대통령령으로 정한다.

그 밖에 개인정보 관리체계, 정보주체 권리보장, 안전성 확보조치가 이 법에 부합하는지 여부 등 제1항에 따른 인증의 기준 · 방법 · 절차 등 필요한 사항은 대통령령으로 정한다.

개인정보 보호 인증 평가(제32조의2)

■ 개인정보처리자의 개인정보 처리 및 보호와 관련한 일련의 조치가 법에 부합하는지 등에 관하여 인증

■ 정보보호 및 개인정보 보호 관리체계(ISMS-P)

- ■ 인증의 기대 효과
  - – 체계적 · 지속적인 개인정보 보호 활동 가능
  - – 경영진 차원에서 상시 모니터링 체계 구축
  - – 개인정보 침해사고에 효율적 대응 가능
  - – 개인정보 보호에 대한 국민 · 고객의 신뢰 향상
- ■ 인증기관: 한국인터넷진흥원
- ■ 인증 유효기관: 3년
- ■ 신청기관 유형: 공공기관, 대기업, 중소기업, 소상공인
  - * 정보통신서비스 제공자는 대기업 유형으로 인증
- ■ 인증심사 기준: 3개 영역 102개 인증기준
  - ※ 인증기준 방법 · 절차 등은 고시 참조
- ■ 정보보호 및 개인정보 보호 관리체계 인증에 관한 고시 시행: 2018년 11월 7일

7. 개인정보 영향평가(개인정보보호법 제33조)

공공기관의 장은 대통령령으로 정하는 기준에 해당하는 개인정보 파일의 운용으로 인하여 정보주체의 개인정보 침해가 우려되는 경우에는 그 위험요인의 분석과 개선 사항 도출을 위한 평가("영향평가")를 하고 그 결과를 개인정보 보호위원회에 제출하여야 개인정보 보호위원회는 대통령령으로 정하는 인력 · 설비 및 그 밖에 필요한 요건을 갖춘 자를 영향평가를 수행하는 기관("평가기관")으로 지정할 수 있으며, 공공기관의 장은 영향평가를 평가기관에 의뢰하여야 한다.

영향평가를 하는 경우에는 처리하는 개인정보의 수, 개인정보의 제3자 제공 여부, 정보주체의 권리를 해할 가능성 및 그 위험 정도, 그 밖에 대통령령으로 정한 사항을 고려하여야 하며, 개인정보 보호위원회는 제출받은 영향평가 결과에 대하여 의견을 제시할 수 있다.

공공기관의 장은 영향평가를 한 개인정보파일을 등록할 때에는 영향평가 결과를 함께 첨부하여야 한다.

개인정보보호위원회는 지정된 평가기관이 거짓이나 그 밖의 부정한 방법으로 지정을 받은 경우, 지정된 평가기관 스스로 지정취소를 원하거나 폐업한 경우, 제2항에 따른 지정요건을 충족하지 못하게 된 경우, 고의 또는 중대한 과실로 영향평가 업무를 부실하게 수행하여 그 업무를 적정하게 수행할 수 없다고 인정되는 경우, 그 밖에 대통령령으로 정하는 사유에 해당하는 경우의 어느 하나에 해당하는 경우에는 평가기관의 지정을 취소할 수 있다. 다만, 거짓이나 그 밖의 부정한 방법으로 지정을 받은 경우 또는 지정된 평가기관 스스로 지정취소를 원하거나 폐업한 경우에는 평가기관의 지정을 취소하여야 한다.

개인정보 보호위원회는 제7항에 따라 지정을 취소하는 경우에는 「행정절차법」에 따른 청문을 실시하여야 한다.

개인정보 영향평가의 기준 · 방법 · 절차 등에 관하여 필요한 사항은 대통령령으로 정한다.

평가기관의 지정기준 및 지정취소, 평가기준, 영향평가의 방법 · 절차 등에 관하여 필요한 사항은 대통령령으로 정한다.

국회, 법원, 헌법재판소, 중앙선거관리위원회(그 소속 기관을 포함)의 영향평가에 관한 사항은 국회규칙, 대법원규칙, 헌법재판소규칙 및 중앙선거관리위원회규칙으로 정하는 바에 따른다.

공공기관 외의 개인정보처리자는 개인정보파일 운용으로 인하여 정보주체의 개인정보 침해가 우려되는 경우에는 영향평가를 하기 위하여 적극 노력하여야 한다.

개인정보 영향평가(제33조) : 공공기관만 해당

■ 영향평가 수행대상

- 구축 · 운용 또는 변경하려는 개인정보파일로서 5만 명 이상의 정보주체에 관한 민감정보 또는 고유식별정보의 처리가 수반되는 개인정보파일
- 구축 · 운용하고 있는 개인정보파일을 해당 공공기관 내부 또는 외부에서 구축운용하고 있는 다른 개인정보파일과 연계하려는 경우로서 연계 결과 50만 명 이상의 정보주체에 관한 개인정보가 포함되는 개인정보파일
- 구축 · 운용 또는 변경하려는 개인정보 파일로서 100만 명 이상의 정보주체에 관한 개인정보 파일

8. 개인정보 유출 등의 통지 · 신고

개인정보처리자는 개인정보가 분실 · 도난 · 유출("유출 등")되었음을 알게 되었을 때에는 지체 없이 해당 정보주체에게 유출등이 된 개인정보의 항목, 유출 등이 된 시점과 그 경위, 유출 등으로 인하여 발생할 수 있는 피해를 최소화하기 위하여 정보주체가 할 수 있는 방법 등에 관한 정보, 개인정보처리자의 대응조치 및 피해 구제절차, 정보주체에게 피해가 발생한 경우 신고 등을 접수할 수 있는 담당부서 및 연락처의 사항을 알려야 한다. 다만, 정보주체의 연락처를 알 수 없는 경우 등 정당한 사유가 있는 경우에는 대통령령으로 정하는 바에 따라 통지를 갈음하는 조치를 취할 수 있다.

개인정보처리자는 개인정보가 유출 등이 된 경우 그 피해를 최소화하기 위한 대책을 마련하고 필요한 조치를 하여야 한다.

개인정보처리자는 개인정보의 유출 등이 있음을 알게 되었을 때에는 개인정보의 유형, 유출등의 경로 및 규모 등을 고려하여 대통령령으로 정하는 바에 따라 제1항 각 호의 사항을 지체 없이 보호위원회 또는 대통령령으로 정하는 전문기관에 신고하여야 한다. 이 경우 보호위원회 또는 대통령령으로 정하는 전문기관은 피해 확산방지, 피해 복구 등을 위한 기술을 지원할 수 있다.

유출 등의 통지 및 유출 등의 신고의 시기, 방법, 절차 등에 필요한 사항은 대통령령으로 정한다.

개인정보 유출 등의 통지·신고(제34조)

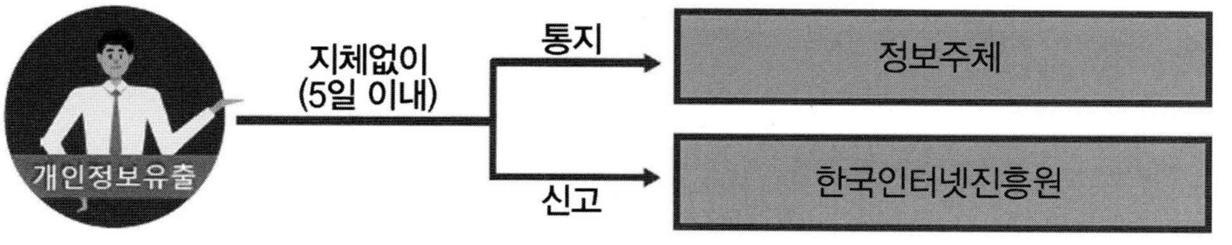

■ 신고방법

위반행위	세부내용
신고대상	✔ 1천 명 이상의 정보주체에 관한 개인정보가 유출된 경우
신고기관	✔ 한국인터넷진흥원
신고시기	✔ 5일 이내
신고방법	✔ 개인정보보호포털(www.privacy.go.kr), 전화(118), 전자우편(privacyclean@kisa.or.kr) 등
신고내용	✔ 정보주체에게 통지한 내용, 유출피해 최소화 대책 및 조치 결과 등

개인정보 유출사실을 인지하였을 경우에는 지체없이
정보주체에게 관련사실 통지 및 한국인터넷진흥원(118)에 신고 등 조치를 취해야 함

개인정보 유출 등의 통지 · 신고(개인정보보호법 제34조)–통지

적용 조항	법 제34조(개인정보 유출 등의 통지 · 신고), 시행령 제39조(개인정보 유출 통지의 방법 및 절차
정의	[개정] 개인정보 유출 등 : 개인정보가 분실 · 도난 · 유출
통지 요건	(1명 이상의 정보주체의) 개인정보가 유출 등이 되었음을 알게 되었을 때
통지 기한	[개정] 유출사실을 알았을 때 지체없이–정당한 사우가 없는 한 72시간 이내(영 제39조 제1형) [개정] [예외] 72시간이 넘어 통지할 수 있는 경우 ✔ 유출 등이 된 개인정보의 확산 및 추가 유출 등을 방지하기 위하여 접속 경로의 차단, 취약점 점검 · 보완, 유출 등이 된 개인정보의 회수 · 삭제 등 긴급한 조치가 필요한 경우에는 그 조치를 한 후 지체 없이 정보주체에게 통지 가능(영 제39조 제1항)
통지 방법	• 개별 통지(서면 등의 방법) • [예외] 연락처가 없으면 30일 이상 인터넷 홈페이지에 게시(인터넷 홈페이지가 없으며, 사업장 등 보기 쉬운 장소에 30일 이상 게시) • [개정 전] 유출 [개정 후] 유출 등(분실 · 도난 · 유출) • [개정 전] 24시간 이내(정보통신서비스 제공자 등), 5일 이내(일반 개인정보 처리자)– [개정 후] 72시간 이내
통지 내용	다음 5가지를 정보주체에 통지 1. 유출 등이 된 개인정보의 항목 2. 유출 등이 된 시점과 그 경위 3. 유출 등으로 인하여 발생할 수 있는 피해를 최소화하기 위하여 정보주체가 할 수 있는 방법 등에 관한 정보 4. 정보주체에게 피해가 발생한 경우 신고 등을 접수할 수 있는 담당부서 및 연락처 [통지 내용 예외] 위 1 또는 2를 파악하지 못한 경우, 파악한 것과 3~5를 먼저 정보주체에 통지(우선 통지)하고, 나머지는 파악한 즉시 통지(추후 통지)

개인정보 유출 등의 통지 · 신고(개인정보보호법 제34조)–신고

적용 조항	법 제34조(개인정보 유출 등의 통지 · 신고), 시행령 제40조(개인정보 유출 등의 신고)
정의	개인정보 유출 등: 개인정보가 분실 · 도난 · 유출
신고 요건	• 개인정보 유출 등이 되었음을 알게 되었을 때 다음 중 하나에 해당하는 경우(영 제40조 제1항) 1. 1천 명 이상의 정보주체에 관한 개인정보가 유출 등이 된 경우 2. [신설] 민감정보, 고유식별정보가 유출 등이 된 경우 3. [신설] 외부로부터의 불법적인 접근에 의해 개인정보가 유출 등이 된 경우// 해킹에 의한 개인정보 유출 • [신설] [예외] 신고하지 않을 수 있는 요건 정의 ✓ 개인정보 유출 등의 경로가 확인되어 해당 개인정보를 회수삭제하는 등의 조치를 통해 정보주체의 권익 침해 가능성이 현저히 낮은 경우
신고 기한	[개정] 유출사실을 알았을 때 지체없이–정당한 사유가 없는 한 72시간 이내(영 제40조 제1항) ✓ 72시간이 넘어 신고할 수 있는 예외 규정은 없음
신고 내용	통지 내용과 동일, 신고 내용 예외도 통지 내용 예외와 동일
신고처	개인정보보호위원회 또는 한국인터넷진흥원

9. 노출된 개인정보의 삭제 · 차단(개인정보보호법 제34조의2)

개인정보처리자는 고유식별정보, 계좌정보, 신용카드정보 등 개인정보가 정보통신망을 통하여 공중(公衆)에 노출되지 아니하도록 하여야 한다.

개인정보처리자는 공중에 노출된 개인정보에 대하여 보호위원회 또는 대통령령으로 지정한 전문기관의 요청이 있는 경우에는 해당 정보를 삭제하거나 차단하는 등 필요한 조치를 하여야 한다.

Q&A

1. 가명정보를 정보주체 동의 없이 공개하거나 대가를 받고 제공할 수 있는지?

2. 공개된 개인정보를 정보주체의 동의없이 처리할 수 있는지?

3. 정보주체의 동의 없이 개인정보를 추가적으로 이용이 가능한 경우는?

Q&A 해설

1. 가명정보를 정보주체 동의 없이 공개하거나 대가를 받고 제공할 수 있는지?

☞ 정보주체의 동의 없이 가명정보를 제공하기 위해서는 통계작성, 과학적 연구, 공익적 기록보존 등의 목적에 해당해야 함. 정보주체의 동의 없는 가명정보의 공개는 사실상 제한되며, 가명정보 제공 대상이나 가명처리 목적이 특정되지 않은 상황에서 대가를 받고 가명정보를 제공하는 것은 허용되지 않음

- 가명정보를 불특정 다수에게 공개하는 경우에는 공개의 목적이 통계작성, 과학적 연구, 공익적 기록보존 등의 목적에 해당하는지가 불분명하고(제28조의2 제1항 위반 우려), 불특정 다수 중 누군가는 공개하는 정보와 결합하여 특정 개인을 알아볼 수 있는 정보를 가지고 있을 수 있어(제28조의2 제2항 위반 우려), 가명 정보의 공개는 사실상 제한됨
- 가명정보를 과학적 연구 등 법에서 허용하는 범위로 제공하면서 대가를 받는 것은 금지하고 있지 않습니다. 다만, 가명정보 제공 대상이나 가명처리 목적이 특정되지 않은 상황에서 가명 처리하는 것과 그 가명정보를 제공하고 대가를 받는 것은 판매가 목적인 경우로 볼 수 있어 허용되지 않음
- 추가로 가명정보를 정보주체의 동의 없이 처리할 수 있는 목적 범위는 통계작성, 과학적 연구, 공익적 기록보존 등의 목적이므로 가명정보를 통계작성 목적으로 제공받았어도 통계작성 외에 과학적 연구, 공익적 기록 보존 목적 등으로 해당 정보주체의 동의 없이 처리할 수 있음

2. 공개된 개인정보를 정보주체의 동의없이 처리할 수 있는지?

☞ 학과 홈페이지 등에 자발적으로 공개된 개인정보를 수집하여 유료로 제3자에게 제공한 행위는 정보주체의 동의가 있었다고 객관적으로 인정되는 범위 내이므로 유료 등 영리 목적으로 제공하여도 정보주체의 별도 동의를 받지 않아도 됨

- 정보주체가 직접 또는 제3자를 통하여 이미 공개한 개인정보는 공개 당시 정보주체가 자신의 개인정보에 대한 수집이나 제3자 제공 등의 처리에 대하여 일정한 범위 내에서 동의를 하였다고 할 것임
- 공개된 개인정보를 객관적으로 보아 정보주체가 동의한 범위 내에서 처리하는 것으로 평가할 수 있는 경우에도 동의의 범위가 외부에 표시되지 아니하였다는 이유만으로 또다시 정보주체의 별도의 동의를 받을 것을 요구한다면 이는 정보주체의 공개의사에도 부합하지 않고 정보주체나 개인정보처리자에게 무의미한 동의 절차를 밟기 위한 비용만을 부담시키는 결과가 됨

- 추가로 「개인정보보호법」 제20조는 공개된 개인정보 등을 수집 · 처리하는 때에는 정보주체의 요구가 있으면 즉시 개인정보의 수집 출처, 개인정보의 처리 목적, 제37조에 따른 개인정보 처리의 정지를 요구할 권리가 있다는 사실을 정보주체에게 알리도록 규정하고 있으므로, 공개된 개인정보에 대한 정보주체의 개인정보 자기결정권은 이러한 사후통제에 의하여 보호받게 됨
- 따라서 이미 공개된 개인정보를 정보주체의 동의가 있었다고 객관적으로 인정되는 범위 내에서 수집 · 이용 · 제공 등 처리를 할 때는 정보주체의 별도의 동의는 불필요하다고 보아야 하고, 별도의 동의를 받지 아니하였다고 하여 「개인정보 보호법」 제15조나 제17조를 위반한 것으로 볼 수 없음
- 정보주체의 동의가 있었다고 인정되는 범위 내인지는 공개된 개인정보의 성격, 공개의 형태와 대상 범위, 정보주체의 공개 의도 내지 목적뿐만 아니라, 정보처리자의 정보제공 등 처리의 형태와 정보제공으로 공개의 대상 범위가 원래의 것과 달라졌는지, 정보제공이 정보주체의 원래의 공개 목적과 상당한 관련성이 있는지 등을 검토하여 객관적으로 판단하여야 함

3. 정보주체의 동의 없이 개인정보를 추가적으로 이용이 가능한 경우는?

☞ 의료기관은 당초 수집 목적과 합리적으로 관련된 범위에서 정보주체에게 불이익이 발생하는지 여부, 암호화 등 안전성 확보에 필요한 조치를 하였는지 여부 등을 고려하여 정보주체의 동의 없이 개인정보를 이용 가능

- 이때, 다음 사항을 고려하여야 함
  ① 개인정보를 추가적으로 이용하려는 목적이 당초 수집 목적과 관련성이 있는지 여부
  ② 개인정보를 수집한 정황 또는 처리 관행에 비추어 볼 때 추가적인 이용에 대한 예측가능성이 있는지 여부
  ③ 개인정보의 추가적 이용이 정보주체 이익을 부당하게 침해하는지 여부
  ④ 가명처리 또는 암호화 등 안전성 확보에 필요한 조치를 하였는지 여부

문 제

88 다음은 공개한 개인정보의 처리에 대한 설명이다. 틀린 것은?

① 정보주체가 직접 또는 제3자를 통하여 이미 "공개한 개인정보"는 공개 당시 정보주체가 자신의 개인정보에 대한 수집이나 제3자 제공 등의 처리에 대하여 일정한 범위 내에서 동의를 하였다고 할 것이다.

② 공개된 개인정보는 사회통념상 동의가 있었다고 인정되는 범위 내에서는 수집 · 이용이 가능하다.

③ 개인정보는 정보주체의 적극적인 공개행위에 의해 직접 이루어질 수도 있고, 제3자에 의해 소극적, 묵시적 또는 명시적으로 이루어질 수 있으므로 개인정보처리자는 공개된 개인정보에 대해서 사회통념상 동의가 있었다고 인정되는 범위 내에서 개인정보를 수집할 수 있다.

④ 공개된 개인정보를 객관적으로 보아 정보주체가 동의한 범위 내에서 처리하는 것으로 평가할 수 있는 경우에도 동의의 범위가 외부에 표시되지 아니하였으므로 다시 정보주체의 별도의 동의를 받아야만 한다.

⑤ 사회통념상 동의의사가 있었다고 인정되는 범위 내에서는 명함 등 개인정보 수집 이용이 가능하다.

해설

④ 공개된 개인정보를 객관적으로 보아 정보주체가 동의한 범위 내에서 처리하는 것으로 평가할 수 있는 경우에도 동의의 범위가 외부에 표시되지 아니하였다는 이유만으로 또다시 정보주체의 별도의 동의를 받을 것을 요구한다면 이는 정보주체의 공개의사에도 부합하지 아니하거니와 정보주체나 개인정보처리자에게 무의미한 동의 절차를 밟기 위한 비용만을 부담시키는 결과가 된다.

89 다음은 공개한 개인정보의 처리에 대한 설명이다. 틀린 것은?

① 정보주체로부터 직접 명함 또는 그와 유사한 매체를 제공받음으로써 정황 등에 비추어 사회 통념상 동의의사가 있었다고 인정되는 범위 내에서는 개인정보 수집 및 이용이 가능하다.

② 차량 외부에 부착되어 상시 공개되는 자동차등록번호 등은 누구나 알 수 있어 정보주체인 차량소유자가 특정서비스를 목적으로 수집 제공하는 것에 사회 통념상 동의하였다고 볼 수 있다.

③ 동의의사가 명확히 표시되거나 인터넷 홈페이지 등 표시 내용에 비추어 사회통념상 동의의사가 있었다고 인정되는 범위 내 공개된 매체 등에서 개인정보 수집이용이 가능하다.

④ 개인정보처리자는 인터넷 홈페이지 등 공개된 매체 또는 장소에서 개인정보를 수집하는 경우 정보주체의 동의의사가 명확히 표시되거나 인터넷 홈페이지 등의 표시 내용에 비추어 사회통념상 동의의사가 있었다고 인정되는 범위 내에서만 이용할 수 있다.

⑤ 개인정보처리자는 공개된 개인정보에 대해서 사회통념상 동의가 있었다고 인정되는 범위 내에서 개인정보를 수집할 수 있다.

해설

② 차량 외부에 부착되어 상시 공개되는 자동차등록번호 등을 누구나 알 수 있다는 이유만으로 정보주체인 차량소유자가 특정서비스를 목적으로 수집 제공하는 것에 사회 통념상 동의하였다고 보기 어렵다.

90 다음은 개인정보의 열람에 대한 설명이다. 틀린 것은?

① 정보주체는 개인정보처리자가 처리하고 있는 자신의 개인정보의 열람을 요구할 수 있다.

② 개인정보 열람의 대상이 되는 개인정보는 정보주체가 직접 제공한 개인정보는 물론 제3자 또는 공개된 정보원으로부터 수집한 개인정보 등을 포함하나, 개인정보처리자가 생산한 개인정보(민원처리기록, 온라인문서발급기록, 진료기록, 생계급여지급내역, 신용평가, 인사평가, 거래내역, 진료기록 등), 서비스 제공 등의 과정에서 자동적으로 생성된 개인정보(수발신내역, 입출기록, 쿠키, 로그기록 등) 등은 포함되지 아니한다.

③ 정보주체는 열람하려는 사항을 개인정보처리자가 마련한 방법과 절차에 따라 요구하여야 한다.

④ 공공기관에 대한 열람을 요구할 때에는 해당 공공기관이 마련한 방법과 절차에 따라 직접 열람을 요구하거나 개인정보 보호위원회를 통하여 열람을 요구할 수 있다.

⑤ 개인정보처리자가 열람 요구 방법과 절차를 마련하는 경우 해당 개인정보의 수집 방법과 절차에 비하여 어렵지 않도록 하여야 한다.

해설

② 개인정보 열람의 대상이 되는 개인정보는 정보주체가 직접 제공한 개인정보는 물론 제3자 또는 공개된 정보원으로부터 수집한 개인정보, 개인정보처리자가 생산한 개인정보(민원처리기록, 주민등록등본 등 온라인 문서발급기록, 진료기록, 생계급여지급내역, 신용평가, 인사평가, 거래내역, 진료기록 등), 서비스 제공 등의 과정에서 자동적으로 생성된 개인정보(수발신내역, 입출기록, 쿠키, 로그기록 등) 등을 포함한다.

91 다음은 개인정보의 열람에 대한 설명이다. 틀린 것은?

① 개인정보처리자가 열람 요구 방법과 절차를 마련하는 경우 "해당 개인정보의 수집 방법과 절차에 비하여 어렵지 않도록 하여야 한다"는 것은 "해당 개인정보의 수집 방법과 절차보다 더 쉬워야 한다"는 것을 말한다.

② 개인정보 열람 요구 사항은 개인정보의 항목 및 내용, 개인정보의 수집 · 이용의 목적, 개인정보 보유 및 이용 기간, 개인정보의 제3자 제공 현황, 개인정보 처리에 동의한 사실 및 내용이다.

③ 정보주체가 개인정보 보호위원회를 통하여 자신의 개인정보에 대한 열람을 요구하려는 경우에는 "개인정보 열람요구서"를 개인정보 보호위원회에 제출해야 한다. 이 경우 개인정보 보호위원회는 지체없이 그 개인정보 열람요구서를 해당 공공기관에 이송해야 한다.

④ 정보주체로부터 개인정보의 열람을 요구받았지만, 해당 기간 내에 열람할 수 없는 정당한 사유가 있을 때에는 정보주체에게 그 사유를 알리고 열람을 연기할 수 있다. 다만, 열람 연기사유가 소멸하면 지체없이 열람하게 하여야 한다.

⑤ 개인정보처리자가 정보주체로부터 개인정보의 열람을 요구받았을 경우 열람할 개인정보와 열람이 가능한 날짜 · 시간 및 장소 등을 "열람통지서"로 해당 정보주체에게 알려야 한다. 다만, 즉시 열람하게 하는 경우에는 열람통지서 발급을 생략할 수 있다.

해설

① 개인정보처리자가 열람 요구 방법과 절차를 마련하는 경우 "해당 개인정보의 수집 방법과 절차에 비하여 어렵지 않도록 하여야 한다"는 것은 "해당 개인정보의 수집 방법과 절차와 같거나 보다 쉬워야 한다"는 것을 말한다.

92 다음은 개인정보의 열람에 대한 설명이다. 틀린 것은?

① 개인정보처리자가 정보주체로부터 개인정보의 열람을 요구받았을 때에는 열람 요구를 받은 날부터 근무일 기준 "14일 이내"에 정보주체가 해당 개인정보를 열람할 수 있도록 하여야 한다.

② 개인정보처리자는 개인정보 열람을 연기한 후 그 사유가 소멸하였을 경우 정당한 사유가 없는 한 연기사유가 소멸한 날로부터 근무일 기준 '10일 이내'에 열람하도록 하여야 한다. 개인정보처리자가 정보주체의 열람을 연기하려는 경우에는 열람 요구를 받은 날부터 근무일 기준 10일 이내에 연기의 사유 및 이의제기 방법을 "열람연기통지서"로 해당 정보주체에게 알려야 한다.

③ 정보주체로부터 개인정보 열람 요구 사항 중 일부가 다음의 개인정보 열람 제한 · 거절 사유 가운데 어느 하나에 해당하는 경우에는 그 일부에 대하여 열람을 제한할 수 있으

며, 열람이 제한되는 사항을 제외한 부분은 열람할 수 있도록 하여야 한다.

④ 열람 요구 사항 중 일부만을 열람하게 하는 경우에는 그 사유와 이의제기방법, 그리고 열람할 개인정보와 열람이 가능한 날짜 · 시간 및 장소 등을 '일부열람통지서'로 해당 정보주체에게 알려야 한다. 다만, 즉시 열람하게 하는 경우에는 열람통지서 발급을 생략할 수 있다.

⑤ 개인정보처리자는 "개인정보 열람 제한 · 거절 사유"에 해당하는 경우에는 정보주체에게 그 사유를 알리고 열람을 제한하거나 거절할 수 있다.

해설

① 개인정보처리자가 정보주체로부터 개인정보의 열람을 요구받았을 때에는 열람 요구를 받은 날부터 근무일 기준 "10일 이내"에 정보주체가 해당 개인정보를 열람할 수 있도록 하여야 한다.
- 개인정보처리자가 정보주체의 열람을 제한하거나 거절하려는 경우에는 열람 요구를 받은 날부터 10일 이내에 거절의 사유 및 이의제기 방법을 "열람거절 통지서"로 해당 정보주체에게 알려야 한다.

93 다음 중 개인정보 열람 제한 · 거절 사유에 해당하지 않는 것은?

① 법률에 따라 열람이 금지되거나 제한되는 경우

② 다른 사람의 생명 · 신체를 해할 우려가 있거나 다른 사람의 재산과 그 밖의 이익을 부당하게 침해할 우려가 있는 경우

③ 공공기관이 조세의 부과 · 징수 또는 환급에 관한 업무를 수행할 때 중대한 지장을 초래하는 경우

④ 공공기관이 「초 · 중등교육법」 및 「고등교육법」에 따른 각급 학교, 「평생교육법」에 따른 평생교육 시설, 그 밖의 다른 법률에 따라 설치된 고등교육기관에서의 성적 평가 또는 입학자 선발에 관한 업무를 수행할 때 중대한 지장을 초래하는 경우

⑤ 개인정보처리자는 개인정보 열람을 연기한 후 그 사유가 소멸하였을 경우

해설

⑤ 개인정보처리자는 개인정보 열람을 연기한 후 그 사유가 소멸하였을 경우 정당한 사유가 없는 한 연기사유가 소멸한 날로부터 근무일 기준 '10일 이내'에 열람하도록 하여야 한다. 개인정보처리자가 정보주체의 열람을 연기하려는 경우에는 열람 요구를 받은 날부터 근무일 기준 10일 이내에 연기의 사유 및 이의제기 방법을 "열람연기통지서"로 해당 정보주체에게 알려야 한다.(개인정보의 열람에 대한 설명)
- 공공기관이 학력 · 기능 및 채용에 관한 시험, 자격 심사에 관한 업무를 수행할 때 중대한 지장을 초래하는 경우
- 공공기관이 보상금 · 급부금 산정 등에 대하여 진행 중인 평가 또는 판단에 관한 업무를 수행할 때 중대한 지장을 초래하는 경우
- 공공기관이 다른 법률에 따라 진행 중인 감사 및 조사에 관한 업무를 수행할 때 중대한 지장을 초래하는 경우

94 다음은 개인정보의 정정 · 삭제 요구권에 대한 설명이다. 틀린 것은?

① 개인정보의 정정 · 삭제를 요구할 수 있는 사람은 개인정보처리자가 보유하고 있는 자신의 개인정보를 열람한 정보주체이다. 따라서 다른 법령에서 그 개인정보가 수집 대상

으로 명시되어 있는 경우에도 그 정정를 요구할 수 있다.

② 개인정보 정정 · 삭제 요구의 대상이 되는 개인정보는 개인정보처리자가 보유하고 있는 개인정보 가운데 정보주체가 열람할 수 있는 개인정보에 한정된다. 따라서 개인정보처리자가 열람을 제한하거나 거절할 수 있는 개인정보는 정정 · 삭제 요구권이 인정되지 않는다.

③ 정보주체가 자신의 개인정보에 대한 정정 · 삭제를 개인정보처리자에게 요구하고자 할 때에는 개인정보처리자가 마련한 방법과 절차에 따라 개인정보의 정정 · 삭제를 요구할 수 있다. 개인정보처리자가 정보주체의 개인정보 정정 · 삭제 요구 방법과 절차를 마련하는 경우 해당 개인정보의 수집 방법과 절차에 비하여 어렵지 않도록 하여야 한다.

④ 개인정보처리자가 정보주체의 개인정보 정정 · 삭제 요구 방법과 절차를 마련하는 경우 "해당 개인정보의 수집 방법과 절차에 비하여 어렵지 않도록 하여야 한다"는 것은 "해당 개인정보의 수집 방법과 절차와 비교하여 정정 · 삭제 요구 방법과 절차가 같거나 보다 쉬워야 한다"는 것을 말한다.

⑤ 개인정보처리자는 정보주체의 요구를 받았을 때에는 개인정보의 정정 또는 삭제에 관하여 다른 법령에 특별한 절차가 규정되어 있는 경우를 제외하고는 지체없이 그 개인정보를 조사하여 정보주체의 요구에 따라 정정 · 삭제 등 필요한 조치를 한 후 그 결과를 "개인정보 정정 · 삭제 요구에 대한 결과통지서"로 해당 정보주체에게 알려야 한다.

해설

① 개인정보의 정정 · 삭제를 요구할 수 있는 사람은 개인정보처리자가 보유하고 있는 자신의 개인정보를 열람한 정보주체이다. 다만, 다른 법령에서 그 개인정보가 수집 대상으로 명시되어 있는 경우에는 그 삭제를 요구할 수 없다.

95 다음은 개인정보의 정정 · 삭제 요구권에 대한 설명이다. 틀린 것은?

① 정보주체가 삭제를 요구한 개인정보가 다른 법령에서 수집대상으로 명시되어 있는 경우에 개인정보처리자는 해당 개인정보를 보존하여야 한다. 따라서 해당 개인정보의 삭제를 요구받은 개인정보처리자는 정당한 사유가 없는 한 요구를 받은 날로부터 14일 이내에 삭제를 요구할 수 없는 근거 법령의 내용을 정보주체에게 알려야 한다.

② 개인정보처리자는 개인정보를 조사할 때 필요하면 해당 정보주체에게 정정 · 삭제 요구사항의 확인에 필요한 증거자료를 제출하게 할 수 있다.

③ 개인정보처리자는 정정 · 삭제를 요구받은 경우 그 개인정보를 조사하여 그 결과 정보주체의 요구가 정당하다고 판단되면 개인정보 정정 · 삭제 요구를 받은 날부터 10일 이내에 정보주체의 요구에 따라 해당 개인정보의 정정 · 삭제 등의 조치를 하여야 한다. 정정 · 삭제 등의 조치를 한 후 그 결과를 "개인정보 정정 · 삭제 요구에 대한 결과통지서"로 해당 정보주체에게 알려야 한다.

④ 다른 개인정보처리자로부터 개인정보를 제공받아 개인정보파일을 처리하는 개인정보처리자는 정보주체로부터 개인정보의 정정 또는 삭제 요구를 받은 때에는 그 요구에 따라 해당 개인정보를 정정 · 삭제하거나 그 개인정보 정정 · 삭제 요구 사항을 해당 개인정보를 제공한 기관의 장에게 지체없이 알리고 그 처리결과에 따라 필요한 조치를 하여야 한다.

⑤ 다른 법령에서 그 개인정보가 수집 대상으로 명시되어 있는 경우에는 그 삭제를 요구할 수 없다. 이 경우 개인정보처리자는 개인정보 정정 · 삭제 요구서를 받은 날부터 10일 이내에 삭제의 요구에 따르지 않기로 한 사실, 그 이유와 이의제기 방법을 "개인정보 정정 · 삭제 요구에 대한 결과통지서"로 해당 정보주체에게 알려야 한다.

해설

① 정보주체가 삭제를 요구한 개인정보가 다른 법령에서 수집대상으로 명시되어 있는 경우에 개인정보처리자는 해당 개인정보를 보존하여야 한다. 따라서 해당 개인정보의 삭제를 요구받은 개인정보처리자는 정당한 사유가 없는 한 요구를 받은 날로부터 10일 이내에 삭제를 요구할 수 없는 근거 법령의 내용을 정보주체에게 알려야 한다.
• 가명정보에는 이름, 연락처 등 개인을 알아볼 수 있는 정보가 포함되어 있지 않으므로 정보주체는 가명정보에 대하여 정정 · 삭제 요구권을 행사할 수 없다.

96 다음은 개인정보의 처리정지에 대한 설명이다. 틀린 것은?

① 정보주체는 개인정보처리자에게 개인정보에 대한 처리의 정지를 요구할 수 있다. 이 경우 정보주체는 요구 이유를 구체적으로 설명하여야 한다.

② 정보주체가 공공기관에 대한 처리정지를 요구할 때에는 해당 공공기관이 개인정보 보호위원회에 등록한 개인정보파일만을 대상으로 한다. 따라서 ①국가 안전, 외교상 비밀, 그 밖에 국가의 중대한 이익에 관한 사항을 기록한 개인정보파일, ②범죄의 수사, 공소의 제기 및 유지, 형 및 감호의 집행, 교정처분, 보호처분, 보안관찰처분과 출입국관리에 관한 사항을 기록한 개인정보파일, ③「조세범처벌법」에 따른 범칙행위 조사 및 「관세법」에 따른 범칙행위 조사에 관한 사항을 기록한 개인정보파일, ④공공기관의 내부적 업무처리만을 위하여 사용되는 개인정보파일, ⑤다른 법령에 따라 비밀로 분류된 개인정보파일 중 어느 하나에 해당하는 개인정보 파일에 대해서는 그 등록을 할 수 없으므로 해당 개인정보파일에 대해서는 처리정지를 요구할 수 없다.

③ 개인정보처리자는 정보주체의 처리정지 요구에 대하여 정보주체의 처리정지 요구를 거절할 수 있는 사유의 어느 하나에 해당하는 경우에는 처리정지 요구를 거절할 수 있다. 개인정보처리자는 처리정지 요구를 거절하였을 때에는 해당 정보주체에게 그 사실 및 이유와 이의제기 방법을 "개인정보 처리정지 요구에 대한 결과 통지서"로 해당 정보주체에게 알려야 한다.

④ 처리정지요구권은 정보주체의 동의 여부와 관계없이 개인정보처리자가 처리하고 있는

정보주체에 관한 모든 개인정보이고, 동의권 철회는 처리에 동의한 개인정보로 처리정지 요구권과 동의권 철회은 그 대상에서 차이가 있다.

⑤ 정보주체는 개인정보처리자가 마련한 방법과 절차에 따라 개인정보의 처리정지를 요구하여야 하고, 개인정보처리자가 처리정지 요구 방법과 절차를 마련하는 경우 해당 개인정보의 수집 방법과 절차에 비하여 어렵지 않도록 하여야 한다.

해설

① 정보주체는 개인정보처리자에게 개인정보에 대한 처리의 정지를 요구할 수 있다. 이 경우 정보주체는 요구 이유를 구체적으로 설명할 필요 없이 언제든지 요구할 수 있다.

97 다음은 개인정보의 처리정지에 대한 설명이다. 틀린 것은?

① 개인정보처리자가 처리정지 요구 방법과 절차를 마련하는 경우 "해당 개인정보의 수집 방법과 절차에 비하여 어렵지 않도록 하여야 한다"는 것은 "해당 개인정보의 수집 방법과 절차와 같거나 보다 쉬워야 한다"는 것을 말한다.

② 개인정보 처리정지를 요구받았을 때에는 정당한 사유가 없는 한 요구를 받은 날로부터 10일 이내에 정보주체의 요구에 따라 개인정보 처리의 전부를 정지하거나 일부를 정지하여야 한다. 이와 같은 개인정보의 처리정지 조치를 한 경우에는 그 조치를 한 사실을 "개인정보 처리정지 요구에 대한 결과 통지서"로 해당 정보주체에게 알려야 한다.

③ 처리정지요구권은 개인정보처리자에 대하여 개인정보의 처리정지를 요구하는 것이므로 정보주체가 그 처리에 동의한 것을 철회하는 것보다 그 범위가 좁으며, 그 대상에서 차이가 있다.

④ 개인정보처리자는 정보주체의 요구에 따라 처리가 정지된 개인정보에 대하여 지체없이 해당 개인정보의 파기 등 필요한 조치를 하여야 한다. 파기를 할 때에는 "복구 또는 재생되지 아니하도록" 조치하여야 한다. 개인정보처리자는 파기 이외에 정보주체가 요구한 처리정지의 목적을 달성하기에 적합한 최적의 조치를 취하여야 한다.

⑤ 가명정보에는 이름, 연락처 등 개인을 알아볼 수 있는 정보가 포함되어 있지 않으므로 정보주체는 가명정보에 대하여 처리정지 요구권을 행사할 수 없다. 다만, 정보주체는 자신의 정보가 가명정보로 처리되기 이전에는 자신의 개인정보에 대한 가명처리 정지를 요구할 수 있다.

해설

③ 처리정지요구권은 개인정보처리자에 대하여 개인정보의 처리정지를 요구하는 것이므로 정보주체가 그 처리에 동의한 것을 철회하는 것보다 그 범위가 넓으며 그 대상에서 차이가 있다.

98 다음 중 정보주체의 처리정지 요구를 거절할 수 있는 사유에 해당하지 않는 것은?

① 법률에 특별한 규정이 있거나 법령상 의무를 준수하기 위하여 불가피한 경우
② 다른 사람의 생명 · 신체를 해할 우려가 있거나 다른 사람의 재산과 그 밖의 이익을 부당하게 침해할 우려가 있는 경우
③ 공공기관이 개인정보를 처리하지 아니하면 다른 법률에서 정하는 소관 업무를 수행할 수 없는 경우
④ 개인정보를 처리하지 아니하면 정보주체와 약정한 서비스를 제공하지 못하는 등 계약의 이행이 곤란한 경우로서 정보주체가 그 계약의 해지 의사를 명확하게 밝히지 아니한 경우
⑤ 개인정보 주체에게 '불리'한 효력이 발생하지 않은 경우

해설

⑤ 정보주체의 처리정지 요구를 거절할 수 있는 사유에 해당하지 않음

99 다음은 정보주체의 권리행사 방법 및 절차에 대한 설명이다. 틀린 것은?

① 정보주체는 개인정보처리자에게 직접, 대리인을 통하여 개인정보의 열람, 정정 · 삭제, 처리정지(이하 "열람 등 요구"라 한다)의 권리를 행사할 수 있다. 정보주체를 대리할 수 있는 사람은 1) 정보주체의 법정대리인, 2) 정보주체로부터 위임을 받은 자, 3) 개인정보 자기결정권이 제한되는 만 14세 미만 아동은 법정대리인을 통하여서만 개인정보처리자에게 개인정보 열람 등을 요구할 수 있다. 그러므로 14세 이상의 정보주체는 대리인을 통하지 않고도 본인이 직접 개인정보처리자에게 열람 등 요구를 할 수 있다. 대리인이 정보주체를 대리하여 열람 등 요구를 할 때에는 개인정보처리자에게 정보주체의 "위임장(법정서식)"을 제출하여야 한다.
② 개인정보처리자는 열람 등의 요구를 받았을 때에는 열람 등의 요구를 한 사람이 본인이거나 정당한 대리인인지를 확인하여야 한다. 이 경우 개인정보를 수집하는 방법과 같거나 보다 쉽게 정보주체가 열람 등 요구의 권리를 행사할 수 있도록 간편한 방법을 제공하여야 하며, 개인정보를 수집할 때 요구되지 않았던 증빙서류 등을 요구하거나 추가적인 절차를 요구할 수 없다.
③ 정보주체의 대리인 확인에 대하여서도 「개인정보 보호법」은 특별한 규정을 두고 있지는 않지만, 본인확인을 위한 합리적 수단으로 객관적으로 인정되는 방식이면 된다.
④ 공공기관은 「전자정부법」 제36조 제1항에 따라 행정정보의 공동 이용을 통하여 본인이거나 정당한 대리인인지 확인을 할 수 있는 경우에는 행정정보의 공동 이용을 통하여 확인하여야 한다. 다만, 해당 공공기관이 행정정보의 공동 이용을 할 수 없거나 정보주

체가 확인에 동의하지 아니하는 경우에는 그렇지 않다.

⑤ 개인정보처리자는 정보주체가 열람 등 요구를 할 수 있는 구체적인 방법과 절차를 마련하고, 이를 정보주체가 알 수 있도록 공개하여야 한다. 열람 등 요구의 권리행사 방법 및 절차는 개인정보를 수집하는 방법과 같거나 보다 쉽게 정보주체가 열람 등 요구의 권리를 행사할 수 있도록 간편한 방법을 제공하여야 하며, 개인정보를 수집할 때 요구되지 않았던 증빙서류 등을 요구하거나 추가적인 절차를 요구할 수 있다.

해설

⑤ 개인정보처리자는 정보주체가 열람 등 요구를 할 수 있는 구체적인 방법과 절차를 마련하고, 이를 정보주체가 알 수 있도록 공개하여야 한다. 열람 등 요구의 권리행사 방법 및 절차는 개인정보를 수집하는 방법과 같거나 보다 쉽게 정보주체가 열람 등 요구의 권리를 행사할 수 있도록 간편한 방법을 제공하여야 하며, 개인정보를 수집할 때 요구되지 않았던 증빙서류 등을 요구하거나 추가적인 절차를 요구할 수 없다.

- 개인정보처리자는 정보주체가 열람등 요구에 대한 거절 등 조치에 대하여 불복이 있는 경우 이의를 제기할 수 있도록 필요한 절차를 마련하고 안내하여야 함. 특히 이의제기를 받은 후 개인정보처리자는 해당 사안에 대한 공정한 처리를 위하여 외부전문가를 참여시키거나 기관 내부의 통제장치를 마련하여야 한다.
- 개인정보처리자는 열람 등의 요구를 하는 사람에게 수수료와 사본의 우송을 청구받은 경우에 한하여 우송료를 청구할 수 있다. 수수료와 우송료의 금액은 열람 등의 요구에 필요한 실비의 범위에서 해당 개인정보처리자가 정한다.

☞ "법정대리인"이란 본인의 대리권 수여에 의하지 않고 법률이 정하는 바에 따라 대리권을 부여받은 자를 말함

100 다음은 개인정보처리자의 안전성 확보조치 의무에 대한 설명이다. 틀린 것은?

① 개인정보의 분실 · 도난 · 유출 · 위조 · 변조 또는 훼손으로 인한 피해를 예방하기 위하여 개인정보처리자에게 안전성 확보조치 의무를 부과한다.

② 「개인정보보호법」에 따른 안전성 확보조치는 필요 최소한의 것으로 개인정보처리자는 사업 규모, 개인정보 보유 수, 그 당시의 최신보안기술 등을 고려해서 스스로의 환경에 맞는 개인정보보호조치 기준을 수립 · 시행하는 등 선량한 관리자로서의 주의의무를 다하여야 한다.

③ 개인정보처리자가 준수하여야 하는 안전성 확보조치의 구체적 내용은 개인정보보호위원회의 '고시'(告示)인 「개인정보의 안전성 확보조치 기준」에서 정하고 있음. 고시에서 정하고 있는 안전성 확보조치를 다하였다면, 특별한 사정이 없는 한 개인정보처리자가 개인정보의 안전성 확보에 필요한 보호조치를 취하여야 할 법률상 또는 계약상 의무를 위반하였다고 보기는 어렵다.

④ 개인정보처리자는 개인정보가 분실 · 도난 · 유출 · 위조 · 변조 또는 훼손되지 아니하도록 내부관리계획 수립, 접속기록 보관 등 안전성 확보에 필요한 관리적 · 기술적 · 물리적 조치를 하여야 한다.

⑤ 개인정보의 안전성 확보조치 중 관리적 조치는 내부 관리계획의 수립 · 시행, 접근권한의 관리이고, 물리적 조치는 접근통제, 암호화, 접속기록의 보관 및 점검, 악성프로그램

등 방지, 관리용 단말기의 안전조치이고, 기술적 조치는 물리적 안전조치이다.

해설

⑤ 개인정보의 안전성 확보조치 중 관리적 조치는 내부 관리계획의 수립 · 시행, 접근권한의 관리이고, 기술적 조치는 접근통제, 암호화, 접속기록의 보관 및 점검, 악성프로그램 등 방지, 관리용 단말기의 안전조치이고, 물리적 조치는 물리적 안전조치이다.

101 다음은 개인정보처리자의 안전성 확보조치 의무에 대한 설명이다. 틀린 것은?

① 「개인정보의 안전성 확보조치 기준」은 개인정보처리자의 유형 및 개인정보 보유량에 따라 차등 적용되고, 개인정보처리자의 유형에 대한 입증책임은 해당 개인정보처리자가 부담한다.

② 개인정보의 안전한 처리를 위한 내부관리계획의 수립 · 시행을 하여야 한다.

③ 개인정보의 안전한 보관을 위한 보관시설의 마련 또는 잠금 장치의 설치 등 기술적 조치를 하여야 한다.

④ 개인정보에 대한 접근통제 및 접근권한의 제한 조치를 하여야 한다.

⑤ 개인정보를 안전하게 저장 · 전송할 수 있는 암호화 기술의 적용 또는 이에 상응하는 조치를 하여야 한다.

해설

③ 개인정보의 안전한 보관을 위한 보관시설의 마련 또는 잠금 장치의 설치 등 물리적 조치를 하여야 한다.
- 개인정보 침해사고 발생에 대응하기 위한 접속기록의 보관 및 위조 · 변조 방지를 위한 조치를 하여야 한다.
- 개인정보에 대한 보안프로그램의 설치 및 갱신을 하여야 한다.

102 다음은 개인정보의 안전성 확보를 위한 관리적 안전조치에 대한 설명이다. 틀린 것은?

① 개인정보처리자는 개인정보의 분실 · 도난 · 유출 · 위조 · 변조 또는 훼손되지 아니하도록 내부 의사결정 절차를 통하여 내부 관리계획을 수립 · 시행하여야 한다.

② 개인정보처리자는 내부 관리계획의 포함 사항에 중요한 변경이 있는 경우 이를 즉시 반영하여 내 관리계획을 수정하여 시행하고, 그 수정 이력을 관리하여야 한다.

③ 개인정보처리자의 개인정보 보호책임자는 연 1회 이상으로 내부 관리계획의 이행실태를 점검 · 관리하여야 한다.

④ 개인정보 처리시스템을 운영하고 있는 개인정보처리자는 개인정보 처리시스템에 대한 접근권한을 관리하여야 한다.

⑤ 개인정보처리자는 개인정보처리시스템에 대한 접근권한을 업무수행에 필요한 최소한의 범위로 업무담당자에 따라 차등없이 균등하게 부여하여야 한다.

해설

⑤ 개인정보처리자는 개인정보처리시스템에 대한 접근권한을 업무수행에 필요한 최소한의 범위로 업무담당자에 따라 차등 부여하여야 한다. 개인정보처리시스템의 데이터베이스(DB)에 대한 직접적인 접근은 데이터베이스 운영·관리자에 한정하는 등의 안전조치를 적용할 필요성이 있다.

103 다음은 개인정보의 안전성 확보를 위한 관리적 안전조치에 대한 설명이다. 틀린 것은?

① 개인정보처리자는 전보 또는 퇴직 등 인사이동이 발생하여 개인정보취급자가 변경되었을 경우 지체없이 개인정보처리시스템의 접근권한을 변경 또는 말소하여야 한다.

② 개인정보처리자는 접근권한의 부여, 변경 또는 말소에 대한 내역을 기록하고, 1년간 보관하여야 한다.

③ 개인정보처리자는 개인정보처리시스템에 접속할 수 있는 사용자계정을 발급하는 경우 개인 정보취급자별로 사용자계정(ID)을 발급하고, 다른 개인정보취급자와 공유되지 않도록 하여야 하며, 개인정보취급자별 개인정보 처리내역에 대한 책임추적성을 확보하여야 한다.

④ 개인정보처리자는 개인정보취급자 또는 정보주체가 안전한 비밀번호를 설정하여 이행할 수 있도록 비밀번호 작성규칙을 수립하여 개인정보처리시스템, 접근통제시스템, 인터넷 홈페이지 등에 적용하여야 함. 특히, 개인정보처리시스템의 데이터베이스에 접속하는 DB관리자의 비밀번호는 복잡하게 구성하고 변경 주기를 짧게 하는 등 강화된 안전조치를 적용할 필요가 있다. 다만, 비밀번호 이외의 추가적인 인증에 사용되는 휴대폰 인증, 일회용 비밀번호(OTP) 등은 비밀번호 작성규칙을 적용하지 아니할 수 있다.

⑤ 개인정보처리자는 권한 있는 개인정보취급자만이 개인정보처리시스템에 접근할 수 있도록 계정정보 또는 비밀번호를 일정 횟수 이상 잘못 입력한 경우 개인정보처리시스템에 대한 접근을 제한하는 등 필요한 조치를 하여야 한다.

해설

② 개인정보처리자는 접근권한의 부여, 변경 또는 말소에 대한 내역을 기록하고, 3년간 보관하여야 한다.
☞ "책임추적성"(Accountability)이란 개인정보 취급에 따른 문제 발생시 사용자 계정을 기반으로 책임소재를 파악하는 것을 말함

104 다음은 개인정보의 안전성 확보를 위한 기술적 조치에 대한 설명이다. 틀린 것은?

① 개인정보처리자는 정보통신망을 통한 불법적인 접근 및 침해사고 방지를 위해 접근통제시스템을 설치·운영하여야 한다. 또한, 침입차단 및 침입탐지 정책 설정, 개인정보처리시스템에 접속한 이상 행위 대응, 로그 훼손 방지 등 적절한 운영·관리가 필요하다.

② 개인정보처리자가 별도의 개인정보처리시스템을 이용하지 아니하고, 업무용 컴퓨터 또

는 모바일 기기를 이용하여 개인정보를 처리하는 경우에도 접근통제시스템을 적용하여야 한다. 이 경우 업무용 컴퓨터 또는 모바일 기기의 운영체제(OS)나 보안프로그램 등에서 제공하는 접근통제 기능을 설정하여야만 이용할 수 있다.

③ 스마트폰, 태블릿PC 등 모바일 기기에서도 운영체제(OS)나 별도의 보안프로그램에서 제공하는 접근통제 기능을 이용할 수 있다. 모바일기기에서는 네트워크 및 소프트웨어 통제, 인입 포트 차단 등의 접근통제기능을 제공하는 운영체제를 사용할 수 있으며, 접근통제기능을 제공하는 방화벽 등 애플리케이션(App)을 설치 · 운영을 할 수 있다.

④ 개인정보처리자는 개인정보취급자가 정보통신망을 통해 외부에서 개인정보처리시스템에 접속하려는 경우 가상사설망(VPN : Virtual Private Network) 또는 전용선 등 안전한 접속 수단을 적용하거나 안전한 인증수단(인증서, 보안토큰, 일회용 비밀번호 등)을 적용하여야 한다. 다만, 인증수단만을 적용하는 경우에는 통신보안을 위한 암호화 기술의 추가 적용이 필요할 수 있으므로, 보안성 강화를 위하여 안전한 접속 수단을 권고한다.

⑤ 개인정보처리자는 취급 중인 개인정보가 인터넷 홈페이지, P2P, 공유설정, 공개된 무선망 이용 등을 통해 열람 권한이 없는 사람에게 유출되지 않도록 개인정보처리시스템, 업무용 컴퓨터, 모바일기기 및 관리용 단말기 등에 접근통제 등에 관한 조치를 하여야 한다.

해설

② 개인정보처리자가 별도의 개인정보처리시스템을 이용하지 아니하고, 업무용 컴퓨터 또는 모바일 기기를 이용하여 개인정보를 처리하는 경우에는 접근통제시스템을 적용하지 않을 수 있다. 이 경우 업무용 컴퓨터 또는 모바일 기기의 운영체제(OS)나 보안프로그램 등에서 제공하는 접근통제 기능을 설정하고 이용할 수 있다.

105 다음은 개인정보의 안전성 확보를 위한 기술적 조치에 대한 설명이다. 틀린 것은?

① 개인정보처리자는 개인정보처리시스템, 업무용 컴퓨터, 모바일기기 및 관리용 단말기 등에 P2P, 공유설정은 기본적으로 사용하지 않는 것이 원칙임. 다만, 업무상 반드시 필요한 경우에는 권한 설정 등의 조치를 통해 권한이 있는 자만 접근할 수 있도록 설정하여 개인정보가 열람 권한이 없는 자에게 공개되거나 유출되지 않도록 접근통제 등에 관한 안전조치를 하여야 한다.

② 개인정보처리자는 공개된 무선망을 이용하여 개인정보를 처리하는 경우 취급 중인 개인정보가 신뢰되지 않은 무선접속장치(AP), 무선 전송구간 및 무선접속장치의 취약점 등에 의해 열람 권한이 없는 사람에게 공개되거나 유출되지 않도록 접근통제 등에 관한 안전조치를 하여야 한다.

③ 인터넷 홈페이지를 통해 고유식별정보(주민등록번호, 운전면허번호, 외국인등록번호,

여권번호)를 처리하는 개인정보처리자는 고유식별정보가 유출 · 변조 · 훼손되지 않도록 해당 인터넷 홈페이지에 대해 연 3회 이상 취약점을 점검하여야 하며, 그 결과에 따른 개선조치를 하여야 한다.

④ 개인정보처리시스템에 대한 불법적인 접근 및 침해사고 방지를 위하여 개인정보취급자가 일정시간 업무처리를 하지 않는 경우 자동으로 해당 개인정보처리시스템에 대한 접속이 차단되도록 하여야 한다. 접속의 차단에는 업무용 컴퓨터의 화면보호기 등은 접속차단에 해당하지 않는다.

⑤ 개인정보취급자가 일정시간 업무처리를 하지 않아 자동으로 접속이 차단된 이후, 다시 접속하고자 할 때에도 최초의 로그인과 같은 방법으로 접속하여야 한다.

해설

③ 인터넷 홈페이지를 통해 고유식별정보(주민등록번호, 운전면허번호, 외국인등록번호, 여권번호)를 처리하는 개인정보처리자는 고유식별정보가 유출 · 변조 · 훼손되지 않도록 해당 인터넷 홈페이지에 대해 연 1회 이상 취약점을 점검하여야 하며, 그 결과에 따른 개선조치를 하여야 한다. 인터넷 홈페이지의 취약점을 점검할 때에는 기록을 남겨 책임 추적성 확보 및 향후 개선조치 등에 활용할 수 있도록 하여야 한다. 인터넷 홈페이지의 취약점 점검은 개인정보처리자의 자체 인력, 보안업체 등을 활용할 수 있으며, 취약점 점검은 상용 도구, 공개용 도구, 자체 제작 도구 등을 사용할 수 있다.

- 인터넷 구간이나 DMZ(Demilitarized Zone) 구간은 외부에서 직접 접근이 가능하므로 외부자의 침입을 받을 가능성이 있으므로, DMZ 구간에 주민등록번호, 외국인등록번호, 운전면허번호, 여권번호 등의 고유식별정보를 저장하는 경우 암호화하여 저장해야 한다. 또한, 비밀번호 및 생체정보를 저장하는 경우에도 암호화하여 저장해야 한다.

106 다음은 개인정보의 안전성 확보를 위한 기술적 조치에 대한 설명이다. 틀린 것은?

① 개인정보처리자는 업무용 모바일기기의 분실 · 도난 등으로 개인정보가 유출되지 않도록 해당 모바일기기에 비밀번호 설정 등의 보호조치를 하여야 한다.

② 개인정보처리자는 인터넷 구간 및 인터넷 구간과 내부망의 중간 지점(DMZ : Demilitarized Zone)에 고유식별정보를 저장하는 경우에는 이를 안전한 암호알고리즘으로 암호

③ 개인정보처리자는 개인정보가 포함된 서류, 보조저장매체 등은 금고, 잠금장치가 있는 캐비넷 등 안전한 장소에 보관하여야 한다.

④ 고유식별정보, 비밀번호, 생체정보를 제외한 개인정보(성명, 연락처 등)는 암호화 조치가 필수는 아니지만, 개인정보의 위 · 변조 및 유 · 노출 등을 고려하여 가능한 암호화 조치를 하도록 권장된다.

⑤ 개인정보처리자는 비밀번호, 생체정보를 DB 또는 파일 등으로 저장하는 경우에는 노출 또는 위 · 변조되지 않도록 암호화하여 저장하여야 한다.

해설

③ 개인정보의 안전성 확보를 위한 물리적 조치

107 다음은 개인정보의 안전성 확보를 위한 기술적 조치에 대한 설명이 옳은 것은?

① 개인정보처리자는 고유식별정보, 비밀번호, 생체정보를 정보통신망을 통하여 송신하거나 보조 저장매체 등을 통하여 전달하는 경우에는 이를 안전한 알고리즘으로 암호화하여야 한다.

② 개인정보처리자는 전산실, 자료보관실 등 개인정보를 보관하고 있는 물리적 보관장소를 별도로 두고 있는 경우에는 출입통제 절차를 수립 · 운영하여야 한다.

③ 개인정보처리자는 개인정보가 포함된 서류, 보조저장매체 등은 금고, 잠금장치가 있는 캐비넷 등 안전한 장소에 보관하여야 한다.

④ 개인정보처리시스템을 운영하는 개인정보처리자는 USB메모리, 이동형 하드디스크 등의 보조저장매체를 통해 개인정보가 유출되지 않도록 개인정보가 저장 · 전송되는 보조저장매체의 반출 · 입 통제를 위한 보안대책을 마련하여야 한다.

⑤ 별도의 개인정보처리시스템을 운영하지 아니하고 업무용 컴퓨터 또는 모바일기기를 이용하여 개인정보를 처리하는 경우에는 보조저장매체 반출 · 입 통제를 위한 보안대책 마련이 필수는 아니나, 관련 대책 마련을 권장한다.

해설

① 개인정보의 안전성 확보를 위한 기술적 조치
  ☞ 개인정보의 안전성 확보를 위한 물리적 조치

② 개인정보처리자는 전산실, 자료보관실 등 개인정보를 보관하고 있는 물리적 보관장소를 별도로 두고 있는 경우에는 출입통제 절차를 수립 · 운영하여야 한다.

③ 개인정보처리자는 개인정보가 포함된 서류, 보조저장매체 등은 금고, 잠금장치가 있는 캐비넷 등 안전한 장소에 보관하여야 한다.

④ 개인정보처리시스템을 운영하는 개인정보처리자는 USB메모리, 이동형 하드디스크 등의 보조저장매체를 통해 개인정보가 유출되지 않도록 개인정보가 저장 · 전송되는 보조저장매체의 반출 · 입 통제를 위한 보안대책을 마련하여야 한다.

⑤ 별도의 개인정보처리시스템을 운영하지 아니하고 업무용 컴퓨터 또는 모바일기기를 이용하여 개인정보를 처리하는 경우에는 보조저장매체 반출 · 입 통제를 위한 보안대책 마련이 필수는 아니나 관련 대책 마련을 권장한다.
  ☞ "정보통신망"이란 「전기통신기본법」 제2조 제2호에 따른 전기통신설비를 이용하거나 전기통신 설비와 컴퓨터 및 컴퓨터의 이용기술을 활용하여 정보를 수집 · 가공 · 저장 · 검색 · 송신 또는 수신하는 정보통신체계를 말함
  ☞ "가상사설망"(VPN : Virtual Private Network)이란 개인정보취급자가 사업장 내의 개인정보 처리시스템에 대해 원격으로 접속할 때 IPsec이나 SSL 기반의 암호 프로토콜을 사용한 터널링 기술을 통해 안전한 암호통신을 할 수 있도록 해주는 보안 시스템을 말함
  ☞ "전용선"이란 물리적으로 독립된 회선으로서 두 지점 간에 독점적으로 사용하는 회선으로 개인정보처리자와 개인정보취급자, 또는 본점과 지점간 직통으로 연결하는 회선 등을 말함
  ☞ "안전한 인증수단"이란 정보통신망을 통한 불법적인 접근 및 침해사고 방지를 위하여 사용자를 식별하고 확인하는 다음과 같은 수단 등을 말함

제8장

권리 보장 및 구제

(개인정보보호법 제5장 · 제7장 · 제8장)

1. 정보주체의 권리 보장(개인정보보호법 제5장)

1) 개인정보의 열람(개인정보보호법 제35조)

정보주체는 개인정보처리자가 처리하는 자신의 개인정보에 대한 열람을 해당 개인정보처리자에게 요구할 수 있으며, 정보주체가 자신의 개인정보에 대한 열람을 공공기관에 요구하고자 할 때에는 공공기관에 직접 열람을 요구하거나 대통령령으로 정하는 바에 따라 개인정보 보호위원회를 통하여 열람을 요구할 수 있다.

개인정보처리자는 개인정보에 대한 열람을 요구받았을 때에는 대통령령으로 정하는 기간 내에 정보주체가 해당 개인정보를 열람할 수 있도록 하여야 한다. 이 경우 해당 기간 내에 열람할 수 없는 정당한 사유가 있을 때에는 정보주체에게 그 사유를 알리고 열람을 연기할 수 있으며, 그 사유가 소멸하면 지체 없이 열람하게 하여야 한다.

개인정보처리자는 법률에 따라 열람이 금지되거나 제한되는 경우, 다른 사람의 생명 · 신체를 해할 우려가 있거나 다른 사람의 재산과 그 밖의 이익을 부당하게 침해할 우려가 있는 경우, 공공기관이 다음(가. 조세의 부과 · 징수 또는 환급에 관한 업무 나. 「초 · 중등교육법」 및 「고등교육법」에 따른 각급 학교, 「평생교육법」에 따른 평생교육시설, 그 밖의 다른 법률에 따라 설치된 고등교육기관에서의 성적 평가 또는 입학자 선발에 관한 업무 다. 학력 · 기능 및 채용에 관한 시험, 자격 심사에 관한 업무 라. 보상금 · 급부금 산정 등에 대하여 진행 중인 평가 또는 판단에 관한 업무 마. 다른 법률에 따라 진행 중인 감사 및 조사에 관한 업무)의 어느 하나에 해당하는 업무를 수행할 때 중대한 지장을 초래하는 경우의 어느 하나에 해당하는 경우에는 정보주체에게 그 사유를 알리고 열람을 제한하거나 거절할 수 있다. 규정에 따른 열람 요구, 열람 제한, 통지 등의 방법 및 절차에 관하여 필요한 사항은 대통령령으로 정한다.

개인정보의 열람(제35조)

■ 정보주체는 개인정보처리자가 처리하는 자신의 개인정보에 대한 열람을 요구 가능

※ 공공기관의 경우 개인정보보호포털(www.privacy.go.kr)을 통한 열람 등 요구도 가능

■ 정보주체는 열람을 요구하는 경우 다음 중 열람하려는 사항을 개인정보처리자가 마련한 방법과 절차에 따라 요구하여야 함

① 개인정보의 항목 및 내용
② 개인정보의 수집 · 이용의 목적
③ 개인정보 보유 및 이용기간
④ 개인정보의 제3자 제공 현황
⑤ 개인정보 처리에 동의한 사실 및 내용

개인정보처리자는 정보주체의 열람요구권의 행사 방법과 절차 간소화

- 서면, 전화, 전자우편, 인터넷 등 정보주체가 쉽게 활용할 수 있는 방법 제공
- 개인정보를 수집한 창구 또는 방법에 의해 개인정보의 열람을 요구할 수 있도록할 것(다만, 해당 창구의 지속적 운영이 곤란한 경우 등 정당한 사유가 있는 경우 예외)
- 대표 홈페이지에 열람 요구 방법과 절차를 공개

2) 개인정보의 전송 요구제(개인정보보호법 35조의2)

정보주체는 개인정보 처리 능력 등을 고려하여 대통령령으로 정하는 기준에 해당하는 개인정보처리자에 대하여 정보주체가 전송을 요구하는 개인정보가 정보주체 본인에 관한 개인정보로서(동의를 받아 처리되는 개인정보, 체결한 계약을 이행하거나 계약을 체결하는 과정에서 정보주체의 요청에 따른 조치를 이행하기 위하여 처리되는 개인정보, 개인정보 중 정보주체의 이익이나 공익적 목적을 위하여 관계 중앙행정기관의 장의 요청에 따라 보호위원회가 심의 · 의결하여 전송 요구의 대상으로 지정한 개인정보 중) 어느 하나에 해당하는 정보일 것, 전송을 요구하는 개인정보가 개인정보처리자가 수집한 개인정보를 기초로 분석 · 가공하여 별도로 생성한 정보 가 아닐 것, 전송을 요구하는 개인정보가 컴퓨터 등 정보처리장치로 처리되는 개인정보일 것의

요건을 모두 충족하는 개인정보를 자신에게로 전송할 것을 요구할 수 있다.

정보주체는 매출액, 개인정보의 보유 규모, 개인정보 처리 능력, 산업별 특성 등을 고려하여 대통령령으로 정하는 기준에 해당하는 개인정보처리자에 대하여 전송 요구 대상인 개인정보를 기술적으로 허용되는 합리적인 범위에서 개인정보관리 전문기관, 안전조치의무를 이행하고 대통령령으로 정하는 시설 및 기술 기준을 충족하는 자에게 전송할 것을 요구할 수 있다.

개인정보처리자는 전송 요구를 받은 경우에는 시간, 비용, 기술적으로 허용되는 합리적인 범위에서 해당 정보를 컴퓨터 등 정보처리장치로 처리 가능한 형태로 전송하여야 한다.

전송 요구를 받은 개인정보처리자는 「국세기본법」 제81조의13(비밀유지), 「지방세기본법」 제86조(비밀유지), 그 밖에 국세기본법」 제81조의13(비밀유지), 「지방세기본법」 제86조(비밀유지)와 유사한 규정으로서 대통령령으로 정하는 법률의 규정의 어느 하나에 해당하는 법률의 관련 규정에도 불구하고 정보주체에 관한 개인정보를 전송하여야 한다.

정보주체는 전송 요구를 철회할 수 있다.

개인정보처리자는 정보주체의 본인 여부가 확인되지 아니하는 경우 등 대통령령으로 정하는 경우에는 전송 요구를 거절하거나 전송을 중단할 수 있다.

정보주체는 전송 요구로 인하여 타인의 권리나 정당한 이익을 침해하여서는 아니 된다.

제35조의2(개인정보의 전송 요구)에서 규정한 사항 외에 전송 요구의 대상이 되는 정보의 범위, 전송 요구의 방법, 전송의 기한 및 방법, 전송 요구 철회의 방법, 전송 요구의 거절 및 전송 중단의 방법 등 필요한 사항은 대통령령으로 정한다.

3) 개인정보관리 전문기관(개인정보보호법 제35조의3)

개인정보의 전송 요구권 행사 지원, 정보주체의 권리행사를 지원하기 위한 개인정보 전송 시스템의 구축 및 표준화, 정보주체의 권리행사를 지원하기 위한 개인정보의 관리 · 분석, 그 밖에 정보주체의 권리행사를 효과적으로 지원하기 위하여 대통령령으로 정하는 업무를 수행하려는 자는 보호위원회 또는 관계 중앙행정기관의 장으로부터 개인정보관리 전문기관의 지정을 받아야 한다.

개인정보관리 전문기관은 개인정보를 전송 · 관리 · 분석할 수 있는 기술수준 및 전문성, 개인정보를 안전하게 관리할 수 있는 안전성 확보조치 수준, 개인정보관리 전문기관의 안정적인 운영에 필요한 재정능력과 같은 지정요건을 갖추어야 한다.

개인정보관리 전문기관은 정보주체에게 개인정보의 전송 요구를 강요하거나 부당하게 유도하는 행위, 그 밖에 개인정보를 침해하거나 정보주체의 권리를 제한할 우려가 있는 행위로서 대통령령으로 정하는 행위를 하여서는 아니 된다.

보호위원회 및 관계 중앙행정기관의 장은 개인정보관리 전문기관이 거짓이나 부정한 방법으로 지정을 받은 경우, 지정요건을 갖추지 못하게 된 경우에 해당하는 경우에는 개인정보관리 전문기관의 지정을 취소할 수 있다. 다만, 개인정보관리 전문기관이 거짓이나 부정한 방법으로 지정을 받은 경우에는 지정을 취소하여야 한다.

개인정보 보호위원회 및 관계 중앙행정기관의 장은 지정을 취소하는 경우에는 「행정절차법」에 따른 청문을 실시하여야 한다.

개인정보 보호위원회 및 관계 중앙행정기관의 장은 개인정보관리 전문기관에 대하여 업무 수행에 필요한 지원을 할 수 있다.

개인정보관리 전문기관은 정보주체의 요구에 따라 제1항 각 호의 업무를 수행하는 경우 정보주체로부터 그 업무 수행에 필요한 비용을 받을 수 있다.

개인정보관리 전문기관의 지정 절차, 지정요건의 세부기준, 지정취소의 절차 등에 필요한 사항은 대통령령으로 정한다.

[신설] 개인정보의전송 요구(제35조의2)

■ 전송 요구 대상 개인정보

- 정보주체의 동의를 얻어 수집한 개인정보(민감정보, 고유식별정보 포함)
- 필수 개인정보: 계약 체결 또는 계약의 이행을 위해 정보주체의 동의 없이 수집한 개인정보(제15조 제1항 제4호)
- 개인정보위가 전송 대상으로 의결한 개인정보

■ 전송 요구권의 종류

다운로드권	이동요구권
• 정보주체가 개인정보처리자에게 자신에 관한 개인정보를 정보주체 본인에게 전송해 달라고 요구	• 정보주체가 개인정보처리자에게 자신에 관한 개인정보를 개인정보관리 전문기관(마이데이터 사업자) 또는 다른 개인정보처리자(일정한 요건을 충족한)에 전송해 달라고 요구

[신설] 개인정보관리 전문기관(제35의3)

■ 지정

• 개인정보위 또는 관계 중앙행정기관이 승인

■ 업무

1. 개인정보의 전송 요구권(제35조의2) 행사지원
2. 정보주체의 권리행사를 지원하기 위한 개인정보 전송시스템의 구축 및 표준화
3. 정보주체의 권리행사를 지원하기 위한 개인정보의 권리 분석
4. 그 밖에 정보주체의 권리행사를 효과적으로 지원하기 위하여 대통령령으로 정하는 업무

■ 지정 요건

1. 개인정보를 전송 관리 분석할 수 있는 기술 수준 및 전문성을 갖추었을 것
2. 개인정보를 안전하게 관리할 수 있는 안전성 확보조치 수준을 갖추었을 것
3. 개인정보관리 전문기관의 안정적인 운영에 필요한 재정 능력을 갖추었을 것

개인정보 전송 관리 및 지원(제35조의4)

❶ 개인정보의 처리에 관한 정보를 제공받을 권리
❷ 개인정보의 처리에 관한 동의 여부, 동의 범위 등을 선택하고 결정할 권리
❸ 개인정보의 처리 여부를 확인하고 개인정보에 대한 열람(사본의 발급을 포함한다. 이하 같다) 및 전송을 요구할 권리
❹ 개인정보의 처리 정치, 정정 삭제 및 파기를 요구할 권리
❺ 개인정보의 처리로 인하여 발생한 피해를 신속하고 공정한 절차에 따라 구제받을 권리
❻ [신설] 완전히 자동화된 개인정보 처리에 따른 결정을 거부하거나 그에 대한 설명 등을 요구할 권리

4) 개인정보의 정정 · 삭제(개인정보보호법 제36조)

자신의 개인정보를 열람한 정보주체는 개인정보처리자에게 그 개인정보의 정정 또는 삭제를 요구할 수 있다. 다만, 다른 법령에서 그 개인정보가 수집 대상으로 명시되어 있는 경우에는 그 삭제를 요구할 수 없다.

개인정보처리자는 개인정보의 정정 또는 삭제를 정보주체에게 요구를 받았을 때에는 개인정보의 정정 또는 삭제에 관하여 다른 법령에 특별한 절차가 규정되어 있는 경우를 제외하고는 지체 없이 그 개인정보를 조사하여 정보주체의 요구에 따라 정정 · 삭제 등 필요한 조치를 한 후 그 결과를 정보주체에게 알려야 한다. 다만, 개인정보처리자는 정보주체의 요구가 다른 법령에서 그 개인정보가 수집 대상으로 명시되어 있는 경우에는 지체 없이 그 내

용을 정보주체에게 알려야 한다.

개인정보처리자가 개인정보를 삭제할 때에는 복구 또는 재생되지 아니하도록 조치하여야 한다.

개인정보처리자는 정보주체의 요구를 받아 지체 없이 그 개인정보를 조사를 할 때 필요하면 해당 정보주체에게 정정 · 삭제 요구사항의 확인에 필요한 증거자료를 제출하게 할 수 있다.

정보주체의 요구에 따른 정정 또는 삭제 요구, 통지 방법 및 절차 등에 필요한 사항은 대통령령으로 정한다.

개인정보의 정정·삭제(제36조)
■ 자신의 개인정보를 열람한 정보주체는 그 개인정보의 정정 · 삭제 요구 가능 ※ 다른 법령에 따라 그 개인정보가 수집 대상으로 명시되어 있는 경우에는 삭제를 요구할 수 없음
■ 개인정보처리자는 요구 받은 날부터 10일 이내에 정보주체에게 조치사실 통지의무
■ 다른 법령에서 수집대상으로 명시되어 있는 경우에는 삭제요구에 따르지 않을 수 있음
■ 정보주체의 삭제 요구에 따르지 않기로 한 경우 그 사실과 이유, 이의제기 방법을 요구 받은 날부터 10일 이내에 정보주체에게 통지 의무

5) 개인정보의 처리정지 등(개인정보보호법 제37조)

정보주체는 개인정보처리자에 대하여 자신의 개인정보 처리의 정지를 요구하거나 개인정보 처리에 대한 동의를 철회할 수 있다. 이 경우 공공기관에 대하여는 제32조에 따라 등록 대상이 되는 개인정보파일 중 자신의 개인정보에 대한 처리의 정지를 요구하거나 개인정보 처리에 대한 동의를 철회할 수 있다.

제32조(개인정보파일의 등록 및 공개)

① 공공기관의 장이 개인정보파일을 운용하는 경우에는 다음 각 호의 사항을 보호위원회에 등록하여야 한다. 등록한 사항이 변경된 경우에도 또한 같다.

1. 개인정보파일의 명칭
2. 개인정보파일의 운영 근거 및 목적
3. 개인정보파일에 기록되는 개인정보의 항목
4. 개인정보의 처리방법
5. 개인정보의 보유기간
6. 개인정보를 통상적 또는 반복적으로 제공하는 경우에는 그 제공받는 자
7. 그 밖에 대통령령으로 정하는 사항

② 다음 각 호의 어느 하나에 해당하는 개인정보파일에 대하여는 제1항을 적용하지 아니한다.

1. 국가 안전, 외교상 비밀, 그 밖에 국가의 중대한 이익에 관한 사항을 기록한 개인정보파일
2. 범죄의 수사, 공소의 제기 및 유지, 형 및 감호의 집행, 교정처분, 보호처분, 보안관찰처분과 출입국관리에 관한 사항을 기록한 개인정보파일
3. 「조세범처벌법」에 따른 범칙행위 조사 및 「관세법」에 따른 범칙행위 조사에 관한 사항을 기록한 개인정보파일
4. 공공기관의 내부적 업무처리만을 위하여 사용되는 개인정보파일
5. 다른 법령에 따라 비밀로 분류된 개인정보파일

③ 보호위원회는 필요하면 제1항에 따른 개인정보파일의 등록사항과 그 내용을 검토하여 해당 공공기관의 장에게 개선을 권고할 수 있다.

④ 보호위원회는 제1항에 따른 개인정보파일의 등록 현황을 누구든지 쉽게 열람할 수 있도록 공개하여야 한다.

⑤ 제1항에 따른 등록과 제4항에 따른 공개의 방법, 범위 및 절차에 관하여 필요한 사항은 대통령령으로 정한다.

⑥ 국회, 법원, 헌법재판소, 중앙선거관리위원회(그 소속 기관을 포함한다)의 개인정보파일 등록 및 공개에 관하여는 국회규칙, 대법원규칙, 헌법재판소규칙 및 중앙선거관리위원회규칙으로 정한다.

개인정보처리자는 정보주체의 개인정보에 대한 처리의 정지를 요구를 받았을 때에는 지체 없이 정보주체의 요구에 따라 개인정보 처리의 전부를 정지하거나 일부를 정지하여야 한다. 다만, 법률에 특별한 규정이 있거나 법령상 의무를 준수하기 위하여 불가피한 경우, 다른 사람의 생명 · 신체를 해할 우려가 있거나 다른 사람의 재산과 그 밖의 이익을 부당하게 침해할 우려가 있는 경우, 공공기관이 개인정보를 처리하지 아니하면 다른 법률에서 정하는 소관 업무를 수행할 수 없는 경우의 어느 하나에 해당하는 경우에는 정보주체의 처리정지 요구를 거절할 수 있다.

개인정보처리자는 정보주체가 동의를 철회한 때에는 지체 없이 수집된 개인정보를 복구 · 재생할 수 없도록 파기하는 등 필요한 조치를 하여야 한다. 다만, 법률에 특별한 규정이 있거나 법령상 의무를 준수하기 위하여 불가피한 경우, 다른 사람의 생명 · 신체를 해할 우려가 있거나 다른 사람의 재산과 그 밖의 이익을 부당하게 침해할 우려가 있는 경우, 공

공기관이 개인정보를 처리하지 아니하면 다른 법률에서 정하는 소관 업무를 수행할 수 없는 경우, 개인정보를 처리하지 아니하면 정보주체와 약정한 서비스를 제공하지 못하는 등 계약의 이행이 곤란한 경우로서 정보주체가 그 계약의 해지 의사를 명확하게 밝히지 아니한 경우의 어느 하나에 해당하는 경우에는 동의 철회에 따른 조치를 하지 아니할 수 있다.

개인정보처리자는 처리정지 요구를 거절하거나 동의 철회에 따른 조치를 하지 아니하였을 때에는 정보주체에게 지체 없이 그 사유를 알려야 한다.

개인정보처리자는 정보주체의 요구에 따라 처리가 정지된 개인정보에 대하여 지체 없이 해당 개인정보의 파기 등 필요한 조치를 하여야 한다.

정보주체의 처리정지 요구에 따른 처리정지의 요구, 처리정지의 거절, 통지 등의 방법 및 절차에 필요한 사항은 대통령령으로 정한다.

개인정보의 처리정지(제37조)

■ 정보주체는 개인정보처리자에게 자신의 개인정보의 처리정지 요구 가능

※ 공공기관에 대하여는 등록대상인 개인정보파일 중 자신의 개인정보에 대한 처리 정지 요구 가능

■ 개인정보처리자는 요구받은 날부터 10일 이내에 정보주체에게 조치사실 통지의무

- 다음의 경우에는 정보주체의 처리정지 요구를 거절할 수 있음

① 법률에 특별한 규정이있거나 법령상 의무를 준수하기 위하여 불가피한 경우
② 다른 사람의 생명 · 신체를 해할 우려가 있거나 다른 사람의 재산 · 이익을 부당하게 침해할 우려가 있는 경우
③ 공공기관이 개인정보를 처리하지 아니하면 다른 법률에서 정하는 소관업무를 수행할 수 없는 경우
④ 개인정보를 처리하지 아니하면 정보주체와 약정한 서비스를 제공하지 못하는 등 계약의 이행이 곤란한 경우로서 정보주체가 그 계약의 해지 의사를 명확하게 밝히지 않은 경우

■ 정보주체의 처리정지 요구에 따르지 않기로 한 경우 그 사실과 이유, 이의제기방법을 요구 받은 날부터 10일 이내에 정보주체에게 통지의무

열람 요구권(제35조)

정보주체(또는 14세 미난 아동의 법정대리인)가 자신의 개인정보에 대한 열람을 요구할 수 있는 권리

- 개인정보처리자는 10일 이내에 열람하도록 하거나 정당한 거절 사유가 있으면, 그 사유를 알려야 함

열람 제한 · 거절 사유

- ✓ 법률에 따라 열람이 금지되거나 제한되는 경우
- ✓ 다른 사람의 생명 신체를 해할 우려가 있거나, 다른 사람의 재산과 그 밖의 이익을 부당하게 침해할 우려가 있는 경우
- ✓ 공공기관의 해당 업무를 수행에 중대한 지장을 초래하는 경우(조세, 성적 평가, 시험 및 자격 심사 등)

정정 삭제권(제36조)

정보주체(또는 미만 아동의 법정대리인)가 자신의 개인정보에 대한 정정 삭제를 요구할 수 있는 권리

- 개인정보처리자는 10일 이내에 처리하고 결과를 알려야 할 정당한 거절 사유가 있으면 그 사유를 알려야 함

정정 · 삭제 거절 사유

- ✓ 다른 법령에서 그 개인정보가 수집대상으로 명시되어 있는 경우

- 10일 이내: 개인정보 요구를 받은 날부터 근무일 10일 이내

처리 정지권(제37조)

정보주체(또는 14세 미만 아동의 법정대리인)가 자신의 개인정보에 대한 처리 정지를 요구할 수 있는 권리

- 개인정보처리자는 10일 이내 처리 정지, 파기 하여야 함

처리정지 거절 사유

- ✓ 법률에 특별한 규정이 있거나, 법령상 의무를 준수하기 위하여 불가피한 경우
- ✓ 다른 사람의 생명 신체를 해할 우려가 있거나 다른 사람의 재산과 그 밖의 이익을 부당하게 침해할 우려가 있는 경우
- ✓ 공공기관이 해당 개인정보를 처리하지 아니하면 다른 법률에서 정하는 소관 업무를 수행할 수 있는 경우
- ✓ 정보주체와 약정한 계약 이행이 곤란한 경우로서 정보주체가 그 계약의 해지 의사를 명확하게 밝히지 아니한 경우

동의 철회권(제37조)

이용자(또는 14세 미난 아동의 법정대리인)가 자신의 개인정보에 대한 동의 철회를 요구할 수 있는 권리

- 개인정보처리자는 10일 이내 동의 철회하고, 파기해야함. 정당한 파기 거절 사유가 있으면 그 사유를 알려야 함

**동의 철회는 거절 불가,
파기 거절 사유 = 처리정지 거절 사유**

개인정보의 열람(법 제35조~제37조)

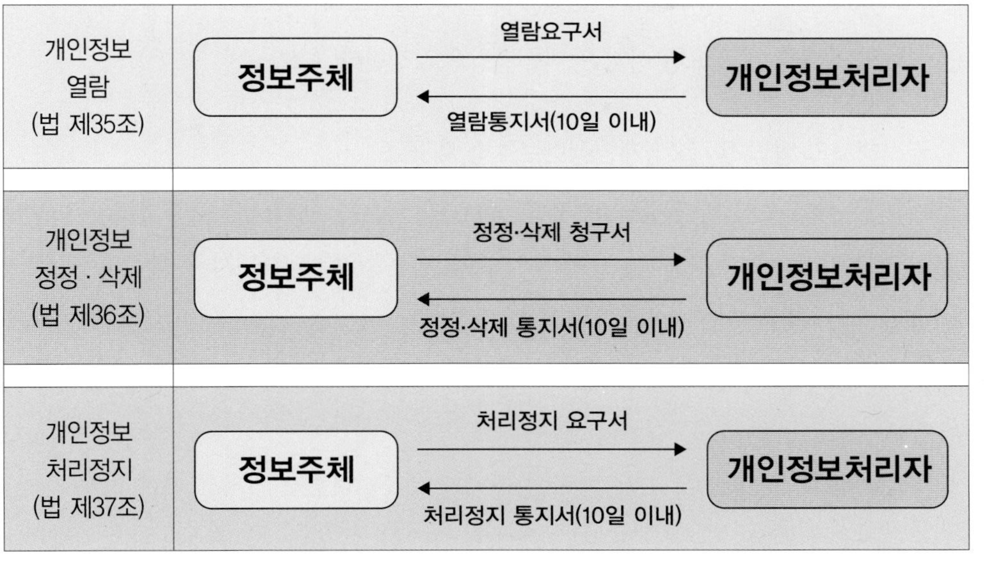

6) 자동화된 결정에 대한 정보주체의 권리 등(개인정보보호법 제37조의2)

정보주체는 완전히 자동화된 시스템(인공지능 기술을 적용한시스템을 포함)으로 개인정보를 처리하여 이루어지는 결정(「행정기본법」 제20조에 따른 행정청의 자동적 처분은 제외, 이하 이 조에서 "자동화된 결정"이라 한다)이 자신의 권리 또는 의무에 중대한 영향을 미치는 경우에는 해당 개인정보처리자에 대하여 해당 결정을 거부할 수 있는 권리를 가진다. 다만, 자동화된 결정이 정보주체의 동의를 받은 경우, 법률에 특별한 규정이 있거나 법령상 의무를 준수하기 위하여 불가피한 경우 및 정보주체와 체결한 계약을 이행하거나 계약을 체결하는 과정에서 정보주체의 요청에 따른 조치를 이행하기 위하여 필요한 경우에는 그러하지 아니하다.

정보주체는 개인정보처리자가 자동화된 결정을 한 경우에는 그 결정에 대하여 설명 등을 요구할 수 있다.

개인정보처리자는 정보주체가 자동화된 결정을 거부하거나 이에 대한 설명 등을 요구한 경우에는 정당한 사유가 없는 한 자동화된 결정을 적용하지 아니하거나 인적 개입에 의한 재처리 · 설명 등 필요한 조치를 하여야 한다.

개인정보처리자는 자동화된 결정의 기준과 절차, 개인정보가 처리되는 방식 등을 정보주체가 쉽게 확인할 수 있도록 공개하여야 한다.

위에서 규정한 사항 외에 자동화된 결정의 거부 · 설명 등을 요구하는 절차 및 방법, 거부 · 설명 등의 요구에 따른 필요한 조치, 자동화된 결정의 기준 · 절차 및 개인정보가 처리되는 방식의 공개 등에 필요한 사항은 대통령령으로 정한다.

7) 권리행사의 방법 및 절차(개인정보보호법 제38조)

정보주체는 제35조에 따른 열람, 제35조의2에 따른 전송, 제37조에 따른 처리정지 및 동의 철회, 제37조의2에 따른 거부 · 설명 등의 요구("열람 등 요구")를 문서 등 대통령령으로 정하는 방법 · 절차에 따라 대리인에게 하게 할 수 있다.

만 14세 미만 아동의 법정대리인은 개인정보처리자에게 그 아동의 개인정보 열람 등 요구를 할 수 있다.

개인정보처리자는 열람 등 요구를 하는 자에게 대통령령으로 정하는 바에 따라 수수료와 우송료(사본의 우송을 청구하는 경우에 한한다)를 청구할 수 있다. 다만, 제35조의2 제2항에 따른 전송 요구의 경우에는 전송을 위해 추가로 필요한 설비 등을 함께 고려하여 수수료를 산정할 수 있다.

개인정보처리자는 정보주체가 열람등요구를 할 수 있는 구체적인 방법과 절차를 마련하고, 이를 정보주체가 알 수 있도록 공개하여야 한다. 이 경우 열람 등 요구의 방법과 절차는 해당 개인정보의 수집 방법과 절차보다 어렵지 아니하도록 하여야 한다.

개인정보처리자는 정보주체가 열람등요구에 대한 거절 등 조치에 대하여 불복이 있는 경우 이의를 제기할 수 있도록 필요한 절차를 마련하고 안내하여야 한다.

8) 손해배상책임(개인정보보호법 제39조)

정보주체는 개인정보처리자가 이 법을 위반한 행위로 손해를 입으면 개인정보처리자에게 손해배상을 청구할 수 있다. 이 경우 그 개인정보처리자는 고의 또는 과실이 없음을 입증하지 아니하면 책임을 면할 수 없다.

개인정보처리자의 고의 또는 중대한 과실로 인하여 개인정보가 분실 · 도난 · 유출 · 위조 · 변조 또는 훼손된 경우로서 정보주체에게 손해가 발생한 때에는 법원은 그 손해액의 5배를 넘지 아니하는 범위에서 손해배상액을 정할 수 있다. 다만, 개인정보처리자가 고의 또는 중대한 과실이 없음을 증명한 경우에는 그러하지 아니하다.

법원은 제3항의 배상액을 정할 때에는 고의 또는 손해 발생의 우려를 인식한 정도, 위반행위로 인하여 입은 피해 규모, 위법행위로 인하여 개인정보처리자가 취득한 경제적 이익, 위반행위에 따른 벌금 및 과징금, 위반행위의 기간 · 횟수 등 개인정보처리자의 재산상태, 개인정보처리자가 정보주체의 개인정보 분실 · 도난 · 유출 후 해당 개인정보를 회수하기 위하여 노력한 정도, 개인정보처리자가 정보주체의 피해구제를 위하여 노력한 정도를 고려하여야 한다.

9) 법정손해배상의 청구(개인정보보호법 제39조의2)

제39조제1항에도 불구하고 정보주체는 개인정보처리자의 고의 또는 과실로 인하여 개인정보가 분실 · 도난 · 유출 · 위조 · 변조 또는 훼손된 경우에는 300만 원 이하의 범위에서 상당한 금액을 손해액으로 하여 배상을 청구할 수 있다. 이 경우 해당 개인정보처리자는 고의 또는 과실이 없음을 입증하지 아니하면 책임을 면할 수 없다.

법원은 개인정보처리자의 고의 또는 과실로 인하여 개인정보가 분실 · 도난 · 유출 · 위조 · 변조 또는 훼손된 경우를 원인으로 손해배상 청구가 있는 경우에 변론 전체의 취지와 증거조사의 결과를 고려하여 300만 원 이하의 범위에서 상당한 손해액을 인정할 수 있다.

제39조에 따라 손해배상을 청구한 정보주체는 사실심(事實審)의 변론이 종결되기 전까지 그 청구를 제1항에 따른 징벌적 손해배상 청구로 변경할 수 있다.

제39조의2(법정손해배상의 청구)

① 제39조제1항에도 불구하고 정보주체는 개인정보처리자의 고의 또는 과실로 인하여 개인정보가 분실 · 도난 · 유출 · 위조 · 변조 또는 훼손된 경우에는 300만 원 이하의 범위에서 상당한 금액을 손해액으로 하여 배상을 청구할 수 있다. 이 경우 해당 개인정보처리자는 고의 또는 과실이 없음을 입증하지 아니하면 책임을 면할 수 없다.

② 법원은 제1항에 따른 청구가 있는 경우에 변론 전체의 취지와 증거조사의 결과를 고려하여 제1항의 범위에서 상당한 손해액을 인정할 수 있다.

③ 제39조에 따라 손해배상을 청구한 정보주체는 사실심(事實審)의 변론이 종결되기 전까지 그 청구를 제1항에 따른 징벌적 손해배상 ㄴ청구로 변경할 수 있다.

개인정보 피해구제 제도 현황

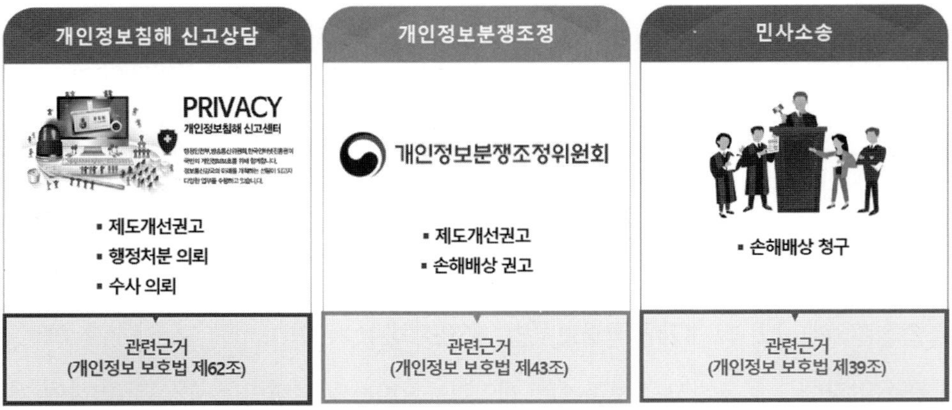
개인정보침해 신고상담
PRIVACY
개인정보침해 신고센터
▪ 제도개선권고
▪ 행정처분 의뢰
▪ 수사 의뢰
관련근거
(개인정보 보호법 제62조)
개인정보분쟁조정
개인정보분쟁조정위원회
▪ 제도개선권고
▪ 손해배상 권고
관련근거
(개인정보 보호법 제43조)
민사소송
▪ 손해배상 청구
관련근거
(개인정보 보호법 제39조)

손해배상제도

■ 징벌적 손해배상제도(제39조)와 법정 손해배상제도(제39조의2)

구분	징벌적 손해배상제도	법적 손해배상제도
적용요건	✔ 처리자의 고의·중과실로 개인정보 유출 또는 동의없이 활용하여 피해 발생	✔ 처리자의 고의·중과실로 개인정보 유출
입증책임	✔ 처리자가 고의·중과실 없음을 입증 ✔ 피해액은 피해자가 입증	✔ 처리자가 고의·과실 없음을 입증 ✔ 피해자에 대한 피해액 입증책임 면제
구제범위	✔ 재산 및 정신적 피해 모두 포함	✔ 사실상 피해 입증이 어려운 정신적 피해
배상규모	✔ 실제 피해액의 3배 이내 배상	✔ 300만 원 이하의 범위에서 상당한 금액
적용시기	2016년 7월 25일 이후 유출사고	

2. 개인정보 분쟁조정위원회(개인정보보호법 제7장)

1) 설치 및 구성(개인정보보호법 제40조)

개인정보에 관한 분쟁의 조정(調停)을 위하여 개인정보 분쟁조정위원회를 둔다. 개인정보 분쟁조정위원회는 위원장 1명을 포함한 30명 이내의 위원으로 구성하며, 위원은 당연직위원과 위촉위원으로 구성한다.

위촉위원은 개인정보 보호업무를 관장하는 중앙행정기관의 고위공무원단에 속하는 공무원으로 재직하였던 사람 또는 이에 상당하는 공공부문 및 관련 단체의 직에 재직하고 있거나 재직하였던 사람으로서 개인정보 보호업무의 경험이 있는 사람, 대학이나 공인된 연구기관에서 부교수 이상 또는 이에 상당하는 직에 재직하고 있거나 재직하였던 사람, 판사·검사 또는 변호사로 재직하고 있거나 재직하였던 사람, 개인정보 보호와 관련된 시민사회단체 또는 소비자단체로부터 추천을 받은 사람, 개인정보처리자로 구성된 사업자단체의 임원으로 재직하고 있거나 재직하였던 사람 중에서 개인정보 보호위원회 위원장이 위촉하고, 대통령령으로 정하는 국가기관 소속 공무원은 당연직위원이 된다.

위원장은 위원 중에서 공무원이 아닌 사람으로 개인정보 보호위원회 위원장이 위촉한다. 위원장과 위촉위원의 임기는 2년으로 하되, 1차에 한하여 연임할 수 있다.

개인정보 분쟁조정위원회는 분쟁조정 업무를 효율적으로 수행하기 위하여 필요하면 대통령령으로 정하는 바에 따라 조정사건의 분야별로 5명 이내의 위원으로 구성되는 조정부를 둘 수 있다. 이 경우 조정부가 개인정보 분쟁조정위원회에서 위임받아 의결한 사항은 개인정보 분쟁조정위원회에서 의결한 것으로 본다.

개인정보 분쟁조정위원회 또는 조정부는 재적위원 과반수의 출석으로 개의하며 출석위원 과반수의 찬성으로 의결한다.

개인정보 보호위원회는 분쟁조정 접수, 사실 확인 등 분쟁조정에 필요한 사무를 처리할 수 있다.

이 법에서 정한 사항 외에 개인정보 분쟁조정위원회 운영에 필요한 사항은 대통령령으로 정한다.

2) 위원의 신분보장(개인정보보호법 제41조)

위원은 자격정지 이상의 형을 선고받거나 심신상의 장애로 직무를 수행할 수 없는 경우를 제외하고는 그의 의사에 반하여 면직되거나 해촉되지 아니한다.

3) 위원의 제척·기피·회피(개인정보보호법 제42조)

개인정보 분쟁조정위원회의 위원은 위원 또는 그 배우자나 배우자였던 자가 그 사건의 당사자가 되거나 그 사건에 관하여 공동의 권리자 또는 의무자의 관계에 있는 경우, 위원이 그 사건의 당사자와 친족이거나 친족이었던 경우, 위원이 그 사건에 관하여 증언, 감정, 법률자문을 한 경우, 위원이 그 사건에 관하여 당사자의 대리인으로서 관여하거나 관여하였던 경우의 어느 하나에 해당하는 경우에는 제43조제1항에 따라 분쟁조정위원회에 신청된 분쟁조정사건의 심의 · 의결에서 제척(除斥)된다.

> **제43조(조정의 신청 등)**
>
> ① 개인정보와 관련한 분쟁의 조정을 원하는 자는 분쟁조정위원회에 분쟁조정을 신청할 수 있다.
> ② 분쟁조정위원회는 당사자 일방으로부터 분쟁조정 신청을 받았을 때에는 그 신청내용을 상대방에게 알려야 한다.
> ③ 공공기관이 제2항에 따른 분쟁조정의 통지를 받은 경우에는 특별한 사유가 없으면 분쟁조정에 응하여야 한다.

당사자는 위원에게 공정한 심의 · 의결을 기대하기 어려운 사정이 있으면 위원장에게 기피신청을 할 수 있다. 이 경우 위원장은 기피신청에 대하여 개인정보 분쟁조정위원회의 의결을 거치지 아니하고 결정한다.

위원이 제1항 또는 제2항의 사유에 해당하는 경우에는 스스로 그 사건의 심의 · 의결에서 회피할 수 있다.

> **제42조(위원의 제척·기피·회피)**
>
> ① 분쟁조정위원회의 위원은 다음 각 호의 어느 하나에 해당하는 경우에는 제43조제1항에 따라 분쟁조정위원회에 신청된 분쟁조정사건(이하 이 조에서 "사건"이라 한다)의 심의 · 의결에서 제척(除斥)된다.
> 1. 위원 또는 그 배우자나 배우자였던 자가 그 사건의 당사자가 되거나 그 사건에 관하여 공동의 권리자 또는 의무자의 관계에 있는 경우
> 2. 위원이 그 사건의 당사자와 친족이거나 친족이었던 경우
> 3. 위원이 그 사건에 관하여 증언, 감정, 법률자문을 한 경우
> 4. 위원이 그 사건에 관하여 당사자의 대리인으로서 관여하거나 관여하였던 경우
>
> ② 당사자는 위원에게 공정한 심의 · 의결을 기대하기 어려운 사정이 있으면 위원장에게 기피신청을 할 수 있다. 이 경우 위원장은 기피신청에 대하여 분쟁조정위원회의 의결을 거치지 아니하고 결정한다.
> ③ 위원이 제1항 또는 제2항의 사유에 해당하는 경우에는 스스로 그 사건의 심의 · 의결에서 회피할 수 있다.

4) 조정의 신청 등(개인정보보호법 제43조)

개인정보와 관련한 분쟁의 조정을 원하는 자는 개인정보 분쟁조정위원회에 분쟁조정을 신청할 수 있다. 개인정보 분쟁조정위원회는 당사자 일방으로부터 분쟁조정 신청을 받았을 때에는 그 신청내용을 상대방에게 알려야 한다.

개인정보처리자가 분쟁조정의 통지를 받은 경우에는 특별한 사유가 없으면 분쟁조정에 응하여야 한다.

5) 처리기간(개인정보보호법 제44조)

개인정보 분쟁조정위원회는 분쟁조정 신청을 받은 날부터 60일 이내에 이를 심사하여 조정안을 작성하여야 한다. 다만, 부득이한 사정이 있는 경우에는 분쟁조정위원회의 의결로 처리기간을 연장할 수 있다.

개인정보 분쟁조정위원회는 처리기간을 연장한 경우에는 기간연장의 사유와 그 밖의 기간연장에 관한 사항을 신청인에게 알려야 한다.

6) 자료의 요청 및 사실조사 등

분쟁조정위원회는 분쟁조정 신청을 받았을 때에는 해당 분쟁의 조정을 위하여 필요한 자료를 분쟁당사자에게 요청할 수 있다. 이 경우 분쟁당사자는 정당한 사유가 없으면 요청에 따라야 한다.

분쟁조정위원회는 분쟁의 조정을 위하여 사실 확인이 필요한 경우에는 분쟁조정위원회의 위원 또는 대통령령으로 정하는 사무기구의 소속 공무원으로 하여금 사건과 관련된 장소에 출입하여 관련 자료를 조사하거나 열람하게 할 수 있다. 이 경우 분쟁당사자는 해당 조사 · 열람을 거부할 정당한 사유가 있을 때에는 그 사유를 소명하고 조사 · 열람에 따르지 아니할 수 있다.

위 조항에 따른 조사 · 열람을 하는 위원 또는 공무원은 그 권한을 표시하는 증표를 지니고 이를 관계인에게 내보여야 한다.

분쟁조정위원회는 분쟁의 조정을 위하여 필요하다고 인정하면 관계 기관 등에 자료 또는 의견의 제출 등 필요한 협조를 요청할 수 있다.

분쟁조정위원회는 필요하다고 인정하면 분쟁당사자나 참고인을 위원회에 출석하도록 하여 그 의견을 들을 수 있다.

7) 진술의 원용 제한(개인정보보호법 제45조의2)

조정절차에서의 의견과 진술은 소송(해당 조정에 대한 준재심은 제외)에서 원용(援用)하지 못한다.

8) 조정 전 합의 권고(개인정보보호법 제46조)

개인정보 분쟁조정위원회는 분쟁조정 신청을 받았을 때에는 당사자에게 그 내용을 제시하고 조정 전 합의를 권고할 수 있다.

9) 분쟁의 조정(개인정보보호법 제47조)

개인정보 분쟁조정위원회는 조사 대상 침해행위의 중지, 원상회복 · 손해배상 그 밖에 필요한 구제조치, 같거나 비슷한 침해의 재발을 방지하기 위하여 필요한 조치의 어느 하나의 사항을 포함하여 조정안을 작성할 수 있으며, 조정안을 작성하면 지체 없이 각 당사자에게 제시하여야 한다.

조정안을 제시받은 당사자가 제시받은 날부터 15일 이내에 수락 여부를 알리지 아니하면 조정을 거부한 것으로 본다.

당사자가 조정내용을 수락한 경우(수락한 것으로 보는 경우를 포함) 분쟁조정위원회는 조정서를 작성하고, 분쟁조정위원회의 위원장과 각 당사자가 기명날인 또는 서명을 한 후 조정서 정본을 지체 없이 각 당사자 또는 그 대리인에게 송달하여야 한다. 다만, 제3항에 따라 수락한 것으로 보는 경우에는 각 당사자의 기명날인 및 서명을 생략할 수 있으며, 조정의 내용은 재판상 화해와 동일한 효력을 갖는다.

10) 조정의 거부 및 중지(개인정보보호법 제48조)

개인정보 분쟁조정위원회는 분쟁의 성질상 개인정보 분쟁조정위원회에서 조정하는 것이 적합하지 아니하다고 인정하거나 부정한 목적으로 조정이 신청되었다고 인정하는 경우에는 그 조정을 거부할 수 있다. 이 경우 조정거부의 사유 등을 신청인에게 알려야 한다.

개인정보 분쟁조정위원회는 신청된 조정사건에 대한 처리절차를 진행하던 중에 한 쪽 당사자가 소를 제기하면 그 조정의 처리를 중지하고 이를 당사자에게 알려야 한다.

11) 집단분쟁조정(개인정보보호법 제49조)

국가 및 지방자치단체, 개인정보 보호단체 및 기관, 정보주체, 개인정보처리자는 정보주체의 피해 또는 권리침해가 다수의 정보주체에게 같거나 비슷한 유형으로 발생하는 경우로서 대통령령으로 정하는 사건에 대하여는 분쟁조정위원회에 일괄적인 분쟁조정("집단분쟁조정")을 의뢰 또는 신청할 수 있다.

집단분쟁조정을 의뢰받거나 신청받은 개인정보 분쟁조정위원회는 그 의결로써 제3항부터 제7항까지의 규정에 따른 집단분쟁조정의 절차를 개시할 수 있다. 이 경우 분쟁조정위원회는 대통령령으로 정하는 기간 동안 그 절차의 개시를 공고하여야 한다.

12) 조정절차 등(개인정보보호법 제50조)

제43조부터 제49조까지의 규정에서 정한 것 외에 분쟁의 조정방법, 조정절차 및 조정업무의 처리 등에 필요한 사항은 대통령령으로 정한다.

개인정보 분쟁조정위원회의 운영 및 분쟁조정 절차에 관하여 이 법에서 규정하지 아니한 사항에 대하여는 「민사조정법」을 준용한다.

13) 개선의견의 통보(제50조의2)

분쟁조정위원회는 소관 업무 수행과 관련하여 개인정보 보호 및 정보주체의 권리 보호를 위한 개선의견을 보호위원회 및 관계 중앙행정기관의 장에게 통보할 수 있다.

Q&A

1. 개인 진료기록을 의료진이 사전에 열람한 경우 불법인지?

2. 재개발 조합원 및 토지등소유자의 명부 열람시 동의가 필요한지?

3. 개인정보 단체소송(개인정보보호법 제 8장)

1) 단체소송의 대상 등(개인정보보호법 제51조)

「소비자기본법」 제29조에 따라 공정거래위원회에 등록한 소비자단체로서 정관에 따라 상시적으로 정보주체의 권익증진을 주된 목적으로 하는 단체일 것, 단체의 정회원수가 1천 명

이상일 것, 「소비자기본법」 제29조에 따른 등록 후 3년이 경과하였을 것의 요건을 모두 갖춘 단체이거나, 「비영리민간단체 지원법」 제2조에 따른 비영리민간단체로서 법률상 또는 사실상 동일한 침해를 입은 100명 이상의 정보주체로부터 단체소송의 제기를 요청받을 것, 정관에 개인정보 보호를 단체의 목적으로 명시한 후 최근 3년 이상 이를 위한 활동실적이 있을 것, 단체의 상시 구성원수가 5천 명 이상일 것, 중앙행정기관에 등록되어 있을 것의 요건을 모두 갖춘 단체 중 어느 하나에 해당하는 단체는 개인정보처리자가 제49조에 따른 집단분쟁조정을 거부하거나 집단분쟁조정의 결과를 수락하지 아니한 경우에는 법원에 권리침해 행위의 금지 · 중지를 구하는 소송("단체소송")을 제기할 수 있다.

2) 전속관할(개인정보보호법 제52조)

단체소송의 소는 피고의 주된 사무소 또는 영업소가 있는 곳, 주된 사무소나 영업소가 없는 경우에는 주된 업무담당자의 주소가 있는 곳의 지방법원 본원 합의부의 관할에 전속한다.

외국사업자에 적용하는 경우 대한민국에 있는 이들의 주된 사무소 · 영업소 또는 업무담당자의 주소에 따라 정한다.

3) 소송대리인의 선임(개인정보보호법 제53조)

단체소송의 원고는 변호사를 소송대리인으로 선임하여야 한다.

4) 소송허가신청(개인정보보호법 제54조)

단체소송을 제기하는 단체는 소장과 함께 원고 및 그 소송대리인, 피고, 정보주체의 침해된 권리의 내용을 기재한 소송허가신청서를 법원에 제출하여야 한다.

소송허가신청서에는 소제기단체가 제51조 각 호의 어느 하나에 해당하는 요건을 갖추고 있음을 소명하는 자료, 개인정보처리자가 조정을 거부하였거나 조정결과를 수락하지 아니하였음을 증명하는 서류를 첨부하여야 한다.

제51조(단체소송의 대상 등)
다음 각 호의 어느 하나에 해당하는 단체는 개인정보처리자가 제49조에 따른 집단분쟁조정을 거부하거나 집단분쟁조정의 결과를 수락하지 아니한 경우에는 법원에 권리침해 행위의 금지 · 중지를 구하는 소송(이하 "단체소송"이라 한다)을 제기할 수 있다. 1. 「소비자기본법」 제29조에 따라 공정거래위원회에 등록한 소비자단체로서 다음 각 목의 요건을 모두 갖춘 단체 가. 정관에 따라 상시적으로 정보주체의 권익증진을 주된 목적으로 하는 단체일 것 나. 단체의 정회원수가 1천 명 이상일 것 다. 「소비자기본법」 제29조에 따른 등록 후 3년이 경과하였을 것 2. 「비영리민간단체 지원법」 제2조에 따른 비영리민간단체로서 다음 각 목의 요건을 모두 갖춘 단체 가. 법률상 또는 사실상 동일한 침해를 입은 100명 이상의 정보주체로부터 단체소송의 제기를 요청받을 것 나. 정관에 개인정보 보호를 단체의 목적으로 명시한 후 최근 3년 이상 이를 위한 활동실적이 있을 것 다. 단체의 상시 구성원 수가 5천 명 이상일 것 라. 중앙행정기관에 등록되어 있을 것

5) 소송허가요건 등(개인정보보호법 제55조)

법원은 개인정보처리자가 분쟁조정위원회의 조정을 거부하거나 조정결과를 수락하지 아니하였을 것 제54조에 따른 소송허가신청서의 기재사항에 흠결이 없을 것의 요건을 모두 갖춘 경우에 한하여 결정으로 단체소송을 허가한다. 단체소송을 허가하거나 불허가하는 결정에 대하여는 즉시 항고할 수 있다.

6) 확정판결의 효력(개인정보보호법 제56조)

원고의 청구를 기각하는 판결이 확정된 경우 이와 동일한 사안에 관하여는 제51조에 따른 다른 단체는 단체소송을 제기할 수 없다. 다만, 판결이 확정된 후 그 사안과 관련하여 국가 · 지방자치단체 또는 국가 · 지방자치단체가 설립한 기관에 의하여 새로운 증거가 나타난 경우, 기각판결이 원고의 고의로 인한 것임이 밝혀진 경우에는 그러하지 아니하다.

7) 「민사소송법」의 적용 등(개인정보보호법 제57조)

단체소송에 관하여 이 법에 특별한 규정이 없는 경우에는 「민사소송법」을 적용한다. 제55조에 따른 단체소송의 허가결정이 있는 경우에는 「민사집행법」 제4편에 따른 보전처분을 할 수 있다. 단체소송의 절차에 관하여 필요한 사항은 대법원규칙으로 정한다.

제9장

온 · 오프라인 규제의 일원화

(정보통신서비스 특례규정을 일반규정과 일원화하여 모든 개인정보처리자에게 동일한 규범 적용)

1. 자료의 제출

법원은 이 법을 위반한 행위로 인한 손해배상 청구소송에서 당사자의 신청에 따라 상대방 당사자에게 해당 손해의 증명 또는 손해액의 산정에 필요한 자료의 제출을 명할 수 있다. 다만, 제출명령을 받은 자가 그 자료의 제출을 거부할 정당한 이유가 있으면 그러하지 아니하다.

법원은 제출명령을 받은 자가 그 자료의 제출을 거부할 정당한 이유가 있다고 주장하는 경우에는 그 주장의 당부(當否)를 판단하기 위하여 자료의 제시를 명할 수 있다. 이 경우 법원은 그 자료를 다른 사람이 보게 하여서는 아니 된다.

제출되어야 할 자료가 「부정경쟁방지 및 영업비밀보호에 관한 법률」 제2조제2호에 따른 영업비밀("영업비밀")에 해당하나 손해의 증명 또는 손해액의 산정에 반드시 필요한 경우에는 정당한 이유로 보지 아니한다. 이 경우 법원은 제출명령의 목적 내에서 열람할 수 있는 범위 또는 열람할 수 있는 사람을 지정하여야 한다.

법원은 제출명령을 받은 자가 정당한 이유 없이 그 명령에 따르지 아니한 경우에는 자료의 기재에 대한 신청인의 주장을 진실한 것으로 인정할 수 있다.

법원은 신청인이 자료의 기재에 관하여 구체적으로 주장하기에 현저히 곤란한 사정이 있고 자료로 증명할 사실을 다른 증거로 증명하는 것을 기대하기도 어려운 경우에는 신청인이 자료의 기재로 증명하려는 사실에 관한 주장을 진실한 것으로 인정할 수 있다.

2. 비밀유지명령

법원은 이 법을 위반한 행위로 인한 손해배상 청구 소송에서 당사자의 신청에 따른 결정으로 다른 당사자(법인인 경우에는 그 대표자를 말한다), 당사자를 위하여 해당 소송을 대리하는 자, 그 밖에 해당 소송으로 영업비밀을 알게 된 자에 해당하는 자에게 그 당사자가 보유한 영업비밀을 해당 소송의 계속적인 수행 외의 목적으로 사용하거나 그 영업비밀에 관계된 이 항에 따른 명령을 받은 자 외의 자에게 공개하지 아니할 것을 명할 수 있다. 다만, 그 신청 시점까지 다른 당사자(법인인 경우에는 그 대표자를 말한다), 당사자를 위하여 해당 소송을 대리하는 자, 그 밖에 해당 소송으로 영업비밀을 알게 된 자에 해당하는 자가 준비서면의 열람이나 증거조사 외의 방법으로 그 영업비밀을 이미 취득하고 있는 경우에 는 그러하지 아니하다.

비밀유지명령을 신청하는 자는 이미 제출하였거나 제출하여야 할 준비서면, 이미 조사하였거나 조사하여야 할 증거 또는 제39조의3 제1항에 따라 제출하였거나 제출하여야 할 자료에 영업비밀이 포함되어 있다는 것, 영업비밀이 해당 소송 수행 외의 목적으로 사용되거나 공개되면 당사자의 영업에 지장을 줄 우려가 있어 이를 방지하기 위하여 영업비밀의 사용 또는 공개를 제한할 필요가 있다는 것의 사유를 모두 소명하여야 한다.

비밀유지명령의 신청은 비밀유지명령을 받을 자, 비밀유지명령의 대상이 될 영업비밀을 특정하기에 충분한 사실, 이미 제출하였거나 제출하여야 할 준비서면, 이미 조사하였거나 조사하여야 할 증거 또는 제39조의3제1항에 따라 제출하였거나 제출하여야 할 자료에 영업비밀이 포함되어 있다는 것, 영업비밀이 해당 소송 수행 외의 목적으로 사용되거나 공개되면 당사자의 영업에 지장을 줄 우려가 있어 이를 방지하기 위하여 영업비밀의 사용 또는 공개를 제한할 필요가 있다는 것의 사항을 적은 서면으로 하여야 한다.

법원은 비밀유지명령이 결정된 경우에는 그 결정서를 비밀유지명령을 받을 자에게 송달하여야 한다.

비밀유지명령은 제4항의 결정서가 비밀유지명령을 받을 자에게 송달된 때부터 효력이 발생한다.

비밀유지명령의 신청을 기각하거나 각하한 재판에 대해서는 즉시항고를 할 수 있다.

3. 비밀유지명령의 취소

비밀유지명령을 신청한 자 또는 비밀유지명령을 받은 자는 제39조의4제2항 각 호의 사유에 부합하지 아니하는 사실이나 사정이 있는 경우 소송기록을 보관하고 있는 법원(소송기록을 보관하고 있는 법원이 없는 경우에는 비밀유지명령을 내린 법원을 말한다)에 비밀유지명령의 취소를 신청할 수 있다.

법원은 비밀유지명령의 취소신청에 대한 재판이 있는 경우에는 그 결정서를 그 신청을 한 자 및 상대방에게 송달하여야 한다.

비밀유지명령의 취소신청에 대한 재판에 대해서는 즉시항고를 할 수 있다.

비밀유지명령을 취소하는 재판은 확정되어야 효력이 발생한다.

비밀유지명령을 취소하는 재판을 한 법원은 비밀유지명령의 취소신청을 한 자 또는 상대방 외에 해당 영업비밀에 관한 비밀유지명령을 받은 자가 있는 경우에는 그 자에게 즉시 비밀유지명령의 취소 재판을 한 사실을 알려야 한다.

4. 소송기록 열람 등의 청구 통지 등

비밀유지명령이 내려진 소송(모든 비밀유지명령이 취소된 소송은 제외한다)에 관한 소송기록에 대하여 「민사소송법」 제163조제1항에 따라 열람 등의 신청인을 당사자로 제한하는 결정이 있었던 경우로서 당사자가 같은 항에서 규정하는 비밀 기재부분의 열람 등의 청구를 하였으나 그 청구 절차를 해당 소송에서 비밀유지명령을 받지 아니한 자가 밟은 경우에는 법원서기관, 법원사무관, 법원주사 또는 법원주사보(이하 이 조에서 "법원사무관 등"이라 한다)는 같은 항의 신청을 한 당사자(그 열람 등의 청구를 한 자는 제외한다. 이하 제3항에서 같다)에게 그 청구 직후에 그 열람 등의 청구가 있었다는 사실을 알려야 한다.

법원사무관 등은 청구가 있었던 날부터 2주일이 지날 때까지(그 청구 절차를 밟은 자에 대한 비밀유지명령 신청이 그 기간 내에 이루어진 경우에는 그 신청에 대한 재판이 확정되는 시점까지를 말한다) 그 청구 절차를 밟은 자에게 제1항의 비밀 기재부분의 열람 등을 하게 하여서는 아니 된다.

열람 등의 청구를 한 자에게 비밀 기재 부분의 열람 등을 하게 하는 것에 대하여 「민사소송법」 제163조제1항의 신청을 한 당사자 모두가 동의하는 경우에는 적용되지 아니한다.

5. 손해배상의 보장

개인정보처리자로서 매출액, 개인정보의 보유 규모 등을 고려하여 대통령령으로 정하는 기준에 해당하는 자는 제39조 및 제39조의2에 따른 손해배상책임의 이행을 위하여 보험 또는 공제에 가입하거나 준비금을 적립하는 등 필요한 조치를 하여야 한다.

위 사항에도 불구하고 대통령령으로 정하는 공공기관, 비영리법인 및 단체, 「소상공인기본법」 제2조제1항에 따른 소상공인으로서 대통령령으로 정하는 자에게 개인정보 처리를 위탁한 자, 다른 법률에 따라 제39조 및 제39조의2에 따른 손해배상책임의 이행을 보장하는 보험 또는 공제에 가입하거나 준비금을 적립한 개인정보처리자의 어느 하나에 해당하는 자는 제1항에 따른 조치를 하지 아니할 수 있다.

개인정보처리자의 손해배상책임 이행 기준 등에 필요한 사항은 대통령령으로 정한다.

6. 개인정보 이용내역의 통지(개인정보보호법 제39조의8)

정보통신서비스 제공자 등으로서 대통령령으로 정하는 기준에 해당하는 자는 수집한 이용자의 개인정보의 이용내역(제17조에 따른 제공을 포함)을 주기적으로 이용자에게 통지하여야 한다. 다만, 연락처 등 이용자에게 통지할 수 있는 개인정보를 수집하지 아니한 경우에는 그러하지 아니한다.

이용자에게 통지하여야 하는 정보의 종류, 통지주기 및 방법, 그 밖에 이용내역 통지에 필요한 사항은 대통령령으로 정한다.

개인정보 이용내역 통지(제39조의8)

■ 통지대상

- 정보통신서비스를 1년 기간 동안 이용하지 아니하는 이용자의 개인정보

■ 통지의무 적용 대상

- 직전 사업 연도의 정보통신서비스 부문 매출액이 100억 원 이상인 정보통신서비스 제공자 등
- 저장 · 관리되고 있는 이용자 수가 일일평균 100만 명 이상인 정보통신서비스 제공자 등

■ 통지해야 하는 정보의 종류

- 수집 · 이용 목적 및 수집한 개인정보의 항목
  개인정보를 제공받은 자와 그 제공 목적 및 제공한 개인정보의 항목
  ※「통신비밀보호법」 및 「전기통신사업법」에 따라 수사기관등에 제공한 정보 제외

■ 이용 · 제공 내역 통지 의무 면제

- 연락처 등 이용자에게 통지할 수 있는 개인정보를 수집하지 아니한 경우

이용내역 미통지 시
3천만 원 이하의 과태료

7. 손해배상의 보장(개인정보보호법 제39조의9)

정보통신서비스 제공자 등은 손해배상책임의 이행을 위하여 보험 또는 공제에 가입하거나 준비금을 적립하는 등 필요한 조치를 하여야 한다.

가입 대상 개인정보처리자의 범위, 기준 등에 필요한 사항은 대통령령으로 정한다.

손해배상의 보장(제39조의9)

손해배상책임 보험, 공제 등의 가입 의무

- 개인정보침해 관련 손해배상, 징벌손해배상(3배 배상), 법정손해배상 보장
- 보험 또는 공제 가입, 준비금 적립

※ 보험 또는 공제 가입과 준비금 적립 병행 가능

보험, 공제등의 가입 간주

- 다른 법률에 따라 손해배상책임의 이행을 보장하는 보험 또는 공제에 가입하거나 준비금을 적립한 경우

가입 대상자의 범위 및 기준

- 직전 사업연도의 매출액이 5천만 원 이상일 것
- 저장 · 관리되고 있는 이용자 수가 일일평균 1천 명 이상일 것(전년도 말 기준 직전 3개월간)

보험, 공제 등의 가입 기준

- 보험 또는 공제 가입, 준비금 적립의 최저가 입금액은 별도 규정

보험 등 미가입 시
2천만 원 이하의 과태료

8. 노출된 개인정보의 삭제 · 차단(개인정보보호법 제39조의10)

정보통신서비스 제공자 등은 주민등록번호, 계좌정보, 신용카드정보 등 이용자의 개인정보가 정보통신망을 통하여 공중에 노출되지 아니하도록 하여야 한다.

공중에 노출된 개인정보에 대하여 개인정보 보호위원회 또는 대통령령으로 지정한 전문기관의 요청이 있는 경우 정보통신서비스 제공자 등은 삭제 · 차단 등 필요한 조치를 취하여야 한다.

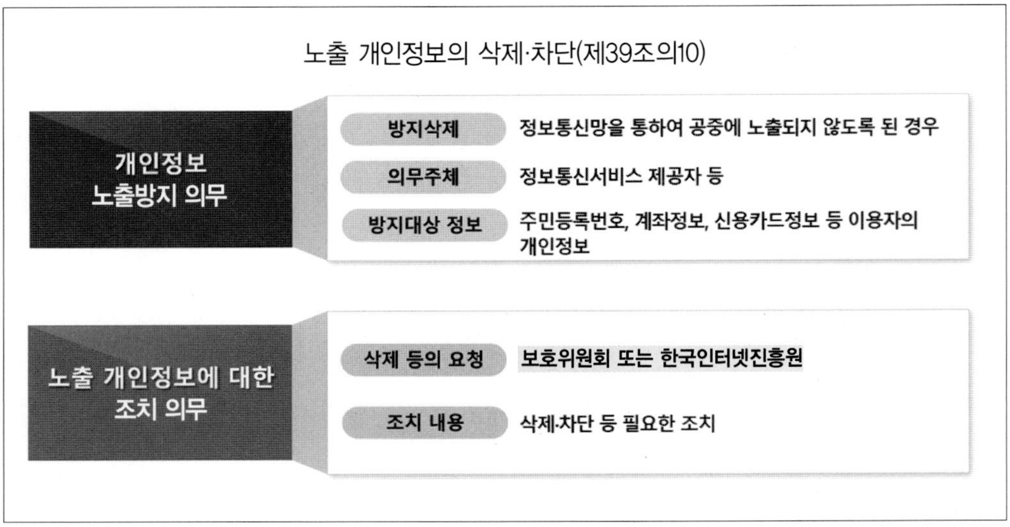

9. 국내대리인의 지정(개인정보보호법 제39조의11)

국내에 주소 또는 영업소가 없는 정보통신서비스 제공자 등으로서 이용자 수, 매출액 등을 고려하여 대통령령으로 정하는 기준에 해당하는 자는 개인정보 보호책임자의 업무, 통지 · 신고, 물품 · 서류 등의 제출을 대리하는 자("국내대리인")를 서면으로 지정하여야 한다.

국내대리인은 국내에 주소 또는 영업소가 있는 자로 한다.

국내대리인을 지정한 때에는 국내대리인의 성명(법인의 경우에는 그 명칭 및 대표자의 성명), 국내대리인의 주소(법인의 경우에는 영업소 소재지), 전화번호 및 전자우편 주소 모두를 제30조에 따른 개인정보 처리방침에 포함하여야 한다.

국내대리인이 이 법을 위반한 경우에는 정보통신서비스 제공자 등이 그 행위를 한 것으로 본다.

제30조(개인정보 처리방침의 수립 및 공개)

① 개인정보처리자는 다음 각 호의 사항이 포함된 개인정보의 처리 방침(이하 "개인정보 처리방침"이라 한다)을 정하여야 한다. 이 경우 공공기관은 제32조에 따라 등록대상이 되는 개인정보파일에 대하여 개인정보 처리방침을 정한다.

1. 개인정보의 처리 목적
2. 개인정보의 처리 및 보유 기간
3. 개인정보의 제3자 제공에 관한 사항(해당되는 경우에만 정한다)

3의2. 개인정보의 파기절차 및 파기방법(제21조제1항 단서에 따라 개인정보를 보존하여야 하는 경우에는 그 보존근거와 보존하는 개인정보 항목을 포함한다)

4. 개인정보처리의 위탁에 관한 사항(해당되는 경우에만 정한다)
5. 정보주체와 법정대리인의 권리 · 의무 및 그 행사방법에 관한 사항
6. 제31조에 따른 개인정보 보호책임자의 성명 또는 개인정보 보호업무 및 관련 고충사항을 처리하는 부서의 명칭과 전화번호 등 연락처
7. 인터넷 접속정보파일 등 개인정보를 자동으로 수집하는 장치의 설치 · 운영 및 그 거부에 관한 사항(해당하는 경우에만 정한다)
8. 그 밖에 개인정보의 처리에 관하여 대통령령으로 정한 사항

② 개인정보처리자가 개인정보 처리방침을 수립하거나 변경하는 경우에는 정보주체가 쉽게 확인할 수 있도록 대통령령으로 정하는 방법에 따라 공개하여야 한다.

③ 개인정보 처리방침의 내용과 개인정보처리자와 정보주체 간에 체결한 계약의 내용이 다른 경우에는 정보주체에게 유리한 것을 적용한다.

④ 보호위원회는 개인정보 처리방침의 작성지침을 정하여 개인정보처리자에게 그 준수를 권장할 수 있다.

국내대리인의 지정(제39조의11)

■ 해외사업자의 국내대리인 지정 의무

국내에 주소 또는 영업소가 없는 정보통신서비스 제공자 등

- 전년도 매출액이 1조 원 이상인 자
- 정보통신서비스 부문 전년도 매출액이 100억 원 이상인 자
  ※ 매출액은 전년도 평균환율을 적용하여 원화로 환산
- 개인정보가 저장 · 관리되고 있는 이용자 수가 일일 평균 100만 명 이상인 자 (전년도 말 기준 직전 3개월간)
- 개인정보보호법을 위반하여 개인정보 침해 사건 · 사고가 발생하였거나 발생할 가능성이 있는 경우로서 관계 물품 · 서류 등 자료의 제출을 요구 받은 자

국내대리인의 업무

- 개인정보 보호책임자의 업무
- 개인정보유출 통지 · 신고
- 개인정보 보호위원회가 요구한 관계 물품 · 서류 등의 제출

개인정보처리방침 공개

- 국내대리인의 성명
- 국내대리인의 주소, 전화번호 및 전자우편 주소

국내대리인의 자격

- 국내에 주소 또는 영업소가 있는 자

국내대리인의 행위에 대한 정보통신서비스 제공자 등의 책임

- 국내대리인의 위반 행위는 정보통신서비스 제공자 등의 행위로 간주

국내대리인 미지정 시
2천만 원 이하의 과태료

10. 국외 이전 개인정보의 보호(개인정보보호법 제39조의12)

정보통신서비스 제공자등은 이용자의 개인정보에 관하여 이 법을 위반하는 사항을 내용으로 하는 국제계약을 체결해서는 아니 된다.

정보통신서비스 제공자 등은 이용자의 개인정보를 국외에 제공(조회되는 경우를 포함) · 처리위탁 · 보관("이전")하려면 이용자의 동의를 받아야 한다. 다만, 이전되는 개인정보 항목, 개인정보가 이전되는 국가, 이전일시 및 이전방법, 개인정보를 이전받는 자의 성명(법인인 경우에는 그 명칭 및 정보관리책임자의 연락처), 개인정보를 이전받는 자의 개인정보 이용목적 및 보유 · 이용기간 모두를 공개하거나 전자우편 등 대통령령으로 정하는 방법에 따라 이용자에게 알린 경우에는 개인정보 처리위탁 · 보관에 따른 동의절차를 거치지 아니할 수 있다.

정보통신서비스 제공자 등은 동의를 받으려면 미리 이전되는 개인정보 항목, 개인정보가 이전되는 국가, 이전일시 및 이전방법, 개인정보를 이전받는 자의 성명(법인인 경우에는 그 명칭 및 정보관리책임자의 연락처), 개인정보를 이전받는 자의 개인정보 이용목적 및 보유 · 이용기간 모두를 이용자에게 고지하여야 한다.

정보통신서비스 제공자등은 동의를 받아 개인정보를 국외로 이전하는 경우 대통령령으로 정하는 바에 따라 보호조치를 하여야 한다.

이용자의 개인정보를 이전받는 자가 해당 개인정보를 제3국으로 이전하는 경우에 관하여는 개인정보보호법 제39조의12 제1항부터 제4항까지의 규정을 준용한다. 이 경우 "정보통신서비스 제공자 등"은 "개인정보를 이전받는 자"로, "개인정보를 이전받는 자"는 "제3국에서 개인정보를 이전받는 자"로 본다.

11. 상호주의(개인정보보호법 제39조의13)

개인정보의 국외 이전을 제한하는 국가의 정보통신서비스 제공자 등에 대하여는 해당 국가의 수준에 상응하는 제한을 할 수 있다. 다만, 조약 또는 그 밖의 국제협정의 이행에 필요한 경우에는 그러하지 아니하다.

국외 이전 개인정보의 보호(제39조의12)

국제계약의 체결 제한

- 개인정보보호법을 위반하는 사항을 내용으로 하는 국제계약 체결 금지

국외 이전에 대한 동의 면제

- 국외 개인정보 처리위탁 · 보관 사실을 개별 고지하거나 개인정보처리방침에 공개한 경우

국외 재이전 제한

- 국외 이전을 받은 해당 개인정보를 제3국으로 이전 시 동일 요건 적용

개인정보 국외 이전에 대한 동의

- 국외 제공(조회포함) · 처리위탁 · 보관 시
- 국외 이전 동의시 고지 시항

① 이전되는 개인정보 항목
② 이전되는 국가, 이전일시 및 이전방법
③ 이전받는 자의 성명(법인인 경우 그명칭 정보관리책임자 연락처)
④ 이전받는 자의 이용목적 및 보유 · 이용 기간
※ 이전받는 자와 미리 협의하고 이를 계약내용 등에 반영

국외 이전 시 보호조치 의무

- 개인정보 보호를 위한 안전성 확보 조치
- 개인정보 침해에 대한 고충처리 및 분쟁해결에 관한 사항
- 그 밖에 이용자의 개인정보 보호를 위하여 필요한 조치

국외 이전에 대한 상호주의(제39조의13)

- 국외 이전을 제한하는 국가의 정보통신서비스 제공자 등에 대하여는 해당 국가의 수준에 상응하는 제한 가능

보호조치를 하지 않고 국외 이전 시 3천만 원 이하의 과태료
공개하거나 알리지 않고 국외 처리위탁 · 보관 시 2천만 원 이하 과태료

12. 방송사업자 등에 대한 특례(개인정보보호법 제39조의14)

「방송법」 제2조제3호 가목부터 마목까지와 같은 조 제6호 · 제9호 · 제12호 및 제14호에 해당하는 자(이하 이 조에서 "방송사업자 등"이라 한다)가 시청자의 개인정보를 처리하는 경우에는 정보통신서비스 제공자에게 적용되는 규정을 준용한다. 이 경우 "방송사업자 등"은 "정보통신서비스 제공자" 또는 "정보통신서비스 제공자등"으로, "시청자"는 "이용자"로 본다.

13. 과징금의 부과 등에 대한 특례(개인정보보호법 제39조의15)

개인정보 보호위원회는 정보통신서비스 제공자 등에게 법을 위반하여 개인정보를 이용 · 제공한 경우, 법을 위반하여 법정대리인의 동의를 받지 아니하고 만 14세 미만인 아동의 개인정보를 수집한 경우, 법을 위반하여 이용자의 동의를 받지 아니하고 민감정보를 수집한 경우, 관리 · 감독 또는 교육을 소홀히 하여 특례 수탁자가 이 법의 규정을 위반한 경우, 이용자의 개인정보를 분실 · 도난 · 유출 · 위조 · 변조 또는 훼손한 경우로서 안전조치의무(내부 관리계획 수립에 관한 사항은 제외)를 하지 아니한 경우, 법을 위반하여 이용자의 동의를 받지 아니하고 개인정보를 수집한 경우, 법을 위반하여 이용자의 동의를 받지 아니하고 이용자의 개인정보를 국외에 제공한 경우의 어느 하나에 해당하는 행위가 있는 경우에는 해당 정보통신서비스 제공자 등에게 위반행위와 관련한 매출액의 100분의 3 이하에 해당하는 금액을 과징금으로 부과할 수 있다.

위 사항에 따라 과징금을 부과하는 경우 정보통신서비스 제공자등이 매출액 산정자료의 제출을 거부하거나 거짓의 자료를 제출한 경우에는 해당 정보통신서비스 제공자 등과 비슷한 규모의 정보통신서비스 제공자 등의 재무제표 등 회계자료와 가입자 수 및 이용요금 등 영업현황 자료에 근거하여 매출액을 추정할 수 있다. 다만, 매출액이 없거나 매출액의 산정이 곤란한 경우로서 대통령령으로 정하는 경우에는 4억 원 이하의 과징금을 부과할 수 있다.

개인정보 보호위원회는 과징금을 부과하려면 위반행위의 내용 및 정도, 위반행위의 기간 및 횟수, 위반행위로 인하여 취득한 이익의 규모를 고려하여야 한다.

과징금은 위반행위의 내용 및 정도, 위반행위의 기간 및 횟수, 위반행위로 인하여 취득한 이익의 규모를 고려하여 산정하되, 구체적인 산정기준과 산정절차는 대통령령으로 정한다.

개인정보 보호위원회는 과징금을 내야 할 자가 납부기한까지 이를 내지 아니하면 납부기한의 다음 날부터 내지 아니한 과징금의 연 100분의 6에 해당하는 가산금을 징수한다.

개인정보 보호위원회는 과징금을 내야 할 자가 납부기한까지 이를 내지 아니한 경우에는 기간을 정하여 독촉을 하고, 그 지정된 기간에 과징금과 가산금을 내지 아니하면 국세 체납처분의 예에 따라 징수한다.

법원의 판결 등의 사유로 부과된 과징금을 환급하는 경우에는 과징금을 낸 날부터 환급하는 날까지의 기간에 대하여 금융회사 등의 예금이자율 등을 고려하여 대통령령으로 정하는 이자율에 따라 계산한 환급가산금을 지급하여야 한다.

법원의 판결에 의하여 과징금 부과처분이 취소되어 그 판결이유에 따라 새로운 과징금을 부과하는 경우에는 당초 납부한 과징금에서 새로 부과하기로 결정한 과징금을 공제한 나머지 금액에 대해서만 환급가산금을 계산하여 지급한다.

과징금의 부과(제39조의15)

- 위반행위와 관련한 매출액의 100분의 3 이하에 해당하는 금액

- 매출액이 없거나 매출액의 산정이 곤란한 경우에는 4억 원 이하의 과징금 부과
  - 이 법을 위반하여 개인정보를 목적 외로 이용 · 제공한 경우
  - 법정대리인의 동의를 받지 아니하고 아동의 개인정보를 수집한 경우
  - 이용자의 동의를 받지 아니하고 민감정보를 수집한 경우–관리 · 감독 또는 교육을 소홀히 하여 특례 수탁자가 이법의 규정을 위반한 경우
  - 개인정보를 분실 · 도난 · 유출 · 위조 · 변조 또는 훼손한 경우로서 안전성 확보조치를 하지 아니한 경우
  - 이용자의 동의를 받지 아니하고 개인정보를 수집 또는 국외에 제공한 경우

- 과징금 부과 시 고려 사항

- 위반행위의 내용 및 정도
- 위반행위의 기간 및 횟수
- 위반행위로 인하여 취득한 이익의 규모

Q&A

1. 위탁사(A사)를 대신하여 개인정보를 처리하는 수탁사(B)도 보험에 가입하거나 준비금을 적립해야 하는지요? 개인정보는 수탁사에 DB에 저장되고 위탁사는 접근 권한 등만 부여되고 있습니다.

2. 국내대리인으로 지정하려면 어떤 자격이 필요하고, 지정만 하면 되고 신고는 하지 않아도 되나요?

3. 민원처리를 위해 다른 직원에게 민원인 전화번호를 전달해도 되는지?

4. 고객의 동의를 받지 않고 만족도 조사를 해도 되는지?

5. 코로나 방역수칙 관련 팬션의 개인정보 수집 · 이용 범위는?

6. 개인 진료기록을 의료진이 사전에 열람한 경우 불법인지?

7. 자체감사를 위해 직원의 개인정보를 처리해도 되는지?

8. 청사 CCTV 영상을 기관 자체감사에 이용해도 되는지?

9. SNS로 회원가입 시 동의받지 않고 추가정보를 수집해도 되는지?

Q&A 해설

1. 위탁사(A사)를 대신하여 개인정보를 처리하는 수탁사(B)도 보험에 가입하거나 준비금을 적립해야 하는지요? 개인정보는 수탁사에 DB에 저장되고 위탁사는 접근 권한 등만 부여되고 있습니다.

☞ 정보통신서비스 제공자(A사)로부터 개인정보 업무를 위탁받은 수탁자(B사)에 대하여는 보험, 공제 가입 또는 준비금 적립 등의 의무가 적용되지는 않으며 개인정보처리 업무를 위탁한 정보통신서비스 제공자(A사)가 보험 등에 가입하여야 합니다. 다만, 수탁사(B사)도 개인정보를 활용한 고유의 사업을 영위하는 경우에는 의무 대상이 될 수 있습니다.

(출처: 방송통신위원회 한국인터넷진흥원, 개인정보 손해배상책임 보장제도 안내서, 2019. 6)

2. 국내대리인으로 지정하려면 어떤 자격이 필요하고, 지정만 하면 되고 신고는 하지 않아도 되나요?

☞ 한국에 주소 또는 영업소가 있는 자연인 또는 법인이면 되고 특별한 자격을 요구하지 아니합니다. 또한 한국인일 것을 요하지 않으나, 국내 이용자의 개인정보 관련 고충을 처리하고 규제기관에 정확한 자료를 제출할 수 있어야 하므로 한국어로 원활한 의사소통이 가능해야 합니다. 국내대리인을 신고해야 할 의무는 없습니다. 다만, 국내대리인은 서면으로 지정해야 하고, 개인정보처리방침에 ① 국내

대리인의 성명(법인의 경우에는 그 명칭 및 대표자의 성명)과 ② 국내대리인의 주소(법인의 경우에는 영업소 소재지), 국내 전화번호, 전자우편 주소를 공개해야 합니다. 복수의 국내대리인이 지정된 경우에는 지정된 국내대리인 모두에 대한 관련 정보를 개인정보 처리방침을 통해 공개하여야 합니다.
(출처: 방송통신위원회 한국인터넷진흥원, 국내대리인지정제도 안내서, 2019. 3)

3. 민원처리를 위해 다른 직원에게 민원인 전화번호를 전달해도 되는지?

☞ 민간은 동의를 받거나 계약체결의 이행을 위하여 필요한 범위에서 전화번호 전달이 가능하나 공공은 법령에 근거하여 민원인의 동의를 받지 않고 전화번호 전달이 가능

○(민간) 개인정보처리자는 정보주체의 동의, 계약의 체결 및 이행을 위해 불가피한 경우 개인정보를 수집 · 이용할 수 있음(「개인정보보호법」 제15조 제1항 제1호, 제4호)

- 정보주체로부터 동의를 받거나 만약 물건 판매 또는 서비스 제공 등 계약과 관련한 민원의 처리인 경우 불가피하게 필요한 범위내에서 정보주체의 동의를 받지 않고 개인정보를 수집 · 이용할 수 있음

○(공공) 공공기관은 법률에 특별한 규정이 있는 경우 정보주체의 동의없이 개인정보를 수집 · 이용할 수 있음(「개인정보보호법」 제15조 제1항 제2호)

- 「민원처리에 관한 법률」에 따라 접수한 민원에 대해 처리 담당자 지정 및 처리 협조 등을 위해 민원인의 개인정보를 전달할 수 있음
- 다만, 권한 없는직원에게 민원인의 개인정보를 전달하는 것은 개인정보 처리 행위가 아니므로 개인정보 유출에 해당할 수 있음

4. 고객의 동의를 받지 않고 만족도 조사를 해도 되는지?

☞ 민간은 동의를 받거나 계약체결의 이행을 위하여 필요한 범위 내에서 동의를 받지 않고 만족도 조사가 가능하나 공공은 법령에 근거하여 민원인의 동의를 받지 않고 만족도 조사가 가능

○(민간) 「개인정보보호법」 제15조 제1항 제1호에 따라 개인정보처리자는 정보주체의 동의를 받아 개인정보를 수집 · 이용할 수 있으나

- 물건 판매 또는 서비스 제공 등 계약과 관련한 만족도 조사는 같은 항 제4호에 따라 정보주체와의 계약의 체결 및 이행을 위하여 불가피하게 필요한 범위 내에서 정보주체의 동의를 받지 않고 개인정보를 수집 · 이용할 수 있음

○(공공) 「개인정보보호법」 제15조 제1항 제3호에 따라 공공기관은 법령 등에서 정하는 소관 업무의 수행을 위하여 불가피한 경우 동의를 받지 않고 개인정보를 수집 · 이용할 수 있음

- 「공공기관의 운영에 관한 법률」 제13조에 따라 국민에게 직접 서비스를 제공하는 기관의 경우 매년 1회 이상 고객만족도 조사를 실시하여야 하며, 「민원처리에 관한 법률」 제26조에 따라 행정기관의 장은 처리한 민원에 대하여 민원인의 만족 여부 및 개선사항 등을 조사하여 업무에 반영할 수 있음

5. 코로나 방역수칙 관련 팬션의 개인정보 수집 · 이용 범위는?

☞ 팬션운영자는 방역수칙 준수를 위해 일시적으로 투숙객의 개인정보를 수집 · 이용할 수 있으나, 수집

은 필요 최소한에 그쳐야 함

- ㅇ「개인정보보호법」 제15조 제1항 제2호에 따라 개인정보처리자는 법령상 의무를 준수하기 위하여 불가피한 경우 정보주체의 동의 없이 개인정보를 수집 · 이용할 수 있음
  - 음식점 및 숙박업소 운영자는「감염병예방 및 관리에 관한 법률」에 따른 의무 이행을 위해 일시적으로 정보주체의 동의 없이 개인정보를 수집 · 이용할 수 있으나, 이 경우 수집은 필요 최소한에 그쳐야 함

6. 개인 진료기록을 의료진이 사전에 열람한 경우 불법인지?

☞ 환자의 동의를 받아 1차 진료기록을 사전 열람할 수 있음

- ㅇ「개인정보보호법」 제6조에 따라 개인정보 보호에 관하여 다른 법률에 특별한 규정이 있는 경우 다른 법률을 우선 적용하여야 하나, 「의료법」 제21조(기록열람)에 의료기관 종사자의 환자 의료기록 열람에 대한 규정이 없으므로 보호법을 적용하여야 함
- ㅇ다만, 「개인정보보호법」제23조 제1항 제1호에 따라 개인정보처리자는 건강에 관한 정보 등 민감정보에 대해 정보주체에게 제15조 제2항 각 호 또는 제17조 제2항 각 호의 사항을 알리고 다른 개인정보의 처리에 대한 동의와 별도로 동의를 받아 처리할 수 있음
  - 따라서 재입원 환자의 진료에 참고하기 위해 의료기관 종사자가 1차 진료기록을 사전 열람하려면 환자의 동의를 받아야 함

7. 자체감사를 위해 직원의 개인정보를 처리해도 되는지?

☞ 민간은 소속 직원의 동의 또는 노사협의를 통해 처리할 수 있으나, 공공기관은 공공감사법에 근거하여 소속 직원의 개인정보를 수집 · 처리할 수 있음

- ㅇ(민간) 민간기관(업체, 단체 사무소 등)은 소속 직원의 동의를 받거나 노사협의를 통해 자체감사를 위한 개인정보 처리 가능
  - 「개인정보보호법」 제15조 제1항 제6호에 개인정보처리자의 정당한 이익을 달성하기 위하여 필요한 경우로서 명백하게 정보주체의 권리보다 우선하는 경우, 정보주체의 동의를 받지 않고 개인정보를 수집 · 이용할 수 있도록 하였으나, 영업비밀의 침해 우려 등은 개인정보처리자의 이익이 우선하는지가 불분명하므로 노사협의 또는 정보주체의 동의를 받아 처리함이 바람직함
- ㅇ(공공)「개인정보 보호법」 제18조 제2항 제2호에 따라 법률의 특별한 규정이 있는 경우 정보주체 또는 제3자의 이익을 부당하게 침해할 우려가 있을 때를 제외하고는 개인정보를 목적 외 이용하거나 제3자에게 제공할 수 있음
  - 공공감사법 제20조 제1항, 제3항은 자체감사를 위하여 공무원 및 소속 직원에게 자료 제출을 요구할 수 있다고 규정하고 있어, 다른 법률에 특별한 규정에 해당함(보호위원회 결정 제2016-11-19호 참조)
  - 따라서 공공기관은 동의 없이 개인정보를 수집 · 이용하거나, 목적 외로 처리할 수 있으나, 이 경우 정보주체 또는 제3자의 이익을 부당하게 침해할 우려가 없는 경우에 한해 허용

8. 청사 CCTV 영상을 기관 자체감사에 이용해도 되는지?

☞ 민간은 소속 직원의 동의 또는 노사협의를 통해 처리할 수 있으나, 공공기관은 공공감사법에 근거하여 청사의 CCTV 영상을 자체감사에 이용할 수 있음

○(민간)「개인정보보호법」제18조 제2항 제1호에 따라 정보주체의 동의를 받아 개인정보를 목적 외 이용 및 제3자 제공할 수 있으므로 소속직원으로부터 동의를 받아 CCTV 영상정보를 자체감사에 이용할 수 있으며, 노사협의를 통해 처리할 수 있음

○(공공)「개인정보보호법」제18조 제2항 제2호에 따라 법률의 특별한 규정이 있는 경우 정보주체 또는 제3자의 이익을 부당하게 침해할 우려가 있을 때를 제외하고는 개인정보를 목적 외 이용하거나 제3자에게 제공할 수 있음

-「공공감사법」제20조 제1항, 제3항은 자체감사를 위하여 공무원 및 소속 직원에게 자료 제출을 요구할 수 있다고 규정하고 있어, 다른 법률에 특별한 규정에 해당함(보호위원회 결정 제2021-106-011호 참조)

- 따라서 공공기관이 청사관리 목적으로 설치하여 수집한 CCTV 영상정보를 자체 감사 목적으로 이용할 수 있음. 다만, 이 경우에도 다른 정보주체 등의 이익을 부당하게 침해하지 않도록 하여야 함

9. SNS로 회원가입 시 동의받지 않고 추가정보를 수집해도 되는지?

☞ 정보주체의 동의를 받지 않고 추가정보를 수집 · 이용하면 법 위반에 해당함

○개인정보처리자는「개인정보보호법」제15조 제1항 제1호에 따라, 정보통신서비스 제공자는 정보주체로부터 법 제39조의3 제1항에 따라 동의 내용을 정보주체에게 알리고 동의를 받은 경우 개인정보를 수집 · 이용할 수 있음. 이 때 동의의 방법은 법 제22조에 따름

- 따라서 제3자인 SNS사가 동의 받은 이외의 추가 정보를 수집 · 이용하면서 정보주체에게 알리고 동의를 받아야 함에도 동의를 받지 않고 처리방침에만 기재한 경우 법에 위반됨

문 제

108 다음은 개인정보의 파기에 대한 설명이다. 틀린 것은?

① 개인정보처리자는 보유기간의 경과, 개인정보의 처리목적 달성 등 개인정보가 불필요하게 되었을 때는 그 사유가 발생한 날부터 5일 이내에 그 개인정보를 파기하여야 함

② 개인정보를 파기할 때에는 '복구 또는 재생되지 않도록' 완전파괴(소각 · 파쇄 등), 전용 소자장비를 이용하여 삭제, 데이터가 복원되지 않도록 초기화 또는 덮어쓰기 수행 가운데 어느 하나에 해당하는 조치를 하여야 한다. 개인정보를 파기할 때에는 파기를 전문으로 수행하는 업체를 활용할 수 있고, 개인정보 파기의 시행 및 파기 결과의 확인은 개인정보 보호책임자의 책임 아래 수행되어야 하며, 파기에 관한 사항을 기록 · 관리하여야 한다.

③ 개인정보처리자가 개인정보의 일부만을 파기하는 경우 "복구 또는 재생되지 않도록 파기하는 방법"으로 파기하는 것이 어려울 때에는 개인정보를 삭제한 후 복구 및 재생되지 않도록 관리 및 감독, 해당 부분을 마스킹, 천공 등으로 삭제 가운데 어느 하나에 해당하는 조치를 하여야 한다.

④ 장기 서비스 미이용자의 개인정보는 파기 또는 별도 보관하여야 한다. 단, 보관기간에 대해 다른 법령 또는 이용자의 요청에 따라 달리 정한 경우는 파기 또는 별도 보관에서 제외할수 있다.

⑤ 개인정보의 파기 또는 별도 보관의 통지는 기간 만료 60일전까지 이용자에 통지하여야 한다.

해설

⑤ 개인정보의 파기 또는 별도 보관의 통지는 기간 만료 30일전까지 이용자에 통지하여야 한다.
- 정보통신서비스를 1년기간 동안 이용하지 아니하는 이용자의 개인정보는 파기 또는 별도 보관하여야 한다.
- 장기 서비스 미이용자의 개인정보는 1년 경과 후 즉시 파기 또는 다른 이용자 정보와 별도 분리 보관하여야 한다.

109 다음은 개인정보처리자의 손해배상책임에 대한 설명이다. 틀린 것은?

① 개인정보처리자의 손해배상책임이 성립하기 위해서는 첫째, 「개인정보 보호법」을 위반한 위법한 침해행위가 있어야 하고, 둘째, 「개인정보 보호법」을 위반한 침해행위로 인하여 손해가 발생하여야 하며, 셋째, 「개인정보 보호법」을 위반한 침해행위와 손해 사이에 상당한 인과관계가 있어야 하고, 넷째, 「개인정보 보호법」을 위반한 침해행위를 한 개인

정보처리자에게 고의 또는 과실과 책임능력이 있어야 한다.

② 개인정보처리자의 선임 · 지휘 · 감독을 받는 임직원, 파견근로자, 시간제근로자 등 개인정보를 처리하는 업무를 담당하는 자의 고의 · 과실은 개인정보보호책임자 자신의 고의 · 과실로 본다. 또한, 수탁자가 위탁받은 업무와 관련하여 개인정보를 처리하는 과정에서 「개인정보보호법」을 위반하여 발생한 손해배상책임에 대하여는 수탁자를 개인정보처리자의 소속 직원으로 보아야 하므로, 수탁자의 고의 · 과실도 개인정보처리자 자신의 고의 · 과실로 본다.

③ 「개인정보 보호법」을 위반하는지 여부의 판단은 법질서 전체의 입장과 객관적으로 모순 · 충돌하는 경우로 한정한다. 일반적으로 「개인정보 보호법」을 위반하는 경우 위법성이 인정되지만, 선량한 사회풍속, 조리, 사회통념 등 사회상규에 반하지 않는다고 인정되는 경우에는 위법성이 조각된다.

④ 개인정보처리자가 「개인정보보호법」을 위반한 위법한 침해행위로 인하여 정보주체에게 손해가 발생하여야 한다. 여기에서의 손해는 재산적 · 경제적 손해는 물론 정신적 손해도 포함하고, 손해액에 대한 증명은 손해배상을 청구하는 정보주체에게 있다.

⑤ 손해는 위법행위로 인하여 정보주체가 받은 손해 가운데 사회 일반의 관념상 통상적으로 발생한다고 생각되는 범위의 손해를 배상하는 것으로 통상 손해를 넘어서 특별한 사정으로 인한 '특별손해'도 배상의 대상이 된다. 특별손해는 개인정보처리자가 특별한 사정을 알았거나 알 수 있었을 때에 손해배상책임을 진다. 이 경우 개인정보처리자가 특별한 사정을 알았거나 알 수 있었을 것이라는 사실은 정보주체가 입증하여야 한다.

해설

⑤ 손해는 위법행위로 인하여 정보주체가 받은 손해 가운데 사회 일반의 관념상 통상적으로 발생한다고 생각되는 범위의 손해를 배상하는 것으로 통상 손해를 넘어서 특별한 사정으로 인한 '특별손해'는 배상의 대상이 되지 않는다. 특별손해는 개인정보처리자가 특별한 사정을 알았거나 알 수 있었을 때에 한하여 손해배상책임을 진다. 이 경우 개인정보처리자가 특별한 사정을 알았거나 알 수 있었을 것이라는 사실은 정보주체가 입증하여야 한다.

110 다음은 개인정보처리자의 손해배상책임에 대한 설명이다. 틀린 것은?

① 개인정보처리자가 손해배상책임을 지기 위해서는 「개인정보보호법」을 위반한 위법한 침해 행위와 손해 사이에 상당한 인과관계가 있어야 한다. 즉, 원인과 결과 사이의 관계가 무한히 연결되는 사실 가운데 객관적으로 보아 위법행위로부터 일반적으로 초래되는 손해가 발생한다고 인정할 때 "상당인과관계"가 있어야 한다. 위법행위와 손해 사이에 상당인과관계가 있다는 사실은 정보주체가 증명하여야 한다.

② 개인정보처리자가 손해배상책임을 지기 위해서는 위법행위에 대한 고의 또는 과실은 물론 책임능력이 있어야 한다.

③ 개인정보처리자의 손해배상책임이 성립하기 위해서는 개인정보처리자가 「개인정보 보호법」을 위반하는 위법한 침해행위가 있어야 한다. 따라서 「신용정보법」, 「위치정보법」 등 개인정보 보호 관련 법률을 위반하는 행위는 「개인정보보호법」이 정하고 있는 손해배상책임의 대상이 된다.

④ "고의"란 개인정보처리자가 「개인정보보호법」 위반을 알면서도 위법행위를 하는 것으로, 여기에는 위법행위로 인하여 손해가 발생할지도 모른다는 의구심을 가지면서 그 위법행위를 하는 "미필적 고의"도 포함된다.

⑤ "과실"이란 개인정보처리자가 신의칙(信義則)상 요구되는 정도의 주의를 다하지 않아 「개인정보보호법」에 위반함을 인식하지 못한 것, 즉, 개인정보처리자가 선량한 관리자로서의 주의의무를 다하지 아니한 것을 말한다.

해설

③ 개인정보처리자의 손해배상책임이 성립하기 위해서는 개인정보처리자가 「개인정보보호법」을 위반하는 위법한 침해행위가 있어야 한다. 따라서 「신용정보법」, 「위치정보법」 등 개인정보 보호 관련 법률을 위반하는 행위는 「개인정보보호법」이 정하고 있는 손해배상책임의 대상이 되지 않고, 이 경우에는 해당 법률 또는 「민법」에 따른 손해배상책임을 진다.

- 「민법」상 불법행위에 따른 손해배상청구의 경우에는 정보주체가 고의 또는 과실의 존재에 대한 입증책임을 지는 것이 원칙이다. 그러나, 「개인정보 보호법」은 손해배상청구에 대하여 고의 또는 과실에 대한 입증책임을 개인정보처리자에게 부담시키고 있다. 즉, 개인정보처리자는 고의 또는 과실이 없음을 입증하지 아니하면 손해배상책임을 면할 수 없다.
  - ☞ "상당성"은 가해행위 당시에 평균적 일반인이 알 수 있었던 사정과 가해자가 특히 알고 있었던 사정을 함께 고려하여 판단함. 상당인과관계 유무는 결과 발생의 개연성, 위법행위의 태양 및 피침해이익의 성질 등을 종합적으로 고려하여 판단하여야 함

111 다음은 개인정보처리자의 징벌적 손해배상책임에 대한 설명이다. 틀린 것은?

① "징벌적 손해배상제도"란 개인정보처리자가 「개인정보보호법」 위반행위를 한 경우 위반행위의 재발을 방지하기 위하여 정보주체에게 입증된 재산상 손해보다 훨씬 많은 금액의 배상을 하도록 한 제도를 말한다.

② 개인정보처리자의 징벌적 손해배상책임이 성립하기 위해서는 첫째, 고의 또는 중대한 과실로 인하여 개인정보가 분실 · 도난 · 유출 · 위조 · 변조 또는 훼손되어야 하고, 둘째, 개인정보의 분실 등으로 인하여 정보주체에게 손해가 발생하여야 하며, 셋째, 개인정보의 분실 등과 손해 사이의 인과관계가 있어야 한다.

③ 개인정보처리자는 "고의 또는 중대한 과실"로 인하여 "개인정보가 분실 · 도난 · 유출 · 위조 · 변조 또는 훼손"되어야 한다. 즉, 개인정보처리자는 법령을 위반하는 사실을 알면서도 그 법령을 위반하는 행위를 하여 개인정보의 분실 등이 발생하였거나, 통상인에게 요구되는 정도의 상당한 주의를 하지 않더라도 약간의 주의만 기울여도 개인정

보의 분실 등을 예견할 수 있음에도 주의를 게을리하여 이를 인식하지 못하여야 한다.

④ 개인정보처리자의 고의 또는 중대한 과실로 발생한 개인정보의 분실 등으로 인하여 "정보주체에게 손해가 발생"하여야 한다. 여기에서의 손해에는 재산적 · 경제적 손해는 포함되나 정신적 손해를 포함되지 아니한다.

⑤ 개인정보처리자가 고의 또는 중대한 과실로 인하여 개인정보의 분실 등이 발생하고, 그로 인하여 손해가 발생하여야 한다. 즉, 개인정보의 분실 등과 손해 사이에 상당인과관계가 성립하여야 한다.

해설

④ 개인정보처리자의 고의 또는 중대한 과실로 발생한 개인정보의 분실 등으로 인하여 "정보주체에게 손해가 발생"하여야 한다. 여기에서의 손해에는 재산적 · 경제적 손해는 물론 정신적 손해를 포함한다.

112 다음은 개인정보처리자의 징벌적 손해배상책임에 대한 설명이다. 틀린 것은?

① 개인정보처리자는 고의 또는 중대한 과실로 인하여 개인정보의 분실 등이 발생하였고, 그로인하여 정보주체에게 손해가 발생한 때에는 법원은 그 손해액의 3배를 넘지 아니하는 범위에서 손해배상액을 정할 수 있다.

② 법원이 징벌적 손해배상액을 정할 때에는 1)고의 또는 손해 발생의 우려를 인식한 정도, 2)위반행위로 인하여 입은 피해 규모, 3)위법행위로 인하여 개인정보처리자가 취득한 경제적 이익, 4) 위반행위에 따른 벌금 및 과징금, 5)위반행위의 기간 · 횟수 등, 6) 개인정보처리자의 재산상태, 7)개인정보처리자가 정보주체의 개인정보 분실 · 도난 · 유출 후 해당 개인정보를 회수하기 위하여 노력한 정도, 8)개인정보처리자가 정보주체의 피해구제를 위하여 노력한 정도의 사항을 고려하여야 한다.

③ 「민법」상 손해배상청구에 따르면 정보주체는 1)개인정보처리자의 고의 또는 중대한 과실, 2)개인정보의 분실 등 발생, 3)손해의 발생, 4)개인정보의 분실 등과 손해 발생 사이의 인과관계, 5)실손해액을 증명하여야 하여야 한다.

④ 손해배상에 관한 일반원칙인 과실책임의 원칙에 대한 불합리한 훼손을 막고, 책임이 가중된 징벌적 손해배상으로 인하여 개인정보처리자가 불합리하게 징벌적 손해배상책임을 지지 않도록 하기 위하여 개인정보처리자가 자신에게 고의 또는 중대한 과실이 없음을 증명한 경우에는 징벌적 손해배상책임으로 부터 벗어날 수 있도록 허용하고 있다.

⑤ "징벌적 손해배상"이란 정보주체가 개인정보의 분실 등으로 인한 구체적 손해액을 증명하지 않고, 법률에 규정된 손해액의 규정에 근거하여 손해배상을 받도록 하는 제도를 말한다.

해설

⑤ "법정 손해배상"이란 정보주체가 개인정보의 분실 등으로 인한 구체적 손해액을 증명하지 않고, 법률에 규정된 손해액의 규정에 근거하여 손해배상을 받도록 하는 제도를 말한다

113 다음은 개인정보처리자의 법정 손해배상책임에 대한 설명이다. 틀린 것은?

① "법정 손해배상"이란 정보주체가 개인정보의 분실 등으로 인한 구체적 손해액을 증명하지 않고, 법률에 규정된 손해액의 규정에 근거하여 손해배상을 받도록 하는 제도를 말한다.

② 개인정보처리자의 법정 손해배상책임이 성립하기 위해서는 첫째, 개인정보처리자의 "고의 또는 과실로 인하여 개인정보가 분실 · 도난 · 유출 · 위조 · 변조 또는 훼손"되어야 하고, 둘째, 정보주체가 300만 원 이하의 범위에서 상당한 금액을 손해액으로 배상을 청구하여야 하며, 셋째, 개인정보의 분실 · 도난 · 유출 · 위조 · 변조 또는 훼손으로 인한 손해 사이의 인과관계가 존재하여야 한다.

③ 개인정보처리자의 고의 또는 과실로 인하여 개인정보가 분실 · 도난 · 유출 · 위조 · 변조 또는훼손되어야 한다. 특히, "개인정보의 유출"은 1)개인정보가 포함된 서면, 이동식 저장장치, 휴대용 컴퓨터 등을 분실하거나 도난당한 경우, 2)개인정보가 저장된 데이터베이스 등 개인정보처리시스템에 정상적인 권한이 없는 자가 접근한 경우, 3)개인정보처리자의 고의 또는 과실로 인해 개인정보가 포함된 파일 또는 종이 문서, 기타 저장 매체가 권한이 없는 자에게 잘못 전달된 경우, 4)기타 권한이 없는 자에게 개인정보가 전달된 경우 중 어느 하나에 해당하여야 한다.

④ 법정 손해배상은 피해자인 정보주체에게 손해액 증명의 어려움을 완화시켜 주기 위한 제도이다. 그 결과 법정손해배상을 청구하는 원고인 정보주체는 구체적인 손해액을 증명할 필요도 개인정보처리자의 고의 또는 과실로 인한 개인정보의 분실 · 도난 · 유출 · 위조 · 변조 또는 훼손으로 인하여 손해가 발생하였다는 점도 주장할 필요가 없다.

⑤ 정보주체가 300만 원의 범위 내에서 최대한의 손해배상을 받고자 한다면 법원에 손해발생의 개연성을 비롯하여 손해액의 산정에 도움이 될 수 있는 사항에 대하여 증명하고자 하는 노력을 기울이는 것이 필요하다.

해설

④ 법정 손해배상은 피해자인 정보주체에게 손해액 증명의 어려움을 완화시켜 주기 위한 제도이고, 그 결과 법정손해배상을 청구하는 원고인 정보주체는 구체적인 손해액을 증명할 필요는 없다. 다만, 정보주체는 개인정보처리자의 고의 또는 과실로 인한 개인정보의 분실 · 도난 · 유출 · 위조 · 변조 또는 훼손으로 인하여 손해가 발생하였다는 점을 주장하여야 한다.

114 다음은 개인정보처리자의 법정 손해배상책임에 대한 설명이다. 틀린 것은?

① 법원이 상당한 손해액을 인정할 때에는 개인정보처리자에 의한 개인정보의 분실 등으로 정보주체가 실제 받은 손해의 범위에서 이루어진다. 따라서 정보주체는 위법행위와

손해 사이에 상당인과관계가 존재한다는 사실을 증명하여야 한다.

② 법원은 변론 전체의 취지와 증거조사의 결과를 고려하여 300만 원의 범위에서 상당한 손해액을 인정할 수 있다.

③ 법정 손해배상청구에서는 고의 또는 과실이 없다는 입증책임은 개인정보취급자에게 있다. 그 결과 개인정보취급자는 고의 또는 과실이 없음을 입증하지 않으면 법정손해배상책임을 면할 수 없다.

④ 원고인 정보주체가 제39조에 따라 손해배상을 청구했더라도 사실심(事實審)의 변론이 종결되기 전까지는 언제든 그 청구를 법정손해배상 청구로 변경할 수 있다. 이것은 권리구제의 실효성을 강화하고자 하는 취지를 명확히 하기 위한 것이다. 반대로 명문의 규정은 없지만 같은 취지에 근거하여 법정손해배상을 청구한 정보주체는 사실심 변론 종결 전까지 실손해를 입증함으로써 제39조에 따른 손해배상 청구로 변경하는 것도 가능하다.

⑤「개인정보 보호법」은 손해배상청구권의 소멸시효에 대하여 특별한 규정을 두고 있지는 않다. 그러므로「민법」상의 일반규정이 적용되어 손해배상책임, 징벌적 손해배상책임 또는 법정 손해배상책임 모두에 대하여 정보주체 또는 그 법정대리인이「개인정보 보호법」을 위반한 위법행위로 인하여 손해가 발생한 사실과 가해 개인정보처리자를 안 날로부터 3년("시효기간") 또는 불법행위를 한 날로부터 10년("제척기간") 이내에 손해배상을 청구하여야 한다.

해설

③ 법정 손해배상청구에서는 고의 또는 과실이 없다는 입증책임은 개인정보처리자에게 있다. 그 결과 개인정보처리자는 고의 또는 과실이 없음을 입증하지 않으면 법정손해배상책임을 면할 수 없다.

- 「개인정보 보호법」 제39조에 따른 손해배상책임과 제39조의2에 따른 법정 손해배상책임은 서로 별개의 법적 근거에 의하여 인정되며 그 요건 및 효과 또한 서로 다르므로 소송 과정에서 어느 조항에 근거한 손해배상책임을 주장할 것인지 정보주체가 선택 · 결정하여야 한다.

115 다음은 징벌적 손해배상제도와 법정 손해배상제도에 대한 설명이다. 틀린 것은?

① 법적 손해배상제도는 처리자의 고의 · 중과실로 개인정보가 유출 또는 동의없이 활용하여 피해가 발생한 경우이고, 징벌적 손해배상제도는 처리자의 고의 · 중과실로 개인정보가 유출된 경우로 적용요건에서 차이가 있다.

② 징벌적 손해배상제도와 법적 손해배상제도는 처리자가 고의 · 과실 없음을 입증하여야 하는 공통점이 있다.

③ 징벌적 손해배상제도는 피해액은 피해자가 입증하여야 하고, 법적 손해배상제도는 피해자에 대한 피해액 입증책임은 면제되어 입증책임에서 차이가 있다.

④ 징벌적 손해배상제도는 재산 및 정신적 피해 모두 포함하여 구제하고, 법적 손해배상제도 사실상 피해 입증이 어려운 정신적 피해를 구제하여 구제범위에서 차이가 있다.

⑤ 징벌적 손해배상제도는 실제 피해액의 3배 이내로 배상하고, 법적 손해배상제도는 300만 원 이하의 범위에서 상당한 금액을 배상하여 배상규모에서 차이가 있다.

해설

① 징벌적 손해배상제도는 처리자의 고의 · 중과실로 개인정보가 유출 또는 동의없이 활용하여 피해가 발생한 경우이고, 법적 손해배상제도는 처리자의 고의 · 중과실로 개인정보가 유출된 경우로 적용요건에서 차이가 있다.

제10장

보칙
(개인정보보호법 제9장)

1. 적용의 일부 제외(개인정보보호법 제58조)

공공기관이 처리하는 개인정보 중「통계법」에 따라 수집되는 개인정보, 국가안전보장과 관련된 정보 분석을 목적으로 수집 또는 제공 요청되는 개인정보, 공중위생 등 공공의 안전과 안녕을 위하여 긴급히 필요한 경우로서 일시적으로 처리되는 개인정보, 언론, 종교단체, 정당이 각각 취재 · 보도, 선교, 선거 입후보자 추천 등 고유 목적을 달성하기 위하여 수집 · 이용하는 개인정보의 어느 하나에 해당하는 개인정보에 관하여는 제3장부터 제7장까지를 적용하지 아니한다.

공개된 장소에 영상정보처리기기를 설치 · 운영하여 처리되는 개인정보에 대하여는 제15조, 제22조, 제27조제1항 · 제2항, 제34조 및 제37조를 적용하지 아니한다.

개인정보처리자가 동창회, 동호회 등 친목 도모를 위한 단체를 운영하기 위하여 개인정보를 처리하는 경우에는 제15조, 제30조 및 제31조를 적용하지 아니한다.

개인정보처리자는 제1항 각 호에 따라 개인정보를 처리하는 경우에도 그 목적을 위하여 필요한 범위에서 최소한의 기간에 최소한의 개인정보만을 처리하여야 하며, 개인정보의 안전한 관리를 위하여 필요한 기술적 · 관리적 및 물리적 보호조치, 개인정보의 처리에 관한 고충처리, 그 밖에 개인정보의 적절한 처리를 위하여 필요한 조치를 마련하여야 한다.

2. 적용제외(개인정보보호법 제58조의2)

이 법은 시간 · 비용 · 기술 등을 합리적으로 고려할 때 다른 정보를 사용하여도 더 이상 개인을 알아볼 수 없는 정보에는 적용하지 아니한다.

3. 금지행위(개인정보보호법 제59조)

개인정보를 처리하거나 처리하였던 자는 거짓이나 그 밖의 부정한 수단이나 방법으로 개인정보를 취득하거나 처리에 관한 동의를 받는 행위, 업무상 알게 된 개인정보를 누설하거나 권한 없이 다른 사람이 이용하도록 제공하는 행위, 정당한 권한 없이 또는 허용된 권한을 초과하여 다른 사람의 개인정보를 훼손, 멸실, 변경, 위조 또는 유출하는 행위를 하여서는 아니 된다.

4. 비밀유지 등(개인정보보호법 제60조)

제7조의8 및 제7조의9에 따른 보호위원회의 업무, 제28조의3에 따른 전문기관의 지정 업무 및 전문기관의 업무, 제32조의2에 따른 개인정보 보호 인증 업무, 제33조에 따른 영향평가 업무, 제35조의3에 따른 개인정보관리 전문기관의 지정 업무 및 개인정보관리 전문기관의 업무, 제40조에 따른 분쟁조정위원회의 분쟁조정 업무에 종사하거나 종사하였던 자는 직무상 알게 된 비밀을 다른 사람에게 누설하거나 직무상 목적 외의 용도로 이용하여서는 아니 된다. 다만, 다른 법률에 특별한 규정이 있는 경우에는 그러하지 아니하다.

5. 의견제시 및 개선권고(개인정보보호법 제61조)

개인정보 보호위원회는 개인정보 보호에 영향을 미치는 내용이 포함된 법령이나 조례에 대하여 필요하다고 인정하면 심의 · 의결을 거쳐 관계 기관에 의견을 제시할 수 있다.

개인정보 보호위원회는 개인정보 보호를 위하여 필요하다고 인정하면 개인정보처리자에게 개인정보 처리 실태의 개선을 권고할 수 있다. 이 경우 권고를 받은 개인정보처리자는 이를 이행하기 위하여 성실하게 노력하여야 하며, 그 조치 결과를 개인정보 보호위원회에 알려야 한다.

관계 중앙행정기관의 장은 개인정보 보호를 위하여 필요하다고 인정하면 소관 법률에 따라 개인정보처리자에게 개인정보 처리 실태의 개선을 권고할 수 있다. 이 경우 권고를 받은 개인정보처리자는 이를 이행하기 위하여 성실하게 노력하여야 하며, 그 조치 결과를 관계 중앙행정기관의 장에게 알려야 한다.

중앙행정기관, 지방자치단체, 국회, 법원, 헌법재판소, 중앙선거관리위원회는 그 소속 기관 및 소관 공공기관에 대하여 개인정보 보호에 관한 의견을 제시하거나 지도 · 점검을 할 수 있다.

6. 침해 사실의 신고 등(개인정보보호법 제62조)

개인정보처리자가 개인정보를 처리할 때 개인정보에 관한 권리 또는 이익을 침해받은 사람은 개인정보 보호위원회에 그 침해 사실을 신고할 수 있다.

개인정보 보호위원회는 신고의 접수 · 처리 등에 관한 업무를 효율적으로 수행하기 위하여 대통령령으로 정하는 바에 따라 전문기관을 지정할 수 있다. 이 경우 전문기관은 개인정보침해 신고센터("신고센터")를 설치 · 운영하여야 한다.

개인정보침해 신고센터는 개인정보 처리와 관련한 신고의 접수 · 상담, 사실의 조사 · 확인 및 관계자의 의견 청취, 개인정보 처리와 관련한 신고의 접수 · 상담과 사실의 조사 · 확인 및 관계자의 의견 청취에 따른 업무에 딸린 업무를 수행한다.

개인정보 보호위원회는 사실 조사 · 확인 등의 업무를 효율적으로 하기 위하여 필요하면 「국가공무원법」 제32조의4에 따라 소속 공무원을 전문기관에 파견할 수 있다.

7. 자료제출 요구 및 검사(개인정보보호법 제63조)

개인정보 보호위원회는 이 법을 위반하는 사항을 발견하거나 혐의가 있음을 알게 된 경우, 이 법 위반에 대한 신고를 받거나 민원이 접수된 경우, 그 밖에 정보주체의 개인정보 보호를 위하여 필요한 경우로서 대통령령으로 정하는 경우의 어느 하나에 해당하는 경우에는 개인정보처리자에게 관계 물품 · 서류 등 자료를 제출하게 할 수 있다.

개인정보 보호위원회는 개인정보처리자가 이 법을 위반하는 사항을 발견하거나 혐의가 있음을 알게 된 경우, 이 법 위반에 대한 신고를 받거나 민원이 접수된 경우, 그 밖에 정보주체의 개인정보 보호를 위하여 필요한 경우의 어느 하나에 해당하는 경우에 따른 자료를 제출하지 아니하거나 이 법을 위반한 사실이 있다고 인정되면 소속 공무원으로 하여금 개인정보처리자 및 해당 법 위반사실과 관련한 관계인의 사무소나 사업장에 출입하여 업무 상황, 장부 또는 서류 등을 검사하게 할 수 있다. 이 경우 검사를 하는 공무원은 그 권한을 나타내는 증표를 지니고 이를 관계인에게 내보여야 한다.

개인정보 보호위원회는 이 법 등 개인정보 보호와 관련된 법규의 위반행위로 인하여 중대한 개인정보 침해사고가 발생한 경우 신속하고 효과적인 대응을 위하여 중앙행정기관, 지방자치단체, 그 밖에 법령 또는 자치법규에 따라 행정권한을 가지고 있거나 위임 또는 위탁받은 공공기관의 어느 하나에 해당하는 관계 기관의 장에게 협조를 요청할 수 있다.

협조를 요청받은 관계 기관의 장은 특별한 사정이 없으면 이에 따라야 한다.

자료제출 요구, 검사 절차 및 방법 등에 관하여 필요한 사항은 보호위원회가 정하여 고시할 수 있다.

개인정보 보호위원회는 제출받거나 수집한 서류 · 자료 등을 이 법에 따른 경우를 제외하고는 제3자에게 제공하거나 일반에 공개해서는 아니 된다.

개인정보 보호위원회는 정보통신망을 통하여 자료의 제출 등을 받은 경우나 수집한 자료 등을 전자화한 경우에는 개인정보 · 영업비밀 등이 유출되지 아니하도록 제도적 · 기술적 보완조치를 하여야 한다.

8. 사전 실태점검(제63조의2)

개인정보 보호위원회는 제63조제1항 각 호에 해당하지 아니하는 경우로서 개인정보 침해사고 발의 위험성이 높고 개인정보 보호의 취약점을 사전에 점검할 필요성이 인정되는 개인정보처리자에 대하여 개인정보 보호실태를 점검할 수 있다.

개인정보 보호위원회는 실태점검을 실시하여 이 법을 위반하는 사항을 발견한 경우 해당 개인정보처리자에 대하여 시정방안을 정하여 이에 따를 것을 권고할 수 있다.

시정권고를 받은 개인정보처리자는 이를 통보받은 날부터 10일 이내에 해당 권고를 수락하는지 여부에 관하여 개인정보 보호위원회에 통지하여야 하며, 그 이행 결과를 보호위원회가 고시로 정하는 바에 따라 개인정보 보호위원회에 알려야 한다.

시정권고를 받은 자가 해당 권고를 수락한 때에는 제64조제1항에 따른 시정조치 명령(중앙행정기관, 지방자치단체, 국회, 법원, 헌법재판소, 중앙선거관리위원회의 경우에는 제64조제3항에 따른 권고를 말한다)을 받은 것으로 본다.

개인정보 보호위원회는 제2항에 따른 시정권고를 받은 자가 해당 권고를 수락하지 아니하거나 이행하지 아니한 경우 제63조제2항에 따른 검사를 할 수 있다.

개인정보 보호위원회는 관계 중앙행정기관의 장과 합동으로 제1항에 따른 개인정보 보호실태를 점검할 수 있다.

9. 시정조치 등(개인정보보호법 제64조)

개인정보 보호위원회는 이 법을 위반한 자(중앙행정기관, 지방자치단체, 국회, 법원, 헌법재판소, 중앙선거관리위원회는 제외한다)에 대하여 개인정보 침해행위의 중지, 개인정보 처리의 일시적인 정지, 그 밖에 개인정보의 보호 및 침해 방지를 위하여 필요한 조치에 해당하는 조치를 명할 수 있다.

지방자치단체, 국회, 법원, 헌법재판소, 중앙선거관리위원회는 그 소속 기관 및 소관 공공기관이 이 법을 위반하였을 때에는 개인정보 침해행위의 중지, 개인정보 처리의 일시적인 정지, 그 밖에 개인정보의 보호 및 침해 방지를 위하여 필요한 조치에 해당하는 조치를 명할 수 있다.

개인정보 보호위원회는 중앙행정기관, 지방자치단체, 국회, 법원, 헌법재판소, 중앙선거관리위원회가 이 법을 위반하였을 때에는 해당 기관의 장에게 개인정보 침해행위의 중지, 개인정보 처리의 일시적인 정지, 그 밖에 개인정보의 보호 및 침해 방지를 위하여 필요한 조치에 해당하는 조치를 하도록 권고할 수 있다. 이 경우 권고를 받은 기관은 특별한 사유가 없으면 이를 존중하여야 한다.

10. 과징금의 부과(개인정보보호법 제64조의2)

개인정보 보호위원회는 제15조제1항, 제17조제1항, 제18조제1항 · 제2항(제26조제8항에 따라 준용되는 경우를 포함한다) 또는 제19조를 위반하여 개인정보를 처리한 경우, 제22조의2제1항(제26조제8항에 따라 준용되는 경우를 포함한다)을 위반하여 법정대리인의 동의를 받지 아니하고 만 14세 미만인 아동의 개인정보를 처리한 경우, 제23조제1항제1호(제26조제8항에 따라 준용되는 경우를 포함한다)를 위반하여 정보주체의 동의를 받지 아니하고 민감정보를 처리한 경우, 제24조제1항 · 제24조의2제1항(제26조제8항에 따라 준용되는 경우를 포함한다)을 위반하여 고유식별정보 또는 주민등록번호를 처리한 경우, 제26조제4항에 따른 관리 · 감독 또는 교육을 소홀히 하여 수탁자가 이 법의 규정을 위반한 경우, 제28조의5제1항(제26조제8항에 따라 준용되는 경우를 포함한다)을 위반하여 특정 개인을 알아보기 위한 목적으로 정보를 처리한 경우, 제28조의8제1항(제26조제8항 및 제28조의11에 따라 준용되는 경우를 포함한다)을 위반하여 개인정보를 국외로 이전한 경우, 제28조의9제1항(제26조제8항 및 제28조의11에 따라 준용되는 경우를 포함한다)을 위반하여 국외 이전 중지 명령을 따르지 아니한 경우, 개인정보처리자가 처리하는 개인정보가 분실 · 도난 · 유출 · 위조 · 변조 · 훼손된 경우. 다만, 개인정보가 분실 · 도난 · 유출 · 위조 · 변조 · 훼손되지 아니하도록 개인정보처리자가 제29조(제26조제8항에 따라 준용되는 경우를 포함한다)에 따른 안전성 확보에 필요한 조치를 다한 경우에는 그러하지 아니하다의 어느 하나에 해당하는 경우에는 해당 개인정보처리자에게 전체 매출액의 100분의 3을 초과하지 아니하는 범위에서 과징금을 부과할 수 있다. 다만, 매출액이 없거나 매출액의 산정이 곤란한 경우로서 대통령령으로 정하는 경우에는 20억 원을 초과하지 아니하는 범위에서 과징금을 부과할 수있다.

개인정보 보호위원회는 제1항에 따른 과징금을 부과하려는 경우 전체 매출액에서 위반행위와 관련이 없는 매출액을 제외한 매출액을 기준으로 과징금을 산정한다.

개인정보 보호위원회는 제1항에 따른 과징금을 부과하려는 경우 개인정보처리자가 정당한 사유 없이 매출액 산정자료의 제출을 거부하거나 거짓의 자료를 제출한 경우에는 해당 개인정보처리자의 전체 매출액을 기준으로 산정하되 해당 개인정보처리자 및 비슷한 규모의 개인정보처리자의 개인정보 보유 규모, 재무제표 등 회계자료, 상품 · 용역의 가격 등 영업현황 자료에 근거하여 매출액을 추정할 수 있다.

④ 보호위원회는 제1항에 따른 과징금을 부과하는 경우에는 위반행위에 상응하는 비례성과 침해 예방에 대한 효과성이 확보될 수 있도록 위반행위의 내용 및 정도, 위반행위의 기간 및 횟수, 위반행위로 인하여 취득한 이익의 규모, 암호화 등 안전성 확보 조치 이행 노

력, 개인정보가 분실 · 도난 · 유출 · 위조 · 변조 · 훼손된 경우 위반행위와의 관련성 및 분실 · 도난 · 유출 · 위조 · 변조 · 훼손의 규모, 위반행위로 인한 피해의 회복 및 피해 확산 방지 조치의 이행 여부, 개인정보처리자의 업무 형태 및 규모, 개인정보처리자가 처리하는 개인정보의 유형과 정보주체에게 미치는 영향, 위반행위로 인한 정보주체의 피해 규모, 개인정보 보호 인증, 자율적인 보호 활동 등 개인정보 보호를 위한 노력, 보호위원회와의 협조 등 위반행위를 시정하기 위한 조치 여부의 사항을 고려하여야 한다.

개인정보 보호위원회는 지급불능 · 지급정지 또는 자본잠식 등의 사유로 객관적으로 과징금을 낼 능력이 없다고 인정되는 경우, 본인의 행위가 위법하지 아니한 것으로 잘못 인식할 만한 정당한 사유가 있는 경우, 위반행위의 내용 · 정도가 경미하거나 산정된 과징금이 소액인 경우, 그 밖에 정보주체에게 피해가 발생하지 아니하였거나 경미한 경우로서 대통령령으로 정하는 사유가 있는 경우의 어느 하나에 해당하는 사유가 있는 경우에는 과징금을 부과하지 아니할 수 있다.

제1항에 따른 과징금은 제2항부터 제5항까지를 고려하여 산정하되, 구체적인 산정기준과 산정절차는 대통령령으로 정한다.

개인정보 보호위원회는 제1항에 따른 과징금을 내야 할 자가 납부기한까지 이를 내지 아니하면 납부기한의 다음 날부터 내지 아니한 과징금의 연 100분의 6에 해당하는 가산금을 징수한다. 이 경우 가산금을 징수하는 기간은 60개월을 초과하지 못한다.

개인정보 보호위원회는 제1항에 따른 과징금을 내야 할 자가 납부기한까지 내지 아니한 경우에는 기간을 정하여 독촉하고, 독촉으로 지정한 기간 내에 과징금과 제7항에 따른 가산금을 내지 아니하면 국세강제징수의 예에 따라 징수한다.

개인정보 보호위원회는 법원의 판결 등의 사유로 제1항에 따라 부과된 과징금을 환급하는 경우에는 과징금을 낸 날부터 환급하는 날까지의 기간에 대하여 금융회사 등의 예금이자율 등을 고려하여 대통령령으로 정하는 이자율을 적용하여 계산한 환급가산금을 지급하여야 한다.

개인정보 보호위원회는 제9항에도 불구하고 법원의 판결에 따라 과징금 부과처분이 취소되어 그 판결 이유에 따라 새로운 과징금을 부과하는 경우에는 당초 납부한 과징금에서 새로 부과하기로 결정한 과징금을 공제한 나머지 금액에 대해서만 환급가산금을 계산하여 지급한다.

11. 고발 및 징계권고(개인정보보호법 제65조)

개인정보 보호위원회는 개인정보처리자에게 이 법 등 개인정보 보호와 관련된 법규의 위반에 따른 범죄혐의가 있다고 인정될 만한 상당한 이유가 있을 때에는 관할 수사기관에 그 내용을 고발할 수 있다.

개인정보 보호위원회는 이 법 등 개인정보 보호와 관련된 법규의 위반행위가 있다고 인정될 만한 상당한 이유가 있을 때에는 책임이 있는 자(대표자 및 책임있는 임원을 포함)를 징계할 것을 해당 개인정보처리자에게 권고할 수 있다. 이 경우 권고를 받은 사람은 이를 존중하여야 하며 그 결과를 개인정보 보호위원회에 통보하여야 한다. 관계 중앙행정기관의 장은 소관 법률에 따라 개인정보처리자에 대하여 고발을 하거나 소속 기관 · 단체 등의 장에게 징계권고를 할 수 있다. 이 경우 권고를 받은 사람은 이를 존중하여야 하며 그 결과를 관계 중앙행정기관의 장에게 통보하여야 한다.

12. 결과의 공표(개인정보보호법 제66조)

개인정보 보호위원회는 제61조에 따른 개선권고, 제64조에 따른 시정조치 명령, 제64조의2에 따른 과징금의 부과, 제65조에 따른 고발 또는 징계권고 및 제75조에 따른 과태료 부과의 내용 및 결과에 대하여 공표할 수 있다.

개인정보 보호위원회는 제61조에 따른 개선권고, 제64조에 따른 시정조치 명령, 제64조의2에 따른 과징금의 부과, 제65조에 따른 고발 또는 징계권고 및 제75조에 따른 과태료 부과처분 등을 한 경우에는 처분 등을 받은 자에게 해당 처분 등을 받았다는 사실을 공표할 것을 명할 수 있다.

제1항 및 제2항에 따른 개선권고 사실 등의 공표 및 공표명령의 방법, 기준 및 절차 등은 대통령령으로 정한다.

13. 연차보고(개인정보보호법 제67조)

개인정보 보호위원회는 관계 기관 등으로부터 필요한 자료를 제출받아 매년 개인정보

보호시책의 수립 및 시행에 관한 보고서를 작성하여 정기국회 개회 전까지 국회에 제출(정보통신망에 의한 제출을 포함)하여야 한며, 보고서에는 정보주체의 권리침해 및 그 구제현황, 개인정보 처리에 관한 실태조사 및 개인정보 보호수준 평가 등의 결과, 개인정보 보호시책의 추진현황 및 실적, 개인정보 관련 해외의 입법 및 정책 동향, 주민등록번호 처리와 관련된 법률 · 대통령령 · 국회규칙 · 대법원규칙 · 헌법재판소규칙 · 중앙선거관리위원회규칙 및 감사원규칙의 제정 · 개정 현황, 그 밖에 개인정보 보호시책에 관하여 공개 또는 보고하여야 할 사항의 내용이 포함되어야 한다.

14. 권한의 위임 · 위탁(개인정보보호법 제68조)

이 법에 따른 개인정보 보호위원회 또는 관계 중앙행정기관의 장의 권한은 그 일부를 대통령령으로 정하는 바에 따라 특별시장, 광역시장, 도지사, 특별자치도지사 또는 대통령령으로 정하는 전문기관에 위임하거나 위탁할 수 있다.

개인정보 보호위원회 또는 관계 중앙행정기관의 장의 권한을 위임 또는 위탁받은 기관은 위임 또는 위탁받은 업무의 처리 결과를 개인정보 보호위원회 또는 관계 중앙행정기관의 장에게 통보하여야 한다.

개인정보 보호위원회는 제1항에 따른 전문기관에 권한의 일부를 위임하거나 위탁하는 경우 해당 전문기관의 업무 수행을 위하여 필요한 경비를 출연할 수 있다.

15. 벌칙 적용 시의 공무원 의제(개인정보보호법 제69조)

개인정보 보호위원회의 위원 중 공무원이 아닌 위원 및 공무원이 아닌 직원은 「형법」이나 그 밖의 법률에 따른 벌칙을 적용할 때에는 공무원으로 본다.

개인정보 보호위원회 또는 관계 중앙행정기관의 장의 권한을 위탁한 업무에 종사하는 관계 기관의 임직원은 「형법」 제129조부터 제132조까지의 규정을 적용할 때에는 공무원으로 본다.

개인정보 보호법

[시행 2024. 3. 15.] [법률 제19234호, 2023. 3. 14., 일부개정]

개인정보보호위원회(개인정보보호정책과 – 법령 제개정) 02-2100-3057

제1장 총칙

제1조(목적) 이 법은 개인정보의 처리 및 보호에 관한 사항을 정함으로써 개인의 자유와 권리를 보호하고, 나아가 개인의 존엄과 가치를 구현함을 목적으로 한다. 〈개정 2014. 3. 24.〉

제2조(정의) 이 법에서 사용하는 용어의 뜻은 다음과 같다. 〈개정 2014. 3. 24., 2020. 2. 4., 2023. 3. 14.〉

1. "개인정보"란 살아 있는 개인에 관한 정보로서 다음 각 목의 어느 하나에 해당하는 정보를 말한다.
   가. 성명, 주민등록번호 및 영상 등을 통하여 개인을 알아볼 수 있는 정보
   나. 해당 정보만으로는 특정 개인을 알아볼 수 없더라도 다른 정보와 쉽게 결합하여 알아볼 수 있는 정보. 이 경우 쉽게 결합할 수 있는지 여부는 다른 정보의 입수 가능성 등 개인을 알아보는 데 소요되는 시간, 비용, 기술 등을 합리적으로 고려하여야 한다.
   다. 가목 또는 나목을 제1호의2에 따라 가명처리함으로써 원래의 상태로 복원하기 위한 추가 정보의 사용ㆍ결합 없이는 특정 개인을 알아볼 수 없는 정보(이하 "가명정보"라 한다)

1의2. "가명처리"란 개인정보의 일부를 삭제하거나 일부 또는 전부를 대체하는 등의 방법으로 추가 정보가 없이는 특정 개인을 알아볼 수 없도록 처리하는 것을 말한다.

2. "처리"란 개인정보의 수집, 생성, 연계, 연동, 기록, 저장, 보유, 가공, 편집, 검색, 출력, 정정(訂正), 복구, 이용, 제공, 공개, 파기(破棄), 그 밖에 이와 유사한 행위를 말한다.
3. "정보주체"란 처리되는 정보에 의하여 알아볼 수 있는 사람으로서 그 정보의 주체가 되는 사람을 말한다.
4. "개인정보파일"이란 개인정보를 쉽게 검색할 수 있도록 일정한 규칙에 따라 체계적으로 배열하거나 구성한 개인정보의 집합물(集合物)을 말한다.
5. "개인정보처리자"란 업무를 목적으로 개인정보파일을 운용하기 위하여 스스로 또는 다른 사람을 통하여 개인정보를 처리하는 공공기관, 법인, 단체 및 개인 등을 말한다.
6. "공공기관"이란 다음 각 목의 기관을 말한다.
   가. 국회, 법원, 헌법재판소, 중앙선거관리위원회의 행정사무를 처리하는 기관, 중앙행정기관(대통령 소속 기관과 국무총리 소속 기관을 포함한다) 및 그 소속 기관,

지방자치단체

나. 그 밖의 국가기관 및 공공단체 중 대통령령으로 정하는 기관

7. “고정형 영상정보처리기기”란 일정한 공간에 설치되어 지속적 또는 주기적으로 사람 또는 사물의 영상 등을 촬영하거나 이를 유·무선망을 통하여 전송하는 장치로서 대통령령으로 정하는 장치를 말한다.

7의2. “이동형 영상정보처리기기”란 사람이 신체에 착용 또는 휴대하거나 이동 가능한 물체에 부착 또는 거치(据置)하여 사람 또는 사물의 영상 등을 촬영하거나 이를 유·무선망을 통하여 전송하는 장치로서 대통령령으로 정하는 장치를 말한다.

8. “과학적 연구”란 기술의 개발과 실증, 기초연구, 응용연구 및 민간 투자 연구 등 과학적 방법을 적용하는 연구를 말한다.

제3조(개인정보 보호 원칙) ① 개인정보처리자는 개인정보의 처리 목적을 명확하게 하여야 하고 그 목적에 필요한 범위에서 최소한의 개인정보만을 적법하고 정당하게 수집하여야 한다.

② 개인정보처리자는 개인정보의 처리 목적에 필요한 범위에서 적합하게 개인정보를 처리하여야 하며, 그 목적 외의 용도로 활용하여서는 아니 된다.

③ 개인정보처리자는 개인정보의 처리 목적에 필요한 범위에서 개인정보의 정확성, 완전성 및 최신성이 보장되도록 하여야 한다.

④ 개인정보처리자는 개인정보의 처리 방법 및 종류 등에 따라 정보주체의 권리가 침해받을 가능성과 그 위험 정도를 고려하여 개인정보를 안전하게 관리하여야 한다.

⑤ 개인정보처리자는 제30조에 따른 개인정보 처리방침 등 개인정보의 처리에 관한 사항을 공개하여야 하며, 열람청구권 등 정보주체의 권리를 보장하여야 한다. 〈개정 2023. 3. 14.〉

⑥ 개인정보처리자는 정보주체의 사생활 침해를 최소화하는 방법으로 개인정보를 처리하여야 한다.

⑦ 개인정보처리자는 개인정보를 익명 또는 가명으로 처리하여도 개인정보 수집목적을 달성할 수 있는 경우 익명처리가 가능한 경우에는 익명에 의하여, 익명처리로 목적을 달성할 수 없는 경우에는 가명에 의하여 처리될 수 있도록 하여야 한다. 〈개정 2020. 2. 4.〉

⑧ 개인정보처리자는 이 법 및 관계 법령에서 규정하고 있는 책임과 의무를 준수하고 실천함으로써 정보주체의 신뢰를 얻기 위하여 노력하여야 한다.

제4조(정보주체의 권리) 정보주체는 자신의 개인정보 처리와 관련하여 다음 각 호의 권리를 가진다. 〈개정 2023. 3. 14.〉

1. 개인정보의 처리에 관한 정보를 제공받을 권리

2. 개인정보의 처리에 관한 동의 여부, 동의 범위 등을 선택하고 결정할 권리

3. 개인정보의 처리 여부를 확인하고 개인정보에 대한 열람(사본의 발급을 포함한다. 이하 같다) 및 전송을 요구할 권리
4. 개인정보의 처리 정지, 정정 · 삭제 및 파기를 요구할 권리
5. 개인정보의 처리로 인하여 발생한 피해를 신속하고 공정한 절차에 따라 구제받을 권리
6. 완전히 자동화된 개인정보 처리에 따른 결정을 거부하거나 그에 대한 설명 등을 요구할 권리

제5조(국가 등의 책무) ① 국가와 지방자치단체는 개인정보의 목적 외 수집, 오용 · 남용 및 무분별한 감시 · 추적 등에 따른 폐해를 방지하여 인간의 존엄과 개인의 사생활 보호를 도모하기 위한 시책을 강구하여야 한다.

② 국가와 지방자치단체는 제4조에 따른 정보주체의 권리를 보호하기 위하여 법령의 개선 등 필요한 시책을 마련하여야 한다.

③ 국가와 지방자치단체는 만 14세 미만 아동이 개인정보 처리가 미치는 영향과 정보주체의 권리 등을 명확하게 알 수 있도록 만 14세 미만 아동의 개인정보 보호에 필요한 시책을 마련하여야 한다. 〈신설 2023. 3. 14.〉

④ 국가와 지방자치단체는 개인정보의 처리에 관한 불합리한 사회적 관행을 개선하기 위하여 개인정보처리자의 자율적인 개인정보 보호활동을 존중하고 촉진 · 지원하여야 한다. 〈개정 2023. 3. 14.〉

⑤ 국가와 지방자치단체는 개인정보의 처리에 관한 법령 또는 조례를 적용할 때에는 정보주체의 권리가 보장될 수 있도록 개인정보 보호 원칙에 맞게 적용하여야 한다. 〈개정 2023. 3. 14.〉

제6조(다른 법률과의 관계) ① 개인정보의 처리 및 보호에 관하여 다른 법률에 특별한 규정이 있는 경우를 제외하고는 이 법에서 정하는 바에 따른다. 〈개정 2014. 3. 24., 2023. 3. 14.〉

② 개인정보의 처리 및 보호에 관한 다른 법률을 제정하거나 개정하는 경우에는 이 법의 목적과 원칙에 맞도록 하여야 한다. 〈신설 2023. 3. 14.〉

제2장 개인정보 보호정책의 수립 등

제7조(개인정보 보호위원회) ① 개인정보 보호에 관한 사무를 독립적으로 수행하기 위하여 국무총리 소속으로 개인정보 보호위원회(이하 "보호위원회"라 한다)를 둔다. 〈개정 2020. 2. 4.〉

② 보호위원회는 「정부조직법」 제2조에 따른 중앙행정기관으로 본다. 다만, 다음 각 호의 사항에 대하여는 「정부조직법」 제18조를 적용하지 아니한다. 〈개정 2020. 2. 4.〉

1. 제7조의8제3호 및 제4호의 사무
2. 제7조의9제1항의 심의 · 의결 사항 중 제1호에 해당하는 사항

③ 삭제 〈2020. 2. 4.〉

④ 삭제 〈2020. 2. 4.〉

⑤ 삭제 〈2020. 2. 4.〉

⑥ 삭제 〈2020. 2. 4.〉

⑦ 삭제 〈2020. 2. 4.〉

⑧ 삭제 〈2020. 2. 4.〉

⑨ 삭제 〈2020. 2. 4.〉

제7조의2(보호위원회의 구성 등) ① 보호위원회는 상임위원 2명(위원장 1명, 부위원장 1명)을 포함한 9명의 위원으로 구성한다.

② 보호위원회의 위원은 개인정보 보호에 관한 경력과 전문지식이 풍부한 다음 각 호의 사람 중에서 위원장과 부위원장은 국무총리의 제청으로, 그 외 위원 중 2명은 위원장의 제청으로, 2명은 대통령이 소속되거나 소속되었던 정당의 교섭단체 추천으로, 3명은 그 외의 교섭단체 추천으로 대통령이 임명 또는 위촉한다.

1. 개인정보 보호 업무를 담당하는 3급 이상 공무원(고위공무원단에 속하는 공무원을 포함한다)의 직에 있거나 있었던 사람
2. 판사ㆍ검사ㆍ변호사의 직에 10년 이상 있거나 있었던 사람
3. 공공기관 또는 단체(개인정보처리자로 구성된 단체를 포함한다)에 3년 이상 임원으로 재직하였거나 이들 기관 또는 단체로부터 추천받은 사람으로서 개인정보 보호 업무를 3년 이상 담당하였던 사람
4. 개인정보 관련 분야에 전문지식이 있고 「고등교육법」 제2조제1호에 따른 학교에서 부교수 이상으로 5년 이상 재직하고 있거나 재직하였던 사람

③ 위원장과 부위원장은 정무직 공무원으로 임명한다.

④ 위원장, 부위원장, 제7조의13에 따른 사무처의 장은 「정부조직법」 제10조에도 불구하고 정부위원이 된다.

[본조신설 2020. 2. 4.]

제7조의3(위원장) ① 위원장은 보호위원회를 대표하고, 보호위원회의 회의를 주재하며, 소관 사무를 총괄한다.

② 위원장이 부득이한 사유로 직무를 수행할 수 없을 때에는 부위원장이 그 직무를 대행하고, 위원장ㆍ부위원장이 모두 부득이한 사유로 직무를 수행할 수 없을 때에는 위원회가 미리 정하는 위원이 위원장의 직무를 대행한다.

③ 위원장은 국회에 출석하여 보호위원회의 소관 사무에 관하여 의견을 진술할 수 있으며, 국회에서 요구하면 출석하여 보고하거나 답변하여야 한다.

④ 위원장은 국무회의에 출석하여 발언할 수 있으며, 그 소관 사무에 관하여 국무총리에게 의안 제출을 건의할 수 있다.

[본조신설 2020. 2. 4.]

제7조의4(위원의 임기) ① 위원의 임기는 3년으로 하되, 한 차례만 연임할 수 있다.

② 위원이 궐위된 때에는 지체 없이 새로운 위원을 임명 또는 위촉하여야 한다. 이 경우 후임으로 임명 또는 위촉된 위원의 임기는 새로이 개시된다.

[본조신설 2020. 2. 4.]

제7조의5(위원의 신분보장) ① 위원은 다음 각 호의 어느 하나에 해당하는 경우를 제외하고는 그 의사에 반하여 면직 또는 해촉되지 아니한다.

1. 장기간 심신장애로 인하여 직무를 수행할 수 없게 된 경우
2. 제7조의7의 결격사유에 해당하는 경우
3. 이 법 또는 그 밖의 다른 법률에 따른 직무상의 의무를 위반한 경우

② 위원은 법률과 양심에 따라 독립적으로 직무를 수행한다.

[본조신설 2020. 2. 4.]

제7조의6(겸직금지 등) ① 위원은 재직 중 다음 각 호의 직(職)을 겸하거나 직무와 관련된 영리업무에 종사하여서는 아니 된다.

1. 국회의원 또는 지방의회의원
2. 국가공무원 또는 지방공무원
3. 그 밖에 대통령령으로 정하는 직

② 제1항에 따른 영리업무에 관한 사항은 대통령령으로 정한다.

③ 위원은 정치활동에 관여할 수 없다.

[본조신설 2020. 2. 4.]

제7조의7(결격사유) ① 다음 각 호의 어느 하나에 해당하는 사람은 위원이 될 수 없다.

1. 대한민국 국민이 아닌 사람
2. 「국가공무원법」 제33조 각 호의 어느 하나에 해당하는 사람
3. 「정당법」 제22조에 따른 당원

② 위원이 제1항 각 호의 어느 하나에 해당하게 된 때에는 그 직에서 당연 퇴직한다. 다만, 「국가공무원법」 제33조제2호는 파산선고를 받은 사람으로서 「채무자 회생 및 파산에 관한 법률」에

따라 신청기한 내에 면책신청을 하지 아니하였거나 면책불허가 결정 또는 면책 취소가 확정된 경우만 해당하고, 같은 법 제33조제5호는 「형법」 제129조부터 제132조까지, 「성폭력범죄의 처벌 등에 관한 특례법」 제2조, 「아동 · 청소년의 성보호에 관한 법률」 제2조제2호 및 직무와 관련하여 「형법」 제355조 또는 제356조에 규정된 죄를 범한 사람으로서 금고 이상의 형의 선고유예를 받은 경우만 해당한다.

[본조신설 2020. 2. 4.]

제7조의8(보호위원회의 소관 사무) 보호위원회는 다음 각 호의 소관 사무를 수행한다. 〈개정 2023. 3. 14.〉

1. 개인정보의 보호와 관련된 법령의 개선에 관한 사항
2. 개인정보 보호와 관련된 정책 · 제도 · 계획 수립 · 집행에 관한 사항
3. 정보주체의 권리침해에 대한 조사 및 이에 따른 처분에 관한 사항
4. 개인정보의 처리와 관련한 고충처리 · 권리구제 및 개인정보에 관한 분쟁의 조정
5. 개인정보 보호를 위한 국제기구 및 외국의 개인정보 보호기구와의 교류 · 협력
6. 개인정보 보호에 관한 법령 · 정책 · 제도 · 실태 등의 조사 · 연구, 교육 및 홍보에 관한 사항
7. 개인정보 보호에 관한 기술개발의 지원 · 보급, 기술의 표준화 및 전문인력의 양성에 관한 사항
8. 이 법 및 다른 법령에 따라 보호위원회의 사무로 규정된 사항

[본조신설 2020. 2. 4.]

제7조의9(보호위원회의 심의 · 의결 사항 등) ① 보호위원회는 다음 각 호의 사항을 심의 · 의결한다. 〈개정 2023. 3. 14.〉

1. 제8조의2에 따른 개인정보 침해요인 평가에 관한 사항
2. 제9조에 따른 기본계획 및 제10조에 따른 시행계획에 관한 사항
3. 개인정보 보호와 관련된 정책, 제도 및 법령의 개선에 관한 사항
4. 개인정보의 처리에 관한 공공기관 간의 의견조정에 관한 사항
5. 개인정보 보호에 관한 법령의 해석 · 운용에 관한 사항
6. 제18조제2항제5호에 따른 개인정보의 이용 · 제공에 관한 사항

6의2. 제28조의9에 따른 개인정보의 국외 이전 중지 명령에 관한 사항

7. 제33조제4항에 따른 영향평가 결과에 관한 사항
8. 제64조의2에 따른 과징금 부과에 관한 사항
9. 제61조에 따른 의견제시 및 개선권고에 관한 사항

9의2. 제63조의2제2항에 따른 시정권고에 관한 사항

10. 제64조에 따른 시정조치 등에 관한 사항

11. 제65조에 따른 고발 및 징계권고에 관한 사항
12. 제66조에 따른 처리 결과의 공표 및 공표명령에 관한 사항
13. 제75조에 따른 과태료 부과에 관한 사항
14. 소관 법령 및 보호위원회 규칙의 제정 · 개정 및 폐지에 관한 사항
15. 개인정보 보호와 관련하여 보호위원회의 위원장 또는 위원 2명 이상이 회의에 부치는 사항
16. 그 밖에 이 법 또는 다른 법령에 따라 보호위원회가 심의 · 의결하는 사항

② 보호위원회는 제1항 각 호의 사항을 심의 · 의결하기 위하여 필요한 경우 다음 각 호의 조치를 할 수 있다.

1. 관계 공무원, 개인정보 보호에 관한 전문 지식이 있는 사람이나 시민사회단체 및 관련 사업자로부터의 의견 청취
2. 관계 기관 등에 대한 자료제출이나 사실조회 요구

③ 제2항제2호에 따른 요구를 받은 관계 기관 등은 특별한 사정이 없으면 이에 따라야 한다.

④ 보호위원회는 제1항제3호의 사항을 심의 · 의결한 경우에는 관계 기관에 그 개선을 권고할 수 있다.

⑤ 보호위원회는 제4항에 따른 권고 내용의 이행 여부를 점검할 수 있다.

[본조신설 2020. 2. 4.]

제7조의10(회의) ① 보호위원회의 회의는 위원장이 필요하다고 인정하거나 재적위원 4분의 1 이상의 요구가 있는 경우에 위원장이 소집한다.

② 위원장 또는 2명 이상의 위원은 보호위원회에 의안을 제의할 수 있다.

③ 보호위원회의 회의는 재적위원 과반수의 출석으로 개의하고, 출석위원 과반수의 찬성으로 의결한다.

[본조신설 2020. 2. 4.]

제7조의11(위원의 제척 · 기피 · 회피) ① 위원은 다음 각 호의 어느 하나에 해당하는 경우에는 심의 · 의결에서 제척된다.

1. 위원 또는 그 배우자나 배우자였던 자가 해당 사안의 당사자가 되거나 그 사건에 관하여 공동의 권리자 또는 의무자의 관계에 있는 경우
2. 위원이 해당 사안의 당사자와 친족이거나 친족이었던 경우
3. 위원이 해당 사안에 관하여 증언, 감정, 법률자문을 한 경우
4. 위원이 해당 사안에 관하여 당사자의 대리인으로서 관여하거나 관여하였던 경우
5. 위원이나 위원이 속한 공공기관 · 법인 또는 단체 등이 조언 등 지원을 하고 있는 자와 이해관계가 있는 경우

② 위원에게 심의 · 의결의 공정을 기대하기 어려운 사정이 있는 경우 당사자는 기피 신청을 할 수 있고, 보호위원회는 의결로 이를 결정한다.

③ 위원이 제1항 또는 제2항의 사유가 있는 경우에는 해당 사안에 대하여 회피할 수 있다.

[본조신설 2020. 2. 4.]

제7조의12(소위원회) ① 보호위원회는 효율적인 업무 수행을 위하여 개인정보 침해 정도가 경미하거나 유사 · 반복되는 사항 등을 심의 · 의결할 소위원회를 둘 수 있다.

② 소위원회는 3명의 위원으로 구성한다.

③ 소위원회가 제1항에 따라 심의 · 의결한 것은 보호위원회가 심의 · 의결한 것으로 본다.

④ 소위원회의 회의는 구성위원 전원의 출석과 출석위원 전원의 찬성으로 의결한다.

[본조신설 2020. 2. 4.]

제7조의13(사무처) 보호위원회의 사무를 처리하기 위하여 보호위원회에 사무처를 두며, 이 법에 규정된 것 외에 보호위원회의 조직에 관한 사항은 대통령령으로 정한다.

[본조신설 2020. 2. 4.]

제7조의14(운영 등) 이 법과 다른 법령에 규정된 것 외에 보호위원회의 운영 등에 필요한 사항은 보호위원회의 규칙으로 정한다.

[본조신설 2020. 2. 4.]

제8조 삭제 〈2020. 2. 4.〉

제8조의2(개인정보 침해요인 평가) ① 중앙행정기관의 장은 소관 법령의 제정 또는 개정을 통하여 개인정보 처리를 수반하는 정책이나 제도를 도입 · 변경하는 경우에는 보호위원회에 개인정보 침해요인 평가를 요청하여야 한다.

② 보호위원회가 제1항에 따른 요청을 받은 때에는 해당 법령의 개인정보 침해요인을 분석 · 검토하여 그 법령의 소관기관의 장에게 그 개선을 위하여 필요한 사항을 권고할 수 있다.

③ 제1항에 따른 개인정보 침해요인 평가의 절차와 방법에 관하여 필요한 사항은 대통령령으로 정한다.

[본조신설 2015. 7. 24.]

제9조(기본계획) ① 보호위원회는 개인정보의 보호와 정보주체의 권익 보장을 위하여 3년마다 개인정보 보호 기본계획(이하 "기본계획"이라 한다)을 관계 중앙행정기관의 장과 협의하여 수립한다. 〈개정 2013. 3. 23., 2014. 11. 19., 2015. 7. 24.〉

② 기본계획에는 다음 각 호의 사항이 포함되어야 한다.

1. 개인정보 보호의 기본목표와 추진방향

2. 개인정보 보호와 관련된 제도 및 법령의 개선

3. 개인정보 침해 방지를 위한 대책

4. 개인정보 보호 자율규제의 활성화

5. 개인정보 보호 교육 · 홍보의 활성화

6. 개인정보 보호를 위한 전문인력의 양성

7. 그 밖에 개인정보 보호를 위하여 필요한 사항

③ 국회, 법원, 헌법재판소, 중앙선거관리위원회는 해당 기관(그 소속 기관을 포함한다)의 개인정보 보호를 위한 기본계획을 수립 · 시행할 수 있다.

제10조(시행계획) ① 중앙행정기관의 장은 기본계획에 따라 매년 개인정보 보호를 위한 시행계획을 작성하여 보호위원회에 제출하고, 보호위원회의 심의 · 의결을 거쳐 시행하여야 한다.

② 시행계획의 수립 · 시행에 필요한 사항은 대통령령으로 정한다.

제11조(자료제출 요구 등) ① 보호위원회는 기본계획을 효율적으로 수립하기 위하여 개인정보처리자, 관계 중앙행정기관의 장, 지방자치단체의 장 및 관계 기관 · 단체 등에 개인정보처리자의 법규 준수 현황과 개인정보 관리 실태 등에 관한 자료의 제출이나 의견의 진술 등을 요구할 수 있다. 〈개정 2013. 3. 23., 2014. 11. 19., 2015. 7. 24.〉

② 보호위원회는 개인정보 보호 정책 추진, 성과평가 등을 위하여 필요한 경우 개인정보처리자, 관계 중앙행정기관의 장, 지방자치단체의 장 및 관계 기관 · 단체 등을 대상으로 개인정보관리 수준 및 실태파악 등을 위한 조사를 실시할 수 있다. 〈신설 2015. 7. 24., 2017. 7. 26., 2020. 2. 4.〉

③ 중앙행정기관의 장은 시행계획을 효율적으로 수립 · 추진하기 위하여 소관 분야의 개인정보처리자에게 제1항에 따른 자료제출 등을 요구할 수 있다. 〈개정 2015. 7. 24.〉

④ 제1항부터 제3항까지에 따른 자료제출 등을 요구받은 자는 특별한 사정이 없으면 이에 따라야 한다. 〈개정 2015. 7. 24.〉

⑤ 제1항부터 제3항까지에 따른 자료제출 등의 범위와 방법 등 필요한 사항은 대통령령으로 정한다. 〈개정 2015. 7. 24.〉

제11조의2(개인정보 보호수준 평가) ① 보호위원회는 공공기관 중 중앙행정기관 및 그 소속기관, 지방자치단체, 그 밖에 대통령령으로 정하는 기관을 대상으로 매년 개인정보 보호 정책 · 업무의 수행 및 이 법에 따른 의무의 준수 여부 등을 평가(이하 "개인정보 보호수준 평가"라 한다)하여야 한다.

② 보호위원회는 개인정보 보호수준 평가에 필요한 경우 해당 공공기관의 장에게 관련 자료를 제출하게 할 수 있다.

③ 보호위원회는 개인정보 보호수준 평가의 결과를 인터넷 홈페이지 등을 통하여 공개할 수 있다.

④ 보호위원회는 개인정보 보호수준 평가의 결과에 따라 우수기관 및 그 소속 직원에 대하여 포상할 수 있고, 개인정보 보호를 위하여 필요하다고 인정하면 해당 공공기관의 장에게 개선을 권고할 수 있다. 이 경우 권고를 받은 공공기관의 장은 이를 이행하기 위하여 성실하게 노력하여야 하며, 그 조치 결과를 보호위원회에 알려야 한다.

⑤ 그 밖에 개인정보 보호수준 평가의 기준 · 방법 · 절차 및 제2항에 따른 자료 제출의 범위 등에 필요한 사항은 대통령령으로 정한다.

[본조신설 2023. 3. 14.]

제12조(개인정보 보호지침) ① 보호위원회는 개인정보의 처리에 관한 기준, 개인정보 침해의 유형 및 예방조치 등에 관한 표준 개인정보 보호지침(이하 "표준지침"이라 한다)을 정하여 개인정보처리자에게 그 준수를 권장할 수 있다. 〈개정 2013. 3. 23., 2014. 11. 19., 2017. 7. 26., 2020. 2. 4.〉

② 중앙행정기관의 장은 표준지침에 따라 소관 분야의 개인정보 처리와 관련한 개인정보 보호지침을 정하여 개인정보처리자에게 그 준수를 권장할 수 있다.

③ 국회, 법원, 헌법재판소 및 중앙선거관리위원회는 해당 기관(그 소속 기관을 포함한다)의 개인정보 보호지침을 정하여 시행할 수 있다.

제13조(자율규제의 촉진 및 지원) 보호위원회는 개인정보처리자의 자율적인 개인정보 보호활동을 촉진하고 지원하기 위하여 다음 각 호의 필요한 시책을 마련하여야 한다. 〈개정 2013. 3. 23., 2014. 11. 19., 2017. 7. 26., 2020. 2. 4.〉

1. 개인정보 보호에 관한 교육 · 홍보
2. 개인정보 보호와 관련된 기관 · 단체의 육성 및 지원
3. 개인정보 보호 인증마크의 도입 · 시행 지원
4. 개인정보처리자의 자율적인 규약의 제정 · 시행 지원
5. 그 밖에 개인정보처리자의 자율적 개인정보 보호활동을 지원하기 위하여 필요한 사항

제13조의2(개인정보 보호의 날) ① 개인정보의 보호 및 처리의 중요성을 국민에게 알리기 위하여 매년 9월 30일을 개인정보 보호의 날로 지정한다.

② 국가와 지방자치단체는 개인정보 보호의 날이 포함된 주간에 개인정보 보호 문화 확산을 위한 각종 행사를 실시할 수 있다.

[본조신설 2023. 3. 14.]

제14조(국제협력) ① 정부는 국제적 환경에서의 개인정보 보호 수준을 향상시키기 위하여 필요한 시책을 마련하여야 한다.

② 정부는 개인정보 국외 이전으로 인하여 정보주체의 권리가 침해되지 아니하도록 관련 시책을 마련하여야 한다.

제3장 개인정보의 처리

제1절 개인정보의 수집, 이용, 제공 등

제15조(개인정보의 수집 · 이용) ① 개인정보처리자는 다음 각 호의 어느 하나에 해당하는 경우에는 개인정보를 수집할 수 있으며 그 수집 목적의 범위에서 이용할 수 있다. 〈개정 2023. 3. 14.〉

1. 정보주체의 동의를 받은 경우
2. 법률에 특별한 규정이 있거나 법령상 의무를 준수하기 위하여 불가피한 경우
3. 공공기관이 법령 등에서 정하는 소관 업무의 수행을 위하여 불가피한 경우
4. 정보주체와 체결한 계약을 이행하거나 계약을 체결하는 과정에서 정보주체의 요청에 따른 조치를 이행하기 위하여 필요한 경우
5. 명백히 정보주체 또는 제3자의 급박한 생명, 신체, 재산의 이익을 위하여 필요하다고 인정되는 경우
6. 개인정보처리자의 정당한 이익을 달성하기 위하여 필요한 경우로서 명백하게 정보주체의 권리보다 우선하는 경우. 이 경우 개인정보처리자의 정당한 이익과 상당한 관련이 있고 합리적인 범위를 초과하지 아니하는 경우에 한한다.
7. 공중위생 등 공공의 안전과 안녕을 위하여 긴급히 필요한 경우

② 개인정보처리자는 제1항제1호에 따른 동의를 받을 때에는 다음 각 호의 사항을 정보주체에게 알려야 한다. 다음 각 호의 어느 하나의 사항을 변경하는 경우에도 이를 알리고 동의를 받아야 한다.

1. 개인정보의 수집 · 이용 목적
2. 수집하려는 개인정보의 항목
3. 개인정보의 보유 및 이용 기간
4. 동의를 거부할 권리가 있다는 사실 및 동의 거부에 따른 불이익이 있는 경우에는 그 불이익의 내용

③ 개인정보처리자는 당초 수집 목적과 합리적으로 관련된 범위에서 정보주체에게 불이익이 발생하는지 여부, 암호화 등 안전성 확보에 필요한 조치를 하였는지 여부 등을 고려하여 대통령령으로 정하는 바에 따라 정보주체의 동의 없이 개인정보를 이용할 수 있다. 〈신설 2020. 2. 4.〉

제16조(개인정보의 수집 제한) ① 개인정보처리자는 제15조제1항 각 호의 어느 하나에 해당하여 개인정보를 수집하는 경우에는 그 목적에 필요한 최소한의 개인정보를 수집하여야 한다. 이 경우 최소한의 개인정보 수집이라는 입증책임은 개인정보처리자가 부담한다.

② 개인정보처리자는 정보주체의 동의를 받아 개인정보를 수집하는 경우 필요한 최소한의 정보 외의 개인정보 수집에는 동의하지 아니할 수 있다는 사실을 구체적으로 알리고 개인정보를 수집하여야 한다. 〈신설 2013. 8. 6.〉

③ 개인정보처리자는 정보주체가 필요한 최소한의 정보 외의 개인정보 수집에 동의하지 아니한다는 이유로 정보주체에게 재화 또는 서비스의 제공을 거부하여서는 아니 된다. 〈개정 2013. 8. 6.〉

제17조(개인정보의 제공) ① 개인정보처리자는 다음 각 호의 어느 하나에 해당되는 경우에는 정보주체의 개인정보를 제3자에게 제공(공유를 포함한다. 이하 같다)할 수 있다. 〈개정 2020. 2. 4., 2023. 3. 14.〉

1. 정보주체의 동의를 받은 경우
2. 제15조제1항제2호, 제3호 및 제5호부터 제7호까지에 따라 개인정보를 수집한 목적 범위에서 개인정보를 제공하는 경우

② 개인정보처리자는 제1항제1호에 따른 동의를 받을 때에는 다음 각 호의 사항을 정보주체에게 알려야 한다. 다음 각 호의 어느 하나의 사항을 변경하는 경우에도 이를 알리고 동의를 받아야 한다.

1. 개인정보를 제공받는 자
2. 개인정보를 제공받는 자의 개인정보 이용 목적
3. 제공하는 개인정보의 항목
4. 개인정보를 제공받는 자의 개인정보 보유 및 이용 기간
5. 동의를 거부할 권리가 있다는 사실 및 동의 거부에 따른 불이익이 있는 경우에는 그 불이익의 내용

③ 삭제 〈2023. 3. 14.〉

④ 개인정보처리자는 당초 수집 목적과 합리적으로 관련된 범위에서 정보주체에게 불이익이 발생하는지 여부, 암호화 등 안전성 확보에 필요한 조치를 하였는지 여부 등을 고려하여 대통령령으로 정하는 바에 따라 정보주체의 동의 없이 개인정보를 제공할 수 있다. 〈신설 2020. 2. 4.〉

제18조(개인정보의 목적 외 이용 · 제공 제한) ① 개인정보처리자는 개인정보를 제15조제1항에 따른 범위를 초과하여 이용하거나 제17조제1항 및 제28조의8제1항에 따른 범위를 초과하여 제3자에게 제공하여서는 아니 된다. 〈개정 2020. 2. 4., 2023. 3. 14.〉

② 제1항에도 불구하고 개인정보처리자는 다음 각 호의 어느 하나에 해당하는 경우에는 정보주체

또는 제3자의 이익을 부당하게 침해할 우려가 있을 때를 제외하고는 개인정보를 목적 외의 용도로 이용하거나 이를 제3자에게 제공할 수 있다. 다만, 제5호부터 제9호까지에 따른 경우는 공공기관의 경우로 한정한다. 〈개정 2020. 2. 4., 2023. 3. 14.〉

1. 정보주체로부터 별도의 동의를 받은 경우
2. 다른 법률에 특별한 규정이 있는 경우
3. 명백히 정보주체 또는 제3자의 급박한 생명, 신체, 재산의 이익을 위하여 필요하다고 인정되는 경우
4. 삭제 〈2020. 2. 4.〉
5. 개인정보를 목적 외의 용도로 이용하거나 이를 제3자에게 제공하지 아니하면 다른 법률에서 정하는 소관 업무를 수행할 수 없는 경우로서 보호위원회의 심의 · 의결을 거친 경우
6. 조약, 그 밖의 국제협정의 이행을 위하여 외국정부 또는 국제기구에 제공하기 위하여 필요한 경우
7. 범죄의 수사와 공소의 제기 및 유지를 위하여 필요한 경우
8. 법원의 재판업무 수행을 위하여 필요한 경우
9. 형(刑) 및 감호, 보호처분의 집행을 위하여 필요한 경우
10. 공중위생 등 공공의 안전과 안녕을 위하여 긴급히 필요한 경우

③ 개인정보처리자는 제2항제1호에 따른 동의를 받을 때에는 다음 각 호의 사항을 정보주체에게 알려야 한다. 다음 각 호의 어느 하나의 사항을 변경하는 경우에도 이를 알리고 동의를 받아야 한다.

1. 개인정보를 제공받는 자
2. 개인정보의 이용 목적(제공 시에는 제공받는 자의 이용 목적을 말한다)
3. 이용 또는 제공하는 개인정보의 항목
4. 개인정보의 보유 및 이용 기간(제공 시에는 제공받는 자의 보유 및 이용 기간을 말한다)
5. 동의를 거부할 권리가 있다는 사실 및 동의 거부에 따른 불이익이 있는 경우에는 그 불이익의 내용

④ 공공기관은 제2항제2호부터 제6호까지, 제8호부터 제10호까지에 따라 개인정보를 목적 외의 용도로 이용하거나 이를 제3자에게 제공하는 경우에는 그 이용 또는 제공의 법적 근거, 목적 및 범위 등에 관하여 필요한 사항을 보호위원회가 고시로 정하는 바에 따라 관보 또는 인터넷 홈페이지 등에 게재하여야 한다. 〈개정 2013. 3. 23., 2014. 11. 19., 2017. 7. 26., 2020. 2. 4., 2023. 3. 14.〉

⑤ 개인정보처리자는 제2항 각 호의 어느 하나의 경우에 해당하여 개인정보를 목적 외의 용도로 제3자에게 제공하는 경우에는 개인정보를 제공받는 자에게 이용 목적, 이용 방법, 그 밖에 필요한 사항에 대하여 제한을 하거나, 개인정보의 안전성 확보를 위하여 필요한 조치를 마련하도록 요청하여야 한다. 이 경우 요청을 받은 자는 개인정보의 안전성 확보를 위하여 필요한 조치를 하여야 한다.

[제목개정 2013. 8. 6.]

제19조(개인정보를 제공받은 자의 이용 · 제공 제한) 개인정보처리자로부터 개인정보를 제공받은 자는 다음 각 호의 어느 하나에 해당하는 경우를 제외하고는 개인정보를 제공받은 목적 외의 용도로 이용하거나 이를 제3자에게 제공하여서는 아니 된다.

1. 정보주체로부터 별도의 동의를 받은 경우
2. 다른 법률에 특별한 규정이 있는 경우

제20조(정보주체 이외로부터 수집한 개인정보의 수집 출처 등 통지) ① 개인정보처리자가 정보주체 이외로부터 수집한 개인정보를 처리하는 때에는 정보주체의 요구가 있으면 즉시 다음 각 호의 모든 사항을 정보주체에게 알려야 한다. 〈개정 2023. 3. 14.〉

1. 개인정보의 수집 출처
2. 개인정보의 처리 목적
3. 제37조에 따른 개인정보 처리의 정지를 요구하거나 동의를 철회할 권리가 있다는 사실

② 제1항에도 불구하고 처리하는 개인정보의 종류 · 규모, 종업원 수 및 매출액 규모 등을 고려하여 대통령령으로 정하는 기준에 해당하는 개인정보처리자가 제17조제1항제1호에 따라 정보주체 이외로부터 개인정보를 수집하여 처리하는 때에는 제1항 각 호의 모든 사항을 정보주체에게 알려야 한다. 다만, 개인정보처리자가 수집한 정보에 연락처 등 정보주체에게 알릴 수 있는 개인정보가 포함되지 아니한 경우에는 그러하지 아니하다. 〈신설 2016. 3. 29.〉

③ 제2항 본문에 따라 알리는 경우 정보주체에게 알리는 시기 · 방법 및 절차 등 필요한 사항은 대통령령으로 정한다. 〈신설 2016. 3. 29.〉

④ 제1항과 제2항 본문은 다음 각 호의 어느 하나에 해당하는 경우에는 적용하지 아니한다. 다만, 이 법에 따른 정보주체의 권리보다 명백히 우선하는 경우에 한한다. 〈개정 2016. 3. 29., 2023. 3. 14.〉

1. 통지를 요구하는 대상이 되는 개인정보가 제32조제2항 각 호의 어느 하나에 해당하는 개인정보파일에 포함되어 있는 경우
2. 통지로 인하여 다른 사람의 생명 · 신체를 해할 우려가 있거나 다른 사람의 재산과 그 밖의 이익을 부당하게 침해할 우려가 있는 경우

[제목개정 2023. 3. 14.]

제20조의2(개인정보 이용 · 제공 내역의 통지) ① 대통령령으로 정하는 기준에 해당하는 개인정보처리자는 이 법에 따라 수집한 개인정보의 이용 · 제공 내역이나 이용 · 제공 내역을 확인할 수 있는 정보시스템에 접속하는 방법을 주기적으로 정보주체에게 통지하여야 한다. 다만, 연락처 등 정보주체에게 통지할 수 있는 개인정보를 수집 · 보유하지 아니한 경우에는 통지하지 아니할 수 있다.

② 제1항에 따른 통지의 대상이 되는 정보주체의 범위, 통지 대상 정보, 통지 주기 및 방법 등에 필요한 사항은 대통령령으로 정한다.

[본조신설 2023. 3. 14.]

제21조(개인정보의 파기) ① 개인정보처리자는 보유기간의 경과, 개인정보의 처리 목적 달성, 가명정보의 처리 기간 경과 등 그 개인정보가 불필요하게 되었을 때에는 지체 없이 그 개인정보를 파기하여야 한다. 다만, 다른 법령에 따라 보존하여야 하는 경우에는 그러하지 아니하다. 〈개정 2023. 3. 14.〉

② 개인정보처리자가 제1항에 따라 개인정보를 파기할 때에는 복구 또는 재생되지 아니하도록 조치하여야 한다.

③ 개인정보처리자가 제1항 단서에 따라 개인정보를 파기하지 아니하고 보존하여야 하는 경우에는 해당 개인정보 또는 개인정보파일을 다른 개인정보와 분리하여서 저장 · 관리하여야 한다.

④ 개인정보의 파기방법 및 절차 등에 필요한 사항은 대통령령으로 정한다.

제22조(동의를 받는 방법) ① 개인정보처리자는 이 법에 따른 개인정보의 처리에 대하여 정보주체(제22조의2제1항에 따른 법정대리인을 포함한다. 이하 이 조에서 같다)의 동의를 받을 때에는 각각의 동의 사항을 구분하여 정보주체가 이를 명확하게 인지할 수 있도록 알리고 동의를 받아야 한다. 이 경우 다음 각 호의 경우에는 동의 사항을 구분하여 각각 동의를 받아야 한다. 〈개정 2017. 4. 18., 2023. 3. 14.〉

1. 제15조제1항제1호에 따라 동의를 받는 경우
2. 제17조제1항제1호에 따라 동의를 받는 경우
3. 제18조제2항제1호에 따라 동의를 받는 경우
4. 제19조제1호에 따라 동의를 받는 경우
5. 제23조제1항제1호에 따라 동의를 받는 경우
6. 제24조제1항제1호에 따라 동의를 받는 경우
7. 재화나 서비스를 홍보하거나 판매를 권유하기 위하여 개인정보의 처리에 대한 동의를 받으려는 경우
8. 그 밖에 정보주체를 보호하기 위하여 동의 사항을 구분하여 동의를 받아야 할 필요가 있는 경우로서 대통령령으로 정하는 경우

② 개인정보처리자는 제1항의 동의를 서면(「전자문서 및 전자거래 기본법」 제2조제1호에 따른 전자문서를 포함한다)으로 받을 때에는 개인정보의 수집·이용 목적, 수집·이용하려는 개인정보의 항목 등 대통령령으로 정하는 중요한 내용을 보호위원회가 고시로 정하는 방법에 따라 명확히 표시하여 알아보기 쉽게 하여야 한다. 〈신설 2017. 4. 18., 2017. 7. 26., 2020. 2. 4.〉

③ 개인정보처리자는 정보주체의 동의 없이 처리할 수 있는 개인정보에 대해서는 그 항목과 처리의 법적 근거를 정보주체의 동의를 받아 처리하는 개인정보와 구분하여 제30조제2항에 따라 공개하거나 전자우편 등 대통령령으로 정하는 방법에 따라 정보주체에게 알려야 한다. 이 경우 동의 없이 처리할 수 있는 개인정보라는 입증책임은 개인정보처리자가 부담한다. 〈개정 2016. 3. 29., 2017. 4. 18., 2023. 3. 14.〉

④ 삭제 〈2023. 3. 14.〉

⑤ 개인정보처리자는 정보주체가 선택적으로 동의할 수 있는 사항을 동의하지 아니하거나 제1항제3호 및 제7호에 따른 동의를 하지 아니한다는 이유로 정보주체에게 재화 또는 서비스의 제공을 거부하여서는 아니 된다. 〈개정 2017. 4. 18., 2023. 3. 14.〉

⑥ 삭제 〈2023. 3. 14.〉

⑦ 제1항부터 제5항까지에서 규정한 사항 외에 정보주체의 동의를 받는 세부적인 방법에 관하여 필요한 사항은 개인정보의 수집매체 등을 고려하여 대통령령으로 정한다. 〈개정 2017. 4. 18., 2023. 3. 14.〉

제22조의2(아동의 개인정보 보호) ① 개인정보처리자는 만 14세 미만 아동의 개인정보를 처리하기 위하여 이 법에 따른 동의를 받아야 할 때에는 그 법정대리인의 동의를 받아야 하며, 법정대리인이 동의하였는지를 확인하여야 한다.

② 제1항에도 불구하고 법정대리인의 동의를 받기 위하여 필요한 최소한의 정보로서 대통령령으로 정하는 정보는 법정대리인의 동의 없이 해당 아동으로부터 직접 수집할 수 있다.

③ 개인정보처리자는 만 14세 미만의 아동에게 개인정보 처리와 관련한 사항의 고지 등을 할 때에는 이해하기 쉬운 양식과 명확하고 알기 쉬운 언어를 사용하여야 한다.

④ 제1항부터 제3항까지에서 규정한 사항 외에 동의 및 동의 확인 방법 등에 필요한 사항은 대통령령으로 정한다.

[본조신설 2023. 3. 14.]

제2절 개인정보의 처리 제한

제23조(민감정보의 처리 제한) ①개인정보처리자는 사상·신념, 노동조합·정당의 가입·탈퇴, 정치적

견해, 건강, 성생활 등에 관한 정보, 그 밖에 정보주체의 사생활을 현저히 침해할 우려가 있는 개인정보로서 대통령령으로 정하는 정보(이하 "민감정보"라 한다)를 처리하여서는 아니 된다. 다만, 다음 각 호의 어느 하나에 해당하는 경우에는그러하지 아니하다. 〈개정 2016. 3. 29.〉

1. 정보주체에게 제15조제2항 각 호 또는 제17조제2항 각 호의 사항을 알리고 다른 개인정보의 처리에 대한 동의와 별도로 동의를 받은 경우
2. 법령에서 민감정보의 처리를 요구하거나 허용하는 경우

② 개인정보처리자가 제1항 각 호에 따라 민감정보를 처리하는 경우에는 그 민감정보가 분실ㆍ도난ㆍ유출ㆍ위조ㆍ변조 또는 훼손되지 아니하도록 제29조에 따른 안전성 확보에 필요한 조치를 하여야 한다. 〈신설 2016. 3. 29.〉

③ 개인정보처리자는 재화 또는 서비스를 제공하는 과정에서 공개되는 정보에 정보주체의 민감정보가 포함됨으로써 사생활 침해의 위험성이 있다고 판단하는 때에는 재화 또는 서비스의 제공 전에 민감정보의 공개 가능성 및 비공개를 선택하는 방법을 정보주체가 알아보기 쉽게 알려야 한다. 〈신설 2023. 3. 14.〉

제24조(고유식별정보의 처리 제한) ① 개인정보처리자는 다음 각 호의 경우를 제외하고는 법령에 따라 개인을 고유하게 구별하기 위하여 부여된 식별정보로서 대통령령으로 정하는 정보(이하 "고유식별정보"라 한다)를 처리할 수 없다.

1. 정보주체에게 제15조제2항 각 호 또는 제17조제2항 각 호의 사항을 알리고 다른 개인정보의 처리에 대한 동의와 별도로 동의를 받은 경우
2. 법령에서 구체적으로 고유식별정보의 처리를 요구하거나 허용하는 경우

② 삭제 〈2013. 8. 6.〉

③ 개인정보처리자가 제1항 각 호에 따라 고유식별정보를 처리하는 경우에는 그 고유식별정보가 분실ㆍ도난ㆍ유출ㆍ위조ㆍ변조 또는 훼손되지 아니하도록 대통령령으로 정하는 바에 따라 암호화 등 안전성 확보에 필요한 조치를 하여야 한다. 〈개정 2015. 7. 24.〉

④ 보호위원회는 처리하는 개인정보의 종류ㆍ규모, 종업원 수 및 매출액 규모 등을 고려하여 대통령령으로 정하는 기준에 해당하는 개인정보처리자가 제3항에 따라 안전성 확보에 필요한 조치를 하였는지에 관하여 대통령령으로 정하는 바에 따라 정기적으로 조사하여야 한다. 〈신설 2016. 3. 29., 2017. 7. 26., 2020. 2. 4.〉

⑤ 보호위원회는 대통령령으로 정하는 전문기관으로 하여금 제4항에 따른 조사를 수행하게 할 수 있다. 〈신설 2016. 3. 29., 2017. 7. 26., 2020. 2. 4.〉

제24조의2(주민등록번호 처리의 제한) ① 제24조제1항에도 불구하고 개인정보처리자는 다음 각 호의 어느 하나에 해당하는 경우를 제외하고는 주민등록번호를 처리할 수 없다. 〈개정 2014. 11. 19., 2016. 3.

29., 2017. 7. 26., 2020. 2. 4.〉

1. 법률 · 대통령령 · 국회규칙 · 대법원규칙 · 헌법재판소규칙 · 중앙선거관리위원회규칙 및 감사원규칙에서 구체적으로 주민등록번호의 처리를 요구하거나 허용한 경우
2. 정보주체 또는 제3자의 급박한 생명, 신체, 재산의 이익을 위하여 명백히 필요하다고 인정되는 경우
3. 제1호 및 제2호에 준하여 주민등록번호 처리가 불가피한 경우로서 보호위원회가 고시로 정하는 경우

② 개인정보처리자는 제24조제3항에도 불구하고 주민등록번호가 분실 · 도난 · 유출 · 위조 · 변조 또는 훼손되지 아니하도록 암호화 조치를 통하여 안전하게 보관하여야 한다. 이 경우 암호화 적용 대상 및 대상별 적용 시기 등에 관하여 필요한 사항은 개인정보의 처리 규모와 유출 시 영향 등을 고려하여 대통령령으로 정한다. 〈신설 2014. 3. 24., 2015. 7. 24.〉

③ 개인정보처리자는 제1항 각 호에 따라 주민등록번호를 처리하는 경우에도 정보주체가 인터넷 홈페이지를 통하여 회원으로 가입하는 단계에서는 주민등록번호를 사용하지 아니하고도 회원으로 가입할 수 있는 방법을 제공하여야 한다. 〈개정 2014. 3. 24.〉

④ 보호위원회는 개인정보처리자가 제3항에 따른 방법을 제공할 수 있도록 관계 법령의 정비, 계획의 수립, 필요한 시설 및 시스템의 구축 등 제반 조치를 마련 · 지원할 수 있다. 〈개정 2014. 3. 24., 2017. 7. 26., 2020. 2. 4.〉

[본조신설 2013. 8. 6.]

제25조(고정형 영상정보처리기기의 설치 · 운영 제한) ① 누구든지 다음 각 호의 경우를 제외하고는 공개된 장소에 고정형 영상정보처리기기를 설치 · 운영하여서는 아니 된다. 〈개정 2023. 3. 14.〉

1. 법령에서 구체적으로 허용하고 있는 경우
2. 범죄의 예방 및 수사를 위하여 필요한 경우
3. 시설의 안전 및 관리, 화재 예방을 위하여 정당한 권한을 가진 자가 설치 · 운영하는 경우
4. 교통단속을 위하여 정당한 권한을 가진 자가 설치 · 운영하는 경우
5. 교통정보의 수집 · 분석 및 제공을 위하여 정당한 권한을 가진 자가 설치 · 운영하는 경우
6. 촬영된 영상정보를 저장하지 아니하는 경우로서 대통령령으로 정하는 경우

② 누구든지 불특정 다수가 이용하는 목욕실, 화장실, 발한실(發汗室), 탈의실 등 개인의 사생활을 현저히 침해할 우려가 있는 장소의 내부를 볼 수 있도록 고정형 영상정보처리기기를 설치 · 운영하여서는 아니 된다. 다만, 교도소, 정신보건 시설 등 법령에 근거하여 사람을 구금하거나 보호하는 시설로서 대통령령으로 정하는 시설에 대하여는 그러하지 아니하다. 〈개정

2023. 3. 14.〉

③ 제1항 각 호에 따라 고정형 영상정보처리기기를 설치·운영하려는 공공기관의 장과 제2항 단서에 따라 고정형 영상정보처리기기를 설치·운영하려는 자는 공청회·설명회의 개최 등 대통령령으로 정하는 절차를 거쳐 관계 전문가 및 이해관계인의 의견을 수렴하여야 한다. 〈개정 2023. 3. 14.〉

④ 제1항 각 호에 따라 고정형 영상정보처리기기를 설치·운영하는 자(이하 "고정형영상정보처리기기운영자"라 한다)는 정보주체가 쉽게 인식할 수 있도록 다음 각 호의 사항이 포함된 안내판을 설치하는 등 필요한 조치를 하여야 한다. 다만, 「군사기지 및 군사시설 보호법」 제2조제2호에 따른 군사시설, 「통합방위법」 제2조제13호에 따른 국가중요시설, 그 밖에 대통령령으로 정하는 시설의 경우에는 그러하지 아니하다. 〈개정 2016. 3. 29., 2023. 3. 14.〉

1. 설치 목적 및 장소
2. 촬영 범위 및 시간
3. 관리책임자의 연락처
4. 그 밖에 대통령령으로 정하는 사항

⑤ 고정형영상정보처리기기운영자는 고정형 영상정보처리기기의 설치 목적과 다른 목적으로 고정형 영상정보처리기기를 임의로 조작하거나 다른 곳을 비춰서는 아니 되며, 녹음기능은 사용할 수 없다. 〈개정 2023. 3. 14.〉

⑥ 고정형영상정보처리기기운영자는 개인정보가 분실·도난·유출·위조·변조 또는 훼손되지 아니하도록 제29조에 따라 안전성 확보에 필요한 조치를 하여야 한다. 〈개정 2015. 7. 24., 2023. 3. 14.〉

⑦ 고정형영상정보처리기기운영자는 대통령령으로 정하는 바에 따라 고정형 영상정보처리기기 운영·관리 방침을 마련하여야 한다. 다만, 제30조에 따른 개인정보 처리방침을 정할 때 고정형 영상정보처리기기 운영·관리에 관한 사항을 포함시킨 경우에는 고정형 영상정보처리기기 운영·관리 방침을 마련하지 아니할 수 있다. 〈개정 2023. 3. 14.〉

⑧ 고정형영상정보처리기기운영자는 고정형 영상정보처리기기의 설치·운영에 관한 사무를 위탁할 수 있다. 다만, 공공기관이 고정형 영상정보처리기기 설치·운영에 관한 사무를 위탁하는 경우에는 대통령령으로 정하는 절차 및 요건에 따라야 한다. 〈개정 2023. 3. 14.〉

[제목개정 2023. 3. 14.]

제25조의2(이동형 영상정보처리기기의 운영 제한) ① 업무를 목적으로 이동형 영상정보처리기기를 운영하려는 자는 다음 각 호의 경우를 제외하고는 공개된 장소에서 이동형 영상정보처리기기로 사람 또는 그 사람과 관련된 사물의 영상(개인정보에 해당하는 경우로 한정한다. 이하 같다)을 촬영하여서는 아니 된다.

1. 제15조제1항 각 호의 어느 하나에 해당하는 경우
2. 촬영 사실을 명확히 표시하여 정보주체가 촬영 사실을 알 수 있도록 하였음에도 불구하고 촬영 거부 의사를 밝히지 아니한 경우. 이 경우 정보주체의 권리를 부당하게 침해할 우려가 없고 합리적인 범위를 초과하지 아니하는 경우로 한정한다.
3. 그 밖에 제1호 및 제2호에 준하는 경우로서 대통령령으로 정하는 경우

② 누구든지 불특정 다수가 이용하는 목욕실, 화장실, 발한실, 탈의실 등 개인의 사생활을 현저히 침해할 우려가 있는 장소의 내부를 볼 수 있는 곳에서 이동형 영상정보처리기기로 사람 또는 그 사람과 관련된 사물의 영상을 촬영하여서는 아니 된다. 다만, 인명의 구조·구급 등을 위하여 필요한 경우로서 대통령령으로 정하는 경우에는 그러하지 아니하다.

③ 제1항 각 호에 해당하여 이동형 영상정보처리기기로 사람 또는 그 사람과 관련된 사물의 영상을 촬영하는 경우에는 불빛, 소리, 안내판 등 대통령령으로 정하는 바에 따라 촬영 사실을 표시하고 알려야 한다.

④ 제1항부터 제3항까지에서 규정한 사항 외에 이동형 영상정보처리기기의 운영에 관하여는 제25조제6항부터 제8항까지의 규정을 준용한다.

[본조신설 2023. 3. 14.]

제26조(업무위탁에 따른 개인정보의 처리 제한) ① 개인정보처리자가 제3자에게 개인정보의 처리 업무를 위탁하는 경우에는 다음 각 호의 내용이 포함된 문서로 하여야 한다. 〈개정 2023. 3. 14.〉

1. 위탁업무 수행 목적 외 개인정보의 처리 금지에 관한 사항
2. 개인정보의 기술적·관리적 보호조치에 관한 사항
3. 그 밖에 개인정보의 안전한 관리를 위하여 대통령령으로 정한 사항

② 제1항에 따라 개인정보의 처리 업무를 위탁하는 개인정보처리자(이하 "위탁자"라 한다)는 위탁하는 업무의 내용과 개인정보 처리 업무를 위탁받아 처리하는 자(개인정보 처리 업무를 위탁받아 처리하는 자로부터 위탁받은 업무를 다시 위탁받은 제3자를 포함하며, 이하 "수탁자"라 한다)를 정보주체가 언제든지 쉽게 확인할 수 있도록 대통령령으로 정하는 방법에 따라공개하여야 한다. 〈개정 2023. 3. 14.〉

③ 위탁자가 재화 또는 서비스를 홍보하거나 판매를 권유하는 업무를 위탁하는 경우에는 대통령령으로 정하는 방법에 따라 위탁하는 업무의 내용과 수탁자를 정보주체에게 알려야 한다. 위탁하는 업무의 내용이나 수탁자가 변경된 경우에도 또한 같다.

④ 위탁자는 업무 위탁으로 인하여 정보주체의 개인정보가 분실·도난·유출·위조·변조 또는 훼손되지 아니하도록 수탁자를 교육하고, 처리 현황 점검 등 대통령령으로 정하는 바에 따라 수탁자가 개인정보를 안전하게 처리하는지를 감독하여야 한다. 〈개정 2015. 7. 24.〉

⑤ 수탁자는 개인정보처리자로부터 위탁받은 해당 업무 범위를 초과하여 개인정보를 이용하거나 제3자에게 제공하여서는 아니 된다.

⑥ 수탁자는 위탁받은 개인정보의 처리 업무를 제3자에게 다시 위탁하려는 경우에는 위탁자의 동의를 받아야 한다. 〈신설 2023. 3. 14.〉

⑦ 수탁자가 위탁받은 업무와 관련하여 개인정보를 처리하는 과정에서 이 법을 위반하여 발생한 손해배상책임에 대하여는 수탁자를 개인정보처리자의 소속 직원으로 본다. 〈개정 2023. 3. 14.〉

⑧ 수탁자에 관하여는 제15조부터 제18조까지, 제21조, 제22조, 제22조의2, 제23조, 제24조, 제24조의2, 제25조, 제25조의2, 제27조, 제28조, 제28조의2부터 제28조의5까지, 제28조의7부터 제28조의11까지, 제29조, 제30조, 제30조의2, 제31조, 제33조, 제34조, 제34조의2, 제35조, 제35조의2, 제36조, 제37조, 제37조의2, 제38조, 제59조, 제63조, 제63조의2 및 제64조의2를 준용한다. 이 경우 "개인정보처리자"는 "수탁자"로 본다. 〈개정 2023. 3. 14.〉

제27조(영업양도 등에 따른 개인정보의 이전 제한) ① 개인정보처리자는 영업의 전부 또는 일부의 양도·합병 등으로 개인정보를 다른 사람에게 이전하는 경우에는 미리 다음 각 호의 사항을 대통령령으로 정하는 방법에 따라 해당 정보주체에게 알려야 한다.

1. 개인정보를 이전하려는 사실
2. 개인정보를 이전받는 자(이하 "영업양수자등"이라 한다)의 성명(법인의 경우에는 법인의 명칭을 말한다), 주소, 전화번호 및 그 밖의 연락처
3. 정보주체가 개인정보의 이전을 원하지 아니하는 경우 조치할 수 있는 방법 및 절차

② 영업양수자등은 개인정보를 이전받았을 때에는 지체 없이 그 사실을 대통령령으로 정하는 방법에 따라 정보주체에게 알려야 한다. 다만, 개인정보처리자가 제1항에 따라 그 이전 사실을 이미 알린 경우에는 그러하지 아니하다.

③ 영업양수자등은 영업의 양도·합병 등으로 개인정보를 이전받은 경우에는 이전 당시의 본래 목적으로만 개인정보를 이용하거나 제3자에게 제공할 수 있다. 이 경우 영업양수자등은 개인정보처리자로 본다.

제28조(개인정보취급자에 대한 감독) ① 개인정보처리자는 개인정보를 처리함에 있어서 개인정보가 안전하게 관리될 수 있도록 임직원, 파견근로자, 시간제근로자 등 개인정보처리자의 지휘·감독을 받아 개인정보를 처리하는 자(이하 "개인정보취급자"라 한다)의 범위를 최소한으로 제한하고, 개인정보취급자에 대하여 적절한 관리·감독을 하여야 한다. 〈개정 2023. 3. 14.〉

② 개인정보처리자는 개인정보의 적정한 취급을 보장하기 위하여 개인정보취급자에게 정기적으로 필요한 교육을 실시하여야 한다.

제3절 가명정보의 처리에 관한 특례 〈신설 2020. 2. 4.〉

제28조의2(가명정보의 처리 등) ① 개인정보처리자는 통계작성, 과학적 연구, 공익적 기록보존 등을 위하여 정보주체의 동의 없이 가명정보를 처리할 수 있다.

② 개인정보처리자는 제1항에 따라 가명정보를 제3자에게 제공하는 경우에는 특정 개인을 알아보기 위하여 사용될 수 있는 정보를 포함해서는 아니 된다.

[본조신설 2020. 2. 4.]

제28조의3(가명정보의 결합 제한) ① 제28조의2에도 불구하고 통계작성, 과학적 연구, 공익적 기록보존 등을 위한 서로 다른 개인정보처리자 간의 가명정보의 결합은 보호위원회 또는 관계 중앙행정기관의 장이 지정하는 전문기관이 수행한다.

② 결합을 수행한 기관 외부로 결합된 정보를 반출하려는 개인정보처리자는 가명정보 또는 제58조의2에 해당하는 정보로 처리한 뒤 전문기관의 장의 승인을 받아야 한다.

③ 제1항에 따른 결합 절차와 방법, 전문기관의 지정과 지정 취소 기준 · 절차, 관리 · 감독, 제2항에 따른 반출 및 승인 기준 · 절차 등 필요한 사항은 대통령령으로 정한다.

[본조신설 2020. 2. 4.]

제28조의4(가명정보에 대한 안전조치의무 등) ① 개인정보처리자는 제28조의2 또는 제28조의3에 따라 가명정보를 처리하는 경우에는 원래의 상태로 복원하기 위한 추가 정보를 별도로 분리하여 보관 · 관리하는 등 해당 정보가 분실 · 도난 · 유출 · 위조 · 변조 또는 훼손되지 않도록 대통령령으로 정하는 바에 따라 안전성 확보에 필요한 기술적 · 관리적 및 물리적 조치를 하여야 한다. 〈개정 2023. 3. 14.〉

② 개인정보처리자는 제28조의2 또는 제28조의3에 따라 가명정보를 처리하는 경우 처리목적 등을 고려하여 가명정보의 처리 기간을 별도로 정할 수 있다. 〈신설 2023. 3. 14.〉

③ 개인정보처리자는 제28조의2 또는 제28조의3에 따라 가명정보를 처리하고자 하는 경우에는 가명정보의 처리 목적, 제3자 제공 시 제공받는 자, 가명정보의 처리 기간(제2항에 따라 처리 기간을 별도로 정한 경우에 한한다) 등 가명정보의 처리 내용을 관리하기 위하여 대통령령으로 정하는 사항에 대한 관련 기록을 작성하여 보관하여야 하며, 가명정보를 파기한 경우에는 파기한 날부터 3년 이상 보관하여야 한다. 〈개정 2023. 3. 14.〉

[본조신설 2020. 2. 4.]

제28조의5(가명정보 처리 시 금지의무 등) ① 제28조의2 또는 제28조의3에 따라 가명정보를 처리하는 자는 특정 개인을 알아보기 위한 목적으로 가명정보를 처리해서는 아니 된다. 〈개정 2023. 3. 14.〉

② 개인정보처리자는 제28조의2 또는 제28조의3에 따라 가명정보를 처리하는 과정에서 특정

개인을 알아볼 수 있는 정보가 생성된 경우에는 즉시 해당 정보의 처리를 중지하고, 지체 없이 회수 · 파기하여야 한다. 〈개정 2023. 3. 14.〉

[본조신설 2020. 2. 4.]

제28조의6 삭제 〈2023. 3. 14.〉

제28조의7(적용범위) 제28조의2 또는 제28조의3에 따라 처리된 가명정보는 제20조, 제20조의2, 제27조, 제34조제1항, 제35조, 제35조의2, 제36조 및 제37조를 적용하지 아니한다. 〈개정 2023. 3. 14.〉

[본조신설 2020. 2. 4.]

제4절 개인정보의 국외 이전 〈신설 2023. 3. 14.〉

제28조의8(개인정보의 국외 이전) ① 개인정보처리자는 개인정보를 국외로 제공(조회되는 경우를 포함한다) · 처리위탁 · 보관(이하 이 절에서 "이전"이라 한다)하여서는 아니 된다. 다만, 다음 각 호의 어느 하나에 해당하는 경우에는 개인정보를 국외로 이전할 수 있다.

1. 정보주체로부터 국외 이전에 관한 별도의 동의를 받은 경우
2. 법률, 대한민국을 당사자로 하는 조약 또는 그 밖의 국제협정에 개인정보의 국외 이전에 관한 특별한 규정이 있는 경우
3. 정보주체와의 계약의 체결 및 이행을 위하여 개인정보의 처리위탁 · 보관이 필요한 경우로서 다음 각 목의 어느 하나에 해당하는 경우

   가. 제2항 각 호의 사항을 제30조에 따른 개인정보 처리방침에 공개한 경우

   나. 전자우편 등 대통령령으로 정하는 방법에 따라 제2항 각 호의 사항을 정보주체에게 알린 경우
4. 개인정보를 이전받는 자가 제32조의2에 따른 개인정보 보호 인증 등 보호위원회가 정하여 고시하는 인증을 받은 경우로서 다음 각 목의 조치를 모두 한 경우

   가. 개인정보 보호에 필요한 안전조치 및 정보주체 권리보장에 필요한 조치

   나. 인증받은 사항을 개인정보가 이전되는 국가에서 이행하기 위하여 필요한 조치
5. 개인정보가 이전되는 국가 또는 국제기구의 개인정보 보호체계, 정보주체 권리보장 범위, 피해구제 절차 등이 이 법에 따른 개인정보 보호 수준과 실질적으로 동등한 수준을 갖추었다고 보호위원회가 인정하는 경우

② 개인정보처리자는 제1항제1호에 따른 동의를 받을 때에는 미리 다음 각 호의 사항을 정보주체에게 알려야 한다.

1. 이전되는 개인정보 항목

2. 개인정보가 이전되는 국가, 시기 및 방법

3. 개인정보를 이전받는 자의 성명(법인인 경우에는 그 명칭과 연락처를 말한다)

4. 개인정보를 이전받는 자의 개인정보 이용목적 및 보유 · 이용 기간

5. 개인정보의 이전을 거부하는 방법, 절차 및 거부의 효과

③ 개인정보처리자는 제2항 각 호의 어느 하나에 해당하는 사항을 변경하는 경우에는 정보주체에게 알리고 동의를 받아야 한다.

④ 개인정보처리자는 제1항 각 호 외의 부분 단서에 따라 개인정보를 국외로 이전하는 경우 국외 이전과 관련한 이 법의 다른 규정, 제17조부터 제19조까지의 규정 및 제5장의 규정을 준수하여야 하고, 대통령령으로 정하는 보호조치를 하여야 한다.

⑤ 개인정보처리자는 이 법을 위반하는 사항을 내용으로 하는 개인정보의 국외 이전에 관한 계약을 체결하여서는 아니 된다.

⑥ 제1항부터 제5항까지에서 규정한 사항 외에 개인정보 국외 이전의 기준 및 절차 등에 필요한 사항은 대통령령으로 정한다.

[본조신설 2023. 3. 14.]

제28조의9(개인정보의 국외 이전 중지 명령) ① 보호위원회는 개인정보의 국외 이전이 계속되고 있거나 추가적인 국외 이전이 예상되는 경우로서 다음 각 호의 어느 하나에 해당하는 경우에는 개인정보처리자에게 개인정보의 국외 이전을 중지할 것을 명할 수 있다.

1. 제28조의8제1항, 제4항 또는 제5항을 위반한 경우

2. 개인정보를 이전받는 자나 개인정보가 이전되는 국가 또는 국제기구가 이 법에 따른 개인정보 보호 수준에 비하여 개인정보를 적정하게 보호하지 아니하여 정보주체에게 피해가 발생하거나 발생할 우려가 현저한 경우

② 개인정보처리자는 제1항에 따른 국외 이전 중지 명령을 받은 경우에는 명령을 받은 날부터 7일 이내에 보호위원회에 이의를 제기할 수 있다.

③ 제1항에 따른 개인정보 국외 이전 중지 명령의 기준, 제2항에 따른 불복 절차 등에 필요한 사항은 대통령령으로 정한다.

[본조신설 2023. 3. 14.]

제28조의10(상호주의) 제28조의8에도 불구하고 개인정보의 국외 이전을 제한하는 국가의 개인정보처리자에 대해서는 해당 국가의 수준에 상응하는 제한을 할 수 있다. 다만, 조약 또는 그 밖의 국제협정의 이행에 필요한 경우에는 그러하지 아니하다.

[본조신설 2023. 3. 14.]

제28조의11(준용규정) 제28조의8제1항 각 호 외의 부분 단서에 따라 개인정보를 이전받은 자가 해당 개인정보를 제3국으로 이전하는 경우에 관하여는 제28조의8 및 제28조의9를 준용한다. 이 경우 "개인정보처리자"는 "개인정보를 이전받은 자"로, "개인정보를 이전받는 자"는 "제3국에서 개인정보를 이전받는 자"로 본다.

[본조신설 2023. 3. 14.]

제4장 개인정보의 안전한 관리

제29조(안전조치의무) 개인정보처리자는 개인정보가 분실 · 도난 · 유출 · 위조 · 변조 또는 훼손되지 아니하도록 내부 관리계획 수립, 접속기록 보관 등 대통령령으로 정하는 바에 따라 안전성 확보에 필요한 기술적 · 관리적 및 물리적 조치를 하여야 한다. 〈개정 2015. 7. 24.〉

제30조(개인정보 처리방침의 수립 및 공개) ① 개인정보처리자는 다음 각 호의 사항이 포함된 개인정보의 처리 방침(이하 "개인정보 처리방침"이라 한다)을 정하여야 한다. 이 경우 공공기관은 제32조에 따라 등록대상이 되는 개인정보파일에 대하여 개인정보 처리방침을 정한다. 〈개정 2016. 3. 29., 2020. 2. 4., 2023. 3. 14.〉

1. 개인정보의 처리 목적
2. 개인정보의 처리 및 보유 기간
3. 개인정보의 제3자 제공에 관한 사항(해당되는 경우에만 정한다)

3의2. 개인정보의 파기절차 및 파기방법(제21조제1항 단서에 따라 개인정보를 보존하여야 하는 경우에는 그 보존근거와 보존하는 개인정보 항목을 포함한다)

3의3. 제23조제3항에 따른 민감정보의 공개 가능성 및 비공개를 선택하는 방법(해당되는 경우에만 정한다)

4. 개인정보처리의 위탁에 관한 사항(해당되는 경우에만 정한다)

4의2. 제28조의2 및 제28조의3에 따른 가명정보의 처리 등에 관한 사항(해당되는 경우에만 정한다)

5. 정보주체와 법정대리인의 권리 · 의무 및 그 행사방법에 관한 사항
6. 제31조에 따른 개인정보 보호책임자의 성명 또는 개인정보 보호업무 및 관련 고충사항을 처리하는 부서의 명칭과 전화번호 등 연락처
7. 인터넷 접속정보파일 등 개인정보를 자동으로 수집하는 장치의 설치 · 운영 및 그 거부에 관한 사항(해당하는 경우에만 정한다)
8. 그 밖에 개인정보의 처리에 관하여 대통령령으로 정한 사항

② 개인정보처리자가 개인정보 처리방침을 수립하거나 변경하는 경우에는 정보주체가 쉽게 확인할

수 있도록 대통령령으로 정하는 방법에 따라 공개하여야 한다.

③ 개인정보 처리방침의 내용과 개인정보처리자와 정보주체 간에 체결한 계약의 내용이 다른 경우에는 정보주체에게 유리한 것을 적용한다.

④ 보호위원회는 개인정보 처리방침의 작성지침을 정하여 개인정보처리자에게 그 준수를 권장할 수 있다. 〈개정 2013. 3. 23., 2014. 11. 19., 2017. 7. 26., 2020. 2. 4.〉

제30조의2(개인정보 처리방침의 평가 및 개선권고) ① 보호위원회는 개인정보 처리방침에 관하여 다음 각 호의 사항을 평가하고, 평가 결과 개선이 필요하다고 인정하는 경우에는 개인정보처리자에게 제61조제2항에 따라 개선을 권고할 수 있다.

1. 이 법에 따라 개인정보 처리방침에 포함하여야 할 사항을 적정하게 정하고 있는지 여부
2. 개인정보 처리방침을 알기 쉽게 작성하였는지 여부
3. 개인정보 처리방침을 정보주체가 쉽게 확인할 수 있는 방법으로 공개하고 있는지 여부

② 개인정보 처리방침의 평가 대상, 기준 및 절차 등에 필요한 사항은 대통령령으로 정한다.

[본조신설 2023. 3. 14.]

제31조(개인정보 보호책임자의 지정 등) ① 개인정보처리자는 개인정보의 처리에 관한 업무를 총괄해서 책임질 개인정보 보호책임자를 지정하여야 한다. 다만, 종업원 수, 매출액 등이 대통령령으로 정하는 기준에 해당하는 개인정보처리자의 경우에는 지정하지 아니할 수 있다. 〈개정 2023. 3. 14.〉

② 제1항 단서에 따라 개인정보 보호책임자를 지정하지 아니하는 경우에는 개인정보처리자의 사업주 또는 대표자가 개인정보 보호책임자가 된다. 〈신설 2023. 3. 14.〉

③ 개인정보 보호책임자는 다음 각 호의 업무를 수행한다. 〈개정 2023. 3. 14.〉

1. 개인정보 보호 계획의 수립 및 시행
2. 개인정보 처리 실태 및 관행의 정기적인 조사 및 개선
3. 개인정보 처리와 관련한 불만의 처리 및 피해 구제
4. 개인정보 유출 및 오용·남용 방지를 위한 내부통제시스템의 구축
5. 개인정보 보호 교육 계획의 수립 및 시행
6. 개인정보파일의 보호 및 관리·감독
7. 그 밖에 개인정보의 적절한 처리를 위하여 대통령령으로 정한 업무

④ 개인정보 보호책임자는 제3항 각 호의 업무를 수행함에 있어서 필요한 경우 개인정보의 처리 현황, 처리 체계 등에 대하여 수시로 조사하거나 관계 당사자로부터 보고를 받을 수 있다. 〈개정 2023. 3. 14.〉

⑤ 개인정보 보호책임자는 개인정보 보호와 관련하여 이 법 및 다른 관계 법령의 위반 사실을 알게

된 경우에는 즉시 개선조치를 하여야 하며, 필요하면 소속 기관 또는 단체의 장에게 개선조치를 보고하여야 한다. 〈개정 2023. 3. 14.〉

⑥ 개인정보처리자는 개인정보 보호책임자가 제3항 각 호의 업무를 수행함에 있어서 정당한 이유 없이 불이익을 주거나 받게 하여서는 아니 되며, 개인정보 보호책임자가 업무를 독립적으로 수행할 수 있도록 보장하여야 한다. 〈개정 2023. 3. 14.〉

⑦ 개인정보처리자는 개인정보의 안전한 처리 및 보호, 정보의 교류, 그 밖에 대통령령으로 정하는 공동의 사업을 수행하기 위하여 제1항에 따른 개인정보 보호책임자를 구성원으로 하는 개인정보 보호책임자 협의회를 구성·운영할 수 있다. 〈신설 2023. 3. 14.〉

⑧ 보호위원회는 제7항에 따른 개인정보 보호책임자 협의회의 활동에 필요한 지원을 할 수 있다. 〈신설 2023. 3. 14.〉

⑨ 제1항에 따른 개인정보 보호책임자의 자격요건, 제3항에 따른 업무 및 제6항에 따른 독립성 보장 등에 필요한 사항은 매출액, 개인정보의 보유 규모 등을 고려하여 대통령령으로 정한다. 〈개정 2023. 3. 14.〉

[제목개정 2023. 3. 14.]

제31조의2(국내대리인의 지정) ① 국내에 주소 또는 영업소가 없는 개인정보처리자로서 매출액, 개인정보의 보유 규모 등을 고려하여 대통령령으로 정하는 자는 다음 각 호의 사항을 대리하는 자(이하 "국내대리인"이라 한다)를 지정하여야 한다. 이 경우 국내대리인의 지정은 문서로 하여야 한다. 〈개정 2023. 3. 14.〉

1. 제31조제3항에 따른 개인정보 보호책임자의 업무
2. 제34조제1항 및 제3항에 따른 개인정보 유출 등의 통지 및 신고
3. 제63조제1항에 따른 물품·서류 등 자료의 제출

② 국내대리인은 국내에 주소 또는 영업소가 있어야 한다. 〈개정 2023. 3. 14.〉

③ 개인정보처리자는 제1항에 따라 국내대리인을 지정하는 경우에는 다음 각 호의 사항을 개인정보 처리방침에 포함하여야 한다. 〈개정 2023. 3. 14.〉

1. 국내대리인의 성명(법인의 경우에는 그 명칭 및 대표자의 성명을 말한다)
2. 국내대리인의 주소(법인의 경우에는 영업소의 소재지를 말한다), 전화번호 및 전자우편 주소

④ 국내대리인이 제1항 각 호와 관련하여 이 법을 위반한 경우에는 개인정보처리자가 그 행위를 한 것으로 본다. 〈개정 2023. 3. 14.〉

[본조신설 2020. 2. 4.]

[제39조의11에서 이동 〈2023. 3. 14.〉]

제32조(개인정보파일의 등록 및 공개) ① 공공기관의 장이 개인정보파일을 운용하는 경우에는 다음 각 호의 사항을 보호위원회에 등록하여야 한다. 등록한 사항이 변경된 경우에도 또한 같다. 〈개정 2013. 3. 23., 2014. 11. 19., 2017. 7. 26., 2020. 2. 4.〉

1. 개인정보파일의 명칭
2. 개인정보파일의 운영 근거 및 목적
3. 개인정보파일에 기록되는 개인정보의 항목
4. 개인정보의 처리방법
5. 개인정보의 보유기간
6. 개인정보를 통상적 또는 반복적으로 제공하는 경우에는 그 제공받는 자
7. 그 밖에 대통령령으로 정하는 사항

② 다음 각 호의 어느 하나에 해당하는 개인정보파일에 대하여는 제1항을 적용하지 아니한다. 〈개정 2023. 3. 14.〉

1. 국가 안전, 외교상 비밀, 그 밖에 국가의 중대한 이익에 관한 사항을 기록한 개인정보파일
2. 범죄의 수사, 공소의 제기 및 유지, 형 및 감호의 집행, 교정처분, 보호처분, 보안관찰처분과 출입국관리에 관한 사항을 기록한 개인정보파일
3. 「조세범처벌법」에 따른 범칙행위 조사 및 「관세법」에 따른 범칙행위 조사에 관한 사항을 기록한 개인정보파일
4. 일회적으로 운영되는 파일 등 지속적으로 관리할 필요성이 낮다고 인정되어 대통령령으로 정하는 개인정보파일
5. 다른 법령에 따라 비밀로 분류된 개인정보파일

③ 보호위원회는 필요하면 제1항에 따른 개인정보파일의 등록여부와 그 내용을 검토하여 해당 공공기관의 장에게 개선을 권고할 수 있다. 〈개정 2013. 3. 23., 2014. 11. 19., 2017. 7. 26., 2020. 2. 4., 2023. 3. 14.〉

④ 보호위원회는 정보주체의 권리 보장 등을 위하여 필요한 경우 제1항에 따른 개인정보파일의 등록 현황을 누구든지 쉽게 열람할 수 있도록 공개할 수 있다. 〈개정 2013. 3. 23., 2014. 11. 19., 2017. 7. 26., 2020. 2. 4., 2023. 3. 14.〉

⑤ 제1항에 따른 등록과 제4항에 따른 공개의 방법, 범위 및 절차에 관하여 필요한 사항은 대통령령으로 정한다.

⑥ 국회, 법원, 헌법재판소, 중앙선거관리위원회(그 소속 기관을 포함한다)의 개인정보파일 등록 및 공개에 관하여는 국회규칙, 대법원규칙, 헌법재판소규칙 및 중앙선거관리위원회규칙으로 정한다.

제32조의2(개인정보 보호 인증) ① 보호위원회는 개인정보처리자의 개인정보 처리 및 보호와 관련한 일련의 조치가 이 법에 부합하는지 등에 관하여 인증할 수 있다. 〈개정 2017. 7. 26., 2020. 2. 4.〉

② 제1항에 따른 인증의 유효기간은 3년으로 한다.

③ 보호위원회는 다음 각 호의 어느 하나에 해당하는 경우에는 대통령령으로 정하는 바에 따라 제1항에 따른 인증을 취소할 수 있다. 다만, 제1호에 해당하는 경우에는 취소하여야 한다. 〈개정 2017. 7. 26., 2020. 2. 4.〉

1. 거짓이나 그 밖의 부정한 방법으로 개인정보 보호 인증을 받은 경우
2. 제4항에 따른 사후관리를 거부 또는 방해한 경우
3. 제8항에 따른 인증기준에 미달하게 된 경우
4. 개인정보 보호 관련 법령을 위반하고 그 위반사유가 중대한 경우

④ 보호위원회는 개인정보 보호 인증의 실효성 유지를 위하여 연 1회 이상 사후관리를 실시하여야 한다. 〈개정 2017. 7. 26., 2020. 2. 4.〉

⑤ 보호위원회는 대통령령으로 정하는 전문기관으로 하여금 제1항에 따른 인증, 제3항에 따른 인증 취소, 제4항에 따른 사후관리 및 제7항에 따른 인증 심사원 관리 업무를 수행하게 할 수 있다. 〈개정 2017. 7. 26., 2020. 2. 4.〉

⑥ 제1항에 따른 인증을 받은 자는 대통령령으로 정하는 바에 따라 인증의 내용을 표시하거나 홍보할 수 있다.

⑦ 제1항에 따른 인증을 위하여 필요한 심사를 수행할 심사원의 자격 및 자격 취소 요건 등에 관하여는 전문성과 경력 및 그 밖에 필요한 사항을 고려하여 대통령령으로 정한다.

⑧ 그 밖에 개인정보 관리체계, 정보주체 권리보장, 안전성 확보조치가 이 법에 부합하는지 여부 등 제1항에 따른 인증의 기준 · 방법 · 절차 등 필요한 사항은 대통령령으로 정한다.

[본조신설 2015. 7. 24.]

제33조(개인정보 영향평가) ① 공공기관의 장은 대통령령으로 정하는 기준에 해당하는 개인정보파일의 운용으로 인하여 정보주체의 개인정보 침해가 우려되는 경우에는 그 위험요인의 분석과 개선 사항 도출을 위한 평가(이하 "영향평가"라 한다)를 하고 그 결과를 보호위원회에 제출하여야 한다. 〈개정 2013. 3. 23., 2014. 11. 19., 2017. 7. 26., 2020. 2. 4., 2023. 3. 14.〉

② 보호위원회는 대통령령으로 정하는 인력 · 설비 및 그 밖에 필요한 요건을 갖춘 자를 영향평가를 수행하는 기관(이하 "평가기관"이라 한다)으로 지정할 수 있으며, 공공기관의 장은 영향평가를 평가기관에 의뢰하여야 한다. 〈신설 2023. 3. 14.〉

③ 영향평가를 하는 경우에는 다음 각 호의 사항을 고려하여야 한다. 〈개정 2023. 3. 14.〉

1. 처리하는 개인정보의 수

2. 개인정보의 제3자 제공 여부

3. 정보주체의 권리를 해할 가능성 및 그 위험 정도

4. 그 밖에 대통령령으로 정한 사항

④ 보호위원회는 제1항에 따라 제출받은 영향평가 결과에 대하여 의견을 제시할 수 있다. 〈개정 2013. 3. 23., 2014. 11. 19., 2017. 7. 26., 2020. 2. 4., 2023. 3. 14.〉

⑤ 공공기관의 장은 제1항에 따라 영향평가를 한 개인정보파일을 제32조제1항에 따라 등록할 때에는 영향평가 결과를 함께 첨부하여야 한다. 〈개정 2023. 3. 14.〉

⑥ 보호위원회는 영향평가의 활성화를 위하여 관계 전문가의 육성, 영향평가 기준의 개발 · 보급 등 필요한 조치를 마련하여야 한다. 〈개정 2013. 3. 23., 2014. 11. 19., 2017. 7. 26., 2020. 2. 4., 2023. 3. 14.〉

⑦ 보호위원회는 제2항에 따라 지정된 평가기관이 다음 각 호의 어느 하나에 해당하는 경우에는 평가기관의 지정을 취소할 수 있다. 다만, 제1호 또는 제2호에 해당하는 경우에는 평가기관의 지정을 취소하여야 한다. 〈신설 2023. 3. 14.〉

1. 거짓이나 그 밖의 부정한 방법으로 지정을 받은 경우

2. 지정된 평가기관 스스로 지정취소를 원하거나 폐업한 경우

3. 제2항에 따른 지정요건을 충족하지 못하게 된 경우

4. 고의 또는 중대한 과실로 영향평가업무를 부실하게 수행하여 그 업무를 적정하게 수행할 수 없다고 인정되는 경우

5. 그 밖에 대통령령으로 정하는 사유에 해당하는 경우

⑧ 보호위원회는 제7항에 따라 지정을 취소하는 경우에는 「행정절차법」에 따른 청문을 실시하여야 한다. 〈신설 2023. 3. 14.〉

⑨ 제1항에 따른 영향평가의 기준 · 방법 · 절차 등에 관하여 필요한 사항은 대통령령으로 정한다. 〈개정 2023. 3. 14.〉

⑩ 국회, 법원, 헌법재판소, 중앙선거관리위원회(그 소속 기관을 포함한다)의 영향평가에 관한 사항은 국회규칙, 대법원규칙, 헌법재판소규칙 및 중앙선거관리위원회규칙으로 정하는 바에 따른다. 〈개정 2023. 3. 14.〉

⑪ 공공기관 외의 개인정보처리자는 개인정보파일 운용으로 인하여 정보주체의 개인정보 침해가 우려되는 경우에는 영향평가를 하기 위하여 적극 노력하여야 한다. 〈개정 2023. 3. 14.〉

제34조(개인정보 유출 등의 통지 · 신고) ① 개인정보처리자는 개인정보가 분실 · 도난 · 유출(이하 이 조에서 "유출등"이라 한다)되었음을 알게 되었을 때에는 지체 없이 해당 정보주체에게 다음 각 호의 사항을 알려야 한다. 다만, 정보주체의 연락처를 알 수 없는 경우 등 정당한 사유가 있는 경우에는 대통령령으로 정하는 바에 따라 통지를 갈음하는 조치를 취할 수 있다. 〈개정 2023. 3. 14.〉

1. 유출등이 된 개인정보의 항목
2. 유출등이 된 시점과 그 경위
3. 유출등으로 인하여 발생할 수 있는 피해를 최소화하기 위하여 정보주체가 할 수 있는 방법 등에 관한 정보
4. 개인정보처리자의 대응조치 및 피해 구제절차
5. 정보주체에게 피해가 발생한 경우 신고 등을 접수할 수 있는 담당부서 및 연락처

② 개인정보처리자는 개인정보가 유출등이 된 경우 그 피해를 최소화하기 위한 대책을 마련하고 필요한 조치를 하여야 한다. 〈개정 2023. 3. 14.〉

③ 개인정보처리자는 개인정보의 유출등이 있음을 알게 되었을 때에는 개인정보의 유형, 유출등의 경로 및 규모 등을 고려하여 대통령령으로 정하는 바에 따라 제1항 각 호의 사항을 지체 없이 보호위원회 또는 대통령령으로 정하는 전문기관에 신고하여야 한다. 이 경우 보호위원회 또는 대통령령으로 정하는 전문기관은 피해 확산방지, 피해 복구 등을 위한 기술을 지원할 수 있다. 〈개정 2013. 3. 23., 2014. 11. 19., 2017. 7. 26., 2020. 2. 4., 2023. 3. 14.〉

④ 제1항에 따른 유출등의 통지 및 제3항에 따른 유출등의 신고의 시기, 방법, 절차 등에 필요한 사항은 대통령령으로 정한다. 〈개정 2023. 3. 14.〉

[제목개정 2023. 3. 14.]

제34조의2(노출된 개인정보의 삭제 · 차단) ① 개인정보처리자는 고유식별정보, 계좌정보, 신용카드정보 등 개인정보가 정보통신망을 통하여 공중(公衆)에 노출되지 아니하도록 하여야 한다. 〈개정 2023. 3. 14.〉

② 개인정보처리자는 공중에 노출된 개인정보에 대하여 보호위원회 또는 대통령령으로 지정한 전문기관의 요청이 있는 경우에는 해당 정보를 삭제하거나 차단하는 등 필요한 조치를 하여야 한다. 〈개정 2023. 3. 14.〉

[본조신설 2020. 2. 4.]

[제39조의10에서 이동, 종전 제34조의2는 삭제

제5장 정보주체의 권리 보장

제35조(개인정보의 열람) ① 정보주체는 개인정보처리자가 처리하는 자신의 개인정보에 대한 열람을 해당 개인정보처리자에게 요구할 수 있다.

② 제1항에도 불구하고 정보주체가 자신의 개인정보에 대한 열람을 공공기관에 요구하고자 할 때에는 공공기관에 직접 열람을 요구하거나 대통령령으로 정하는 바에 따라 보호위원회를 통하여 열람을 요구할 수 있다. 〈개정 2013. 3. 23., 2014. 11. 19., 2017. 7. 26., 2020. 2. 4.〉

③ 개인정보처리자는 제1항 및 제2항에 따른 열람을 요구받았을 때에는 대통령령으로 정하는 기간 내에 정보주체가 해당 개인정보를 열람할 수 있도록 하여야 한다. 이 경우 해당 기간 내에 열람할 수 없는 정당한 사유가 있을 때에는 정보주체에게 그 사유를 알리고 열람을 연기할 수 있으며, 그 사유가 소멸하면 지체 없이 열람하게 하여야 한다.

④ 개인정보처리자는 다음 각 호의 어느 하나에 해당하는 경우에는 정보주체에게 그 사유를 알리고 열람을 제한하거나 거절할 수 있다.

1. 법률에 따라 열람이 금지되거나 제한되는 경우
2. 다른 사람의 생명 · 신체를 해할 우려가 있거나 다른 사람의 재산과 그 밖의 이익을 부당하게 침해할 우려가 있는 경우
3. 공공기관이 다음 각 목의 어느 하나에 해당하는 업무를 수행할 때 중대한 지장을 초래하는 경우

가. 조세의 부과 · 징수 또는 환급에 관한 업무

나. 「초 · 중등교육법」 및 「고등교육법」에 따른 각급 학교, 「평생교육법」에 따른 평생교육시설, 그 밖의 다른 법률에 따라 설치된 고등교육기관에서의 성적 평가 또는 입학자 선발에 관한 업무

다. 학력 · 기능 및 채용에 관한 시험, 자격 심사에 관한 업무

라. 보상금 · 급부금 산정 등에 대하여 진행 중인 평가 또는 판단에 관한 업무

마. 다른 법률에 따라 진행 중인 감사 및 조사에 관한 업무

⑤ 제1항부터 제4항까지의 규정에 따른 열람 요구, 열람 제한, 통지 등의 방법 및 절차에 관하여 필요한 사항은 대통령령으로 정한다.

제35조의2(개인정보의 전송 요구) ① 정보주체는 개인정보 처리 능력 등을 고려하여 대통령령으로 정하는 기준에 해당하는 개인정보처리자에 대하여 다음 각 호의 요건을 모두 충족하는 개인정보를 자신에게로 전송할 것을 요구할 수 있다.

1. 정보주체가 전송을 요구하는 개인정보가 정보주체 본인에 관한 개인정보로서 다음 각 목의 어느 하나에 해당하는 정보일 것

가. 제15조제1항제1호, 제23조제1항제1호 또는 제24조제1항제1호에 따른 동의를 받아 처리되는

개인정보

나. 제15조제1항제4호에 따라 체결한 계약을 이행하거나 계약을 체결하는 과정에서 정보주체의 요청에 따른 조치를 이행하기 위하여 처리되는 개인정보

다. 제15조제1항제2호 · 제3호, 제23조제1항제2호 또는 제24조제1항제2호에 따라 처리되는 개인정보 중 정보주체의 이익이나 공익적 목적을 위하여 관계 중앙행정기관의 장의 요청에 따라 보호위원회가 심의 · 의결하여 전송 요구의 대상으로 지정한 개인정보

2. 전송을 요구하는 개인정보가 개인정보처리자가 수집한 개인정보를 기초로 분석 · 가공하여 별도로 생성한 정보가 아닐 것

3. 전송을 요구하는 개인정보가 컴퓨터 등 정보처리장치로 처리되는 개인정보일 것

② 정보주체는 매출액, 개인정보의 보유 규모, 개인정보 처리 능력, 산업별 특성 등을 고려하여 대통령령으로 정하는 기준에 해당하는 개인정보처리자에 대하여 제1항에 따른 전송 요구 대상인 개인정보를 기술적으로 허용되는 합리적인 범위에서 다음 각 호의 자에게 전송할 것을 요구할 수 있다.

1. 제35조의3제1항에 따른 개인정보관리 전문기관

2. 제29조에 따른 안전조치의무를 이행하고 대통령령으로 정하는 시설 및 기술 기준을 충족하는 자

③ 개인정보처리자는 제1항 및 제2항에 따른 전송 요구를 받은 경우에는 시간, 비용, 기술적으로 허용되는 합리적인 범위에서 해당 정보를 컴퓨터 등 정보처리장치로 처리 가능한 형태로 전송하여야 한다.

④ 제1항 및 제2항에 따른 전송 요구를 받은 개인정보처리자는 다음 각 호의 어느 하나에 해당하는 법률의 관련 규정에도 불구하고 정보주체에 관한 개인정보를 전송하여야 한다.

1. 「국세기본법」 제81조의13

2. 「지방세기본법」 제86조

3. 그 밖에 제1호 및 제2호와 유사한 규정으로서 대통령령으로 정하는 법률의 규정

⑤ 정보주체는 제1항 및 제2항에 따른 전송 요구를 철회할 수 있다.

⑥ 개인정보처리자는 정보주체의 본인 여부가 확인되지 아니하는 경우 등 대통령령으로 정하는 경우에는 제1항 및 제2항에 따른 전송 요구를 거절하거나 전송을 중단할 수 있다.

⑦ 정보주체는 제1항 및 제2항에 따른 전송 요구로 인하여 타인의 권리나 정당한 이익을 침해하여서는 아니 된다.

⑧ 제1항부터 제7항까지에서 규정한 사항 외에 전송 요구의 대상이 되는 정보의 범위, 전송 요구의 방법, 전송의 기한 및 방법, 전송 요구 철회의 방법, 전송 요구의 거절 및 전송 중단의 방법 등 필요한 사항은 대통령령으로 정한다.

[본조신설 2023. 3. 14.]

[시행일 미지정] 제35조의2

제35조의3(개인정보관리 전문기관) ① 다음 각 호의 업무를 수행하려는 자는 보호위원회 또는 관계 중앙행정기관의 장으로부터 개인정보관리 전문기관의 지정을 받아야 한다.

1. 제35조의2에 따른 개인정보의 전송 요구권 행사 지원
2. 정보주체의 권리행사를 지원하기 위한 개인정보 전송시스템의 구축 및 표준화
3. 정보주체의 권리행사를 지원하기 위한 개인정보의 관리 · 분석
4. 그 밖에 정보주체의 권리행사를 효과적으로 지원하기 위하여 대통령령으로 정하는 업무

② 제1항에 따른 개인정보관리 전문기관의 지정요건은 다음 각 호와 같다.

1. 개인정보를 전송 · 관리 · 분석할 수 있는 기술수준 및 전문성을 갖추었을 것
2. 개인정보를 안전하게 관리할 수 있는 안전성 확보조치 수준을 갖추었을 것
3. 개인정보관리 전문기관의 안정적인 운영에 필요한 재정능력을 갖추었을 것

③ 개인정보관리 전문기관은 다음 각 호의 어느 하나에 해당하는 행위를 하여서는 아니된다.

1. 정보주체에게 개인정보의 전송 요구를 강요하거나 부당하게 유도하는 행위
2. 그 밖에 개인정보를 침해하거나 정보주체의 권리를 제한할 우려가 있는 행위로서 대통령령으로 정하는 행위

④ 보호위원회 및 관계 중앙행정기관의 장은 개인정보관리 전문기관이 다음 각 호의 어느 하나에 해당하는 경우에는 개인정보관리 전문기관의 지정을 취소할 수 있다. 다만, 제1호에 해당하는 경우에는 지정을 취소하여야 한다.

1. 거짓이나 부정한 방법으로 지정을 받은 경우
2. 제2항에 따른 지정요건을 갖추지 못하게 된 경우

⑤ 보호위원회 및 관계 중앙행정기관의 장은 제4항에 따라 지정을 취소하는 경우에는 「행정절차법」에 따른 청문을 실시하여야 한다.

⑥ 보호위원회 및 관계 중앙행정기관의 장은 개인정보관리 전문기관에 대하여 업무 수행에 필요한 지원을 할 수 있다.

⑦ 개인정보관리 전문기관은 정보주체의 요구에 따라 제1항 각 호의 업무를 수행하는 경우 정보주체로부터 그 업무 수행에 필요한 비용을 받을 수 있다.

⑧ 제1항에 따른 개인정보관리 전문기관의 지정 절차, 제2항에 따른 지정요건의 세부기준, 제4항에 따른 지정취소의 절차 등에 필요한 사항은 대통령령으로 정한다.

[본조신설 2023. 3. 14.]

제35조의4(개인정보 전송 관리 및 지원) ① 보호위원회는 제35조의2제1항 및 제2항에 따른 개인정보처리자 및 제35조의3제1항에 따른 개인정보관리 전문기관 현황, 활용내역 및 관리실태 등을 체계적으로 관리 · 감독하여야 한다.

② 보호위원회는 개인정보가 안전하고 효율적으로 전송될 수 있도록 다음 각 호의 사항을 포함한 개인정보 전송 지원 플랫폼을 구축 · 운영할 수 있다.

1. 개인정보관리 전문기관 현황 및 전송 가능한 개인정보 항목 목록
2. 정보주체의 개인정보 전송 요구 · 철회 내역
3. 개인정보의 전송 이력 관리 등 지원 기능
4. 그 밖에 개인정보 전송을 위하여 필요한 사항

③ 보호위원회는 제2항에 따른 개인정보 전송지원 플랫폼의 효율적 운영을 위하여 개인정보관리 전문기관에서 구축 · 운영하고 있는 전송 시스템을 상호 연계하거나 통합할 수 있다. 이 경우 관계 중앙행정기관의 장 및 해당 개인정보관리 전문기관과 사전에 협의하여야 한다.

④ 제1항부터 제3항까지의 규정에 따른 관리 · 감독과 개인정보 전송지원 플랫폼의 구축 및 운영에 필요한 사항은 대통령령으로 정한다.

[본조신설 2023. 3. 14.]

제36조(개인정보의 정정 · 삭제) ① 제35조에 따라 자신의 개인정보를 열람한 정보주체는 개인정보처리자에게 그 개인정보의 정정 또는 삭제를 요구할 수 있다. 다만, 다른 법령에서 그 개인정보가 수집 대상으로 명시되어 있는 경우에는 그 삭제를 요구할 수 없다.

② 제1항에 따른 정보주체의 요구를 받았을 때에는 개인정보의 정정 또는 삭제에 관하여 다른 법령에 특별한 절차가 규정되어 있는 경우를 제외하고는 지체 없이 그 개인정보를 조사하여 정보주체의 요구에 따라 정정 · 삭제 등 필요한 조치를 한 후 그 결과를 정보주체에게 알려야 한다.

③ 개인정보처리자가 제2항에 따라 개인정보를 삭제할 때에는 복구 또는 재생되지 아니하도록 조치하여야 한다.

④ 개인정보처리자는 정보주체의 요구가 제1항 단서에 해당될 때에는 지체 없이 그 내용을 정보주체에게 알려야 한다.

⑤ 개인정보처리자는 제2항에 따른 조사를 할 때 필요하면 해당 정보주체에게 정정 · 삭제 요구사항의 확인에 필요한 증거자료를 제출하게 할 수 있다.

⑥ 제1항 · 제2항 및 제4항에 따른 정정 또는 삭제 요구, 통지 방법 및 절차 등에 필요한 사항은 대통령령으로 정한다.

제37조(개인정보의 처리정지 등) ① 정보주체는 개인정보처리자에 대하여 자신의 개인정보 처리의 정지를 요구하거나 개인정보 처리에 대한 동의를 철회할 수 있다. 이 경우 공공기관에 대해서는 제32조에

따라 등록 대상이 되는 개인정보파일 중 자신의 개인정보에 대한 처리의 정지를 요구하거나 개인정보 처리에 대한 동의를 철회할 수 있다. 〈개정 2023. 3. 14.〉

② 개인정보처리자는 제1항에 따른 처리정지 요구를 받았을 때에는 지체 없이 정보주체의 요구에 따라 개인정보 처리의 전부를 정지하거나 일부를 정지하여야 한다. 다만, 다음 각 호의 어느 하나에 해당하는 경우에는 정보주체의 처리정지 요구를 거절할 수 있다. 〈개정 2023. 3. 14.〉

1. 법률에 특별한 규정이 있거나 법령상 의무를 준수하기 위하여 불가피한 경우
2. 다른 사람의 생명 · 신체를 해할 우려가 있거나 다른 사람의 재산과 그 밖의 이익을 부당하게 침해할 우려가 있는 경우
3. 공공기관이 개인정보를 처리하지 아니하면 다른 법률에서 정하는 소관 업무를 수행할 수 없는 경우
4. 개인정보를 처리하지 아니하면 정보주체와 약정한 서비스를 제공하지 못하는 등 계약의 이행이 곤란한 경우로서 정보주체가 그 계약의 해지 의사를 명확하게 밝히지 아니한 경우

③ 개인정보처리자는 정보주체가 제1항에 따라 동의를 철회한 때에는 지체 없이 수집된 개인정보를 복구 · 재생할 수 없도록 파기하는 등 필요한 조치를 하여야 한다. 다만, 제2항 각 호의 어느 하나에 해당하는 경우에는 동의 철회에 따른 조치를 하지 아니할 수 있다. 〈신설 2023. 3. 14.〉

④ 개인정보처리자는 제2항 단서에 따라 처리정지 요구를 거절하거나 제3항 단서에 따라 동의 철회에 따른 조치를 하지 아니하였을 때에는 정보주체에게 지체 없이 그 사유를 알려야 한다. 〈개정 2023. 3. 14.〉

⑤ 개인정보처리자는 정보주체의 요구에 따라 처리가 정지된 개인정보에 대하여 지체 없이 해당 개인정보의 파기 등 필요한 조치를 하여야 한다. 〈개정 2023. 3. 14.〉

⑥ 제1항부터 제5항까지의 규정에 따른 처리정지의 요구, 동의 철회, 처리정지의 거절, 통지 등의 방법 및 절차에 필요한 사항은 대통령령으로 정한다. 〈개정 2023. 3. 14.〉

제37조의2(자동화된 결정에 대한 정보주체의 권리 등) ① 정보주체는 완전히 자동화된 시스템(인공지능 기술을 적용한 시스템을 포함한다)으로 개인정보를 처리하여 이루어지는 결정(「행정기본법」 제20조에 따른 행정청의 자동적 처분은 제외하며, 이하 이 조에서 "자동화된 결정"이라 한다)이 자신의 권리 또는 의무에 중대한 영향을 미치는 경우에는 해당 개인정보처리자에 대하여 해당 결정을 거부할 수 있는 권리를 가진다. 다만, 자동화된 결정이 제15조제1항제1호 · 제2호 및 제4호에 따라 이루어지는 경우에는 그러하지 아니하다.

② 정보주체는 개인정보처리자가 자동화된 결정을 한 경우에는 그 결정에 대하여 설명 등을 요구할 수 있다.

③ 개인정보처리자는 제1항 또는 제2항에 따라 정보주체가 자동화된 결정을 거부하거나 이에 대한

설명 등을 요구한 경우에는 정당한 사유가 없는 한 자동화된 결정을 적용하지 아니하거나 인적 개입에 의한 재처리 · 설명 등 필요한 조치를 하여야 한다.

④ 개인정보처리자는 자동화된 결정의 기준과 절차, 개인정보가 처리되는 방식 등을 정보주체가 쉽게 확인할 수 있도록 공개하여야 한다.

⑤ 제1항부터 제4항까지에서 규정한 사항 외에 자동화된 결정의 거부 · 설명 등을 요구하는 절차 및 방법, 거부 · 설명 등의 요구에 따른 필요한 조치, 자동화된 결정의 기준 · 절차 및 개인정보가 처리되는 방식의 공개 등에 필요한 사항은 대통령령으로 정한다.

[본조신설 2023. 3. 14.]

第38조(권리행사의 방법 및 절차) ① 정보주체는 제35조에 따른 열람, 제35조의2에 따른 전송, 제36조에 따른 정정 · 삭제, 제37조에 따른 처리정지 및 동의 철회, 제37조의2에 따른 거부 · 설명 등의 요구(이하 "열람등요구"라 한다)를 문서 등 대통령령으로 정하는 방법 · 절차에 따라 대리인에게 하게 할 수 있다. 〈개정 2020. 2. 4., 2023. 3. 14.〉

② 만 14세 미만 아동의 법정대리인은 개인정보처리자에게 그 아동의 개인정보 열람등요구를 할 수 있다.

③ 개인정보처리자는 열람등요구를 하는 자에게 대통령령으로 정하는 바에 따라 수수료와 우송료(사본의 우송을 청구하는 경우에 한한다)를 청구할 수 있다. 다만, 제35조의2제2항에 따른 전송 요구의 경우에는 전송을 위해 추가로 필요한 설비 등을 함께 고려하여 수수료를 산정할 수 있다. 〈개정 2023. 3. 14.〉

④ 개인정보처리자는 정보주체가 열람등요구를 할 수 있는 구체적인 방법과 절차를 마련하고, 이를 정보주체가 알 수 있도록 공개하여야 한다. 이 경우 열람등요구의 방법과 절차는 해당 개인정보의 수집 방법과 절차보다 어렵지 아니하도록 하여야 한다. 〈개정 2023. 3. 14.〉

⑤ 개인정보처리자는 정보주체가 열람등요구에 대한 거절 등 조치에 대하여 불복이 있는 경우 이의를 제기할 수 있도록 필요한 절차를 마련하고 안내하여야 한다.

第39조(손해배상책임) ① 정보주체는 개인정보처리자가 이 법을 위반한 행위로 손해를 입으면 개인정보처리자에게 손해배상을 청구할 수 있다. 이 경우 그 개인정보처리자는 고의 또는 과실이 없음을 입증하지 아니하면 책임을 면할 수 없다.

② 삭제 〈2015. 7. 24.〉

③ 개인정보처리자의 고의 또는 중대한 과실로 인하여 개인정보가 분실 · 도난 · 유출 · 위조 · 변조 또는 훼손된 경우로서 정보주체에게 손해가 발생한 때에는 법원은 그 손해액의 5배를 넘지 아니하는 범위에서 손해배상액을 정할 수 있다. 다만, 개인정보처리자가 고의 또는 중대한 과실이 없음을 증명한 경우에는 그러하지 아니하다. 〈신설 2015. 7. 24., 2023. 3. 14.〉

④ 법원은 제3항의 배상액을 정할 때에는 다음 각 호의 사항을 고려하여야 한다. 〈신설 2015. 7. 24.〉

1. 고의 또는 손해 발생의 우려를 인식한 정도
2. 위반행위로 인하여 입은 피해 규모
3. 위법행위로 인하여 개인정보처리자가 취득한 경제적 이익
4. 위반행위에 따른 벌금 및 과징금
5. 위반행위의 기간 · 횟수 등
6. 개인정보처리자의 재산상태
7. 개인정보처리자가 정보주체의 개인정보 분실 · 도난 · 유출 후 해당 개인정보를 회수하기 위하여 노력한 정도
8. 개인정보처리자가 정보주체의 피해구제를 위하여 노력한 정도

제39조의2(법정손해배상의 청구) ① 제39조제1항에도 불구하고 정보주체는 개인정보처리자의 고의 또는 과실로 인하여 개인정보가 분실 · 도난 · 유출 · 위조 · 변조 또는 훼손된 경우에는 300만원 이하의 범위에서 상당한 금액을 손해액으로 하여 배상을 청구할 수 있다. 이 경우 해당 개인정보처리자는 고의 또는 과실이 없음을 입증하지 아니하면 책임을 면할 수 없다.

② 법원은 제1항에 따른 청구가 있는 경우에 변론 전체의 취지와 증거조사의 결과를 고려하여 제1항의 범위에서 상당한 손해액을 인정할 수 있다.

③ 제39조에 따라 손해배상을 청구한 정보주체는 사실심(事實審)의 변론이 종결되기 전까지 그 청구를 제1항에 따른 청구로 변경할 수 있다.

[본조신설 2015. 7. 24.]

6장 삭제 〈2023. 3. 14.〉

제39조의3(자료의 제출) ① 법원은 이 법을 위반한 행위로 인한 손해배상청구소송에서 당사자의 신청에 따라 상대방 당사자에게 해당 손해의 증명 또는 손해액의 산정에 필요한 자료의 제출을 명할 수 있다. 다만, 제출명령을 받은 자가 그 자료의 제출을 거부할 정당한 이유가 있으면 그러하지 아니하다.

② 법원은 제1항에 따른 제출명령을 받은 자가 그 자료의 제출을 거부할 정당한 이유가 있다고 주장하는 경우에는 그 주장의 당부(當否)를 판단하기 위하여 자료의 제시를 명할 수 있다. 이 경우 법원은 그 자료를 다른 사람이 보게 하여서는 아니 된다.

③ 제1항에 따라 제출되어야 할 자료가 「부정경쟁방지 및 영업비밀보호에 관한 법률」 제2조제2호에 따른 영업비밀(이하 "영업비밀"이라 한다)에 해당하나 손해의 증명 또는 손해액의 산정에 반드시

필요한 경우에는 제1항 단서에 따른 정당한 이유로 보지 아니한다. 이 경우 법원은 제출명령의 목적 내에서 열람할 수 있는 범위 또는 열람할 수 있는 사람을 지정하여야 한다.

④ 법원은 제1항에 따른 제출명령을 받은 자가 정당한 이유 없이 그 명령에 따르지 아니한 경우에는 자료의 기재에 대한 신청인의 주장을 진실한 것으로 인정할 수 있다.

⑤ 법원은 제4항에 해당하는 경우 신청인이 자료의 기재에 관하여 구체적으로 주장하기에 현저히 곤란한 사정이 있고 자료로 증명할 사실을 다른 증거로 증명하는 것을 기대하기도 어려운 경우에는 신청인이 자료의 기재로 증명하려는 사실에 관한 주장을 진실한 것으로 인정할 수 있다.

[전문개정 2023. 3. 14.]

제39조의4(비밀유지명령) ① 법원은 이 법을 위반한 행위로 인한 손해배상청구소송에서 당사자의 신청에 따른 결정으로 다음 각 호의 자에게 그 당사자가 보유한 영업비밀을 해당 소송의 계속적인 수행 외의 목적으로 사용하거나 그 영업비밀에 관계된 이 항에 따른 명령을 받은 자 외의 자에게 공개하지 아니할 것을 명할 수 있다. 다만, 그 신청 시점까지 다음 각 호의 자가 준비서면의 열람이나 증거조사 외의 방법으로 그 영업비밀을 이미 취득하고 있는 경우에는 그러하지 아니하다.

1. 다른 당사자(법인인 경우에는 그 대표자를 말한다)
2. 당사자를 위하여 해당 소송을 대리하는 자
3. 그 밖에 해당 소송으로 영업비밀을 알게 된 자

② 제1항에 따른 명령(이하 "비밀유지명령"이라 한다)을 신청하는 자는 다음 각 호의 사유를 모두 소명하여야 한다.

1. 이미 제출하였거나 제출하여야 할 준비서면, 이미 조사하였거나 조사하여야 할 증거 또는 제39조의3제1항에 따라 제출하였거나 제출하여야 할 자료에 영업비밀이 포함되어 있다는 것
2. 제1호의 영업비밀이 해당 소송 수행 외의 목적으로 사용되거나 공개되면 당사자의 영업에 지장을 줄 우려가 있어 이를 방지하기 위하여 영업비밀의 사용 또는 공개를 제한할 필요가 있다는 것

③ 비밀유지명령의 신청은 다음 각 호의 사항을 적은 서면으로 하여야 한다.

1. 비밀유지명령을 받을 자
2. 비밀유지명령의 대상이 될 영업비밀을 특정하기에 충분한 사실
3. 제2항 각 호의 사유에 해당하는 사실

④ 법원은 비밀유지명령이 결정된 경우에는 그 결정서를 비밀유지명령을 받을 자에게 송달하여야 한다.

⑤ 비밀유지명령은 제4항의 결정서가 비밀유지명령을 받을 자에게 송달된 때부터 효력이 발생한다.

⑥ 비밀유지명령의 신청을 기각하거나 각하한 재판에 대해서는 즉시항고를 할 수 있다.

[전문개정 2023. 3. 14.]

제39조의5(비밀유지명령의 취소) ① 비밀유지명령을 신청한 자 또는 비밀유지명령을 받은 자는 제39조의4제2항 각 호의 사유에 부합하지 아니하는 사실이나 사정이 있는 경우 소송기록을 보관하고 있는 법원(소송기록을 보관하고 있는 법원이 없는 경우에는 비밀유지명령을 내린 법원을 말한다)에 비밀유지명령의 취소를 신청할 수 있다.

② 법원은 비밀유지명령의 취소신청에 대한 재판이 있는 경우에는 그 결정서를 그 신청을 한 자 및 상대방에게 송달하여야 한다.

③ 비밀유지명령의 취소신청에 대한 재판에 대해서는 즉시항고를 할 수 있다.

④ 비밀유지명령을 취소하는 재판은 확정되어야 효력이 발생한다.

⑤ 비밀유지명령을 취소하는 재판을 한 법원은 비밀유지명령의 취소신청을 한 자 또는 상대방 외에 해당 영업비밀에 관한 비밀유지명령을 받은 자가 있는 경우에는 그 자에게 즉시 비밀유지명령의 취소 재판을 한 사실을 알려야 한다.

[전문개정 2023. 3. 14.]

제39조의6(소송기록 열람 등의 청구 통지 등) ① 비밀유지명령이 내려진 소송(모든 비밀유지명령이 취소된 소송은 제외한다)에 관한 소송기록에 대하여 「민사소송법」 제163조제1항에 따라 열람 등의 신청인을 당사자로 제한하는 결정이 있었던 경우로서 당사자가 같은 항에서 규정하는 비밀 기재부분의 열람 등의 청구를 하였으나 그 청구 절차를 해당 소송에서 비밀유지명령을 받지 아니한 자가 밟은 경우에는 법원서기관, 법원사무관, 법원주사 또는 법원주사보(이하 이 조에서 "법원사무관등"이라 한다)는 같은 항의 신청을 한 당사자(그 열람 등의 청구를 한 자는 제외한다. 이하 제3항에서 같다)에게 그 청구 직후에 그 열람 등의 청구가 있었다는 사실을 알려야 한다.

② 법원사무관등은 제1항의 청구가 있었던 날부터 2주일이 지날 때까지(그 청구 절차를 밟은 자에 대한 비밀유지명령 신청이 그 기간 내에 이루어진 경우에는 그 신청에 대한 재판이 확정되는 시점까지를 말한다) 그 청구 절차를 밟은 자에게 제1항의 비밀 기재부분의 열람 등을 하게 하여서는 아니 된다.

③ 제2항은 제1항의 열람 등의 청구를 한 자에게 제1항의 비밀 기재부분의 열람 등을 하게 하는 것에 대하여 「민사소송법」 제163조제1항의 신청을 한 당사자 모두가 동의하는 경우에는 적용되지 아니한다.

[전문개정 2023. 3. 14.]

제39조의7(손해배상의 보장) ① 개인정보처리자로서 매출액, 개인정보의 보유 규모 등을 고려하여 대통령령으로 정하는 기준에 해당하는 자는 제39조 및 제39조의2에 따른 손해배상책임의 이행을

위하여 보험 또는 공제에 가입하거나 준비금을 적립하는 등 필요한 조치를 하여야 한다. 〈개정 2023. 3. 14.〉

② 제1항에도 불구하고 다음 각 호의 어느 하나에 해당하는 자는 제1항에 따른 조치를 하지 아니할 수 있다. 〈개정 2023. 3. 14.〉

1. 대통령령으로 정하는 공공기관, 비영리법인 및 단체
2. 「소상공인기본법」 제2조제1항에 따른 소상공인으로서 대통령령으로 정하는 자에게 개인정보 처리를 위탁한 자
3. 다른 법률에 따라 제39조 및 제39조의2에 따른 손해배상책임의 이행을 보장하는 보험 또는 공제에 가입하거나 준비금을 적립한 개인정보처리자

③ 제1항 및 제2항에 따른 개인정보처리자의 손해배상책임 이행 기준 등에 필요한 사항은 대통령령으로 정한다. 〈신설 2023. 3. 14.〉

[본조신설 2020. 2. 4.]

[제39조의9에서 이동, 종전 제39조의7은 삭제

제7장 개인정보 분쟁조정위원회 〈개정 2020. 2. 4.〉

제40조(설치 및 구성) ① 개인정보에 관한 분쟁의 조정(調停)을 위하여 개인정보 분쟁조정위원회(이하 "분쟁조정위원회"라 한다)를 둔다.

② 분쟁조정위원회는 위원장 1명을 포함한 30명 이내의 위원으로 구성하며, 위원은 당연직위원과 위촉위원으로 구성한다. 〈개정 2015. 7. 24., 2023. 3. 14.〉

③ 위촉위원은 다음 각 호의 어느 하나에 해당하는 사람 중에서 보호위원회 위원장이 위촉하고, 대통령령으로 정하는 국가기관 소속 공무원은 당연직위원이 된다. 〈개정 2013. 3. 23., 2014. 11. 19., 2015. 7. 24.〉

1. 개인정보 보호업무를 관장하는 중앙행정기관의 고위공무원단에 속하는 공무원으로 재직하였던 사람 또는 이에 상당하는 공공부문 및 관련 단체의 직에 재직하고 있거나 재직하였던 사람으로서 개인정보 보호업무의 경험이 있는 사람
2. 대학이나 공인된 연구기관에서 부교수 이상 또는 이에 상당하는 직에 재직하고 있거나 재직하였던 사람
3. 판사 · 검사 또는 변호사로 재직하고 있거나 재직하였던 사람
4. 개인정보 보호와 관련된 시민사회단체 또는 소비자단체로부터 추천을 받은 사람
5. 개인정보처리자로 구성된 사업자단체의 임원으로 재직하고 있거나 재직하였던 사람

④ 위원장은 위원 중에서 공무원이 아닌 사람으로 보호위원회 위원장이 위촉한다. 〈개정 2013. 3. 23., 2014. 11. 19., 2015. 7. 24.〉

⑤ 위원장과 위촉위원의 임기는 2년으로 하되, 1차에 한하여 연임할 수 있다. 〈개정 2015. 7. 24.〉

⑥ 분쟁조정위원회는 분쟁조정 업무를 효율적으로 수행하기 위하여 필요하면 대통령령으로 정하는 바에 따라 조정사건의 분야별로 5명 이내의 위원으로 구성되는 조정부를 둘 수 있다. 이 경우 조정부가 분쟁조정위원회에서 위임받아 의결한 사항은 분쟁조정위원회에서 의결한 것으로 본다.

⑦ 분쟁조정위원회 또는 조정부는 재적위원 과반수의 출석으로 개의하며 출석위원 과반수의 찬성으로 의결한다.

⑧ 보호위원회는 분쟁조정 접수, 사실 확인 등 분쟁조정에 필요한 사무를 처리할 수 있다. 〈개정 2015. 7. 24.〉

⑨ 이 법에서 정한 사항 외에 분쟁조정위원회 운영에 필요한 사항은 대통령령으로 정한다.

제41조(위원의 신분보장) 위원은 자격정지 이상의 형을 선고받거나 심신상의 장애로 직무를 수행할 수 없는 경우를 제외하고는 그의 의사에 반하여 면직되거나 해촉되지 아니한다.

제42조(위원의 제척 · 기피 · 회피) ① 분쟁조정위원회의 위원은 다음 각 호의 어느 하나에 해당하는 경우에는 제43조제1항에 따라 분쟁조정위원회에 신청된 분쟁조정사건(이하 이 조에서 "사건"이라 한다)의 심의 · 의결에서 제척(除斥)된다.

1. 위원 또는 그 배우자나 배우자였던 자가 그 사건의 당사자가 되거나 그 사건에 관하여 공동의 권리자 또는 의무자의 관계에 있는 경우
2. 위원이 그 사건의 당사자와 친족이거나 친족이었던 경우
3. 위원이 그 사건에 관하여 증언, 감정, 법률자문을 한 경우
4. 위원이 그 사건에 관하여 당사자의 대리인으로서 관여하거나 관여하였던 경우

② 당사자는 위원에게 공정한 심의 · 의결을 기대하기 어려운 사정이 있으면 위원장에게 기피신청을 할 수 있다. 이 경우 위원장은 기피신청에 대하여 분쟁조정위원회의 의결을 거치지 아니하고 결정한다.

③ 위원이 제1항 또는 제2항의 사유에 해당하는 경우에는 스스로 그 사건의 심의 · 의결에서 회피할 수 있다.

제43조(조정의 신청 등) ① 개인정보와 관련한 분쟁의 조정을 원하는 자는 분쟁조정위원회에 분쟁조정을 신청할 수 있다.

② 분쟁조정위원회는 당사자 일방으로부터 분쟁조정 신청을 받았을 때에는 그 신청내용을 상대방에게 알려야 한다.

③ 개인정보처리자가 제2항에 따른 분쟁조정의 통지를 받은 경우에는 특별한 사유가 없으면

분쟁조정에 응하여야 한다. 〈개정 2023. 3. 14.〉

제44조(처리기간) ① 분쟁조정위원회는 제43조제1항에 따른 분쟁조정 신청을 받은 날부터 60일 이내에 이를 심사하여 조정안을 작성하여야 한다. 다만, 부득이한 사정이 있는 경우에는 분쟁조정위원회의 의결로 처리기간을 연장할 수 있다.

② 분쟁조정위원회는 제1항 단서에 따라 처리기간을 연장한 경우에는 기간연장의 사유와 그 밖의 기간연장에 관한 사항을 신청인에게 알려야 한다.

제45조(자료의 요청 및 사실조사 등) ① 분쟁조정위원회는 제43조제1항에 따라 분쟁조정 신청을 받았을 때에는 해당 분쟁의 조정을 위하여 필요한 자료를 분쟁당사자에게 요청할 수 있다. 이 경우 분쟁당사자는 정당한 사유가 없으면 요청에 따라야 한다.

② 분쟁조정위원회는 분쟁의 조정을 위하여 사실 확인이 필요한 경우에는 분쟁조정위원회의 위원 또는 대통령령으로 정하는 사무기구의 소속 공무원으로 하여금 사건과 관련된 장소에 출입하여 관련 자료를 조사하거나 열람하게 할 수 있다. 이 경우 분쟁당사자는 해당 조사·열람을 거부할 정당한 사유가 있을 때에는 그 사유를 소명하고 조사·열람에 따르지 아니할 수 있다. 〈신설 2023. 3. 14.〉

③ 제2항에 따른 조사·열람을 하는 위원 또는 공무원은 그 권한을 표시하는 증표를 지니고 이를 관계인에게 내보여야 한다. 〈신설 2023. 3. 14.〉

④ 분쟁조정위원회는 분쟁의 조정을 위하여 필요하다고 인정하면 관계 기관 등에 자료 또는 의견의 제출 등 필요한 협조를 요청할 수 있다. 〈신설 2023. 3. 14.〉

⑤ 분쟁조정위원회는 필요하다고 인정하면 분쟁당사자나 참고인을 위원회에 출석하도록 하여 그 의견을 들을 수 있다. 〈개정 2023. 3. 14.〉

[제목개정 2023. 3. 14.]

제45조의2(진술의 원용 제한) 조정절차에서의 의견과 진술은 소송(해당 조정에 대한 준재심은 제외한다)에서 원용(援用)하지 못한다.

[본조신설 2023. 3. 14.]

제46조(조정 전 합의 권고) 분쟁조정위원회는 제43조제1항에 따라 분쟁조정 신청을 받았을 때에는 당사자에게 그 내용을 제시하고 조정 전 합의를 권고할 수 있다.

제47조(분쟁의 조정) ① 분쟁조정위원회는 다음 각 호의 어느 하나의 사항을 포함하여 조정안을 작성할 수 있다.

1. 조사 대상 침해행위의 중지
2. 원상회복, 손해배상, 그 밖에 필요한 구제조치
3. 같거나 비슷한 침해의 재발을 방지하기 위하여 필요한 조치

② 분쟁조정위원회는 제1항에 따라 조정안을 작성하면 지체 없이 각 당사자에게 제시하여야 한다.

③ 제2항에 따라 조정안을 제시받은 당사자가 제시받은 날부터 15일 이내에 수락 여부를 알리지 아니하면 조정을 수락한 것으로 본다. 〈개정 2023. 3. 14.〉

④ 당사자가 조정내용을 수락한 경우(제3항에 따라 수락한 것으로 보는 경우를 포함한다) 분쟁조정위원회는 조정서를 작성하고, 분쟁조정위원회의 위원장과 각 당사자가 기명날인 또는 서명을 한 후 조정서 정본을 지체 없이 각 당사자 또는 그 대리인에게 송달하여야 한다. 다만, 제3항에 따라 수락한 것으로 보는 경우에는 각 당사자의 기명날인 및 서명을 생략할 수 있다. 〈개정 2023. 3. 14.〉

⑤ 제4항에 따른 조정의 내용은 재판상 화해와 동일한 효력을 갖는다.

제48조(조정의 거부 및 중지) ① 분쟁조정위원회는 분쟁의 성질상 분쟁조정위원회에서 조정하는 것이 적합하지 아니하다고 인정하거나 부정한 목적으로 조정이 신청되었다고 인정하는 경우에는 그 조정을 거부할 수 있다. 이 경우 조정거부의 사유 등을 신청인에게 알려야 한다.

② 분쟁조정위원회는 신청된 조정사건에 대한 처리절차를 진행하던 중에 한 쪽 당사자가 소를 제기하면 그 조정의 처리를 중지하고 이를 당사자에게 알려야 한다.

제49조(집단분쟁조정) ① 국가 및 지방자치단체, 개인정보 보호단체 및 기관, 정보주체, 개인정보처리자는 정보주체의 피해 또는 권리침해가 다수의 정보주체에게 같거나 비슷한 유형으로 발생하는 경우로서 대통령령으로 정하는 사건에 대하여는 분쟁조정위원회에 일괄적인 분쟁조정(이하 "집단분쟁조정"이라 한다)을 의뢰 또는 신청할 수 있다.

② 제1항에 따라 집단분쟁조정을 의뢰받거나 신청받은 분쟁조정위원회는 그 의결로써 제3항부터 제7항까지의 규정에 따른 집단분쟁조정의 절차를 개시할 수 있다. 이 경우 분쟁조정위원회는 대통령령으로 정하는 기간 동안 그 절차의 개시를 공고하여야 한다.

③ 분쟁조정위원회는 집단분쟁조정의 당사자가 아닌 정보주체 또는 개인정보처리자로부터 그 분쟁조정의 당사자에 추가로 포함될 수 있도록 하는 신청을 받을 수 있다.

④ 분쟁조정위원회는 그 의결로써 제1항 및 제3항에 따른 집단분쟁조정의 당사자 중에서 공동의 이익을 대표하기에 가장 적합한 1인 또는 수인을 대표당사자로 선임할 수 있다.

⑤ 분쟁조정위원회는 개인정보처리자가 분쟁조정위원회의 집단분쟁조정의 내용을 수락한 경우에는 집단분쟁조정의 당사자가 아닌 자로서 피해를 입은 정보주체에 대한 보상계획서를 작성하여 분쟁조정위원회에 제출하도록 권고할 수 있다.

⑥ 제48조제2항에도 불구하고 분쟁조정위원회는 집단분쟁조정의 당사자인 다수의 정보주체 중 일부의 정보주체가 법원에 소를 제기한 경우에는 그 절차를 중지하지 아니하고, 소를 제기한 일부의 정보주체를 그 절차에서 제외한다.

⑦ 집단분쟁조정의 기간은 제2항에 따른 공고가 종료된 날의 다음 날부터 60일 이내로 한다. 다만, 부득이한 사정이 있는 경우에는 분쟁조정위원회의 의결로 처리기간을 연장할 수 있다.

⑧ 집단분쟁조정의 절차 등에 관하여 필요한 사항은 대통령령으로 정한다.

第50조(조정절차 등) ① 제43조부터 제49조까지의 규정에서 정한 것 외에 분쟁의 조정방법, 조정절차 및 조정업무의 처리 등에 필요한 사항은 대통령령으로 정한다.

② 분쟁조정위원회의 운영 및 분쟁조정 절차에 관하여 이 법에서 규정하지 아니한 사항에 대하여는 「민사조정법」을 준용한다.

第50조의2(개선의견의 통보) 분쟁조정위원회는 소관 업무 수행과 관련하여 개인정보 보호 및 정보주체의 권리 보호를 위한 개선의견을 보호위원회 및 관계 중앙행정기관의 장에게 통보할 수 있다.

[본조신설 2023. 3. 14.]

제8장 개인정보 단체소송 〈개정 2020. 2. 4.〉

第51조(단체소송의 대상 등) 다음 각 호의 어느 하나에 해당하는 단체는 개인정보처리자가 제49조에 따른 집단분쟁조정을 거부하거나 집단분쟁조정의 결과를 수락하지 아니한 경우에는 법원에 권리침해 행위의 금지·중지를 구하는 소송(이하 "단체소송"이라 한다)을 제기할 수 있다.

1. 「소비자기본법」 제29조에 따라 공정거래위원회에 등록한 소비자단체로서 다음 각 목의 요건을 모두 갖춘 단체
   가. 정관에 따라 상시적으로 정보주체의 권익증진을 주된 목적으로 하는 단체일 것
   나. 단체의 정회원수가 1천명 이상일 것
   다. 「소비자기본법」 제29조에 따른 등록 후 3년이 경과하였을 것
2. 「비영리민간단체 지원법」 제2조에 따른 비영리민간단체로서 다음 각 목의 요건을 모두 갖춘 단체
   가. 법률상 또는 사실상 동일한 침해를 입은 100명 이상의 정보주체로부터 단체소송의 제기를 요청받을 것
   나. 정관에 개인정보 보호를 단체의 목적으로 명시한 후 최근 3년 이상 이를 위한 활동실적이 있을 것
   다. 단체의 상시 구성원수가 5천명 이상일 것
   라. 중앙행정기관에 등록되어 있을 것

第52조(전속관할) ① 단체소송의 소는 피고의 주된 사무소 또는 영업소가 있는 곳, 주된 사무소나 영업소가 없는 경우에는 주된 업무담당자의 주소가 있는 곳의 지방법원 본원 합의부의 관할에 전속한다.

② 제1항을 외국사업자에 적용하는 경우 대한민국에 있는 이들의 주된 사무소 · 영업소 또는 업무담당자의 주소에 따라 정한다.

제53조(소송대리인의 선임) 단체소송의 원고는 변호사를 소송대리인으로 선임하여야 한다.

제54조(소송허가신청) ① 단체소송을 제기하는 단체는 소장과 함께 다음 각 호의 사항을 기재한 소송허가신청서를 법원에 제출하여야 한다.

1. 원고 및 그 소송대리인
2. 피고
3. 정보주체의 침해된 권리의 내용

② 제1항에 따른 소송허가신청서에는 다음 각 호의 자료를 첨부하여야 한다.

1. 소제기단체가 제51조 각 호의 어느 하나에 해당하는 요건을 갖추고 있음을 소명하는 자료
2. 개인정보처리자가 조정을 거부하였거나 조정결과를 수락하지 아니하였음을 증명하는 서류

제55조(소송허가요건 등) ① 법원은 다음 각 호의 요건을 모두 갖춘 경우에 한하여 결정으로 단체소송을 허가한다.

1. 개인정보처리자가 분쟁조정위원회의 조정을 거부하거나 조정결과를 수락하지 아니하였을 것
2. 제54조에 따른 소송허가신청서의 기재사항에 흠결이 없을 것

② 단체소송을 허가하거나 불허가하는 결정에 대하여는 즉시항고할 수 있다.

제56조(확정판결의 효력) 원고의 청구를 기각하는 판결이 확정된 경우 이와 동일한 사안에 관하여는 제51조에 따른 다른 단체는 단체소송을 제기할 수 없다. 다만, 다음 각 호의 어느 하나에 해당하는 경우에는 그러하지 아니하다.

1. 판결이 확정된 후 그 사안과 관련하여 국가 · 지방자치단체 또는 국가 · 지방자치단체가 설립한 기관에 의하여 새로운 증거가 나타난 경우
2. 기각판결이 원고의 고의로 인한 것임이 밝혀진 경우

제57조(「민사소송법」의 적용 등) ① 단체소송에 관하여 이 법에 특별한 규정이 없는 경우에는 「민사소송법」을 적용한다.

② 제55조에 따른 단체소송의 허가결정이 있는 경우에는 「민사집행법」 제4편에 따른 보전처분을 할 수 있다.

③ 단체소송의 절차에 관하여 필요한 사항은 대법원규칙으로 정한다.

제9장 보칙 〈개정 2020. 2. 4.〉

제58조(적용의 일부 제외) ① 다음 각 호의 어느 하나에 해당하는 개인정보에 관하여는 제3장부터 제8장까지를 적용하지 아니한다. 〈개정 2023. 3. 14.〉

1. 삭제 〈2023. 3. 14.〉
2. 국가안전보장과 관련된 정보 분석을 목적으로 수집 또는 제공 요청되는 개인정보
3. 삭제 〈2023. 3. 14.〉
4. 언론, 종교단체, 정당이 각각 취재·보도, 선교, 선거 입후보자 추천 등 고유 목적을 달성하기 위하여 수집·이용하는 개인정보

② 제25조제1항 각 호에 따라 공개된 장소에 고정형 영상정보처리기기를 설치·운영하여 처리되는 개인정보에 대해서는 제15조, 제22조, 제22조의2, 제27조제1항·제2항, 제34조 및 제37조를 적용하지 아니한다. 〈개정 2023. 3. 14.〉

③ 개인정보처리자가 동창회, 동호회 등 친목 도모를 위한 단체를 운영하기 위하여 개인정보를 처리하는 경우에는 제15조, 제30조 및 제31조를 적용하지 아니한다.

④ 개인정보처리자는 제1항 각 호에 따라 개인정보를 처리하는 경우에도 그 목적을 위하여 필요한 범위에서 최소한의 기간에 최소한의 개인정보만을 처리하여야 하며, 개인정보의 안전한 관리를 위하여 필요한 기술적·관리적 및 물리적 보호조치, 개인정보의 처리에 관한 고충처리, 그 밖에 개인정보의 적절한 처리를 위하여 필요한 조치를 마련하여야 한다.

제58조의2(적용제외) 이 법은 시간·비용·기술 등을 합리적으로 고려할 때 다른 정보를 사용하여도 더 이상 개인을 알아볼 수 없는 정보에는 적용하지 아니한다.

[본조신설 2020. 2. 4.]

제59조(금지행위) 개인정보를 처리하거나 처리하였던 자는 다음 각 호의 어느 하나에 해당하는 행위를 하여서는 아니 된다. 〈개정 2023. 3. 14.〉

1. 거짓이나 그 밖의 부정한 수단이나 방법으로 개인정보를 취득하거나 처리에 관한 동의를 받는 행위
2. 업무상 알게 된 개인정보를 누설하거나 권한 없이 다른 사람이 이용하도록 제공하는 행위
3. 정당한 권한 없이 또는 허용된 권한을 초과하여 다른 사람의 개인정보를 이용, 훼손, 멸실, 변경, 위조 또는 유출하는 행위

제60조(비밀유지 등) 다음 각 호의 업무에 종사하거나 종사하였던 자는 직무상 알게 된 비밀을 다른 사람에게 누설하거나 직무상 목적 외의 용도로 이용하여서는 아니 된다. 다만, 다른 법률에 특별한 규정이 있는 경우에는 그러하지 아니하다. 〈개정 2020. 2. 4., 2023. 3. 14.〉

1. 제7조의8 및 제7조의9에 따른 보호위원회의 업무
2. 제28조의3에 따른 전문기관의 지정 업무 및 전문기관의 업무
3. 제32조의2에 따른 개인정보 보호 인증 업무
4. 제33조에 따른 영향평가 업무
5. 제35조의3에 따른 개인정보관리 전문기관의 지정 업무 및 개인정보관리 전문기관의 업무
6. 제40조에 따른 분쟁조정위원회의 분쟁조정 업무

[시행일: 2024. 3. 15.] 제60조제5호

제61조(의견제시 및 개선권고) ① 보호위원회는 개인정보 보호에 영향을 미치는 내용이 포함된 법령이나 조례에 대하여 필요하다고 인정하면 심의 · 의결을 거쳐 관계 기관에 의견을 제시할 수 있다. 〈개정 2013. 3. 23., 2014. 11. 19., 2017. 7. 26., 2020. 2. 4.〉

② 보호위원회는 개인정보 보호를 위하여 필요하다고 인정하면 개인정보처리자에게 개인정보 처리 실태의 개선을 권고할 수 있다. 이 경우 권고를 받은 개인정보처리자는 이를 이행하기 위하여 성실하게 노력하여야 하며, 그 조치 결과를 보호위원회에 알려야 한다. 〈개정 2013. 3. 23., 2014. 11. 19., 2017. 7. 26., 2020. 2. 4.〉

③ 관계 중앙행정기관의 장은 개인정보 보호를 위하여 필요하다고 인정하면 소관 법률에 따라 개인정보처리자에게 개인정보 처리 실태의 개선을 권고할 수 있다. 이 경우 권고를 받은 개인정보처리자는 이를 이행하기 위하여 성실하게 노력하여야 하며, 그 조치 결과를 관계 중앙행정기관의 장에게 알려야 한다.

④ 중앙행정기관, 지방자치단체, 국회, 법원, 헌법재판소, 중앙선거관리위원회는 그 소속 기관 및 소관 공공기관에 대하여 개인정보 보호에 관한 의견을 제시하거나 지도 · 점검을 할 수 있다.

제62조(침해 사실의 신고 등) ① 개인정보처리자가 개인정보를 처리할 때 개인정보에 관한 권리 또는 이익을 침해받은 사람은 보호위원회에 그 침해 사실을 신고할 수 있다. 〈개정 2013. 3. 23., 2014. 11. 19., 2017. 7. 26., 2020. 2. 4.〉

② 보호위원회는 제1항에 따른 신고의 접수 · 처리 등에 관한 업무를 효율적으로 수행하기 위하여 대통령령으로 정하는 바에 따라 전문기관을 지정할 수 있다. 이 경우 전문기관은 개인정보침해 신고센터(이하 "신고센터"라 한다)를 설치 · 운영하여야 한다. 〈개정 2013. 3. 23., 2014. 11. 19., 2017. 7. 26., 2020. 2. 4.〉

③ 신고센터는 다음 각 호의 업무를 수행한다.

1. 개인정보 처리와 관련한 신고의 접수 · 상담
2. 사실의 조사 · 확인 및 관계자의 의견 청취

3. 제1호 및 제2호에 따른 업무에 딸린 업무

④ 보호위원회는 제3항제2호의 사실 조사 · 확인 등의 업무를 효율적으로 하기 위하여 필요하면 「국가공무원법」 제32조의4에 따라 소속 공무원을 제2항에 따른 전문기관에 파견할 수 있다. 〈개정 2013. 3. 23., 2014. 11. 19., 2017. 7. 26., 2020. 2. 4.〉

제63조(자료제출 요구 및 검사) ① 보호위원회는 다음 각 호의 어느 하나에 해당하는 경우에는 개인정보처리자에게 관계 물품 · 서류 등 자료를 제출하게 할 수 있다. 〈개정 2013. 3. 23., 2014. 11. 19., 2017. 7. 26., 2020. 2. 4.〉

1. 이 법을 위반하는 사항을 발견하거나 혐의가 있음을 알게 된 경우
2. 이 법 위반에 대한 신고를 받거나 민원이 접수된 경우
3. 그 밖에 정보주체의 개인정보 보호를 위하여 필요한 경우로서 대통령령으로 정하는 경우

② 보호위원회는 개인정보처리자가 제1항에 따른 자료를 제출하지 아니하거나 이 법을 위반한 사실이 있다고 인정되면 소속 공무원으로 하여금 개인정보처리자 및 해당 법 위반사실과 관련한 관계인의 사무소나 사업장에 출입하여 업무 상황, 장부 또는 서류 등을 검사하게 할 수 있다. 이 경우 검사를 하는 공무원은 그 권한을 나타내는 증표를 지니고 이를 관계인에게 내보여야 한다. 〈개정 2013. 3. 23., 2014. 11. 19., 2015. 7. 24., 2017. 7. 26., 2020. 2. 4.〉

③ 보호위원회는 이 법 등 개인정보 보호와 관련된 법규의 위반행위로 인하여 중대한 개인정보 침해사고가 발생한 경우 신속하고 효과적인 대응을 위하여 다음 각 호의 어느 하나에 해당하는 관계 기관의 장에게 협조를 요청할 수 있다. 〈개정 2023. 3. 14.〉

1. 중앙행정기관
2. 지방자치단체
3. 그 밖에 법령 또는 자치법규에 따라 행정권한을 가지고 있거나 위임 또는 위탁받은 공공기관

④ 제3항에 따라 협조를 요청받은 관계 기관의 장은 특별한 사정이 없으면 이에 따라야 한다. 〈개정 2023. 3. 14.〉

⑤ 제1항 및 제2항에 따른 자료제출 요구, 검사 절차 및 방법 등에 관하여 필요한 사항은 보호위원회가 정하여 고시할 수 있다. 〈개정 2023. 3. 14.〉

⑥ 보호위원회는 제1항 및 제2항에 따라 제출받거나 수집한 서류 · 자료 등을 이 법에 따른 경우를 제외하고는 제3자에게 제공하거나 일반에 공개해서는 아니 된다. 〈신설 2020. 2. 4., 2023. 3. 14.〉

⑦ 보호위원회는 정보통신망을 통하여 자료의 제출 등을 받은 경우나 수집한 자료 등을 전자화한 경우에는 개인정보 · 영업비밀 등이 유출되지 아니하도록 제도적 · 기술적 보완조치를 하여야 한다. 〈신설 2020. 2. 4., 2023. 3. 14.〉

제63조의2(사전 실태점검) ① 보호위원회는 제63조제1항 각 호에 해당하지 아니하는 경우로서 개인정보

침해사고 발생의 위험성이 높고 개인정보 보호의 취약점을 사전에 점검할 필요성이 인정되는 개인정보처리자에 대하여 개인정보 보호실태를 점검할 수 있다.

② 보호위원회는 제1항에 따른 실태점검을 실시하여 이 법을 위반하는 사항을 발견한 경우 해당 개인정보처리자에 대하여 시정방안을 정하여 이에 따를 것을 권고할 수 있다.

③ 제2항에 따른 시정권고를 받은 개인정보처리자는 이를 통보받은 날부터 10일 이내에 해당 권고를 수락하는지 여부에 관하여 보호위원회에 통지하여야 하며, 그 이행 결과를 보호위원회가 고시로 정하는 바에 따라 보호위원회에 알려야 한다.

④ 제2항에 따른 시정권고를 받은 자가 해당 권고를 수락한 때에는 제64조제1항에 따른 시정조치 명령(중앙행정기관, 지방자치단체, 국회, 법원, 헌법재판소, 중앙선거관리위원회의 경우에는 제64조제3항에 따른 권고를 말한다)을 받은 것으로 본다.

⑤ 보호위원회는 제2항에 따른 시정권고를 받은 자가 해당 권고를 수락하지 아니하거나 이행하지 아니한 경우 제63조제2항에 따른 검사를 할 수 있다.

⑥ 보호위원회는 관계 중앙행정기관의 장과 합동으로 제1항에 따른 개인정보 보호실태를 점검할 수 있다.

[본조신설 2023. 3. 14.]

제64조(시정조치 등) ① 보호위원회는 이 법을 위반한 자(중앙행정기관, 지방자치단체, 국회, 법원, 헌법재판소, 중앙선거관리위원회는 제외한다)에 대하여 다음 각 호에 해당하는 조치를 명할 수 있다. 〈개정 2013. 3. 23., 2014. 11. 19., 2017. 7. 26., 2020. 2. 4., 2023. 3. 14.〉

1. 개인정보 침해행위의 중지
2. 개인정보 처리의 일시적인 정지
3. 그 밖에 개인정보의 보호 및 침해 방지를 위하여 필요한 조치

② 지방자치단체, 국회, 법원, 헌법재판소, 중앙선거관리위원회는 그 소속 기관 및 소관 공공기관이 이 법을 위반하였을 때에는 제1항 각 호에 해당하는 조치를 명할 수 있다. 〈개정 2023. 3. 14.〉

③ 보호위원회는 중앙행정기관, 지방자치단체, 국회, 법원, 헌법재판소, 중앙선거관리위원회가 이 법을 위반하였을 때에는 해당 기관의 장에게 제1항 각 호에 해당하는 조치를 하도록 권고할 수 있다. 이 경우 권고를 받은 기관은 특별한 사유가 없으면 이를 존중하여야 한다. 〈개정 2023. 3. 14.〉

제64조의2(과징금의 부과) ① 보호위원회는 다음 각 호의 어느 하나에 해당하는 경우에는 해당 개인정보처리자에게 전체 매출액의 100분의 3을 초과하지 아니하는 범위에서 과징금을 부과할 수 있다. 다만, 매출액이 없거나 매출액의 산정이 곤란한 경우로서 대통령령으로 정하는 경우에는 20억원을 초과하지 아니하는 범위에서 과징금을 부과할 수 있다.

1. 제15조제1항, 제17조제1항, 제18조제1항 · 제2항(제26조제8항에 따라 준용되는 경우를 포함한다) 또는 제19조를 위반하여 개인정보를 처리한 경우
2. 제22조의2제1항(제26조제8항에 따라 준용되는 경우를 포함한다)을 위반하여 법정대리인의 동의를 받지 아니하고 만 14세 미만인 아동의 개인정보를 처리한 경우
3. 제23조제1항제1호(제26조제8항에 따라 준용되는 경우를 포함한다)를 위반하여 정보주체의 동의를 받지 아니하고 민감정보를 처리한 경우
4. 제24조제1항 · 제24조의2제1항(제26조제8항에 따라 준용되는 경우를 포함한다)을 위반하여 고유식별정보 또는 주민등록번호를 처리한 경우
5. 제26조제4항에 따른 관리 · 감독 또는 교육을 소홀히 하여 수탁자가 이 법의 규정을 위반한 경우
6. 제28조의5제1항(제26조제8항에 따라 준용되는 경우를 포함한다)을 위반하여 특정 개인을 알아보기 위한 목적으로 정보를 처리한 경우
7. 제28조의8제1항(제26조제8항 및 제28조의11에 따라 준용되는 경우를 포함한다)을 위반하여 개인정보를 국외로 이전한 경우
8. 제28조의9제1항(제26조제8항 및 제28조의11에 따라 준용되는 경우를 포함한다)을 위반하여 국외 이전 중지 명령을 따르지 아니한 경우
9. 개인정보처리자가 처리하는 개인정보가 분실 · 도난 · 유출 · 위조 · 변조 · 훼손된 경우. 다만, 개인정보가 분실 · 도난 · 유출 · 위조 · 변조 · 훼손되지 아니하도록 개인정보처리자가 제29조(제26조제8항에 따라 준용되는 경우를 포함한다)에 따른 안전성 확보에 필요한 조치를 다한 경우에는 그러하지 아니하다.

② 보호위원회는 제1항에 따른 과징금을 부과하려는 경우 전체 매출액에서 위반행위와 관련이 없는 매출액을 제외한 매출액을 기준으로 과징금을 산정한다.

③ 보호위원회는 제1항에 따른 과징금을 부과하려는 경우 개인정보처리자가 정당한 사유 없이 매출액 산정자료의 제출을 거부하거나 거짓의 자료를 제출한 경우에는 해당 개인정보처리자의 전체 매출액을 기준으로 산정하되 해당 개인정보처리자 및 비슷한 규모의 개인정보처리자의 개인정보 보유 규모, 재무제표 등 회계자료, 상품 · 용역의 가격 등 영업현황 자료에 근거하여 매출액을 추정할 수 있다.

④ 보호위원회는 제1항에 따른 과징금을 부과하는 경우에는 위반행위에 상응하는 비례성과 침해 예방에 대한 효과성이 확보될 수 있도록 다음 각 호의 사항을 고려하여야 한다.

1. 위반행위의 내용 및 정도
2. 위반행위의 기간 및 횟수
3. 위반행위로 인하여 취득한 이익의 규모

4. 암호화 등 안전성 확보 조치 이행 노력
5. 개인정보가 분실 · 도난 · 유출 · 위조 · 변조 · 훼손된 경우 위반행위와의 관련성 및 분실 · 도난 · 유출 · 위조 · 변조 · 훼손의 규모
6. 위반행위로 인한 피해의 회복 및 피해 확산 방지 조치의 이행 여부
7. 개인정보처리자의 업무 형태 및 규모
8. 개인정보처리자가 처리하는 개인정보의 유형과 정보주체에게 미치는 영향
9. 위반행위로 인한 정보주체의 피해 규모
10. 개인정보 보호 인증, 자율적인 보호 활동 등 개인정보 보호를 위한 노력
11. 보호위원회와의 협조 등 위반행위를 시정하기 위한 조치 여부

⑤ 보호위원회는 다음 각 호의 어느 하나에 해당하는 사유가 있는 경우에는 과징금을 부과하지 아니할 수 있다.

1. 지급불능 · 지급정지 또는 자본잠식 등의 사유로 객관적으로 과징금을 낼 능력이 없다고 인정되는 경우
2. 본인의 행위가 위법하지 아니한 것으로 잘못 인식할 만한 정당한 사유가 있는 경우
3. 위반행위의 내용 · 정도가 경미하거나 산정된 과징금이 소액인 경우
4. 그 밖에 정보주체에게 피해가 발생하지 아니하였거나 경미한 경우로서 대통령령으로 정하는 사유가 있는 경우

⑥ 제1항에 따른 과징금은 제2항부터 제5항까지를 고려하여 산정하되, 구체적인 산정기준과 산정절차는 대통령령으로 정한다.

⑦ 보호위원회는 제1항에 따른 과징금을 내야 할 자가 납부기한까지 이를 내지 아니하면 납부기한의 다음 날부터 내지 아니한 과징금의 연 100분의 6에 해당하는 가산금을 징수한다. 이 경우 가산금을 징수하는 기간은 60개월을 초과하지 못한다.

⑧ 보호위원회는 제1항에 따른 과징금을 내야 할 자가 납부기한까지 내지 아니한 경우에는 기간을 정하여 독촉하고, 독촉으로 지정한 기간 내에 과징금과 제7항에 따른 가산금을 내지 아니하면 국세강제징수의 예에 따라 징수한다.

⑨ 보호위원회는 법원의 판결 등의 사유로 제1항에 따라 부과된 과징금을 환급하는 경우에는 과징금을 낸 날부터 환급하는 날까지의 기간에 대하여 금융회사 등의 예금이자율 등을 고려하여 대통령령으로 정하는 이자율을 적용하여 계산한 환급가산금을 지급하여야 한다.

⑩ 보호위원회는 제9항에도 불구하고 법원의 판결에 따라 과징금 부과처분이 취소되어 그 판결이유에 따라 새로운 과징금을 부과하는 경우에는 당초 납부한 과징금에서 새로 부과하기로 결정한

과징금을 공제한 나머지 금액에 대해서만 환급가산금을 계산하여 지급한다.

[본조신설 2023. 3. 14.]

第65條(고발 및 징계권고) ① 보호위원회는 개인정보처리자에게 이 법 등 개인정보 보호와 관련된 법규의 위반에 따른 범죄혐의가 있다고 인정될 만한 상당한 이유가 있을 때에는 관할 수사기관에 그 내용을 고발할 수 있다. 〈개정 2013. 3. 23., 2014. 11. 19., 2017. 7. 26., 2020. 2. 4.〉

② 보호위원회는 이 법 등 개인정보 보호와 관련된 법규의 위반행위가 있다고 인정될 만한 상당한 이유가 있을 때에는 책임이 있는 자(대표자 및 책임있는 임원을 포함한다)를 징계할 것을 해당 개인정보처리자에게 권고할 수 있다. 이 경우 권고를 받은 사람은 이를 존중하여야 하며 그 결과를 보호위원회에 통보하여야 한다. 〈개정 2013. 3. 23., 2013. 8. 6., 2014. 11. 19., 2017. 7. 26., 2020. 2. 4.〉

③ 관계 중앙행정기관의 장은 소관 법률에 따라 개인정보처리자에 대하여 제1항에 따른 고발을 하거나 소속 기관 · 단체 등의 장에게 제2항에 따른 징계권고를 할 수 있다. 이 경우 제2항에 따른 권고를 받은 사람은 이를 존중하여야 하며 그 결과를 관계 중앙행정기관의 장에게 통보하여야 한다.

第66條(결과의 공표) ① 보호위원회는 제61조에 따른 개선권고, 제64조에 따른 시정조치 명령, 제64조의2에 따른 과징금의 부과, 제65조에 따른 고발 또는 징계권고 및 제75조에 따른 과태료 부과의 내용 및 결과에 대하여 공표할 수 있다. 〈개정 2013. 3. 23., 2014. 11. 19., 2017. 7. 26., 2020. 2. 4., 2023. 3. 14.〉

② 보호위원회는 제61조에 따른 개선권고, 제64조에 따른 시정조치 명령, 제64조의2에 따른 과징금의 부과, 제65조에 따른 고발 또는 징계권고 및 제75조에 따른 과태료 부과처분 등을 한 경우에는 처분 등을 받은 자에게 해당 처분 등을 받았다는 사실을 공표할 것을 명할 수 있다. 〈개정 2023. 3. 14.〉

③ 제1항 및 제2항에 따른 개선권고 사실 등의 공표 및 공표명령의 방법, 기준 및 절차 등은 대통령령으로 정한다. 〈개정 2023. 3. 14.〉

第67條(연차보고) ① 보호위원회는 관계 기관 등으로부터 필요한 자료를 제출받아 매년 개인정보 보호시책의 수립 및 시행에 관한 보고서를 작성하여 정기국회 개회 전까지 국회에 제출(정보통신망에 의한 제출을 포함한다)하여야 한다.

② 제1항에 따른 보고서에는 다음 각 호의 내용이 포함되어야 한다. 〈개정 2016. 3. 29., 2023. 3. 14.〉

1. 정보주체의 권리침해 및 그 구제현황
2. 개인정보 처리에 관한 실태조사 및 개인정보 보호수준 평가 등의 결과
3. 개인정보 보호시책의 추진현황 및 실적

4. 개인정보 관련 해외의 입법 및 정책 동향
5. 주민등록번호 처리와 관련된 법률 · 대통령령 · 국회규칙 · 대법원규칙 · 헌법재판소규칙 · 중앙선거관리위원회규칙 및 감사원규칙의 제정 · 개정 현황
6. 그 밖에 개인정보 보호시책에 관하여 공개 또는 보고하여야 할 사항

제68조(권한의 위임 · 위탁) ① 이 법에 따른 보호위원회 또는 관계 중앙행정기관의 장의 권한은 그 일부를 대통령령으로 정하는 바에 따라 특별시장, 광역시장, 도지사, 특별자치도지사 또는 대통령령으로 정하는 전문기관에 위임하거나 위탁할 수 있다. 〈개정 2013. 3. 23., 2014. 11. 19., 2017. 7. 26., 2020. 2. 4.〉

② 제1항에 따라 보호위원회 또는 관계 중앙행정기관의 장의 권한을 위임 또는 위탁받은 기관은 위임 또는 위탁받은 업무의 처리 결과를 보호위원회 또는 관계 중앙행정기관의 장에게 통보하여야 한다. 〈개정 2013. 3. 23., 2014. 11. 19., 2017. 7. 26., 2020. 2. 4.〉

③ 보호위원회는 제1항에 따른 전문기관에 권한의 일부를 위임하거나 위탁하는 경우 해당 전문기관의 업무 수행을 위하여 필요한 경비를 출연할 수 있다. 〈개정 2013. 3. 23., 2014. 11. 19., 2017. 7. 26., 2020. 2. 4.〉

제69조(벌칙 적용 시의 공무원 의제) ① 보호위원회의 위원 중 공무원이 아닌 위원 및 공무원이 아닌 직원은 「형법」이나 그 밖의 법률에 따른 벌칙을 적용할 때에는 공무원으로 본다. 〈신설 2020. 2. 4.〉

② 보호위원회 또는 관계 중앙행정기관의 장의 권한을 위탁한 업무에 종사하는 관계 기관의 임직원은 「형법」 제129조부터 제132조까지의 규정을 적용할 때에는 공무원으로 본다. 〈신설 2020. 2. 4.〉

제10장 벌칙 〈개정 2020. 2. 4.〉

제70조(벌칙) 다음 각 호의 어느 하나에 해당하는 자는 10년 이하의 징역 또는 1억원 이하의 벌금에 처한다. 〈개정 2015. 7. 24.〉

1. 공공기관의 개인정보 처리업무를 방해할 목적으로 공공기관에서 처리하고 있는 개인정보를 변경하거나 말소하여 공공기관의 업무 수행의 중단 · 마비 등 심각한 지장을 초래한 자
2. 거짓이나 그 밖의 부정한 수단이나 방법으로 다른 사람이 처리하고 있는 개인정보를 취득한 후 이를 영리 또는 부정한 목적으로 제3자에게 제공한 자와 이를 교사 · 알선한 자

제71조(벌칙) 다음 각 호의 어느 하나에 해당하는 자는 5년 이하의 징역 또는 5천만원 이하의 벌금에 처한다. 〈개정 2016. 3. 29., 2020. 2. 4., 2023. 3. 14.〉

1. 제17조제1항제2호에 해당하지 아니함에도 같은 항 제1호(제26조제8항에 따라 준용되는 경우를 포함한다)를 위반하여 정보주체의 동의를 받지 아니하고 개인정보를 제3자에게 제공한 자 및 그

사정을 알면서도 개인정보를 제공받은 자

2. 제18조제1항 · 제2항, 제27조제3항 또는 제28조의2(제26조제8항에 따라 준용되는 경우를 포함한다), 제19조 또는 제26조제5항을 위반하여 개인정보를 이용하거나 제3자에게 제공한 자 및 그 사정을 알면서도 영리 또는 부정한 목적으로 개인정보를 제공받은 자
3. 제22조의2제1항(제26조제8항에 따라 준용되는 경우를 포함한다)을 위반하여 법정대리인의 동의를 받지 아니하고 만 14세 미만인 아동의 개인정보를 처리한 자
4. 제23조제1항(제26조제8항에 따라 준용되는 경우를 포함한다)을 위반하여 민감정보를 처리한 자
5. 제24조제1항(제26조제8항에 따라 준용되는 경우를 포함한다)을 위반하여 고유식별정보를 처리한 자
6. 제28조의3제1항(제26조제8항에 따라 준용되는 경우를 포함한다)을 위반하여 보호위원회 또는 관계 중앙행정기관의 장으로부터 전문기관으로 지정받지 아니하고 가명정보를 결합한 자
7. 제28조의3제2항(제26조제8항에 따라 준용되는 경우를 포함한다)을 위반하여 전문기관의 장의 승인을 받지 아니하고 결합을 수행한 기관 외부로 결합된 정보를 반출하거나 이를 제3자에게 제공한 자 및 그 사정을 알면서도 영리 또는 부정한 목적으로 결합된 정보를 제공받은 자
8. 제28조의5제1항(제26조제8항에 따라 준용되는 경우를 포함한다)을 위반하여 특정 개인을 알아보기 위한 목적으로 가명정보를 처리한 자
9. 제59조제2호를 위반하여 업무상 알게 된 개인정보를 누설하거나 권한 없이 다른 사람이 이용하도록 제공한 자 및 그 사정을 알면서도 영리 또는 부정한 목적으로 개인정보를 제공받은 자
10. 제59조제3호를 위반하여 다른 사람의 개인정보를 이용, 훼손, 멸실, 변경, 위조 또는 유출한 자

제72조(벌칙) 다음 각 호의 어느 하나에 해당하는 자는 3년 이하의 징역 또는 3천만원 이하의 벌금에 처한다. 〈개정 2023. 3. 14.〉

1. 제25조제5항(제26조제8항에 따라 준용되는 경우를 포함한다)을 위반하여 고정형 영상정보처리기기의 설치 목적과 다른 목적으로 고정형 영상정보처리기기를 임의로 조작하거나 다른 곳을 비추는 자 또는 녹음기능을 사용한 자
2. 제59조제1호를 위반하여 거짓이나 그 밖의 부정한 수단이나 방법으로 개인정보를 취득하거나 개인정보 처리에 관한 동의를 받는 행위를 한 자 및 그 사정을 알면서도 영리 또는 부정한 목적으로 개인정보를 제공받은 자
3. 제60조를 위반하여 직무상 알게 된 비밀을 누설하거나 직무상 목적 외에 이용한 자

제73조(벌칙) ① 다음 각 호의 어느 하나에 해당하는 자는 2년 이하의 징역 또는 2천만원 이하의 벌금에 처한다.

1. 제36조제2항(제26조제8항에 따라 준용되는 경우를 포함한다)을 위반하여 정정 · 삭제 등 필요한 조치를 하지 아니하고 개인정보를 계속 이용하거나 이를 제3자에게 제공한 자
2. 제37조제2항(제26조제8항에 따라 준용되는 경우를 포함한다)을 위반하여 개인정보의 처리를 정지하지 아니하고 개인정보를 계속 이용하거나 제3자에게 제공한 자
3. 국내외에서 정당한 이유 없이 제39조의4에 따른 비밀유지명령을 위반한 자
4. 제63조제1항(제26조제8항에 따라 준용되는 경우를 포함한다)에 따른 자료제출 요구에 대하여 법 위반사항을 은폐 또는 축소할 목적으로 자료제출을 거부하거나 거짓의 자료를 제출한 자
5. 제63조제2항(제26조제8항에 따라 준용되는 경우를 포함한다)에 따른 출입 · 검사 시 자료의 은닉 · 폐기, 접근 거부 또는 위조 · 변조 등을 통하여 조사를 거부 · 방해 또는 기피한 자

② 제1항제3호의 죄는 비밀유지명령을 신청한 자의 고소가 없으면 공소를 제기할 수 없다.

[전문개정 2023. 3. 14.]

제74조(양벌규정) ① 법인의 대표자나 법인 또는 개인의 대리인, 사용인, 그 밖의 종업원이 그 법인 또는 개인의 업무에 관하여 제70조에 해당하는 위반행위를 하면 그 행위자를 벌하는 외에 그 법인 또는 개인을 7천만원 이하의 벌금에 처한다. 다만, 법인 또는 개인이 그 위반행위를 방지하기 위하여 해당 업무에 관하여 상당한 주의와 감독을 게을리하지 아니한 경우에는 그러하지 아니하다.

② 법인의 대표자나 법인 또는 개인의 대리인, 사용인, 그 밖의 종업원이 그 법인 또는 개인의 업무에 관하여 제71조부터 제73조까지의 어느 하나에 해당하는 위반행위를 하면 그 행위자를 벌하는 외에 그 법인 또는 개인에게도 해당 조문의 벌금형을 과(科)한다. 다만, 법인 또는 개인이 그 위반행위를 방지하기 위하여 해당 업무에 관하여 상당한 주의와 감독을 게을리하지 아니한 경우에는 그러하지 아니하다.

제74조의2(몰수 · 추징 등) 제70조부터 제73조까지의 어느 하나에 해당하는 죄를 지은 자가 해당 위반행위와 관련하여 취득한 금품이나 그 밖의 이익은 몰수할 수 있으며, 이를 몰수할 수 없을 때에는 그 가액을 추징할 수 있다. 이 경우 몰수 또는 추징은 다른 벌칙에 부가하여 과할 수 있다.

[본조신설 2015. 7. 24.]

제75조(과태료) ① 다음 각 호의 어느 하나에 해당하는 자에게는 5천만원 이하의 과태료를 부과한다.

1. 제25조제2항(제26조제8항에 따라 준용되는 경우를 포함한다)을 위반하여 고정형 영상정보처리기기를 설치 · 운영한 자
2. 제25조의2제2항(제26조제8항에 따라 준용되는 경우를 포함한다)을 위반하여 이동형 영상정보처리기기로 사람 또는 그 사람과 관련된 사물의 영상을 촬영한 자

② 다음 각 호의 어느 하나에 해당하는 자에게는 3천만원 이하의 과태료를 부과한다.

1. 제16조제3항 · 제22조제5항(제26조제8항에 따라 준용되는 경우를 포함한다)을 위반하여 재화

또는 서비스의 제공을 거부한 자

2. 제20조제1항 · 제2항을 위반하여 정보주체에게 같은 조 제1항 각 호의 사실을 알리지 아니한 자
3. 제20조의2제1항을 위반하여 개인정보의 이용 · 제공 내역이나 이용 · 제공 내역을 확인할 수 있는 정보시스템에 접속하는 방법을 통지하지 아니한 자
4. 제21조제1항(제26조제8항에 따라 준용되는 경우를 포함한다)을 위반하여 개인정보의 파기 등 필요한 조치를 하지 아니한 자
5. 제23조제2항 · 제24조제3항 · 제25조제6항(제25조의2제4항에 따라 준용되는 경우를 포함한다) · 제28조의4제1항 · 제29조(제26조제8항에 따라 준용되는 경우를 포함한다)를 위반하여 안전성 확보에 필요한 조치를 하지 아니한 자
6. 제23조제3항(제26조제8항에 따라 준용되는 경우를 포함한다)을 위반하여 민감정보의 공개 가능성 및 비공개를 선택하는 방법을 알리지 아니한 자
7. 제24조의2제1항(제26조제8항에 따라 준용되는 경우를 포함한다)을 위반하여 주민등록번호를 처리한 자
8. 제24조의2제2항(제26조제8항에 따라 준용되는 경우를 포함한다)을 위반하여 암호화 조치를 하지 아니한 자
9. 제24조의2제3항(제26조제8항에 따라 준용되는 경우를 포함한다)을 위반하여 정보주체가 주민등록번호를 사용하지 아니할 수 있는 방법을 제공하지 아니한 자
10. 제25조제1항(제26조제8항에 따라 준용되는 경우를 포함한다)을 위반하여 고정형 영상정보처리기기를 설치 · 운영한 자
11. 제25조의2제1항(제26조제8항에 따라 준용되는 경우를 포함한다)을 위반하여 사람 또는 그 사람과 관련된 사물의 영상을 촬영한 자
12. 제26조제3항을 위반하여 정보주체에게 알려야 할 사항을 알리지 아니한 자
13. 제28조의5제2항(제26조제8항에 따라 준용되는 경우를 포함한다)을 위반하여 개인을 알아볼 수 있는 정보가 생성되었음에도 이용을 중지하지 아니하거나 이를 회수 · 파기하지 아니한 자
14. 제28조의8제4항(제26조제8항 및 제28조의11에 따라 준용되는 경우를 포함한다)을 위반하여 보호조치를 하지 아니한 자
15. 제32조의2제6항을 위반하여 인증을 받지 아니하였음에도 거짓으로 인증의 내용을 표시하거나 홍보한 자
16. 제33조제1항을 위반하여 영향평가를 하지 아니하거나 그 결과를 보호위원회에 제출하지 아니한 자

17. 제34조제1항(제26조제8항에 따라 준용되는 경우를 포함한다)을 위반하여 정보주체에게 같은 항 각 호의 사실을 알리지 아니한 자
18. 제34조제3항(제26조제8항에 따라 준용되는 경우를 포함한다)을 위반하여 보호위원회 또는 대통령령으로 정하는 전문기관에 신고하지 아니한 자
19. 제35조제3항(제26조제8항에 따라 준용되는 경우를 포함한다)을 위반하여 열람을 제한하거나 거절한 자
20. 제35조의3제1항에 따른 지정을 받지 아니하고 같은 항 제2호의 업무를 수행한 자
21. 제35조의3제3항을 위반한 자
22. 제36조제2항(제26조제8항에 따라 준용되는 경우를 포함한다)을 위반하여 정정 · 삭제 등 필요한 조치를 하지 아니한 자
23. 제37조제3항 또는 제5항(제26조제8항에 따라 준용되는 경우를 포함한다)을 위반하여 파기 등 필요한 조치를 하지 아니한 자
24. 제37조의2제3항(제26조제8항에 따라 준용되는 경우를 포함한다)을 위반하여 정당한 사유 없이 정보주체의 요구에 따르지 아니한 자
25. 제63조제1항(제26조제8항에 따라 준용되는 경우를 포함한다)에 따른 관계 물품 · 서류 등 자료를 제출하지 아니하거나 거짓으로 제출한 자
26. 제63조제2항(제26조제8항에 따라 준용되는 경우를 포함한다)에 따른 출입 · 검사를 거부 · 방해 또는 기피한 자
27. 제64조제1항에 따른 시정조치 명령에 따르지 아니한 자

③ 다음 각 호의 어느 하나에 해당하는 자에게는 2천만원 이하의 과태료를 부과한다.

1. 제26조제6항을 위반하여 위탁자의 동의를 받지 아니하고 제3자에게 다시 위탁한 자
2. 제31조의2제1항을 위반하여 국내대리인을 지정하지 아니한 자

④ 다음 각 호의 어느 하나에 해당하는 자에게는 1천만원 이하의 과태료를 부과한다.

1. 제11조의2제2항을 위반하여 정당한 사유 없이 자료를 제출하지 아니하거나 거짓으로 제출한 자
2. 제21조제3항(제26조제8항에 따라 준용되는 경우를 포함한다)을 위반하여 개인정보를 분리하여 저장 · 관리하지 아니한 자
3. 제22조제1항부터 제3항까지(제26조제8항에 따라 준용되는 경우를 포함한다)를 위반하여 동의를 받은 자
4. 제26조제1항을 위반하여 업무 위탁 시 같은 항 각 호의 내용이 포함된 문서로 하지 아니한 자
5. 제26조제2항을 위반하여 위탁하는 업무의 내용과 수탁자를 공개하지 아니한 자

6. 제27조제1항 · 제2항(제26조제8항에 따라 준용되는 경우를 포함한다)을 위반하여 정보주체에게 개인정보의 이전 사실을 알리지 아니한 자
7. 제28조의4제3항(제26조제8항에 따라 준용되는 경우를 포함한다)을 위반하여 관련 기록을 작성하여 보관하지 아니한 자
8. 제30조제1항 또는 제2항(제26조제8항에 따라 준용되는 경우를 포함한다)을 위반하여 개인정보 처리방침을 정하지 아니하거나 이를 공개하지 아니한 자
9. 제31조제1항(제26조제8항에 따라 준용되는 경우를 포함한다)을 위반하여 개인정보 보호책임자를 지정하지 아니한 자
10. 제35조제3항 · 제4항, 제36조제2항 · 제4항 또는 제37조제4항(제26조제8항에 따라 준용되는 경우를 포함한다)을 위반하여 정보주체에게 알려야 할 사항을 알리지 아니한 자
11. 제45조제1항에 따른 자료를 정당한 사유 없이 제출하지 아니하거나 거짓으로 제출한 자
12. 제45조제2항에 따른 출입 · 조사 · 열람을 정당한 사유 없이 거부 · 방해 또는 기피한 자

⑤ 제1항부터 제4항까지에 따른 과태료는 대통령령으로 정하는 바에 따라 보호위원회가 부과 · 징수한다. 이 경우 보호위원회는 위반행위의 정도 · 동기 · 결과, 개인정보처리자의 규모 등을 고려하여 과태료를 감경하거나 면제할 수 있다.

[전문개정 2023. 3. 14.]

[시행일: 2024. 3. 15.] 제75조제2항제16호, 제75조제2항제20호, 제75조제2항제21호, 제75조제2항제24호, 제75조제4항제1호, 제75조제4항제9호

제76조(과태료에 관한 규정 적용의 특례) 제75조의 과태료에 관한 규정을 적용할 때 제64조의2에 따라 과징금을 부과한 행위에 대하여는 과태료를 부과할 수 없다. 〈개정 2023. 3. 14.〉

[본조신설 2013. 8. 6.]

부칙〈제19234호, 2023. 3. 14.〉

제1조(시행일) 이 법은 공포 후 6개월이 경과한 날부터 시행한다. 다만, 다음 각 호의 개정규정은 각 호의 구분에 따른 날부터 시행한다.

1. 제11조의2, 제31조, 제35조의3, 제37조의2, 제39조의7, 제60조제5호, 제75조제2항제16호 · 제20호 · 제21호 · 제24호 및 같은 조 제4항제1호 · 제9호의 개정규정: 공포 후 1년이 경과한 날
2. 제35조의2의 개정규정: 공포 후 1년이 경과한 날부터 공포 후 2년이 넘지 아니하는 범위에서 대통령령으로 정하는 날

제2조(개인정보 유출 등의 통지 · 신고에 관한 적용례) 제34조의 개정규정은 이 법 시행 이후 개인정보가 분실 · 도난 · 유출되었음을 알게 된 경우부터 적용한다.

제3조(손해배상청구소송에서 자료의 제출 및 비밀유지 명령 등에 관한 적용례) 제39조의3부터 제39조의6까지의 개정규정은 이 법 시행 이후 손해배상청구의 소를 제기하는 경우부터 적용한다.

제4조(분쟁조정에 관한 적용례) 제43조제3항, 제45조제2항부터 제4항까지, 제45조의2 및 제47조제3항 · 제4항의 개정규정은 이 법 시행 이후 분쟁조정 또는 집단분쟁조정이 신청되거나 의뢰되는 경우부터 적용한다.

제5조(적용의 일부 제외에 관한 적용례) 제58조의 개정규정은 이 법 시행 이후 개인정보를 처리하는 경우부터 적용한다.

제6조(결과의 공표에 관한 적용례) 제66조제2항의 개정규정은 이 법 시행 이후 제61조에 따른 개선권고, 제64조에 따른 시정조치 명령, 제64조의2에 따른 과징금의 부과, 제65조에 따른 고발 또는 징계권고 및 제75조에 따른 과태료 부과 처분의 대상이 되는 행위를 한 경우부터 적용한다.

제7조(연차보고에 관한 적용례) 제67조의 개정규정은 이 법 시행 이후 그 다음 연도에 작성하는 보고서부터 적용한다.

제8조(과징금 부과에 관한 경과조치 등) ① 이 법 시행 전에 종료된 위반행위에 대한 과징금의 부과는 제64조의2의 개정규정에도 불구하고 종전의 제28조의6, 제34조의2 및 제39조의15에 따른다.

② 이 법 시행 당시 종료되지 아니한 위반행위에 대한 과징금의 부과는 제64조의2의 개정규정에 따른다.

제9조(개인정보파일의 등록에 관한 경과조치) 이 법 시행 당시 종전의 제58조제1항제1호에 따른 개인정보가 포함된 개인정보파일을 운용하고 있는 공공기관의 장은 이 법 시행일부터 60일 이내에 해당 개인정보파일을 제32조의 개정규정에 따라 보호위원회에 등록을 하여야 한다.

제10조(개인정보 영향평가에 관한 경과조치) 이 법 시행 당시 종전의 제58조제1항제1호에 따른 개인정보가 포함된 개인정보파일(제33조제1항에 따른 영향평가의 대상이 되는 개인정보파일에 한정한다)을 운용하고 있는 공공기관의 장은 이 법 시행일부터 2년 이내에 영향평가를 실시하고 그 결과를 보호위원회에 제출하여야 한다.

제11조(다른 법률의 개정) ① 공직선거법 일부를 다음과 같이 개정한다.

제176조제3항 중 "「개인정보 보호법」 제2조제7호에 따른 영상정보처리기기"를 "「개인정보 보호법」 제2조제7호에 따른 고정형 영상정보처리기기"로 한다.

② 국민체육진흥법 일부를 다음과 같이 개정한다.

제18조의15의 제목 중 "영상정보처리기기"를 "고정형 영상정보처리기기"로 하고, 같은 조 제1항부터 제3항까지 중 "영상정보처리기기"를 각각 "고정형 영상정보처리기기"로 한다.

③ 법률 제18853호 동물보호법 전부개정법률 일부를 다음과 같이 개정한다.

제87조의 제목 중 "영상정보처리기기"를 "고정형 영상정보처리기기"로 하고, 같은 조 제1항 · 제2항, 같은 조 제3항 각 호 외의 부분, 같은 항 제1호, 같은 조 제4항 각 호 외의 부분 및 같은 조 제5항 중 "영상정보처리기기"를 각각 "고정형 영상정보처리기기"로 한다.

제97조제3항제9호 중 "영상정보처리기기"를 "고정형 영상정보처리기기"로 한다.

④ 보행안전 및 편의증진에 관한 법률 일부를 다음과 같이 개정한다.

제6조제1항제3호 중 "「개인정보 보호법」 제2조제7호에 따른 영상정보처리기기(이하 "영상정보처리기기"라 한다)"를 "「개인정보 보호법」 제2조제7호에 따른 고정형 영상정보처리기기(이하 "고정형 영상정보처리기기"라 한다)"로 한다.

제10조제2항제3호 중 "영상정보처리기기"를 "고정형 영상정보처리기기"로 한다.

제24조의 제목 중 "영상정보처리기기"를 "고정형 영상정보처리기기"로 하고, 같은 조 제1항 본문 · 단서, 같은 조 제2항부터 제4항까지 중 "영상정보처리기기"를 각각 "고정형 영상정보처리기기"로 한다.

제29조제1항 중 "영상정보처리기기"를 "고정형 영상정보처리기기"로 한다.

⑤ 신용정보의 이용 및 보호에 관한 법률 일부를 다음과 같이 개정한다.

제15조제2항제1호 중 "「개인정보 보호법」 제15조제1항제2호부터 제6호까지"를 "「개인정보 보호법」 제15조제1항제2호부터 제7호까지"로 한다.

제20조제4항제1호가목 중 "「개인정보 보호법」 제31조제2항제1호부터 제5호까지의 업무"를 "「개인정보 보호법」 제31조제3항제1호부터 제5호까지에 따른 업무"로 하고, 같은 조 제5항 중 "「개인정보 보호법」 제31조제3항 및 제5항의 규정"을 "「개인정보 보호법」 제31조제4항 및 제6항"으로 한다.

⑥ 아동복지법 일부를 다음과 같이 개정한다.

제32조의 제목 중 "영상정보처리기기"를 "고정형 영상정보처리기기"로 하고, 같은 조 제3항 및 제4항 중 "영상정보처리기기"를 각각 "고정형 영상정보처리기기"로 한다.

⑦ 응급의료에 관한 법률 일부를 다음과 같이 개정한다.

제47조제2항제3호 중"「개인정보 보호법」 제2조제7호에 따른 영상정보처리기기"를 "「개인정보 보호법」 제2조제7호에 따른 고정형 영상정보처리기기"로 하고, 같은 조 제4항 중 "영상정보처리기기"를 "고정형 영상정보처리기기"로 한다.

⑧ 재난 및 안전관리 기본법 일부를 다음과 같이 개정한다.

제74조의3제1항제2호가목 중 "영상정보처리기기"를 "고정형 영상정보처리기기"로 한다.

⑨ 전자장치 부착 등에 관한 법률 일부를 다음과 같이 개정한다.

제16조의3제2항 중 "영상정보처리기기"를 "고정형 영상정보처리기기"로 한다.

⑩ 학교체육 진흥법 일부를 다음과 같이 개정한다.

제7조제3항 및 제4항 중 "영상정보처리기기"를 각각 "고정형 영상정보처리기기"로 한다.

⑪ 학교폭력예방 및 대책에 관한 법률 일부를 다음과 같이 개정한다.

제20조의7제1항 중 "「개인정보 보호법」 제2조제7호에 따른 영상정보처리기기"를 "「개인정보 보호법」 제2조제7호에 따른 고정형 영상정보처리기기"로 한다.

개인정보 보호법 시행령

[시행 2024. 3. 15.] [법률 제19234호, 2023. 3. 14., 일부개정]

개인정보보호위원회(개인정보보호정책과 – 법령 제개정) 02-2100-3057

제1장 총칙

제1조(목적) 이 법은 개인정보의 처리 및 보호에 관한 사항을 정함으로써 개인의 자유와 권리를 보호하고, 나아가 개인의 존엄과 가치를 구현함을 목적으로 한다. 〈개정 2014. 3. 24.〉

제2조(정의) 이 법에서 사용하는 용어의 뜻은 다음과 같다. 〈개정 2014. 3. 24., 2020. 2. 4., 2023. 3. 14.〉

1. "개인정보"란 살아 있는 개인에 관한 정보로서 다음 각 목의 어느 하나에 해당하는 정보를 말한다.
   가. 성명, 주민등록번호 및 영상 등을 통하여 개인을 알아볼 수 있는 정보
   나. 해당 정보만으로는 특정 개인을 알아볼 수 없더라도 다른 정보와 쉽게 결합하여 알아볼 수 있는 정보. 이 경우 쉽게 결합할 수 있는지 여부는 다른 정보의 입수 가능성 등 개인을 알아보는 데 소요되는 시간, 비용, 기술 등을 합리적으로 고려하여야 한다.
   다. 가목 또는 나목을 제1호의2에 따라 가명처리함으로써 원래의 상태로 복원하기 위한 추가 정보의 사용·결합 없이는 특정 개인을 알아볼 수 없는 정보(이하 "가명정보"라 한다)

1의2. "가명처리"란 개인정보의 일부를 삭제하거나 일부 또는 전부를 대체하는 등의 방법으로 추가 정보가 없이는 특정 개인을 알아볼 수 없도록 처리하는 것을 말한다.

2. "처리"란 개인정보의 수집, 생성, 연계, 연동, 기록, 저장, 보유, 가공, 편집, 검색, 출력, 정정(訂正), 복구, 이용, 제공, 공개, 파기(破棄), 그 밖에 이와 유사한 행위를 말한다.
3. "정보주체"란 처리되는 정보에 의하여 알아볼 수 있는 사람으로서 그 정보의 주체가 되는 사람을 말한다.
4. "개인정보파일"이란 개인정보를 쉽게 검색할 수 있도록 일정한 규칙에 따라 체계적으로 배열하거나 구성한 개인정보의 집합물(集合物)을 말한다.
5. "개인정보처리자"란 업무를 목적으로 개인정보파일을 운용하기 위하여 스스로 또는 다른 사람을 통하여 개인정보를 처리하는 공공기관, 법인, 단체 및 개인 등을 말한다.
6. "공공기관"이란 다음 각 목의 기관을 말한다.
   가. 국회, 법원, 헌법재판소, 중앙선거관리위원회의 행정사무를 처리하는 기관, 중앙행정기관(대통령 소속 기관과 국무총리 소속 기관을 포함한다) 및 그 소속 기관,

지방자치단체

나. 그 밖의 국가기관 및 공공단체 중 대통령령으로 정하는 기관

7. "고정형 영상정보처리기기"란 일정한 공간에 설치되어 지속적 또는 주기적으로 사람 또는 사물의 영상 등을 촬영하거나 이를 유·무선망을 통하여 전송하는 장치로서 대통령령으로 정하는 장치를 말한다.

7의2. "이동형 영상정보처리기기"란 사람이 신체에 착용 또는 휴대하거나 이동 가능한 물체에 부착 또는 거치(据置)하여 사람 또는 사물의 영상 등을 촬영하거나 이를 유·무선망을 통하여 전송하는 장치로서 대통령령으로 정하는 장치를 말한다.

8. "과학적 연구"란 기술의 개발과 실증, 기초연구, 응용연구 및 민간 투자 연구 등 과학적 방법을 적용하는 연구를 말한다.

제3조(개인정보 보호 원칙) ① 개인정보처리자는 개인정보의 처리 목적을 명확하게 하여야 하고 그 목적에 필요한 범위에서 최소한의 개인정보만을 적법하고 정당하게 수집하여야 한다.

② 개인정보처리자는 개인정보의 처리 목적에 필요한 범위에서 적합하게 개인정보를 처리하여야 하며, 그 목적 외의 용도로 활용하여서는 아니 된다.

③ 개인정보처리자는 개인정보의 처리 목적에 필요한 범위에서 개인정보의 정확성, 완전성 및 최신성이 보장되도록 하여야 한다.

④ 개인정보처리자는 개인정보의 처리 방법 및 종류 등에 따라 정보주체의 권리가 침해받을 가능성과 그 위험 정도를 고려하여 개인정보를 안전하게 관리하여야 한다.

⑤ 개인정보처리자는 제30조에 따른 개인정보 처리방침 등 개인정보의 처리에 관한 사항을 공개하여야 하며, 열람청구권 등 정보주체의 권리를 보장하여야 한다. 〈개정 2023. 3. 14.〉

⑥ 개인정보처리자는 정보주체의 사생활 침해를 최소화하는 방법으로 개인정보를 처리하여야 한다.

⑦ 개인정보처리자는 개인정보를 익명 또는 가명으로 처리하여도 개인정보 수집목적을 달성할 수 있는 경우 익명처리가 가능한 경우에는 익명에 의하여, 익명처리로 목적을 달성할 수 없는 경우에는 가명에 의하여 처리될 수 있도록 하여야 한다. 〈개정 2020. 2. 4.〉

⑧ 개인정보처리자는 이 법 및 관계 법령에서 규정하고 있는 책임과 의무를 준수하고 실천함으로써 정보주체의 신뢰를 얻기 위하여 노력하여야 한다.

제4조(정보주체의 권리) 정보주체는 자신의 개인정보 처리와 관련하여 다음 각 호의 권리를 가진다. 〈개정 2023. 3. 14.〉

1. 개인정보의 처리에 관한 정보를 제공받을 권리
2. 개인정보의 처리에 관한 동의 여부, 동의 범위 등을 선택하고 결정할 권리
3. 개인정보의 처리 여부를 확인하고 개인정보에 대한 열람(사본의 발급을 포함한다. 이하 같다) 및

전송을 요구할 권리

4. 개인정보의 처리 정지, 정정 · 삭제 및 파기를 요구할 권리

5. 개인정보의 처리로 인하여 발생한 피해를 신속하고 공정한 절차에 따라 구제받을 권리

6. 완전히 자동화된 개인정보 처리에 따른 결정을 거부하거나 그에 대한 설명 등을 요구할 권리

제5조(국가 등의 책무) ① 국가와 지방자치단체는 개인정보의 목적 외 수집, 오용 · 남용 및 무분별한 감시 · 추적 등에 따른 폐해를 방지하여 인간의 존엄과 개인의 사생활 보호를 도모하기 위한 시책을 강구하여야 한다.

② 국가와 지방자치단체는 제4조에 따른 정보주체의 권리를 보호하기 위하여 법령의 개선 등 필요한 시책을 마련하여야 한다.

③ 국가와 지방자치단체는 만 14세 미만 아동이 개인정보 처리가 미치는 영향과 정보주체의 권리 등을 명확하게 알 수 있도록 만 14세 미만 아동의 개인정보 보호에 필요한 시책을 마련하여야 한다. 〈신설 2023. 3. 14.〉

④ 국가와 지방자치단체는 개인정보의 처리에 관한 불합리한 사회적 관행을 개선하기 위하여 개인정보처리자의 자율적인 개인정보 보호활동을 존중하고 촉진 · 지원하여야 한다. 〈개정 2023. 3. 14.〉

⑤ 국가와 지방자치단체는 개인정보의 처리에 관한 법령 또는 조례를 적용할 때에는 정보주체의 권리가 보장될 수 있도록 개인정보 보호 원칙에 맞게 적용하여야 한다. 〈개정 2023. 3. 14.〉

제6조(다른 법률과의 관계) ① 개인정보의 처리 및 보호에 관하여 다른 법률에 특별한 규정이 있는 경우를 제외하고는 이 법에서 정하는 바에 따른다. 〈개정 2014. 3. 24., 2023. 3. 14.〉

② 개인정보의 처리 및 보호에 관한 다른 법률을 제정하거나 개정하는 경우에는 이 법의 목적과 원칙에 맞도록 하여야 한다. 〈신설 2023. 3. 14.〉

제2장 개인정보 보호정책의 수립 등

제7조(개인정보 보호위원회) ① 개인정보 보호에 관한 사무를 독립적으로 수행하기 위하여 국무총리 소속으로 개인정보 보호위원회(이하 "보호위원회"라 한다)를 둔다. 〈개정 2020. 2. 4.〉

② 보호위원회는 「정부조직법」 제2조에 따른 중앙행정기관으로 본다. 다만, 다음 각 호의 사항에 대하여는 「정부조직법」 제18조를 적용하지 아니한다. 〈개정 2020. 2. 4.〉

1. 제7조의8제3호 및 제4호의 사무

2. 제7조의9제1항의 심의 · 의결 사항 중 제1호에 해당하는 사항

③ 삭제 〈2020. 2. 4.〉

④ 삭제 〈2020. 2. 4.〉

⑤ 삭제 〈2020. 2. 4.〉

⑥ 삭제 〈2020. 2. 4.〉

⑦ 삭제 〈2020. 2. 4.〉

⑧ 삭제 〈2020. 2. 4.〉

⑨ 삭제 〈2020. 2. 4.〉

제7조의2(보호위원회의 구성 등) ① 보호위원회는 상임위원 2명(위원장 1명, 부위원장 1명)을 포함한 9명의 위원으로 구성한다.

② 보호위원회의 위원은 개인정보 보호에 관한 경력과 전문지식이 풍부한 다음 각 호의 사람 중에서 위원장과 부위원장은 국무총리의 제청으로, 그 외 위원 중 2명은 위원장의 제청으로, 2명은 대통령이 소속되거나 소속되었던 정당의 교섭단체 추천으로, 3명은 그 외의 교섭단체 추천으로 대통령이 임명 또는 위촉한다.

1. 개인정보 보호 업무를 담당하는 3급 이상 공무원(고위공무원단에 속하는 공무원을 포함한다)의 직에 있거나 있었던 사람
2. 판사 · 검사 · 변호사의 직에 10년 이상 있거나 있었던 사람
3. 공공기관 또는 단체(개인정보처리자로 구성된 단체를 포함한다)에 3년 이상 임원으로 재직하였거나 이들 기관 또는 단체로부터 추천받은 사람으로서 개인정보 보호 업무를 3년 이상 담당하였던 사람
4. 개인정보 관련 분야에 전문지식이 있고 「고등교육법」 제2조제1호에 따른 학교에서 부교수 이상으로 5년 이상 재직하고 있거나 재직하였던 사람

③ 위원장과 부위원장은 정무직 공무원으로 임명한다.

④ 위원장, 부위원장, 제7조의13에 따른 사무처의 장은 「정부조직법」 제10조에도 불구하고 정부위원이 된다.

[본조신설 2020. 2. 4.]

제7조의3(위원장) ① 위원장은 보호위원회를 대표하고, 보호위원회의 회의를 주재하며, 소관 사무를 총괄한다.

② 위원장이 부득이한 사유로 직무를 수행할 수 없을 때에는 부위원장이 그 직무를 대행하고, 위원장 · 부위원장이 모두 부득이한 사유로 직무를 수행할 수 없을 때에는 위원회가 미리 정하는 위원이 위원장의 직무를 대행한다.

③ 위원장은 국회에 출석하여 보호위원회의 소관 사무에 관하여 의견을 진술할 수 있으며, 국회에서

요구하면 출석하여 보고하거나 답변하여야 한다.

④ 위원장은 국무회의에 출석하여 발언할 수 있으며, 그 소관 사무에 관하여 국무총리에게 의안 제출을 건의할 수 있다.

[본조신설 2020. 2. 4.]

제7조의4(위원의 임기) ① 위원의 임기는 3년으로 하되, 한 차례만 연임할 수 있다.

② 위원이 궐위된 때에는 지체 없이 새로운 위원을 임명 또는 위촉하여야 한다. 이 경우 후임으로 임명 또는 위촉된 위원의 임기는 새로이 개시된다.

[본조신설 2020. 2. 4.]

제7조의5(위원의 신분보장) ① 위원은 다음 각 호의 어느 하나에 해당하는 경우를 제외하고는 그 의사에 반하여 면직 또는 해촉되지 아니한다.

1. 장기간 심신장애로 인하여 직무를 수행할 수 없게 된 경우
2. 제7조의7의 결격사유에 해당하는 경우
3. 이 법 또는 그 밖의 다른 법률에 따른 직무상의 의무를 위반한 경우

② 위원은 법률과 양심에 따라 독립적으로 직무를 수행한다.

[본조신설 2020. 2. 4.]

제7조의6(겸직금지 등) ① 위원은 재직 중 다음 각 호의 직(職)을 겸하거나 직무와 관련된 영리업무에 종사하여서는 아니 된다.

1. 국회의원 또는 지방의회의원
2. 국가공무원 또는 지방공무원
3. 그 밖에 대통령령으로 정하는 직

② 제1항에 따른 영리업무에 관한 사항은 대통령령으로 정한다.

③ 위원은 정치활동에 관여할 수 없다.

[본조신설 2020. 2. 4.]

제7조의7(결격사유) ① 다음 각 호의 어느 하나에 해당하는 사람은 위원이 될 수 없다.

1. 대한민국 국민이 아닌 사람
2. 「국가공무원법」 제33조 각 호의 어느 하나에 해당하는 사람
3. 「정당법」 제22조에 따른 당원

② 위원이 제1항 각 호의 어느 하나에 해당하게 된 때에는 그 직에서 당연 퇴직한다. 다만, 「국가공무원법」 제33조제2호는 파산선고를 받은 사람으로서 「채무자 회생 및 파산에 관한 법률」에 따라 신청기한 내에 면책신청을 하지 아니하였거나 면책불허가 결정 또는 면책 취소가 확정된

경우만 해당하고, 같은 법 제33조제5호는 「형법」 제129조부터 제132조까지, 「성폭력범죄의 처벌 등에 관한 특례법」 제2조, 「아동 · 청소년의 성보호에 관한 법률」 제2조제2호 및 직무와 관련하여 「형법」 제355조 또는 제356조에 규정된 죄를 범한 사람으로서 금고 이상의 형의 선고유예를 받은 경우만 해당한다.

[본조신설 2020. 2. 4.]

제7조의8(보호위원회의 소관 사무) 보호위원회는 다음 각 호의 소관 사무를 수행한다. 〈개정 2023. 3. 14.〉

1. 개인정보의 보호와 관련된 법령의 개선에 관한 사항
2. 개인정보 보호와 관련된 정책 · 제도 · 계획 수립 · 집행에 관한 사항
3. 정보주체의 권리침해에 대한 조사 및 이에 따른 처분에 관한 사항
4. 개인정보의 처리와 관련한 고충처리 · 권리구제 및 개인정보에 관한 분쟁의 조정
5. 개인정보 보호를 위한 국제기구 및 외국의 개인정보 보호기구와의 교류 · 협력
6. 개인정보 보호에 관한 법령 · 정책 · 제도 · 실태 등의 조사 · 연구, 교육 및 홍보에 관한 사항
7. 개인정보 보호에 관한 기술개발의 지원 · 보급, 기술의 표준화 및 전문인력의 양성에 관한 사항
8. 이 법 및 다른 법령에 따라 보호위원회의 사무로 규정된 사항

[본조신설 2020. 2. 4.]

제7조의9(보호위원회의 심의 · 의결 사항 등) ① 보호위원회는 다음 각 호의 사항을 심의 · 의결한다. 〈개정 2023. 3. 14.〉

1. 제8조의2에 따른 개인정보 침해요인 평가에 관한 사항
2. 제9조에 따른 기본계획 및 제10조에 따른 시행계획에 관한 사항
3. 개인정보 보호와 관련된 정책, 제도 및 법령의 개선에 관한 사항
4. 개인정보의 처리에 관한 공공기관 간의 의견조정에 관한 사항
5. 개인정보 보호에 관한 법령의 해석 · 운용에 관한 사항
6. 제18조제2항제5호에 따른 개인정보의 이용 · 제공에 관한 사항

6의2. 제28조의9에 따른 개인정보의 국외 이전 중지 명령에 관한 사항

7. 제33조제4항에 따른 영향평가 결과에 관한 사항
8. 제64조의2에 따른 과징금 부과에 관한 사항
9. 제61조에 따른 의견제시 및 개선권고에 관한 사항

9의2. 제63조의2제2항에 따른 시정권고에 관한 사항

10. 제64조에 따른 시정조치 등에 관한 사항
11. 제65조에 따른 고발 및 징계권고에 관한 사항

12. 제66조에 따른 처리 결과의 공표 및 공표명령에 관한 사항
13. 제75조에 따른 과태료 부과에 관한 사항
14. 소관 법령 및 보호위원회 규칙의 제정 · 개정 및 폐지에 관한 사항
15. 개인정보 보호와 관련하여 보호위원회의 위원장 또는 위원 2명 이상이 회의에 부치는 사항
16. 그 밖에 이 법 또는 다른 법령에 따라 보호위원회가 심의 · 의결하는 사항

② 보호위원회는 제1항 각 호의 사항을 심의 · 의결하기 위하여 필요한 경우 다음 각 호의 조치를 할 수 있다.

1. 관계 공무원, 개인정보 보호에 관한 전문 지식이 있는 사람이나 시민사회단체 및 관련 사업자로부터의 의견 청취
2. 관계 기관 등에 대한 자료제출이나 사실조회 요구

③ 제2항제2호에 따른 요구를 받은 관계 기관 등은 특별한 사정이 없으면 이에 따라야 한다.

④ 보호위원회는 제1항제3호의 사항을 심의 · 의결한 경우에는 관계 기관에 그 개선을 권고할 수 있다.

⑤ 보호위원회는 제4항에 따른 권고 내용의 이행 여부를 점검할 수 있다.

[본조신설 2020. 2. 4.]

제7조의10(회의) ① 보호위원회의 회의는 위원장이 필요하다고 인정하거나 재적위원 4분의 1 이상의 요구가 있는 경우에 위원장이 소집한다.

② 위원장 또는 2명 이상의 위원은 보호위원회에 의안을 제의할 수 있다.

③ 보호위원회의 회의는 재적위원 과반수의 출석으로 개의하고, 출석위원 과반수의 찬성으로 의결한다.

[본조신설 2020. 2. 4.]

제7조의11(위원의 제척 · 기피 · 회피) ① 위원은 다음 각 호의 어느 하나에 해당하는 경우에는 심의 · 의결에서 제척된다.

1. 위원 또는 그 배우자나 배우자였던 자가 해당 사안의 당사자가 되거나 그 사건에 관하여 공동의 권리자 또는 의무자의 관계에 있는 경우
2. 위원이 해당 사안의 당사자와 친족이거나 친족이었던 경우
3. 위원이 해당 사안에 관하여 증언, 감정, 법률자문을 한 경우
4. 위원이 해당 사안에 관하여 당사자의 대리인으로서 관여하거나 관여하였던 경우
5. 위원이나 위원이 속한 공공기관 · 법인 또는 단체 등이 조언 등 지원을 하고 있는 자와 이해관계가 있는 경우

② 위원에게 심의 · 의결의 공정을 기대하기 어려운 사정이 있는 경우 당사자는 기피 신청을 할 수

있고, 보호위원회는 의결로 이를 결정한다.

③ 위원이 제1항 또는 제2항의 사유가 있는 경우에는 해당 사안에 대하여 회피할 수 있다.

[본조신설 2020. 2. 4.]

제7조의12(소위원회) ① 보호위원회는 효율적인 업무 수행을 위하여 개인정보 침해 정도가 경미하거나 유사 · 반복되는 사항 등을 심의 · 의결할 소위원회를 둘 수 있다.

② 소위원회는 3명의 위원으로 구성한다.

③ 소위원회가 제1항에 따라 심의 · 의결한 것은 보호위원회가 심의 · 의결한 것으로 본다.

④ 소위원회의 회의는 구성위원 전원의 출석과 출석위원 전원의 찬성으로 의결한다.

[본조신설 2020. 2. 4.]

제7조의13(사무처) 보호위원회의 사무를 처리하기 위하여 보호위원회에 사무처를 두며, 이 법에 규정된 것 외에 보호위원회의 조직에 관한 사항은 대통령령으로 정한다.

[본조신설 2020. 2. 4.]

제7조의14(운영 등) 이 법과 다른 법령에 규정된 것 외에 보호위원회의 운영 등에 필요한 사항은 보호위원회의 규칙으로 정한다.

[본조신설 2020. 2. 4.]

제8조 삭제 〈2020. 2. 4.〉

제8조의2(개인정보 침해요인 평가) ① 중앙행정기관의 장은 소관 법령의 제정 또는 개정을 통하여 개인정보 처리를 수반하는 정책이나 제도를 도입 · 변경하는 경우에는 보호위원회에 개인정보 침해요인 평가를 요청하여야 한다.

② 보호위원회가 제1항에 따른 요청을 받은 때에는 해당 법령의 개인정보 침해요인을 분석 · 검토하여 그 법령의 소관기관의 장에게 그 개선을 위하여 필요한 사항을 권고할 수 있다.

③ 제1항에 따른 개인정보 침해요인 평가의 절차와 방법에 관하여 필요한 사항은 대통령령으로 정한다.

[본조신설 2015. 7. 24.]

제9조(기본계획) ① 보호위원회는 개인정보의 보호와 정보주체의 권익 보장을 위하여 3년마다 개인정보 보호 기본계획(이하 "기본계획"이라 한다)을 관계 중앙행정기관의 장과 협의하여 수립한다. 〈개정 2013. 3. 23., 2014. 11. 19., 2015. 7. 24.〉

② 기본계획에는 다음 각 호의 사항이 포함되어야 한다.

1. 개인정보 보호의 기본목표와 추진방향
2. 개인정보 보호와 관련된 제도 및 법령의 개선

3. 개인정보 침해 방지를 위한 대책
4. 개인정보 보호 자율규제의 활성화
5. 개인정보 보호 교육 · 홍보의 활성화
6. 개인정보 보호를 위한 전문인력의 양성
7. 그 밖에 개인정보 보호를 위하여 필요한 사항

③ 국회, 법원, 헌법재판소, 중앙선거관리위원회는 해당 기관(그 소속 기관을 포함한다)의 개인정보 보호를 위한 기본계획을 수립 · 시행할 수 있다.

제10조(시행계획) ① 중앙행정기관의 장은 기본계획에 따라 매년 개인정보 보호를 위한 시행계획을 작성하여 보호위원회에 제출하고, 보호위원회의 심의 · 의결을 거쳐 시행하여야 한다.

② 시행계획의 수립 · 시행에 필요한 사항은 대통령령으로 정한다.

제11조(자료제출 요구 등) ① 보호위원회는 기본계획을 효율적으로 수립하기 위하여 개인정보처리자, 관계 중앙행정기관의 장, 지방자치단체의 장 및 관계 기관 · 단체 등에 개인정보처리자의 법규 준수 현황과 개인정보 관리 실태 등에 관한 자료의 제출이나 의견의 진술 등을 요구할 수 있다. 〈개정 2013. 3. 23., 2014. 11. 19., 2015. 7. 24.〉

② 보호위원회는 개인정보 보호 정책 추진, 성과평가 등을 위하여 필요한 경우 개인정보처리자, 관계 중앙행정기관의 장, 지방자치단체의 장 및 관계 기관 · 단체 등을 대상으로 개인정보관리 수준 및 실태파악 등을 위한 조사를 실시할 수 있다. 〈신설 2015. 7. 24., 2017. 7. 26., 2020. 2. 4.〉

③ 중앙행정기관의 장은 시행계획을 효율적으로 수립 · 추진하기 위하여 소관 분야의 개인정보처리자에게 제1항에 따른 자료제출 등을 요구할 수 있다. 〈개정 2015. 7. 24.〉

④ 제1항부터 제3항까지에 따른 자료제출 등을 요구받은 자는 특별한 사정이 없으면 이에 따라야 한다. 〈개정 2015. 7. 24.〉

⑤ 제1항부터 제3항까지에 따른 자료제출 등의 범위와 방법 등 필요한 사항은 대통령령으로 정한다. 〈개정 2015. 7. 24.〉

제11조의2(개인정보 보호수준 평가) ① 보호위원회는 공공기관 중 중앙행정기관 및 그 소속기관, 지방자치단체, 그 밖에 대통령령으로 정하는 기관을 대상으로 매년 개인정보 보호 정책 · 업무의 수행 및 이 법에 따른 의무의 준수 여부 등을 평가(이하 "개인정보 보호수준 평가"라 한다)하여야 한다.

② 보호위원회는 개인정보 보호수준 평가에 필요한 경우 해당 공공기관의 장에게 관련 자료를 제출하게 할 수 있다.

③ 보호위원회는 개인정보 보호수준 평가의 결과를 인터넷 홈페이지 등을 통하여 공개할 수 있다.

④ 보호위원회는 개인정보 보호수준 평가의 결과에 따라 우수기관 및 그 소속 직원에 대하여 포상할

수 있고, 개인정보 보호를 위하여 필요하다고 인정하면 해당 공공기관의 장에게 개선을 권고할 수 있다. 이 경우 권고를 받은 공공기관의 장은 이를 이행하기 위하여 성실하게 노력하여야 하며, 그 조치 결과를 보호위원회에 알려야 한다.

⑤ 그 밖에 개인정보 보호수준 평가의 기준·방법·절차 및 제2항에 따른 자료 제출의 범위 등에 필요한 사항은 대통령령으로 정한다.

[본조신설 2023. 3. 14.]

제12조(개인정보 보호지침) ① 보호위원회는 개인정보의 처리에 관한 기준, 개인정보 침해의 유형 및 예방조치 등에 관한 표준 개인정보 보호지침(이하 "표준지침"이라 한다)을 정하여 개인정보처리자에게 그 준수를 권장할 수 있다. 〈개정 2013. 3. 23., 2014. 11. 19., 2017. 7. 26., 2020. 2. 4.〉

② 중앙행정기관의 장은 표준지침에 따라 소관 분야의 개인정보 처리와 관련한 개인정보 보호지침을 정하여 개인정보처리자에게 그 준수를 권장할 수 있다.

③ 국회, 법원, 헌법재판소 및 중앙선거관리위원회는 해당 기관(그 소속 기관을 포함한다)의 개인정보 보호지침을 정하여 시행할 수 있다.

제13조(자율규제의 촉진 및 지원) 보호위원회는 개인정보처리자의 자율적인 개인정보 보호활동을 촉진하고 지원하기 위하여 다음 각 호의 필요한 시책을 마련하여야 한다. 〈개정 2013. 3. 23., 2014. 11. 19., 2017. 7. 26., 2020. 2. 4.〉

1. 개인정보 보호에 관한 교육·홍보
2. 개인정보 보호와 관련된 기관·단체의 육성 및 지원
3. 개인정보 보호 인증마크의 도입·시행 지원
4. 개인정보처리자의 자율적인 규약의 제정·시행 지원
5. 그 밖에 개인정보처리자의 자율적 개인정보 보호활동을 지원하기 위하여 필요한 사항

제13조의2(개인정보 보호의 날) ① 개인정보의 보호 및 처리의 중요성을 국민에게 알리기 위하여 매년 9월 30일을 개인정보 보호의 날로 지정한다.

② 국가와 지방자치단체는 개인정보 보호의 날이 포함된 주간에 개인정보 보호 문화 확산을 위한 각종 행사를 실시할 수 있다.

[본조신설 2023. 3. 14.]

제14조(국제협력) ① 정부는 국제적 환경에서의 개인정보 보호 수준을 향상시키기 위하여 필요한 시책을 마련하여야 한다.

② 정부는 개인정보 국외 이전으로 인하여 정보주체의 권리가 침해되지 아니하도록 관련 시책을 마련하여야 한다.

제3장 개인정보의 처리

제1절 개인정보의 수집, 이용, 제공 등

제15조(개인정보의 수집 · 이용) ① 개인정보처리자는 다음 각 호의 어느 하나에 해당하는 경우에는 개인정보를 수집할 수 있으며 그 수집 목적의 범위에서 이용할 수 있다. 〈개정 2023. 3. 14.〉

1. 정보주체의 동의를 받은 경우
2. 법률에 특별한 규정이 있거나 법령상 의무를 준수하기 위하여 불가피한 경우
3. 공공기관이 법령 등에서 정하는 소관 업무의 수행을 위하여 불가피한 경우
4. 정보주체와 체결한 계약을 이행하거나 계약을 체결하는 과정에서 정보주체의 요청에 따른 조치를 이행하기 위하여 필요한 경우
5. 명백히 정보주체 또는 제3자의 급박한 생명, 신체, 재산의 이익을 위하여 필요하다고 인정되는 경우
6. 개인정보처리자의 정당한 이익을 달성하기 위하여 필요한 경우로서 명백하게 정보주체의 권리보다 우선하는 경우. 이 경우 개인정보처리자의 정당한 이익과 상당한 관련이 있고 합리적인 범위를 초과하지 아니하는 경우에 한한다.
7. 공중위생 등 공공의 안전과 안녕을 위하여 긴급히 필요한 경우

② 개인정보처리자는 제1항제1호에 따른 동의를 받을 때에는 다음 각 호의 사항을 정보주체에게 알려야 한다. 다음 각 호의 어느 하나의 사항을 변경하는 경우에도 이를 알리고 동의를 받아야 한다.

1. 개인정보의 수집 · 이용 목적
2. 수집하려는 개인정보의 항목
3. 개인정보의 보유 및 이용 기간
4. 동의를 거부할 권리가 있다는 사실 및 동의 거부에 따른 불이익이 있는 경우에는 그 불이익의 내용

③ 개인정보처리자는 당초 수집 목적과 합리적으로 관련된 범위에서 정보주체에게 불이익이 발생하는지 여부, 암호화 등 안전성 확보에 필요한 조치를 하였는지 여부 등을 고려하여 대통령령으로 정하는 바에 따라 정보주체의 동의 없이 개인정보를 이용할 수 있다. 〈신설 2020. 2. 4.〉

제16조(개인정보의 수집 제한) ① 개인정보처리자는 제15조제1항 각 호의 어느 하나에 해당하여 개인정보를 수집하는 경우에는 그 목적에 필요한 최소한의 개인정보를 수집하여야 한다. 이 경우 최소한의

개인정보 수집이라는 입증책임은 개인정보처리자가 부담한다.

② 개인정보처리자는 정보주체의 동의를 받아 개인정보를 수집하는 경우 필요한 최소한의 정보 외의 개인정보 수집에는 동의하지 아니할 수 있다는 사실을 구체적으로 알리고 개인정보를 수집하여야 한다. 〈신설 2013. 8. 6.〉

③ 개인정보처리자는 정보주체가 필요한 최소한의 정보 외의 개인정보 수집에 동의하지 아니한다는 이유로 정보주체에게 재화 또는 서비스의 제공을 거부하여서는 아니 된다. 〈개정 2013. 8. 6.〉

제17조(개인정보의 제공) ① 개인정보처리자는 다음 각 호의 어느 하나에 해당되는 경우에는 정보주체의 개인정보를 제3자에게 제공(공유를 포함한다. 이하 같다)할 수 있다. 〈개정 2020. 2. 4., 2023. 3. 14.〉

1. 정보주체의 동의를 받은 경우
2. 제15조제1항제2호, 제3호 및 제5호부터 제7호까지에 따라 개인정보를 수집한 목적 범위에서 개인정보를 제공하는 경우

② 개인정보처리자는 제1항제1호에 따른 동의를 받을 때에는 다음 각 호의 사항을 정보주체에게 알려야 한다. 다음 각 호의 어느 하나의 사항을 변경하는 경우에도 이를 알리고 동의를 받아야 한다.

1. 개인정보를 제공받는 자
2. 개인정보를 제공받는 자의 개인정보 이용 목적
3. 제공하는 개인정보의 항목
4. 개인정보를 제공받는 자의 개인정보 보유 및 이용 기간
5. 동의를 거부할 권리가 있다는 사실 및 동의 거부에 따른 불이익이 있는 경우에는 그 불이익의 내용

③ 삭제 〈2023. 3. 14.〉

④ 개인정보처리자는 당초 수집 목적과 합리적으로 관련된 범위에서 정보주체에게 불이익이 발생하는지 여부, 암호화 등 안전성 확보에 필요한 조치를 하였는지 여부 등을 고려하여 대통령령으로 정하는 바에 따라 정보주체의 동의 없이 개인정보를 제공할 수 있다. 〈신설 2020. 2. 4.〉

제18조(개인정보의 목적 외 이용 · 제공 제한) ① 개인정보처리자는 개인정보를 제15조제1항에 따른 범위를 초과하여 이용하거나 제17조제1항 및 제28조의8제1항에 따른 범위를 초과하여 제3자에게 제공하여서는 아니 된다. 〈개정 2020. 2. 4., 2023. 3. 14.〉

② 제1항에도 불구하고 개인정보처리자는 다음 각 호의 어느 하나에 해당하는 경우에는 정보주체 또는 제3자의 이익을 부당하게 침해할 우려가 있을 때를 제외하고는 개인정보를 목적 외의

용도로 이용하거나 이를 제3자에게 제공할 수 있다. 다만, 제5호부터 제9호까지에 따른 경우는 공공기관의 경우로 한정한다. 〈개정 2020. 2. 4., 2023. 3. 14.〉

1. 정보주체로부터 별도의 동의를 받은 경우
2. 다른 법률에 특별한 규정이 있는 경우
3. 명백히 정보주체 또는 제3자의 급박한 생명, 신체, 재산의 이익을 위하여 필요하다고 인정되는 경우
4. 삭제 〈2020. 2. 4.〉
5. 개인정보를 목적 외의 용도로 이용하거나 이를 제3자에게 제공하지 아니하면 다른 법률에서 정하는 소관 업무를 수행할 수 없는 경우로서 보호위원회의 심의·의결을 거친 경우
6. 조약, 그 밖의 국제협정의 이행을 위하여 외국정부 또는 국제기구에 제공하기 위하여 필요한 경우
7. 범죄의 수사와 공소의 제기 및 유지를 위하여 필요한 경우
8. 법원의 재판업무 수행을 위하여 필요한 경우
9. 형(刑) 및 감호, 보호처분의 집행을 위하여 필요한 경우
10. 공중위생 등 공공의 안전과 안녕을 위하여 긴급히 필요한 경우

③ 개인정보처리자는 제2항제1호에 따른 동의를 받을 때에는 다음 각 호의 사항을 정보주체에게 알려야 한다. 다음 각 호의 어느 하나의 사항을 변경하는 경우에도 이를 알리고 동의를 받아야 한다.

1. 개인정보를 제공받는 자
2. 개인정보의 이용 목적(제공 시에는 제공받는 자의 이용 목적을 말한다)
3. 이용 또는 제공하는 개인정보의 항목
4. 개인정보의 보유 및 이용 기간(제공 시에는 제공받는 자의 보유 및 이용 기간을 말한다)
5. 동의를 거부할 권리가 있다는 사실 및 동의 거부에 따른 불이익이 있는 경우에는 그 불이익의 내용

④ 공공기관은 제2항제2호부터 제6호까지, 제8호부터 제10호까지에 따라 개인정보를 목적 외의 용도로 이용하거나 이를 제3자에게 제공하는 경우에는 그 이용 또는 제공의 법적 근거, 목적 및 범위 등에 관하여 필요한 사항을 보호위원회가 고시로 정하는 바에 따라 관보 또는 인터넷 홈페이지 등에 게재하여야 한다. 〈개정 2013. 3. 23., 2014. 11. 19., 2017. 7. 26., 2020. 2. 4., 2023. 3. 14.〉

⑤ 개인정보처리자는 제2항 각 호의 어느 하나의 경우에 해당하여 개인정보를 목적 외의 용도로

제3자에게 제공하는 경우에는 개인정보를 제공받는 자에게 이용 목적, 이용 방법, 그 밖에 필요한 사항에 대하여 제한을 하거나, 개인정보의 안전성 확보를 위하여 필요한 조치를 마련하도록 요청하여야 한다. 이 경우 요청을 받은 자는 개인정보의 안전성 확보를 위하여 필요한 조치를 하여야 한다.

[제목개정 2013. 8. 6.]

제19조(개인정보를 제공받은 자의 이용 · 제공 제한) 개인정보처리자로부터 개인정보를 제공받은 자는 다음 각 호의 어느 하나에 해당하는 경우를 제외하고는 개인정보를 제공받은 목적 외의 용도로 이용하거나 이를 제3자에게 제공하여서는 아니 된다.

1. 정보주체로부터 별도의 동의를 받은 경우
2. 다른 법률에 특별한 규정이 있는 경우

제20조(정보주체 이외로부터 수집한 개인정보의 수집 출처 등 통지) ① 개인정보처리자가 정보주체 이외로부터 수집한 개인정보를 처리하는 때에는 정보주체의 요구가 있으면 즉시 다음 각 호의 모든 사항을 정보주체에게 알려야 한다. 〈개정 2023. 3. 14.〉

1. 개인정보의 수집 출처
2. 개인정보의 처리 목적
3. 제37조에 따른 개인정보 처리의 정지를 요구하거나 동의를 철회할 권리가 있다는 사실

② 제1항에도 불구하고 처리하는 개인정보의 종류 · 규모, 종업원 수 및 매출액 규모 등을 고려하여 대통령령으로 정하는 기준에 해당하는 개인정보처리자가 제17조제1항제1호에 따라 정보주체 이외로부터 개인정보를 수집하여 처리하는 때에는 제1항 각 호의 모든 사항을 정보주체에게 알려야 한다. 다만, 개인정보처리자가 수집한 정보에 연락처 등 정보주체에게 알릴 수 있는 개인정보가 포함되지 아니한 경우에는 그러하지 아니하다. 〈신설 2016. 3. 29.〉

③ 제2항 본문에 따라 알리는 경우 정보주체에게 알리는 시기 · 방법 및 절차 등 필요한 사항은 대통령령으로 정한다. 〈신설 2016. 3. 29.〉

④ 제1항과 제2항 본문은 다음 각 호의 어느 하나에 해당하는 경우에는 적용하지 아니한다. 다만, 이 법에 따른 정보주체의 권리보다 명백히 우선하는 경우에 한한다. 〈개정 2016. 3. 29., 2023. 3. 14.〉

1. 통지를 요구하는 대상이 되는 개인정보가 제32조제2항 각 호의 어느 하나에 해당하는 개인정보파일에 포함되어 있는 경우
2. 통지로 인하여 다른 사람의 생명 · 신체를 해할 우려가 있거나 다른 사람의 재산과 그 밖의 이익을 부당하게 침해할 우려가 있는 경우

[제목개정 2023. 3. 14.]

제20조의2(개인정보 이용 · 제공 내역의 통지) ① 대통령령으로 정하는 기준에 해당하는 개인정보처리자는

이 법에 따라 수집한 개인정보의 이용·제공 내역이나 이용·제공 내역을 확인할 수 있는 정보시스템에 접속하는 방법을 주기적으로 정보주체에게 통지하여야 한다. 다만, 연락처 등 정보주체에게 통지할 수 있는 개인정보를 수집·보유하지 아니한 경우에는 통지하지 아니할 수 있다.

② 제1항에 따른 통지의 대상이 되는 정보주체의 범위, 통지 대상 정보, 통지 주기 및 방법 등에 필요한 사항은 대통령령으로 정한다.

[본조신설 2023. 3. 14.]

제21조(개인정보의 파기) ① 개인정보처리자는 보유기간의 경과, 개인정보의 처리 목적 달성, 가명정보의 처리 기간 경과 등 그 개인정보가 불필요하게 되었을 때에는 지체 없이 그 개인정보를 파기하여야 한다. 다만, 다른 법령에 따라 보존하여야 하는 경우에는 그러하지 아니하다. 〈개정 2023. 3. 14.〉

② 개인정보처리자가 제1항에 따라 개인정보를 파기할 때에는 복구 또는 재생되지 아니하도록 조치하여야 한다.

③ 개인정보처리자가 제1항 단서에 따라 개인정보를 파기하지 아니하고 보존하여야 하는 경우에는 해당 개인정보 또는 개인정보파일을 다른 개인정보와 분리하여서 저장·관리하여야 한다.

④ 개인정보의 파기방법 및 절차 등에 필요한 사항은 대통령령으로 정한다.

제22조(동의를 받는 방법) ① 개인정보처리자는 이 법에 따른 개인정보의 처리에 대하여 정보주체(제22조의2제1항에 따른 법정대리인을 포함한다. 이하 이 조에서 같다)의 동의를 받을 때에는 각각의 동의 사항을 구분하여 정보주체가 이를 명확하게 인지할 수 있도록 알리고 동의를 받아야 한다. 이 경우 다음 각 호의 경우에는 동의 사항을 구분하여 각각 동의를 받아야 한다. 〈개정 2017. 4. 18., 2023. 3. 14.〉

1. 제15조제1항제1호에 따라 동의를 받는 경우
2. 제17조제1항제1호에 따라 동의를 받는 경우
3. 제18조제2항제1호에 따라 동의를 받는 경우
4. 제19조제1호에 따라 동의를 받는 경우
5. 제23조제1항제1호에 따라 동의를 받는 경우
6. 제24조제1항제1호에 따라 동의를 받는 경우
7. 재화나 서비스를 홍보하거나 판매를 권유하기 위하여 개인정보의 처리에 대한 동의를 받으려는 경우
8. 그 밖에 정보주체를 보호하기 위하여 동의 사항을 구분하여 동의를 받아야 할 필요가 있는 경우로서 대통령령으로 정하는 경우

② 개인정보처리자는 제1항의 동의를 서면(「전자문서 및 전자거래 기본법」 제2조제1호에 따른 전자문서를 포함한다)으로 받을 때에는 개인정보의 수집·이용 목적, 수집·이용하려는

개인정보의 항목 등 대통령령으로 정하는 중요한 내용을 보호위원회가 고시로 정하는 방법에 따라 명확히 표시하여 알아보기 쉽게 하여야 한다. 〈신설 2017. 4. 18., 2017. 7. 26., 2020. 2. 4.〉

③ 개인정보처리자는 정보주체의 동의 없이 처리할 수 있는 개인정보에 대해서는 그 항목과 처리의 법적 근거를 정보주체의 동의를 받아 처리하는 개인정보와 구분하여 제30조제2항에 따라 공개하거나 전자우편 등 대통령령으로 정하는 방법에 따라 정보주체에게 알려야 한다. 이 경우 동의 없이 처리할 수 있는 개인정보라는 입증책임은 개인정보처리자가 부담한다. 〈개정 2016. 3. 29., 2017. 4. 18., 2023. 3. 14.〉

④ 삭제 〈2023. 3. 14.〉

⑤ 개인정보처리자는 정보주체가 선택적으로 동의할 수 있는 사항을 동의하지 아니하거나 제1항제3호 및 제7호에 따른 동의를 하지 아니한다는 이유로 정보주체에게 재화 또는 서비스의 제공을 거부하여서는 아니 된다. 〈개정 2017. 4. 18., 2023. 3. 14.〉

⑥ 삭제 〈2023. 3. 14.〉

⑦ 제1항부터 제5항까지에서 규정한 사항 외에 정보주체의 동의를 받는 세부적인 방법에 관하여 필요한 사항은 개인정보의 수집매체 등을 고려하여 대통령령으로 정한다. 〈개정 2017. 4. 18., 2023. 3. 14.〉

제22조의2(아동의 개인정보 보호) ① 개인정보처리자는 만 14세 미만 아동의 개인정보를 처리하기 위하여 이 법에 따른 동의를 받아야 할 때에는 그 법정대리인의 동의를 받아야 하며, 법정대리인이 동의하였는지를 확인하여야 한다.

② 제1항에도 불구하고 법정대리인의 동의를 받기 위하여 필요한 최소한의 정보로서 대통령령으로 정하는 정보는 법정대리인의 동의 없이 해당 아동으로부터 직접 수집할 수 있다.

③ 개인정보처리자는 만 14세 미만의 아동에게 개인정보 처리와 관련한 사항의 고지 등을 할 때에는 이해하기 쉬운 양식과 명확하고 알기 쉬운 언어를 사용하여야 한다.

④ 제1항부터 제3항까지에서 규정한 사항 외에 동의 및 동의 확인 방법 등에 필요한 사항은 대통령령으로 정한다.

[본조신설 2023. 3. 14.]

제2절 개인정보의 처리 제한

제23조(민감정보의 처리 제한) ①개인정보처리자는 사상 · 신념, 노동조합 · 정당의 가입 · 탈퇴, 정치적 견해, 건강, 성생활 등에 관한 정보, 그 밖에 정보주체의 사생활을 현저히 침해할 우려가 있는 개인정보로서 대통령령으로 정하는 정보(이하 "민감정보"라 한다)를 처리하여서는 아니 된다. 다만, 다음 각 호의 어느 하나에 해당하는 경우에는그러하지 아니하다. 〈개정 2016. 3. 29.〉

1. 정보주체에게 제15조제2항 각 호 또는 제17조제2항 각 호의 사항을 알리고 다른 개인정보의 처리에 대한 동의와 별도로 동의를 받은 경우
2. 법령에서 민감정보의 처리를 요구하거나 허용하는 경우

② 개인정보처리자가 제1항 각 호에 따라 민감정보를 처리하는 경우에는 그 민감정보가 분실·도난·유출·위조·변조 또는 훼손되지 아니하도록 제29조에 따른 안전성 확보에 필요한 조치를 하여야 한다. 〈신설 2016. 3. 29.〉

③ 개인정보처리자는 재화 또는 서비스를 제공하는 과정에서 공개되는 정보에 정보주체의 민감정보가 포함됨으로써 사생활 침해의 위험성이 있다고 판단하는 때에는 재화 또는 서비스의 제공 전에 민감정보의 공개 가능성 및 비공개를 선택하는 방법을 정보주체가 알아보기 쉽게 알려야 한다. 〈신설 2023. 3. 14.〉

제24조(고유식별정보의 처리 제한) ① 개인정보처리자는 다음 각 호의 경우를 제외하고는 법령에 따라 개인을 고유하게 구별하기 위하여 부여된 식별정보로서 대통령령으로 정하는 정보(이하 "고유식별정보"라 한다)를 처리할 수 없다.

1. 정보주체에게 제15조제2항 각 호 또는 제17조제2항 각 호의 사항을 알리고 다른 개인정보의 처리에 대한 동의와 별도로 동의를 받은 경우
2. 법령에서 구체적으로 고유식별정보의 처리를 요구하거나 허용하는 경우

② 삭제 〈2013. 8. 6.〉

③ 개인정보처리자가 제1항 각 호에 따라 고유식별정보를 처리하는 경우에는 그 고유식별정보가 분실·도난·유출·위조·변조 또는 훼손되지 아니하도록 대통령령으로 정하는 바에 따라 암호화 등 안전성 확보에 필요한 조치를 하여야 한다. 〈개정 2015. 7. 24.〉

④ 보호위원회는 처리하는 개인정보의 종류·규모, 종업원 수 및 매출액 규모 등을 고려하여 대통령령으로 정하는 기준에 해당하는 개인정보처리자가 제3항에 따라 안전성 확보에 필요한 조치를 하였는지에 관하여 대통령령으로 정하는 바에 따라 정기적으로 조사하여야 한다. 〈신설 2016. 3. 29., 2017. 7. 26., 2020. 2. 4.〉

⑤ 보호위원회는 대통령령으로 정하는 전문기관으로 하여금 제4항에 따른 조사를 수행하게 할 수 있다. 〈신설 2016. 3. 29., 2017. 7. 26., 2020. 2. 4.〉

제24조의2(주민등록번호 처리의 제한) ① 제24조제1항에도 불구하고 개인정보처리자는 다음 각 호의 어느 하나에 해당하는 경우를 제외하고는 주민등록번호를 처리할 수 없다. 〈개정 2014. 11. 19., 2016. 3. 29., 2017. 7. 26., 2020. 2. 4.〉

1. 법률·대통령령·국회규칙·대법원규칙·헌법재판소규칙·중앙선거관리위원회규칙 및 감사원규칙에서 구체적으로 주민등록번호의 처리를 요구하거나 허용한 경우

2. 정보주체 또는 제3자의 급박한 생명, 신체, 재산의 이익을 위하여 명백히 필요하다고 인정되는 경우

3. 제1호 및 제2호에 준하여 주민등록번호 처리가 불가피한 경우로서 보호위원회가 고시로 정하는 경우

② 개인정보처리자는 제24조제3항에도 불구하고 주민등록번호가 분실 · 도난 · 유출 · 위조 · 변조 또는 훼손되지 아니하도록 암호화 조치를 통하여 안전하게 보관하여야 한다. 이 경우 암호화 적용 대상 및 대상별 적용 시기 등에 관하여 필요한 사항은 개인정보의 처리 규모와 유출 시 영향 등을 고려하여 대통령령으로 정한다. 〈신설 2014. 3. 24., 2015. 7. 24.〉

③ 개인정보처리자는 제1항 각 호에 따라 주민등록번호를 처리하는 경우에도 정보주체가 인터넷 홈페이지를 통하여 회원으로 가입하는 단계에서는 주민등록번호를 사용하지 아니하고도 회원으로 가입할 수 있는 방법을 제공하여야 한다. 〈개정 2014. 3. 24.〉

④ 보호위원회는 개인정보처리자가 제3항에 따른 방법을 제공할 수 있도록 관계 법령의 정비, 계획의 수립, 필요한 시설 및 시스템의 구축 등 제반 조치를 마련 · 지원할 수 있다. 〈개정 2014. 3. 24., 2017. 7. 26., 2020. 2. 4.〉

[본조신설 2013. 8. 6.]

제25조(고정형 영상정보처리기기의 설치 · 운영 제한) ① 누구든지 다음 각 호의 경우를 제외하고는 공개된 장소에 고정형 영상정보처리기기를 설치 · 운영하여서는 아니 된다. 〈개정 2023. 3. 14.〉

1. 법령에서 구체적으로 허용하고 있는 경우
2. 범죄의 예방 및 수사를 위하여 필요한 경우
3. 시설의 안전 및 관리, 화재 예방을 위하여 정당한 권한을 가진 자가 설치 · 운영하는 경우
4. 교통단속을 위하여 정당한 권한을 가진 자가 설치 · 운영하는 경우
5. 교통정보의 수집 · 분석 및 제공을 위하여 정당한 권한을 가진 자가 설치 · 운영하는 경우
6. 촬영된 영상정보를 저장하지 아니하는 경우로서 대통령령으로 정하는 경우

② 누구든지 불특정 다수가 이용하는 목욕실, 화장실, 발한실(發汗室), 탈의실 등 개인의 사생활을 현저히 침해할 우려가 있는 장소의 내부를 볼 수 있도록 고정형 영상정보처리기기를 설치 · 운영하여서는 아니 된다. 다만, 교도소, 정신보건 시설 등 법령에 근거하여 사람을 구금하거나 보호하는 시설로서 대통령령으로 정하는 시설에 대하여는 그러하지 아니하다. 〈개정 2023. 3. 14.〉

③ 제1항 각 호에 따라 고정형 영상정보처리기기를 설치 · 운영하려는 공공기관의 장과 제2항 단서에 따라 고정형 영상정보처리기기를 설치 · 운영하려는 자는 공청회 · 설명회의 개최 등 대통령령으로 정하는 절차를 거쳐 관계 전문가 및 이해관계인의 의견을 수렴하여야 한다. 〈개정 2023. 3. 14.〉

④ 제1항 각 호에 따라 고정형 영상정보처리기기를 설치 · 운영하는 자(이하 "고정형영상정보처리기기운영자"라 한다)는 정보주체가 쉽게 인식할 수 있도록 다음 각 호의 사항이 포함된 안내판을 설치하는 등 필요한 조치를 하여야 한다. 다만, 「군사기지 및 군사시설 보호법」 제2조제2호에 따른 군사시설, 「통합방위법」 제2조제13호에 따른 국가중요시설, 그 밖에 대통령령으로 정하는 시설의 경우에는 그러하지 아니하다. 〈개정 2016. 3. 29., 2023. 3. 14.〉

1. 설치 목적 및 장소
2. 촬영 범위 및 시간
3. 관리책임자의 연락처
4. 그 밖에 대통령령으로 정하는 사항

⑤ 고정형영상정보처리기기운영자는 고정형 영상정보처리기기의 설치 목적과 다른 목적으로 고정형 영상정보처리기기를 임의로 조작하거나 다른 곳을 비춰서는 아니 되며, 녹음기능은 사용할 수 없다. 〈개정 2023. 3. 14.〉

⑥ 고정형영상정보처리기기운영자는 개인정보가 분실 · 도난 · 유출 · 위조 · 변조 또는 훼손되지 아니하도록 제29조에 따라 안전성 확보에 필요한 조치를 하여야 한다. 〈개정 2015. 7. 24., 2023. 3. 14.〉

⑦ 고정형영상정보처리기기운영자는 대통령령으로 정하는 바에 따라 고정형 영상정보처리기기 운영 · 관리 방침을 마련하여야 한다. 다만, 제30조에 따른 개인정보 처리방침을 정할 때 고정형 영상정보처리기기 운영 · 관리에 관한 사항을 포함시킨 경우에는 고정형 영상정보처리기기 운영 · 관리 방침을 마련하지 아니할 수 있다. 〈개정 2023. 3. 14.〉

⑧ 고정형영상정보처리기기운영자는 고정형 영상정보처리기기의 설치 · 운영에 관한 사무를 위탁할 수 있다. 다만, 공공기관이 고정형 영상정보처리기기 설치 · 운영에 관한 사무를 위탁하는 경우에는 대통령령으로 정하는 절차 및 요건에 따라야 한다. 〈개정 2023. 3. 14.〉

[제목개정 2023. 3. 14.]

제25조의2(이동형 영상정보처리기기의 운영 제한) ① 업무를 목적으로 이동형 영상정보처리기기를 운영하려는 자는 다음 각 호의 경우를 제외하고는 공개된 장소에서 이동형 영상정보처리기기로 사람 또는 그 사람과 관련된 사물의 영상(개인정보에 해당하는 경우로 한정한다. 이하 같다)을 촬영하여서는 아니 된다.

1. 제15조제1항 각 호의 어느 하나에 해당하는 경우
2. 촬영 사실을 명확히 표시하여 정보주체가 촬영 사실을 알 수 있도록 하였음에도 불구하고 촬영 거부 의사를 밝히지 아니한 경우. 이 경우 정보주체의 권리를 부당하게 침해할 우려가 없고 합리적인 범위를 초과하지 아니하는 경우로 한정한다.

3. 그 밖에 제1호 및 제2호에 준하는 경우로서 대통령령으로 정하는 경우

② 누구든지 불특정 다수가 이용하는 목욕실, 화장실, 발한실, 탈의실 등 개인의 사생활을 현저히 침해할 우려가 있는 장소의 내부를 볼 수 있는 곳에서 이동형 영상정보처리기기로 사람 또는 그 사람과 관련된 사물의 영상을 촬영하여서는 아니 된다. 다만, 인명의 구조·구급 등을 위하여 필요한 경우로서 대통령령으로 정하는 경우에는 그러하지 아니하다.

③ 제1항 각 호에 해당하여 이동형 영상정보처리기기로 사람 또는 그 사람과 관련된 사물의 영상을 촬영하는 경우에는 불빛, 소리, 안내판 등 대통령령으로 정하는 바에 따라 촬영 사실을 표시하고 알려야 한다.

④ 제1항부터 제3항까지에서 규정한 사항 외에 이동형 영상정보처리기기의 운영에 관하여는 제25조제6항부터 제8항까지의 규정을 준용한다.

[본조신설 2023. 3. 14.]

제26조(업무위탁에 따른 개인정보의 처리 제한) ① 개인정보처리자가 제3자에게 개인정보의 처리 업무를 위탁하는 경우에는 다음 각 호의 내용이 포함된 문서로 하여야 한다. 〈개정 2023. 3. 14.〉

1. 위탁업무 수행 목적 외 개인정보의 처리 금지에 관한 사항
2. 개인정보의 기술적·관리적 보호조치에 관한 사항
3. 그 밖에 개인정보의 안전한 관리를 위하여 대통령령으로 정한 사항

② 제1항에 따라 개인정보의 처리 업무를 위탁하는 개인정보처리자(이하 “위탁자”라 한다)는 위탁하는 업무의 내용과 개인정보 처리 업무를 위탁받아 처리하는 자(개인정보 처리 업무를 위탁받아 처리하는 자로부터 위탁받은 업무를 다시 위탁받은 제3자를 포함하며, 이하 “수탁자”라 한다)를 정보주체가 언제든지 쉽게 확인할 수 있도록 대통령령으로 정하는 방법에 따라공개하여야 한다. 〈개정 2023. 3. 14.〉

③ 위탁자가 재화 또는 서비스를 홍보하거나 판매를 권유하는 업무를 위탁하는 경우에는 대통령령으로 정하는 방법에 따라 위탁하는 업무의 내용과 수탁자를 정보주체에게 알려야 한다. 위탁하는 업무의 내용이나 수탁자가 변경된 경우에도 또한 같다.

④ 위탁자는 업무 위탁으로 인하여 정보주체의 개인정보가 분실·도난·유출·위조·변조 또는 훼손되지 아니하도록 수탁자를 교육하고, 처리 현황 점검 등 대통령령으로 정하는 바에 따라 수탁자가 개인정보를 안전하게 처리하는지를 감독하여야 한다. 〈개정 2015. 7. 24.〉

⑤ 수탁자는 개인정보처리자로부터 위탁받은 해당 업무 범위를 초과하여 개인정보를 이용하거나 제3자에게 제공하여서는 아니 된다.

⑥ 수탁자는 위탁받은 개인정보의 처리 업무를 제3자에게 다시 위탁하려는 경우에는 위탁자의 동의를 받아야 한다. 〈신설 2023. 3. 14.〉

⑦ 수탁자가 위탁받은 업무와 관련하여 개인정보를 처리하는 과정에서 이 법을 위반하여 발생한 손해배상책임에 대하여는 수탁자를 개인정보처리자의 소속 직원으로 본다. 〈개정 2023. 3. 14.〉

⑧ 수탁자에 관하여는 제15조부터 제18조까지, 제21조, 제22조, 제22조의2, 제23조, 제24조, 제24조의2, 제25조, 제25조의2, 제27조, 제28조, 제28조의2부터 제28조의5까지, 제28조의7부터 제28조의11까지, 제29조, 제30조, 제30조의2, 제31조, 제33조, 제34조, 제34조의2, 제35조, 제35조의2, 제36조, 제37조, 제37조의2, 제38조, 제59조, 제63조, 제63조의2 및 제64조의2를 준용한다. 이 경우 "개인정보처리자"는 "수탁자"로 본다. 〈개정 2023. 3. 14.〉

제27조(영업양도 등에 따른 개인정보의 이전 제한) ① 개인정보처리자는 영업의 전부 또는 일부의 양도·합병 등으로 개인정보를 다른 사람에게 이전하는 경우에는 미리 다음 각 호의 사항을 대통령령으로 정하는 방법에 따라 해당 정보주체에게 알려야 한다.

1. 개인정보를 이전하려는 사실
2. 개인정보를 이전받는 자(이하 "영업양수자등"이라 한다)의 성명(법인의 경우에는 법인의 명칭을 말한다), 주소, 전화번호 및 그 밖의 연락처
3. 정보주체가 개인정보의 이전을 원하지 아니하는 경우 조치할 수 있는 방법 및 절차

② 영업양수자등은 개인정보를 이전받았을 때에는 지체 없이 그 사실을 대통령령으로 정하는 방법에 따라 정보주체에게 알려야 한다. 다만, 개인정보처리자가 제1항에 따라 그 이전 사실을 이미 알린 경우에는 그러하지 아니하다.

③ 영업양수자등은 영업의 양도·합병 등으로 개인정보를 이전받은 경우에는 이전 당시의 본래 목적으로만 개인정보를 이용하거나 제3자에게 제공할 수 있다. 이 경우 영업양수자등은 개인정보처리자로 본다.

제28조(개인정보취급자에 대한 감독) ① 개인정보처리자는 개인정보를 처리함에 있어서 개인정보가 안전하게 관리될 수 있도록 임직원, 파견근로자, 시간제근로자 등 개인정보처리자의 지휘·감독을 받아 개인정보를 처리하는 자(이하 "개인정보취급자"라 한다)의 범위를 최소한으로 제한하고, 개인정보취급자에 대하여 적절한 관리·감독을 하여야 한다. 〈개정 2023. 3. 14.〉

② 개인정보처리자는 개인정보의 적정한 취급을 보장하기 위하여 개인정보취급자에게 정기적으로 필요한 교육을 실시하여야 한다.

제3절 가명정보의 처리에 관한 특례 〈신설 2020. 2. 4.〉

제28조의2(가명정보의 처리 등) ① 개인정보처리자는 통계작성, 과학적 연구, 공익적 기록보존 등을 위하여 정보주체의 동의 없이 가명정보를 처리할 수 있다.

② 개인정보처리자는 제1항에 따라 가명정보를 제3자에게 제공하는 경우에는 특정 개인을 알아보기

위하여 사용될 수 있는 정보를 포함해서는 아니 된다.

[본조신설 2020. 2. 4.]

제28조의3(가명정보의 결합 제한) ① 제28조의2에도 불구하고 통계작성, 과학적 연구, 공익적 기록보존 등을 위한 서로 다른 개인정보처리자 간의 가명정보의 결합은 보호위원회 또는 관계 중앙행정기관의 장이 지정하는 전문기관이 수행한다.

② 결합을 수행한 기관 외부로 결합된 정보를 반출하려는 개인정보처리자는 가명정보 또는 제58조의2에 해당하는 정보로 처리한 뒤 전문기관의 장의 승인을 받아야 한다.

③ 제1항에 따른 결합 절차와 방법, 전문기관의 지정과 지정 취소 기준 · 절차, 관리 · 감독, 제2항에 따른 반출 및 승인 기준 · 절차 등 필요한 사항은 대통령령으로 정한다.

[본조신설 2020. 2. 4.]

제28조의4(가명정보에 대한 안전조치의무 등) ① 개인정보처리자는 제28조의2 또는 제28조의3에 따라 가명정보를 처리하는 경우에는 원래의 상태로 복원하기 위한 추가 정보를 별도로 분리하여 보관 · 관리하는 등 해당 정보가 분실 · 도난 · 유출 · 위조 · 변조 또는 훼손되지 않도록 대통령령으로 정하는 바에 따라 안전성 확보에 필요한 기술적 · 관리적 및 물리적 조치를 하여야 한다. 〈개정 2023. 3. 14.〉

② 개인정보처리자는 제28조의2 또는 제28조의3에 따라 가명정보를 처리하는 경우 처리목적 등을 고려하여 가명정보의 처리 기간을 별도로 정할 수 있다. 〈신설 2023. 3. 14.〉

③ 개인정보처리자는 제28조의2 또는 제28조의3에 따라 가명정보를 처리하고자 하는 경우에는 가명정보의 처리 목적, 제3자 제공 시 제공받는 자, 가명정보의 처리 기간(제2항에 따라 처리 기간을 별도로 정한 경우에 한한다) 등 가명정보의 처리 내용을 관리하기 위하여 대통령령으로 정하는 사항에 대한 관련 기록을 작성하여 보관하여야 하며, 가명정보를 파기한 경우에는 파기한 날부터 3년 이상 보관하여야 한다. 〈개정 2023. 3. 14.〉

[본조신설 2020. 2. 4.]

제28조의5(가명정보 처리 시 금지의무 등) ① 제28조의2 또는 제28조의3에 따라 가명정보를 처리하는 자는 특정 개인을 알아보기 위한 목적으로 가명정보를 처리해서는 아니 된다. 〈개정 2023. 3. 14.〉

② 개인정보처리자는 제28조의2 또는 제28조의3에 따라 가명정보를 처리하는 과정에서 특정 개인을 알아볼 수 있는 정보가 생성된 경우에는 즉시 해당 정보의 처리를 중지하고, 지체 없이 회수 · 파기하여야 한다. 〈개정 2023. 3. 14.〉

[본조신설 2020. 2. 4.]

제28조의6 삭제 〈2023. 3. 14.〉

제28조의7(적용범위) 제28조의2 또는 제28조의3에 따라 처리된 가명정보는 제20조, 제20조의2, 제27조,

제34조제1항, 제35조, 제35조의2, 제36조 및 제37조를 적용하지 아니한다. 〈개정 2023. 3. 14.〉

[본조신설 2020. 2. 4.]

제4절 개인정보의 국외 이전 〈신설 2023. 3. 14.〉

제28조의8(개인정보의 국외 이전) ① 개인정보처리자는 개인정보를 국외로 제공(조회되는 경우를 포함한다) · 처리위탁 · 보관(이하 이 절에서 "이전"이라 한다)하여서는 아니 된다. 다만, 다음 각 호의 어느 하나에 해당하는 경우에는 개인정보를 국외로 이전할 수 있다.

1. 정보주체로부터 국외 이전에 관한 별도의 동의를 받은 경우
2. 법률, 대한민국을 당사자로 하는 조약 또는 그 밖의 국제협정에 개인정보의 국외 이전에 관한 특별한 규정이 있는 경우
3. 정보주체와의 계약의 체결 및 이행을 위하여 개인정보의 처리위탁 · 보관이 필요한 경우로서 다음 각 목의 어느 하나에 해당하는 경우
   가. 제2항 각 호의 사항을 제30조에 따른 개인정보 처리방침에 공개한 경우
   나. 전자우편 등 대통령령으로 정하는 방법에 따라 제2항 각 호의 사항을 정보주체에게 알린 경우
4. 개인정보를 이전받는 자가 제32조의2에 따른 개인정보 보호 인증 등 보호위원회가 정하여 고시하는 인증을 받은 경우로서 다음 각 목의 조치를 모두 한 경우
   가. 개인정보 보호에 필요한 안전조치 및 정보주체 권리보장에 필요한 조치
   나. 인증받은 사항을 개인정보가 이전되는 국가에서 이행하기 위하여 필요한 조치
5. 개인정보가 이전되는 국가 또는 국제기구의 개인정보 보호체계, 정보주체 권리보장 범위, 피해구제 절차 등이 이 법에 따른 개인정보 보호 수준과 실질적으로 동등한 수준을 갖추었다고 보호위원회가 인정하는 경우

② 개인정보처리자는 제1항제1호에 따른 동의를 받을 때에는 미리 다음 각 호의 사항을 정보주체에게 알려야 한다.

1. 이전되는 개인정보 항목
2. 개인정보가 이전되는 국가, 시기 및 방법
3. 개인정보를 이전받는 자의 성명(법인인 경우에는 그 명칭과 연락처를 말한다)
4. 개인정보를 이전받는 자의 개인정보 이용목적 및 보유 · 이용 기간
5. 개인정보의 이전을 거부하는 방법, 절차 및 거부의 효과

③ 개인정보처리자는 제2항 각 호의 어느 하나에 해당하는 사항을 변경하는 경우에는 정보주체에게

알리고 동의를 받아야 한다.

④ 개인정보처리자는 제1항 각 호 외의 부분 단서에 따라 개인정보를 국외로 이전하는 경우 국외 이전과 관련한 이 법의 다른 규정, 제17조부터 제19조까지의 규정 및 제5장의 규정을 준수하여야 하고, 대통령령으로 정하는 보호조치를 하여야 한다.

⑤ 개인정보처리자는 이 법을 위반하는 사항을 내용으로 하는 개인정보의 국외 이전에 관한 계약을 체결하여서는 아니 된다.

⑥ 제1항부터 제5항까지에서 규정한 사항 외에 개인정보 국외 이전의 기준 및 절차 등에 필요한 사항은 대통령령으로 정한다.

[본조신설 2023. 3. 14.]

제28조의9(개인정보의 국외 이전 중지 명령) ① 보호위원회는 개인정보의 국외 이전이 계속되고 있거나 추가적인 국외 이전이 예상되는 경우로서 다음 각 호의 어느 하나에 해당하는 경우에는 개인정보처리자에게 개인정보의 국외 이전을 중지할 것을 명할 수 있다.

1. 제28조의8제1항, 제4항 또는 제5항을 위반한 경우
2. 개인정보를 이전받는 자나 개인정보가 이전되는 국가 또는 국제기구가 이 법에 따른 개인정보 보호 수준에 비하여 개인정보를 적정하게 보호하지 아니하여 정보주체에게 피해가 발생하거나 발생할 우려가 현저한 경우

② 개인정보처리자는 제1항에 따른 국외 이전 중지 명령을 받은 경우에는 명령을 받은 날부터 7일 이내에 보호위원회에 이의를 제기할 수 있다.

③ 제1항에 따른 개인정보 국외 이전 중지 명령의 기준, 제2항에 따른 불복 절차 등에 필요한 사항은 대통령령으로 정한다.

[본조신설 2023. 3. 14.]

제28조의10(상호주의) 제28조의8에도 불구하고 개인정보의 국외 이전을 제한하는 국가의 개인정보처리자에 대해서는 해당 국가의 수준에 상응하는 제한을 할 수 있다. 다만, 조약 또는 그 밖의 국제협정의 이행에 필요한 경우에는 그러하지 아니하다.

[본조신설 2023. 3. 14.]

제28조의11(준용규정) 제28조의8제1항 각 호 외의 부분 단서에 따라 개인정보를 이전받은 자가 해당 개인정보를 제3국으로 이전하는 경우에 관하여는 제28조의8 및 제28조의9를 준용한다. 이 경우 “개인정보처리자”는 “개인정보를 이전받은 자”로, “개인정보를 이전받는 자”는 “제3국에서 개인정보를 이전받는 자”로 본다.

[본조신설 2023. 3. 14.]

제4장 개인정보의 안전한 관리

제29조(안전조치의무) 개인정보처리자는 개인정보가 분실·도난·유출·위조·변조 또는 훼손되지 아니하도록 내부 관리계획 수립, 접속기록 보관 등 대통령령으로 정하는 바에 따라 안전성 확보에 필요한 기술적·관리적 및 물리적 조치를 하여야 한다. 〈개정 2015. 7. 24.〉

제30조(개인정보 처리방침의 수립 및 공개) ① 개인정보처리자는 다음 각 호의 사항이 포함된 개인정보의 처리 방침(이하 "개인정보 처리방침"이라 한다)을 정하여야 한다. 이 경우 공공기관은 제32조에 따라 등록대상이 되는 개인정보파일에 대하여 개인정보 처리방침을 정한다. 〈개정 2016. 3. 29., 2020. 2. 4., 2023. 3. 14.〉

1. 개인정보의 처리 목적
2. 개인정보의 처리 및 보유 기간
3. 개인정보의 제3자 제공에 관한 사항(해당되는 경우에만 정한다)

3의2. 개인정보의 파기절차 및 파기방법(제21조제1항 단서에 따라 개인정보를 보존하여야 하는 경우에는 그 보존근거와 보존하는 개인정보 항목을 포함한다)

3의3. 제23조제3항에 따른 민감정보의 공개 가능성 및 비공개를 선택하는 방법(해당되는 경우에만 정한다)

4. 개인정보처리의 위탁에 관한 사항(해당되는 경우에만 정한다)

4의2. 제28조의2 및 제28조의3에 따른 가명정보의 처리 등에 관한 사항(해당되는 경우에만 정한다)

5. 정보주체와 법정대리인의 권리·의무 및 그 행사방법에 관한 사항
6. 제31조에 따른 개인정보 보호책임자의 성명 또는 개인정보 보호업무 및 관련 고충사항을 처리하는 부서의 명칭과 전화번호 등 연락처
7. 인터넷 접속정보파일 등 개인정보를 자동으로 수집하는 장치의 설치·운영 및 그 거부에 관한 사항(해당하는 경우에만 정한다)
8. 그 밖에 개인정보의 처리에 관하여 대통령령으로 정한 사항

② 개인정보처리자가 개인정보 처리방침을 수립하거나 변경하는 경우에는 정보주체가 쉽게 확인할 수 있도록 대통령령으로 정하는 방법에 따라 공개하여야 한다.

③ 개인정보 처리방침의 내용과 개인정보처리자와 정보주체 간에 체결한 계약의 내용이 다른 경우에는 정보주체에게 유리한 것을 적용한다.

④ 보호위원회는 개인정보 처리방침의 작성지침을 정하여 개인정보처리자에게 그 준수를 권장할 수 있다. 〈개정 2013. 3. 23., 2014. 11. 19., 2017. 7. 26., 2020. 2. 4.〉

제30조의2(개인정보 처리방침의 평가 및 개선권고) ① 보호위원회는 개인정보 처리방침에 관하여 다음

각 호의 사항을 평가하고, 평가 결과 개선이 필요하다고 인정하는 경우에는 개인정보처리자에게 제61조제2항에 따라 개선을 권고할 수 있다.

1. 이 법에 따라 개인정보 처리방침에 포함하여야 할 사항을 적정하게 정하고 있는지 여부
2. 개인정보 처리방침을 알기 쉽게 작성하였는지 여부
3. 개인정보 처리방침을 정보주체가 쉽게 확인할 수 있는 방법으로 공개하고 있는지 여부

② 개인정보 처리방침의 평가 대상, 기준 및 절차 등에 필요한 사항은 대통령령으로 정한다.

[본조신설 2023. 3. 14.]

제31조(개인정보 보호책임자의 지정 등) ① 개인정보처리자는 개인정보의 처리에 관한 업무를 총괄해서 책임질 개인정보 보호책임자를 지정하여야 한다. 다만, 종업원 수, 매출액 등이 대통령령으로 정하는 기준에 해당하는 개인정보처리자의 경우에는 지정하지 아니할 수 있다. 〈개정 2023. 3. 14.〉

② 제1항 단서에 따라 개인정보 보호책임자를 지정하지 아니하는 경우에는 개인정보처리자의 사업주 또는 대표자가 개인정보 보호책임자가 된다. 〈신설 2023. 3. 14.〉

③ 개인정보 보호책임자는 다음 각 호의 업무를 수행한다. 〈개정 2023. 3. 14.〉

1. 개인정보 보호 계획의 수립 및 시행
2. 개인정보 처리 실태 및 관행의 정기적인 조사 및 개선
3. 개인정보 처리와 관련한 불만의 처리 및 피해 구제
4. 개인정보 유출 및 오용 · 남용 방지를 위한 내부통제시스템의 구축
5. 개인정보 보호 교육 계획의 수립 및 시행
6. 개인정보파일의 보호 및 관리 · 감독
7. 그 밖에 개인정보의 적절한 처리를 위하여 대통령령으로 정한 업무

④ 개인정보 보호책임자는 제3항 각 호의 업무를 수행함에 있어서 필요한 경우 개인정보의 처리 현황, 처리 체계 등에 대하여 수시로 조사하거나 관계 당사자로부터 보고를 받을 수 있다. 〈개정 2023. 3. 14.〉

⑤ 개인정보 보호책임자는 개인정보 보호와 관련하여 이 법 및 다른 관계 법령의 위반 사실을 알게 된 경우에는 즉시 개선조치를 하여야 하며, 필요하면 소속 기관 또는 단체의 장에게 개선조치를 보고하여야 한다. 〈개정 2023. 3. 14.〉

⑥ 개인정보처리자는 개인정보 보호책임자가 제3항 각 호의 업무를 수행함에 있어서 정당한 이유 없이 불이익을 주거나 받게 하여서는 아니 되며, 개인정보 보호책임자가 업무를 독립적으로 수행할 수 있도록 보장하여야 한다. 〈개정 2023. 3. 14.〉

⑦ 개인정보처리자는 개인정보의 안전한 처리 및 보호, 정보의 교류, 그 밖에 대통령령으로 정하는

공동의 사업을 수행하기 위하여 제1항에 따른 개인정보 보호책임자를 구성원으로 하는 개인정보 보호책임자 협의회를 구성·운영할 수 있다. 〈신설 2023. 3. 14.〉

⑧ 보호위원회는 제7항에 따른 개인정보 보호책임자 협의회의 활동에 필요한 지원을 할 수 있다. 〈신설 2023. 3. 14.〉

⑨ 제1항에 따른 개인정보 보호책임자의 자격요건, 제3항에 따른 업무 및 제6항에 따른 독립성 보장 등에 필요한 사항은 매출액, 개인정보의 보유 규모 등을 고려하여 대통령령으로 정한다. 〈개정 2023. 3. 14.〉

[제목개정 2023. 3. 14.]

제31조의2(국내대리인의 지정) ① 국내에 주소 또는 영업소가 없는 개인정보처리자로서 매출액, 개인정보의 보유 규모 등을 고려하여 대통령령으로 정하는 자는 다음 각 호의 사항을 대리하는 자(이하 "국내대리인"이라 한다)를 지정하여야 한다. 이 경우 국내대리인의 지정은 문서로 하여야 한다. 〈개정 2023. 3. 14.〉

1. 제31조제3항에 따른 개인정보 보호책임자의 업무
2. 제34조제1항 및 제3항에 따른 개인정보 유출 등의 통지 및 신고
3. 제63조제1항에 따른 물품·서류 등 자료의 제출

② 국내대리인은 국내에 주소 또는 영업소가 있어야 한다. 〈개정 2023. 3. 14.〉

③ 개인정보처리자는 제1항에 따라 국내대리인을 지정하는 경우에는 다음 각 호의 사항을 개인정보 처리방침에 포함하여야 한다. 〈개정 2023. 3. 14.〉

1. 국내대리인의 성명(법인의 경우에는 그 명칭 및 대표자의 성명을 말한다)
2. 국내대리인의 주소(법인의 경우에는 영업소의 소재지를 말한다), 전화번호 및 전자우편 주소

④ 국내대리인이 제1항 각 호와 관련하여 이 법을 위반한 경우에는 개인정보처리자가 그 행위를 한 것으로 본다. 〈개정 2023. 3. 14.〉

[본조신설 2020. 2. 4.]

[제39조의11에서 이동 〈2023. 3. 14.〉]

제32조(개인정보파일의 등록 및 공개) ① 공공기관의 장이 개인정보파일을 운용하는 경우에는 다음 각 호의 사항을 보호위원회에 등록하여야 한다. 등록한 사항이 변경된 경우에도 또한 같다. 〈개정 2013. 3. 23., 2014. 11. 19., 2017. 7. 26., 2020. 2. 4.〉

1. 개인정보파일의 명칭
2. 개인정보파일의 운영 근거 및 목적
3. 개인정보파일에 기록되는 개인정보의 항목

4. 개인정보의 처리방법
5. 개인정보의 보유기간
6. 개인정보를 통상적 또는 반복적으로 제공하는 경우에는 그 제공받는 자
7. 그 밖에 대통령령으로 정하는 사항

② 다음 각 호의 어느 하나에 해당하는 개인정보파일에 대하여는 제1항을 적용하지 아니한다. 〈개정 2023. 3. 14.〉

1. 국가 안전, 외교상 비밀, 그 밖에 국가의 중대한 이익에 관한 사항을 기록한 개인정보파일
2. 범죄의 수사, 공소의 제기 및 유지, 형 및 감호의 집행, 교정처분, 보호처분, 보안관찰처분과 출입국관리에 관한 사항을 기록한 개인정보파일
3.「조세범처벌법」에 따른 범칙행위 조사 및 「관세법」에 따른 범칙행위 조사에 관한 사항을 기록한 개인정보파일
4. 일회적으로 운영되는 파일 등 지속적으로 관리할 필요성이 낮다고 인정되어 대통령령으로 정하는 개인정보파일
5. 다른 법령에 따라 비밀로 분류된 개인정보파일

③ 보호위원회는 필요하면 제1항에 따른 개인정보파일의 등록여부와 그 내용을 검토하여 해당 공공기관의 장에게 개선을 권고할 수 있다. 〈개정 2013. 3. 23., 2014. 11. 19., 2017. 7. 26., 2020. 2. 4., 2023. 3. 14.〉

④ 보호위원회는 정보주체의 권리 보장 등을 위하여 필요한 경우 제1항에 따른 개인정보파일의 등록 현황을 누구든지 쉽게 열람할 수 있도록 공개할 수 있다. 〈개정 2013. 3. 23., 2014. 11. 19., 2017. 7. 26., 2020. 2. 4., 2023. 3. 14.〉

⑤ 제1항에 따른 등록과 제4항에 따른 공개의 방법, 범위 및 절차에 관하여 필요한 사항은 대통령령으로 정한다.

⑥ 국회, 법원, 헌법재판소, 중앙선거관리위원회(그 소속 기관을 포함한다)의 개인정보파일 등록 및 공개에 관하여는 국회규칙, 대법원규칙, 헌법재판소규칙 및 중앙선거관리위원회규칙으로 정한다.

제32조의2(개인정보 보호 인증) ① 보호위원회는 개인정보처리자의 개인정보 처리 및 보호와 관련한 일련의 조치가 이 법에 부합하는지 등에 관하여 인증할 수 있다. 〈개정 2017. 7. 26., 2020. 2. 4.〉

② 제1항에 따른 인증의 유효기간은 3년으로 한다.

③ 보호위원회는 다음 각 호의 어느 하나에 해당하는 경우에는 대통령령으로 정하는 바에 따라 제1항에 따른 인증을 취소할 수 있다. 다만, 제1호에 해당하는 경우에는 취소하여야 한다. 〈개정 2017. 7. 26., 2020. 2. 4.〉

1. 거짓이나 그 밖의 부정한 방법으로 개인정보 보호 인증을 받은 경우

2. 제4항에 따른 사후관리를 거부 또는 방해한 경우

3. 제8항에 따른 인증기준에 미달하게 된 경우

4. 개인정보 보호 관련 법령을 위반하고 그 위반사유가 중대한 경우

④ 보호위원회는 개인정보 보호 인증의 실효성 유지를 위하여 연 1회 이상 사후관리를 실시하여야 한다. 〈개정 2017. 7. 26., 2020. 2. 4.〉

⑤ 보호위원회는 대통령령으로 정하는 전문기관으로 하여금 제1항에 따른 인증, 제3항에 따른 인증 취소, 제4항에 따른 사후관리 및 제7항에 따른 인증 심사원 관리 업무를 수행하게 할 수 있다. 〈개정 2017. 7. 26., 2020. 2. 4.〉

⑥ 제1항에 따른 인증을 받은 자는 대통령령으로 정하는 바에 따라 인증의 내용을 표시하거나 홍보할 수 있다.

⑦ 제1항에 따른 인증을 위하여 필요한 심사를 수행할 심사원의 자격 및 자격 취소 요건 등에 관하여는 전문성과 경력 및 그 밖에 필요한 사항을 고려하여 대통령령으로 정한다.

⑧ 그 밖에 개인정보 관리체계, 정보주체 권리보장, 안전성 확보조치가 이 법에 부합하는지 여부 등 제1항에 따른 인증의 기준 · 방법 · 절차 등 필요한 사항은 대통령령으로 정한다.

[본조신설 2015. 7. 24.]

제33조(개인정보 영향평가) ① 공공기관의 장은 대통령령으로 정하는 기준에 해당하는 개인정보파일의 운용으로 인하여 정보주체의 개인정보 침해가 우려되는 경우에는 그 위험요인의 분석과 개선 사항 도출을 위한 평가(이하 "영향평가"라 한다)를 하고 그 결과를 보호위원회에 제출하여야 한다. 〈개정 2013. 3. 23., 2014. 11. 19., 2017. 7. 26., 2020. 2. 4., 2023. 3. 14.〉

② 보호위원회는 대통령령으로 정하는 인력 · 설비 및 그 밖에 필요한 요건을 갖춘 자를 영향평가를 수행하는 기관(이하 "평가기관"이라 한다)으로 지정할 수 있으며, 공공기관의 장은 영향평가를 평가기관에 의뢰하여야 한다. 〈신설 2023. 3. 14.〉

③ 영향평가를 하는 경우에는 다음 각 호의 사항을 고려하여야 한다. 〈개정 2023. 3. 14.〉

1. 처리하는 개인정보의 수

2. 개인정보의 제3자 제공 여부

3. 정보주체의 권리를 해할 가능성 및 그 위험 정도

4. 그 밖에 대통령령으로 정한 사항

④ 보호위원회는 제1항에 따라 제출받은 영향평가 결과에 대하여 의견을 제시할 수 있다. 〈개정 2013. 3. 23., 2014. 11. 19., 2017. 7. 26., 2020. 2. 4., 2023. 3. 14.〉

⑤ 공공기관의 장은 제1항에 따라 영향평가를 한 개인정보파일을 제32조제1항에 따라 등록할 때에는 영향평가 결과를 함께 첨부하여야 한다. 〈개정 2023. 3. 14.〉

⑥ 보호위원회는 영향평가의 활성화를 위하여 관계 전문가의 육성, 영향평가 기준의 개발 · 보급 등 필요한 조치를 마련하여야 한다. 〈개정 2013. 3. 23., 2014. 11. 19., 2017. 7. 26., 2020. 2. 4., 2023. 3. 14.〉

⑦ 보호위원회는 제2항에 따라 지정된 평가기관이 다음 각 호의 어느 하나에 해당하는 경우에는 평가기관의 지정을 취소할 수 있다. 다만, 제1호 또는 제2호에 해당하는 경우에는 평가기관의 지정을 취소하여야 한다. 〈신설 2023. 3. 14.〉

1. 거짓이나 그 밖의 부정한 방법으로 지정을 받은 경우
2. 지정된 평가기관 스스로 지정취소를 원하거나 폐업한 경우
3. 제2항에 따른 지정요건을 충족하지 못하게 된 경우
4. 고의 또는 중대한 과실로 영향평가업무를 부실하게 수행하여 그 업무를 적정하게 수행할 수 없다고 인정되는 경우
5. 그 밖에 대통령령으로 정하는 사유에 해당하는 경우

⑧ 보호위원회는 제7항에 따라 지정을 취소하는 경우에는 「행정절차법」에 따른 청문을 실시하여야 한다. 〈신설 2023. 3. 14.〉

⑨ 제1항에 따른 영향평가의 기준 · 방법 · 절차 등에 관하여 필요한 사항은 대통령령으로 정한다. 〈개정 2023. 3. 14.〉

⑩ 국회, 법원, 헌법재판소, 중앙선거관리위원회(그 소속 기관을 포함한다)의 영향평가에 관한 사항은 국회규칙, 대법원규칙, 헌법재판소규칙 및 중앙선거관리위원회규칙으로 정하는 바에 따른다. 〈개정 2023. 3. 14.〉

⑪ 공공기관 외의 개인정보처리자는 개인정보파일 운용으로 인하여 정보주체의 개인정보 침해가 우려되는 경우에는 영향평가를 하기 위하여 적극 노력하여야 한다. 〈개정 2023. 3. 14.〉

제34조(개인정보 유출 등의 통지 · 신고) ① 개인정보처리자는 개인정보가 분실 · 도난 · 유출(이하 이 조에서 "유출등"이라 한다)되었음을 알게 되었을 때에는 지체 없이 해당 정보주체에게 다음 각 호의 사항을 알려야 한다. 다만, 정보주체의 연락처를 알 수 없는 경우 등 정당한 사유가 있는 경우에는 대통령령으로 정하는 바에 따라 통지를 갈음하는 조치를 취할 수 있다. 〈개정 2023. 3. 14.〉

1. 유출등이 된 개인정보의 항목
2. 유출등이 된 시점과 그 경위
3. 유출등으로 인하여 발생할 수 있는 피해를 최소화하기 위하여 정보주체가 할 수 있는 방법 등에 관한 정보

4. 개인정보처리자의 대응조치 및 피해 구제절차

5. 정보주체에게 피해가 발생한 경우 신고 등을 접수할 수 있는 담당부서 및 연락처

② 개인정보처리자는 개인정보가 유출등이 된 경우 그 피해를 최소화하기 위한 대책을 마련하고 필요한 조치를 하여야 한다. 〈개정 2023. 3. 14.〉

③ 개인정보처리자는 개인정보의 유출등이 있음을 알게 되었을 때에는 개인정보의 유형, 유출등의 경로 및 규모 등을 고려하여 대통령령으로 정하는 바에 따라 제1항 각 호의 사항을 지체 없이 보호위원회 또는 대통령령으로 정하는 전문기관에 신고하여야 한다. 이 경우 보호위원회 또는 대통령령으로 정하는 전문기관은 피해 확산방지, 피해 복구 등을 위한 기술을 지원할 수 있다. 〈개정 2013. 3. 23., 2014. 11. 19., 2017. 7. 26., 2020. 2. 4., 2023. 3. 14.〉

④ 제1항에 따른 유출등의 통지 및 제3항에 따른 유출등의 신고의 시기, 방법, 절차 등에 필요한 사항은 대통령령으로 정한다. 〈개정 2023. 3. 14.〉

[제목개정 2023. 3. 14.]

제34조의2(노출된 개인정보의 삭제 · 차단) ① 개인정보처리자는 고유식별정보, 계좌정보, 신용카드정보 등 개인정보가 정보통신망을 통하여 공중(公衆)에 노출되지 아니하도록 하여야 한다. 〈개정 2023. 3. 14.〉

② 개인정보처리자는 공중에 노출된 개인정보에 대하여 보호위원회 또는 대통령령으로 지정한 전문기관의 요청이 있는 경우에는 해당 정보를 삭제하거나 차단하는 등 필요한 조치를 하여야 한다. 〈개정 2023. 3. 14.〉

[본조신설 2020. 2. 4.]

[제39조의10에서 이동, 종전 제34조의2는 삭제

제5장 정보주체의 권리 보장

제35조(개인정보의 열람) ① 정보주체는 개인정보처리자가 처리하는 자신의 개인정보에 대한 열람을 해당 개인정보처리자에게 요구할 수 있다.

② 제1항에도 불구하고 정보주체가 자신의 개인정보에 대한 열람을 공공기관에 요구하고자 할 때에는 공공기관에 직접 열람을 요구하거나 대통령령으로 정하는 바에 따라 보호위원회를 통하여 열람을 요구할 수 있다. 〈개정 2013. 3. 23., 2014. 11. 19., 2017. 7. 26., 2020. 2. 4.〉

③ 개인정보처리자는 제1항 및 제2항에 따른 열람을 요구받았을 때에는 대통령령으로 정하는 기간 내에 정보주체가 해당 개인정보를 열람할 수 있도록 하여야 한다. 이 경우 해당 기간 내에 열람할 수 없는 정당한 사유가 있을 때에는 정보주체에게 그 사유를 알리고 열람을 연기할 수 있으며, 그

사유가 소멸하면 지체 없이 열람하게 하여야 한다.

④ 개인정보처리자는 다음 각 호의 어느 하나에 해당하는 경우에는 정보주체에게 그 사유를 알리고 열람을 제한하거나 거절할 수 있다.

1. 법률에 따라 열람이 금지되거나 제한되는 경우
2. 다른 사람의 생명·신체를 해할 우려가 있거나 다른 사람의 재산과 그 밖의 이익을 부당하게 침해할 우려가 있는 경우
3. 공공기관이 다음 각 목의 어느 하나에 해당하는 업무를 수행할 때 중대한 지장을 초래하는 경우
   가. 조세의 부과·징수 또는 환급에 관한 업무
   나. 「초·중등교육법」 및 「고등교육법」에 따른 각급 학교, 「평생교육법」에 따른 평생교육시설, 그 밖의 다른 법률에 따라 설치된 고등교육기관에서의 성적 평가 또는 입학자 선발에 관한 업무
   다. 학력·기능 및 채용에 관한 시험, 자격 심사에 관한 업무
   라. 보상금·급부금 산정 등에 대하여 진행 중인 평가 또는 판단에 관한 업무
   마. 다른 법률에 따라 진행 중인 감사 및 조사에 관한 업무

⑤ 제1항부터 제4항까지의 규정에 따른 열람 요구, 열람 제한, 통지 등의 방법 및 절차에 관하여 필요한 사항은 대통령령으로 정한다.

제35조의2(개인정보의 전송 요구) ① 정보주체는 개인정보 처리 능력 등을 고려하여 대통령령으로 정하는 기준에 해당하는 개인정보처리자에 대하여 다음 각 호의 요건을 모두 충족하는 개인정보를 자신에게로 전송할 것을 요구할 수 있다.

1. 정보주체가 전송을 요구하는 개인정보가 정보주체 본인에 관한 개인정보로서 다음 각 목의 어느 하나에 해당하는 정보일 것
   가. 제15조제1항제1호, 제23조제1항제1호 또는 제24조제1항제1호에 따른 동의를 받아 처리되는 개인정보
   나. 제15조제1항제4호에 따라 체결한 계약을 이행하거나 계약을 체결하는 과정에서 정보주체의 요청에 따른 조치를 이행하기 위하여 처리되는 개인정보
   다. 제15조제1항제2호·제3호, 제23조제1항제2호 또는 제24조제1항제2호에 따라 처리되는 개인정보 중 정보주체의 이익이나 공익적 목적을 위하여 관계 중앙행정기관의 장의 요청에 따라 보호위원회가 심의·의결하여 전송 요구의 대상으로 지정한 개인정보
2. 전송을 요구하는 개인정보가 개인정보처리자가 수집한 개인정보를 기초로 분석·가공하여 별도로 생성한 정보가 아닐 것

3. 전송을 요구하는 개인정보가 컴퓨터 등 정보처리장치로 처리되는 개인정보일 것

② 정보주체는 매출액, 개인정보의 보유 규모, 개인정보 처리 능력, 산업별 특성 등을 고려하여 대통령령으로 정하는 기준에 해당하는 개인정보처리자에 대하여 제1항에 따른 전송 요구 대상인 개인정보를 기술적으로 허용되는 합리적인 범위에서 다음 각 호의 자에게 전송할 것을 요구할 수 있다.

1. 제35조의3제1항에 따른 개인정보관리 전문기관
2. 제29조에 따른 안전조치의무를 이행하고 대통령령으로 정하는 시설 및 기술 기준을 충족하는 자

③ 개인정보처리자는 제1항 및 제2항에 따른 전송 요구를 받은 경우에는 시간, 비용, 기술적으로 허용되는 합리적인 범위에서 해당 정보를 컴퓨터 등 정보처리장치로 처리 가능한 형태로 전송하여야 한다.

④ 제1항 및 제2항에 따른 전송 요구를 받은 개인정보처리자는 다음 각 호의 어느 하나에 해당하는 법률의 관련 규정에도 불구하고 정보주체에 관한 개인정보를 전송하여야 한다.

1. 「국세기본법」 제81조의13
2. 「지방세기본법」 제86조
3. 그 밖에 제1호 및 제2호와 유사한 규정으로서 대통령령으로 정하는 법률의 규정

⑤ 정보주체는 제1항 및 제2항에 따른 전송 요구를 철회할 수 있다.

⑥ 개인정보처리자는 정보주체의 본인 여부가 확인되지 아니하는 경우 등 대통령령으로 정하는 경우에는 제1항 및 제2항에 따른 전송 요구를 거절하거나 전송을 중단할 수 있다.

⑦ 정보주체는 제1항 및 제2항에 따른 전송 요구로 인하여 타인의 권리나 정당한 이익을 침해하여서는 아니 된다.

⑧ 제1항부터 제7항까지에서 규정한 사항 외에 전송 요구의 대상이 되는 정보의 범위, 전송 요구의 방법, 전송의 기한 및 방법, 전송 요구 철회의 방법, 전송 요구의 거절 및 전송 중단의 방법 등 필요한 사항은 대통령령으로 정한다.

[본조신설 2023. 3. 14.]

[시행일 미지정] 제35조의2

제35조의3(개인정보관리 전문기관) ① 다음 각 호의 업무를 수행하려는 자는 보호위원회 또는 관계 중앙행정기관의 장으로부터 개인정보관리 전문기관의 지정을 받아야 한다.

1. 제35조의2에 따른 개인정보의 전송 요구권 행사 지원
2. 정보주체의 권리행사를 지원하기 위한 개인정보 전송시스템의 구축 및 표준화
3. 정보주체의 권리행사를 지원하기 위한 개인정보의 관리 · 분석

4. 그 밖에 정보주체의 권리행사를 효과적으로 지원하기 위하여 대통령령으로 정하는 업무

② 제1항에 따른 개인정보관리 전문기관의 지정요건은 다음 각 호와 같다.

1. 개인정보를 전송 · 관리 · 분석할 수 있는 기술수준 및 전문성을 갖추었을 것
2. 개인정보를 안전하게 관리할 수 있는 안전성 확보조치 수준을 갖추었을 것
3. 개인정보관리 전문기관의 안정적인 운영에 필요한 재정능력을 갖추었을 것

③ 개인정보관리 전문기관은 다음 각 호의 어느 하나에 해당하는 행위를 하여서는 아니된다.

1. 정보주체에게 개인정보의 전송 요구를 강요하거나 부당하게 유도하는 행위
2. 그 밖에 개인정보를 침해하거나 정보주체의 권리를 제한할 우려가 있는 행위로서 대통령령으로 정하는 행위

④ 보호위원회 및 관계 중앙행정기관의 장은 개인정보관리 전문기관이 다음 각 호의 어느 하나에 해당하는 경우에는 개인정보관리 전문기관의 지정을 취소할 수 있다. 다만, 제1호에 해당하는 경우에는 지정을 취소하여야 한다.

1. 거짓이나 부정한 방법으로 지정을 받은 경우
2. 제2항에 따른 지정요건을 갖추지 못하게 된 경우

⑤ 보호위원회 및 관계 중앙행정기관의 장은 제4항에 따라 지정을 취소하는 경우에는 「행정절차법」에 따른 청문을 실시하여야 한다.

⑥ 보호위원회 및 관계 중앙행정기관의 장은 개인정보관리 전문기관에 대하여 업무 수행에 필요한 지원을 할 수 있다.

⑦ 개인정보관리 전문기관은 정보주체의 요구에 따라 제1항 각 호의 업무를 수행하는 경우 정보주체로부터 그 업무 수행에 필요한 비용을 받을 수 있다.

⑧ 제1항에 따른 개인정보관리 전문기관의 지정 절차, 제2항에 따른 지정요건의 세부기준, 제4항에 따른 지정취소의 절차 등에 필요한 사항은 대통령령으로 정한다.

[본조신설 2023. 3. 14.]

제35조의4(개인정보 전송 관리 및 지원) ① 보호위원회는 제35조의2제1항 및 제2항에 따른 개인정보처리자 및 제35조의3제1항에 따른 개인정보관리 전문기관 현황, 활용내역 및 관리실태 등을 체계적으로 관리 · 감독하여야 한다.

② 보호위원회는 개인정보가 안전하고 효율적으로 전송될 수 있도록 다음 각 호의 사항을 포함한 개인정보 전송 지원 플랫폼을 구축 · 운영할 수 있다.

1. 개인정보관리 전문기관 현황 및 전송 가능한 개인정보 항목 목록
2. 정보주체의 개인정보 전송 요구 · 철회 내역

3. 개인정보의 전송 이력 관리 등 지원 기능

4. 그 밖에 개인정보 전송을 위하여 필요한 사항

③ 보호위원회는 제2항에 따른 개인정보 전송지원 플랫폼의 효율적 운영을 위하여 개인정보관리 전문기관에서 구축 · 운영하고 있는 전송 시스템을 상호 연계하거나 통합할 수 있다. 이 경우 관계 중앙행정기관의 장 및 해당 개인정보관리 전문기관과 사전에 협의하여야 한다.

④ 제1항부터 제3항까지의 규정에 따른 관리 · 감독과 개인정보 전송지원 플랫폼의 구축 및 운영에 필요한 사항은 대통령령으로 정한다.

[본조신설 2023. 3. 14.]

제36조(개인정보의 정정 · 삭제) ① 제35조에 따라 자신의 개인정보를 열람한 정보주체는 개인정보처리자에게 그 개인정보의 정정 또는 삭제를 요구할 수 있다. 다만, 다른 법령에서 그 개인정보가 수집 대상으로 명시되어 있는 경우에는 그 삭제를 요구할 수 없다.

② 제1항에 따른 정보주체의 요구를 받았을 때에는 개인정보의 정정 또는 삭제에 관하여 다른 법령에 특별한 절차가 규정되어 있는 경우를 제외하고는 지체 없이 그 개인정보를 조사하여 정보주체의 요구에 따라 정정 · 삭제 등 필요한 조치를 한 후 그 결과를 정보주체에게 알려야 한다.

③ 개인정보처리자가 제2항에 따라 개인정보를 삭제할 때에는 복구 또는 재생되지 아니하도록 조치하여야 한다.

④ 개인정보처리자는 정보주체의 요구가 제1항 단서에 해당될 때에는 지체 없이 그 내용을 정보주체에게 알려야 한다.

⑤ 개인정보처리자는 제2항에 따른 조사를 할 때 필요하면 해당 정보주체에게 정정 · 삭제 요구사항의 확인에 필요한 증거자료를 제출하게 할 수 있다.

⑥ 제1항 · 제2항 및 제4항에 따른 정정 또는 삭제 요구, 통지 방법 및 절차 등에 필요한 사항은 대통령령으로 정한다.

제37조(개인정보의 처리정지 등) ① 정보주체는 개인정보처리자에 대하여 자신의 개인정보 처리의 정지를 요구하거나 개인정보 처리에 대한 동의를 철회할 수 있다. 이 경우 공공기관에 대해서는 제32조에 따라 등록 대상이 되는 개인정보파일 중 자신의 개인정보에 대한 처리의 정지를 요구하거나 개인정보 처리에 대한 동의를 철회할 수 있다. 〈개정 2023. 3. 14.〉

② 개인정보처리자는 제1항에 따른 처리정지 요구를 받았을 때에는 지체 없이 정보주체의 요구에 따라 개인정보 처리의 전부를 정지하거나 일부를 정지하여야 한다. 다만, 다음 각 호의 어느 하나에 해당하는 경우에는 정보주체의 처리정지 요구를 거절할 수 있다. 〈개정 2023. 3. 14.〉

1. 법률에 특별한 규정이 있거나 법령상 의무를 준수하기 위하여 불가피한 경우

2. 다른 사람의 생명 · 신체를 해할 우려가 있거나 다른 사람의 재산과 그 밖의 이익을 부당하게

침해할 우려가 있는 경우

3. 공공기관이 개인정보를 처리하지 아니하면 다른 법률에서 정하는 소관 업무를 수행할 수 없는 경우
4. 개인정보를 처리하지 아니하면 정보주체와 약정한 서비스를 제공하지 못하는 등 계약의 이행이 곤란한 경우로서 정보주체가 그 계약의 해지 의사를 명확하게 밝히지 아니한 경우

③ 개인정보처리자는 정보주체가 제1항에 따라 동의를 철회한 때에는 지체 없이 수집된 개인정보를 복구 · 재생할 수 없도록 파기하는 등 필요한 조치를 하여야 한다. 다만, 제2항 각 호의 어느 하나에 해당하는 경우에는 동의 철회에 따른 조치를 하지 아니할 수 있다. 〈신설 2023. 3. 14.〉

④ 개인정보처리자는 제2항 단서에 따라 처리정지 요구를 거절하거나 제3항 단서에 따라 동의 철회에 따른 조치를 하지 아니하였을 때에는 정보주체에게 지체 없이 그 사유를 알려야 한다. 〈개정 2023. 3. 14.〉

⑤ 개인정보처리자는 정보주체의 요구에 따라 처리가 정지된 개인정보에 대하여 지체 없이 해당 개인정보의 파기 등 필요한 조치를 하여야 한다. 〈개정 2023. 3. 14.〉

⑥ 제1항부터 제5항까지의 규정에 따른 처리정지의 요구, 동의 철회, 처리정지의 거절, 통지 등의 방법 및 절차에 필요한 사항은 대통령령으로 정한다. 〈개정 2023. 3. 14.〉

제37조의2(자동화된 결정에 대한 정보주체의 권리 등) ① 정보주체는 완전히 자동화된 시스템(인공지능 기술을 적용한 시스템을 포함한다)으로 개인정보를 처리하여 이루어지는 결정(「행정기본법」 제20조에 따른 행정청의 자동적 처분은 제외하며, 이하 이 조에서 "자동화된 결정"이라 한다)이 자신의 권리 또는 의무에 중대한 영향을 미치는 경우에는 해당 개인정보처리자에 대하여 해당 결정을 거부할 수 있는 권리를 가진다. 다만, 자동화된 결정이 제15조제1항제1호 · 제2호 및 제4호에 따라 이루어지는 경우에는 그러하지 아니하다.

② 정보주체는 개인정보처리자가 자동화된 결정을 한 경우에는 그 결정에 대하여 설명 등을 요구할 수 있다.

③ 개인정보처리자는 제1항 또는 제2항에 따라 정보주체가 자동화된 결정을 거부하거나 이에 대한 설명 등을 요구한 경우에는 정당한 사유가 없는 한 자동화된 결정을 적용하지 아니하거나 인적 개입에 의한 재처리 · 설명 등 필요한 조치를 하여야 한다.

④ 개인정보처리자는 자동화된 결정의 기준과 절차, 개인정보가 처리되는 방식 등을 정보주체가 쉽게 확인할 수 있도록 공개하여야 한다.

⑤ 제1항부터 제4항까지에서 규정한 사항 외에 자동화된 결정의 거부 · 설명 등을 요구하는 절차 및 방법, 거부 · 설명 등의 요구에 따른 필요한 조치, 자동화된 결정의 기준 · 절차 및 개인정보가 처리되는 방식의 공개 등에 필요한 사항은 대통령령으로 정한다.

[본조신설 2023. 3. 14.]

제38조(권리행사의 방법 및 절차) ① 정보주체는 제35조에 따른 열람, 제35조의2에 따른 전송, 제36조에 따른 정정ㆍ삭제, 제37조에 따른 처리정지 및 동의 철회, 제37조의2에 따른 거부ㆍ설명 등의 요구(이하 "열람등요구"라 한다)를 문서 등 대통령령으로 정하는 방법ㆍ절차에 따라 대리인에게 하게 할 수 있다. 〈개정 2020. 2. 4., 2023. 3. 14.〉

② 만 14세 미만 아동의 법정대리인은 개인정보처리자에게 그 아동의 개인정보 열람등요구를 할 수 있다.

③ 개인정보처리자는 열람등요구를 하는 자에게 대통령령으로 정하는 바에 따라 수수료와 우송료(사본의 우송을 청구하는 경우에 한한다)를 청구할 수 있다. 다만, 제35조의2제2항에 따른 전송 요구의 경우에는 전송을 위해 추가로 필요한 설비 등을 함께 고려하여 수수료를 산정할 수 있다. 〈개정 2023. 3. 14.〉

④ 개인정보처리자는 정보주체가 열람등요구를 할 수 있는 구체적인 방법과 절차를 마련하고, 이를 정보주체가 알 수 있도록 공개하여야 한다. 이 경우 열람등요구의 방법과 절차는 해당 개인정보의 수집 방법과 절차보다 어렵지 아니하도록 하여야 한다. 〈개정 2023. 3. 14.〉

⑤ 개인정보처리자는 정보주체가 열람등요구에 대한 거절 등 조치에 대하여 불복이 있는 경우 이의를 제기할 수 있도록 필요한 절차를 마련하고 안내하여야 한다.

제39조(손해배상책임) ① 정보주체는 개인정보처리자가 이 법을 위반한 행위로 손해를 입으면 개인정보처리자에게 손해배상을 청구할 수 있다. 이 경우 그 개인정보처리자는 고의 또는 과실이 없음을 입증하지 아니하면 책임을 면할 수 없다.

② 삭제 〈2015. 7. 24.〉

③ 개인정보처리자의 고의 또는 중대한 과실로 인하여 개인정보가 분실ㆍ도난ㆍ유출ㆍ위조ㆍ변조 또는 훼손된 경우로서 정보주체에게 손해가 발생한 때에는 법원은 그 손해액의 5배를 넘지 아니하는 범위에서 손해배상액을 정할 수 있다. 다만, 개인정보처리자가 고의 또는 중대한 과실이 없음을 증명한 경우에는 그러하지 아니하다. 〈신설 2015. 7. 24., 2023. 3. 14.〉

④ 법원은 제3항의 배상액을 정할 때에는 다음 각 호의 사항을 고려하여야 한다. 〈신설 2015. 7. 24.〉

1. 고의 또는 손해 발생의 우려를 인식한 정도
2. 위반행위로 인하여 입은 피해 규모
3. 위법행위로 인하여 개인정보처리자가 취득한 경제적 이익
4. 위반행위에 따른 벌금 및 과징금
5. 위반행위의 기간ㆍ횟수 등

6. 개인정보처리자의 재산상태

7. 개인정보처리자가 정보주체의 개인정보 분실 · 도난 · 유출 후 해당 개인정보를 회수하기 위하여 노력한 정도

8. 개인정보처리자가 정보주체의 피해구제를 위하여 노력한 정도

제39조의2(법정손해배상의 청구) ① 제39조제1항에도 불구하고 정보주체는 개인정보처리자의 고의 또는 과실로 인하여 개인정보가 분실 · 도난 · 유출 · 위조 · 변조 또는 훼손된 경우에는 300만원 이하의 범위에서 상당한 금액을 손해액으로 하여 배상을 청구할 수 있다. 이 경우 해당 개인정보처리자는 고의 또는 과실이 없음을 입증하지 아니하면 책임을 면할 수 없다.

② 법원은 제1항에 따른 청구가 있는 경우에 변론 전체의 취지와 증거조사의 결과를 고려하여 제1항의 범위에서 상당한 손해액을 인정할 수 있다.

③ 제39조에 따라 손해배상을 청구한 정보주체는 사실심(事實審)의 변론이 종결되기 전까지 그 청구를 제1항에 따른 청구로 변경할 수 있다.

[본조신설 2015. 7. 24.]

6장 삭제 〈2023. 3. 14.〉

제39조의3(자료의 제출) ① 법원은 이 법을 위반한 행위로 인한 손해배상청구소송에서 당사자의 신청에 따라 상대방 당사자에게 해당 손해의 증명 또는 손해액의 산정에 필요한 자료의 제출을 명할 수 있다. 다만, 제출명령을 받은 자가 그 자료의 제출을 거부할 정당한 이유가 있으면 그러하지 아니하다.

② 법원은 제1항에 따른 제출명령을 받은 자가 그 자료의 제출을 거부할 정당한 이유가 있다고 주장하는 경우에는 그 주장의 당부(當否)를 판단하기 위하여 자료의 제시를 명할 수 있다. 이 경우 법원은 그 자료를 다른 사람이 보게 하여서는 아니 된다.

③ 제1항에 따라 제출되어야 할 자료가 「부정경쟁방지 및 영업비밀보호에 관한 법률」 제2조제2호에 따른 영업비밀(이하 "영업비밀"이라 한다)에 해당하나 손해의 증명 또는 손해액의 산정에 반드시 필요한 경우에는 제1항 단서에 따른 정당한 이유로 보지 아니한다. 이 경우 법원은 제출명령의 목적 내에서 열람할 수 있는 범위 또는 열람할 수 있는 사람을 지정하여야 한다.

④ 법원은 제1항에 따른 제출명령을 받은 자가 정당한 이유 없이 그 명령에 따르지 아니한 경우에는 자료의 기재에 대한 신청인의 주장을 진실한 것으로 인정할 수 있다.

⑤ 법원은 제4항에 해당하는 경우 신청인이 자료의 기재에 관하여 구체적으로 주장하기에 현저히 곤란한 사정이 있고 자료로 증명할 사실을 다른 증거로 증명하는 것을 기대하기도 어려운 경우에는 신청인이 자료의 기재로 증명하려는 사실에 관한 주장을 진실한 것으로 인정할 수 있다.

[전문개정 2023. 3. 14.]

제39조의4(비밀유지명령) ① 법원은 이 법을 위반한 행위로 인한 손해배상청구소송에서 당사자의 신청에 따른 결정으로 다음 각 호의 자에게 그 당사자가 보유한 영업비밀을 해당 소송의 계속적인 수행 외의 목적으로 사용하거나 그 영업비밀에 관계된 이 항에 따른 명령을 받은 자 외의 자에게 공개하지 아니할 것을 명할 수 있다. 다만, 그 신청 시점까지 다음 각 호의 자가 준비서면의 열람이나 증거조사 외의 방법으로 그 영업비밀을 이미 취득하고 있는 경우에는 그러하지 아니하다.

1. 다른 당사자(법인인 경우에는 그 대표자를 말한다)
2. 당사자를 위하여 해당 소송을 대리하는 자
3. 그 밖에 해당 소송으로 영업비밀을 알게 된 자

② 제1항에 따른 명령(이하 "비밀유지명령"이라 한다)을 신청하는 자는 다음 각 호의 사유를 모두 소명하여야 한다.

1. 이미 제출하였거나 제출하여야 할 준비서면, 이미 조사하였거나 조사하여야 할 증거 또는 제39조의3제1항에 따라 제출하였거나 제출하여야 할 자료에 영업비밀이 포함되어 있다는 것
2. 제1호의 영업비밀이 해당 소송 수행 외의 목적으로 사용되거나 공개되면 당사자의 영업에 지장을 줄 우려가 있어 이를 방지하기 위하여 영업비밀의 사용 또는 공개를 제한할 필요가 있다는 것

③ 비밀유지명령의 신청은 다음 각 호의 사항을 적은 서면으로 하여야 한다.

1. 비밀유지명령을 받을 자
2. 비밀유지명령의 대상이 될 영업비밀을 특정하기에 충분한 사실
3. 제2항 각 호의 사유에 해당하는 사실

④ 법원은 비밀유지명령이 결정된 경우에는 그 결정서를 비밀유지명령을 받을 자에게 송달하여야 한다.

⑤ 비밀유지명령은 제4항의 결정서가 비밀유지명령을 받을 자에게 송달된 때부터 효력이 발생한다.

⑥ 비밀유지명령의 신청을 기각하거나 각하한 재판에 대해서는 즉시항고를 할 수 있다.

[전문개정 2023. 3. 14.]

제39조의5(비밀유지명령의 취소) ① 비밀유지명령을 신청한 자 또는 비밀유지명령을 받은 자는 제39조의4제2항 각 호의 사유에 부합하지 아니하는 사실이나 사정이 있는 경우 소송기록을 보관하고 있는 법원(소송기록을 보관하고 있는 법원이 없는 경우에는 비밀유지명령을 내린 법원을 말한다)에 비밀유지명령의 취소를 신청할 수 있다.

② 법원은 비밀유지명령의 취소신청에 대한 재판이 있는 경우에는 그 결정서를 그 신청을 한 자 및

상대방에게 송달하여야 한다.

③ 비밀유지명령의 취소신청에 대한 재판에 대해서는 즉시항고를 할 수 있다.

④ 비밀유지명령을 취소하는 재판은 확정되어야 효력이 발생한다.

⑤ 비밀유지명령을 취소하는 재판을 한 법원은 비밀유지명령의 취소신청을 한 자 또는 상대방 외에 해당 영업비밀에 관한 비밀유지명령을 받은 자가 있는 경우에는 그 자에게 즉시 비밀유지명령의 취소 재판을 한 사실을 알려야 한다.

[전문개정 2023. 3. 14.]

제39조의6(소송기록 열람 등의 청구 통지 등) ① 비밀유지명령이 내려진 소송(모든 비밀유지명령이 취소된 소송은 제외한다)에 관한 소송기록에 대하여 「민사소송법」 제163조제1항에 따라 열람 등의 신청인을 당사자로 제한하는 결정이 있었던 경우로서 당사자가 같은 항에서 규정하는 비밀 기재부분의 열람 등의 청구를 하였으나 그 청구 절차를 해당 소송에서 비밀유지명령을 받지 아니한 자가 밟은 경우에는 법원서기관, 법원사무관, 법원주사 또는 법원주사보(이하 이 조에서 "법원사무관등"이라 한다)는 같은 항의 신청을 한 당사자(그 열람 등의 청구를 한 자는 제외한다. 이하 제3항에서 같다)에게 그 청구 직후에 그 열람 등의 청구가 있었다는 사실을 알려야 한다.

② 법원사무관등은 제1항의 청구가 있었던 날부터 2주일이 지날 때까지(그 청구 절차를 밟은 자에 대한 비밀유지명령 신청이 그 기간 내에 이루어진 경우에는 그 신청에 대한 재판이 확정되는 시점까지를 말한다) 그 청구 절차를 밟은 자에게 제1항의 비밀 기재부분의 열람 등을 하게 하여서는 아니 된다.

③ 제2항은 제1항의 열람 등의 청구를 한 자에게 제1항의 비밀 기재부분의 열람 등을 하게 하는 것에 대하여 「민사소송법」 제163조제1항의 신청을 한 당사자 모두가 동의하는 경우에는 적용되지 아니한다.

[전문개정 2023. 3. 14.]

제39조의7(손해배상의 보장) ① 개인정보처리자로서 매출액, 개인정보의 보유 규모 등을 고려하여 대통령령으로 정하는 기준에 해당하는 자는 제39조 및 제39조의2에 따른 손해배상책임의 이행을 위하여 보험 또는 공제에 가입하거나 준비금을 적립하는 등 필요한 조치를 하여야 한다. 〈개정 2023. 3. 14.〉

② 제1항에도 불구하고 다음 각 호의 어느 하나에 해당하는 자는 제1항에 따른 조치를 하지 아니할 수 있다. 〈개정 2023. 3. 14.〉

1. 대통령령으로 정하는 공공기관, 비영리법인 및 단체
2. 「소상공인기본법」 제2조제1항에 따른 소상공인으로서 대통령령으로 정하는 자에게 개인정보 처리를 위탁한 자

3. 다른 법률에 따라 제39조 및 제39조의2에 따른 손해배상책임의 이행을 보장하는 보험 또는 공제에 가입하거나 준비금을 적립한 개인정보처리자

③ 제1항 및 제2항에 따른 개인정보처리자의 손해배상책임 이행 기준 등에 필요한 사항은 대통령령으로 정한다. 〈신설 2023. 3. 14.〉

[본조신설 2020. 2. 4.]

[제39조의9에서 이동, 종전 제39조의7은 삭제

제7장 개인정보 분쟁조정위원회 〈개정 2020. 2. 4.〉

제40조(설치 및 구성) ① 개인정보에 관한 분쟁의 조정(調停)을 위하여 개인정보 분쟁조정위원회(이하 "분쟁조정위원회"라 한다)를 둔다.

② 분쟁조정위원회는 위원장 1명을 포함한 30명 이내의 위원으로 구성하며, 위원은 당연직위원과 위촉위원으로 구성한다. 〈개정 2015. 7. 24., 2023. 3. 14.〉

③ 위촉위원은 다음 각 호의 어느 하나에 해당하는 사람 중에서 보호위원회 위원장이 위촉하고, 대통령령으로 정하는 국가기관 소속 공무원은 당연직위원이 된다. 〈개정 2013. 3. 23., 2014. 11. 19., 2015. 7. 24.〉

1. 개인정보 보호업무를 관장하는 중앙행정기관의 고위공무원단에 속하는 공무원으로 재직하였던 사람 또는 이에 상당하는 공공부문 및 관련 단체의 직에 재직하고 있거나 재직하였던 사람으로서 개인정보 보호업무의 경험이 있는 사람
2. 대학이나 공인된 연구기관에서 부교수 이상 또는 이에 상당하는 직에 재직하고 있거나 재직하였던 사람
3. 판사 · 검사 또는 변호사로 재직하고 있거나 재직하였던 사람
4. 개인정보 보호와 관련된 시민사회단체 또는 소비자단체로부터 추천을 받은 사람
5. 개인정보처리자로 구성된 사업자단체의 임원으로 재직하고 있거나 재직하였던 사람

④ 위원장은 위원 중에서 공무원이 아닌 사람으로 보호위원회 위원장이 위촉한다. 〈개정 2013. 3. 23., 2014. 11. 19., 2015. 7. 24.〉

⑤ 위원장과 위촉위원의 임기는 2년으로 하되, 1차에 한하여 연임할 수 있다. 〈개정 2015. 7. 24.〉

⑥ 분쟁조정위원회는 분쟁조정 업무를 효율적으로 수행하기 위하여 필요하면 대통령령으로 정하는 바에 따라 조정사건의 분야별로 5명 이내의 위원으로 구성되는 조정부를 둘 수 있다. 이 경우 조정부가 분쟁조정위원회에서 위임받아 의결한 사항은 분쟁조정위원회에서 의결한 것으로 본다.

⑦ 분쟁조정위원회 또는 조정부는 재적위원 과반수의 출석으로 개의하며 출석위원 과반수의

찬성으로 의결한다.

⑧ 보호위원회는 분쟁조정 접수, 사실 확인 등 분쟁조정에 필요한 사무를 처리할 수 있다. 〈개정 2015. 7. 24.〉

⑨ 이 법에서 정한 사항 외에 분쟁조정위원회 운영에 필요한 사항은 대통령령으로 정한다.

제41조(위원의 신분보장) 위원은 자격정지 이상의 형을 선고받거나 심신상의 장애로 직무를 수행할 수 없는 경우를 제외하고는 그의 의사에 반하여 면직되거나 해촉되지 아니한다.

제42조(위원의 제척 · 기피 · 회피) ① 분쟁조정위원회의 위원은 다음 각 호의 어느 하나에 해당하는 경우에는 제43조제1항에 따라 분쟁조정위원회에 신청된 분쟁조정사건(이하 이 조에서 "사건"이라 한다)의 심의 · 의결에서 제척(除斥)된다.

1. 위원 또는 그 배우자나 배우자였던 자가 그 사건의 당사자가 되거나 그 사건에 관하여 공동의 권리자 또는 의무자의 관계에 있는 경우
2. 위원이 그 사건의 당사자와 친족이거나 친족이었던 경우
3. 위원이 그 사건에 관하여 증언, 감정, 법률자문을 한 경우
4. 위원이 그 사건에 관하여 당사자의 대리인으로서 관여하거나 관여하였던 경우

② 당사자는 위원에게 공정한 심의 · 의결을 기대하기 어려운 사정이 있으면 위원장에게 기피신청을 할 수 있다. 이 경우 위원장은 기피신청에 대하여 분쟁조정위원회의 의결을 거치지 아니하고 결정한다.

③ 위원이 제1항 또는 제2항의 사유에 해당하는 경우에는 스스로 그 사건의 심의 · 의결에서 회피할 수 있다.

제43조(조정의 신청 등) ① 개인정보와 관련한 분쟁의 조정을 원하는 자는 분쟁조정위원회에 분쟁조정을 신청할 수 있다.

② 분쟁조정위원회는 당사자 일방으로부터 분쟁조정 신청을 받았을 때에는 그 신청내용을 상대방에게 알려야 한다.

③ 개인정보처리자가 제2항에 따른 분쟁조정의 통지를 받은 경우에는 특별한 사유가 없으면 분쟁조정에 응하여야 한다. 〈개정 2023. 3. 14.〉

제44조(처리기간) ① 분쟁조정위원회는 제43조제1항에 따른 분쟁조정 신청을 받은 날부터 60일 이내에 이를 심사하여 조정안을 작성하여야 한다. 다만, 부득이한 사정이 있는 경우에는 분쟁조정위원회의 의결로 처리기간을 연장할 수 있다.

② 분쟁조정위원회는 제1항 단서에 따라 처리기간을 연장한 경우에는 기간연장의 사유와 그 밖의 기간연장에 관한 사항을 신청인에게 알려야 한다.

제45조(자료의 요청 및 사실조사 등) ① 분쟁조정위원회는 제43조제1항에 따라 분쟁조정 신청을 받았을 때에는 해당 분쟁의 조정을 위하여 필요한 자료를 분쟁당사자에게 요청할 수 있다. 이 경우 분쟁당사자는 정당한 사유가 없으면 요청에 따라야 한다.

② 분쟁조정위원회는 분쟁의 조정을 위하여 사실 확인이 필요한 경우에는 분쟁조정위원회의 위원 또는 대통령령으로 정하는 사무기구의 소속 공무원으로 하여금 사건과 관련된 장소에 출입하여 관련 자료를 조사하거나 열람하게 할 수 있다. 이 경우 분쟁당사자는 해당 조사 · 열람을 거부할 정당한 사유가 있을 때에는 그 사유를 소명하고 조사 · 열람에 따르지 아니할 수 있다. 〈신설 2023. 3. 14.〉

③ 제2항에 따른 조사 · 열람을 하는 위원 또는 공무원은 그 권한을 표시하는 증표를 지니고 이를 관계인에게 내보여야 한다. 〈신설 2023. 3. 14.〉

④ 분쟁조정위원회는 분쟁의 조정을 위하여 필요하다고 인정하면 관계 기관 등에 자료 또는 의견의 제출 등 필요한 협조를 요청할 수 있다. 〈신설 2023. 3. 14.〉

⑤ 분쟁조정위원회는 필요하다고 인정하면 분쟁당사자나 참고인을 위원회에 출석하도록 하여 그 의견을 들을 수 있다. 〈개정 2023. 3. 14.〉

[제목개정 2023. 3. 14.]

제45조의2(진술의 원용 제한) 조정절차에서의 의견과 진술은 소송(해당 조정에 대한 준재심은 제외한다)에서 원용(援用)하지 못한다.

[본조신설 2023. 3. 14.]

제46조(조정 전 합의 권고) 분쟁조정위원회는 제43조제1항에 따라 분쟁조정 신청을 받았을 때에는 당사자에게 그 내용을 제시하고 조정 전 합의를 권고할 수 있다.

제47조(분쟁의 조정) ① 분쟁조정위원회는 다음 각 호의 어느 하나의 사항을 포함하여 조정안을 작성할 수 있다.

1. 조사 대상 침해행위의 중지
2. 원상회복, 손해배상, 그 밖에 필요한 구제조치
3. 같거나 비슷한 침해의 재발을 방지하기 위하여 필요한 조치

② 분쟁조정위원회는 제1항에 따라 조정안을 작성하면 지체 없이 각 당사자에게 제시하여야 한다.

③ 제2항에 따라 조정안을 제시받은 당사자가 제시받은 날부터 15일 이내에 수락 여부를 알리지 아니하면 조정을 수락한 것으로 본다. 〈개정 2023. 3. 14.〉

④ 당사자가 조정내용을 수락한 경우(제3항에 따라 수락한 것으로 보는 경우를 포함한다) 분쟁조정위원회는 조정서를 작성하고, 분쟁조정위원회의 위원장과 각 당사자가 기명날인 또는 서명을 한 후 조정서 정본을 지체 없이 각 당사자 또는 그 대리인에게 송달하여야 한다. 다만,

제3항에 따라 수락한 것으로 보는 경우에는 각 당사자의 기명날인 및 서명을 생략할 수 있다. 〈개정 2023. 3. 14.〉

⑤ 제4항에 따른 조정의 내용은 재판상 화해와 동일한 효력을 갖는다.

제48조(조정의 거부 및 중지) ① 분쟁조정위원회는 분쟁의 성질상 분쟁조정위원회에서 조정하는 것이 적합하지 아니하다고 인정하거나 부정한 목적으로 조정이 신청되었다고 인정하는 경우에는 그 조정을 거부할 수 있다. 이 경우 조정거부의 사유 등을 신청인에게 알려야 한다.

② 분쟁조정위원회는 신청된 조정사건에 대한 처리절차를 진행하던 중에 한 쪽 당사자가 소를 제기하면 그 조정의 처리를 중지하고 이를 당사자에게 알려야 한다.

제49조(집단분쟁조정) ① 국가 및 지방자치단체, 개인정보 보호단체 및 기관, 정보주체, 개인정보처리자는 정보주체의 피해 또는 권리침해가 다수의 정보주체에게 같거나 비슷한 유형으로 발생하는 경우로서 대통령령으로 정하는 사건에 대하여는 분쟁조정위원회에 일괄적인 분쟁조정(이하 "집단분쟁조정"이라 한다)을 의뢰 또는 신청할 수 있다.

② 제1항에 따라 집단분쟁조정을 의뢰받거나 신청받은 분쟁조정위원회는 그 의결로써 제3항부터 제7항까지의 규정에 따른 집단분쟁조정의 절차를 개시할 수 있다. 이 경우 분쟁조정위원회는 대통령령으로 정하는 기간 동안 그 절차의 개시를 공고하여야 한다.

③ 분쟁조정위원회는 집단분쟁조정의 당사자가 아닌 정보주체 또는 개인정보처리자로부터 그 분쟁조정의 당사자에 추가로 포함될 수 있도록 하는 신청을 받을 수 있다.

④ 분쟁조정위원회는 그 의결로써 제1항 및 제3항에 따른 집단분쟁조정의 당사자 중에서 공동의 이익을 대표하기에 가장 적합한 1인 또는 수인을 대표당사자로 선임할 수 있다.

⑤ 분쟁조정위원회는 개인정보처리자가 분쟁조정위원회의 집단분쟁조정의 내용을 수락한 경우에는 집단분쟁조정의 당사자가 아닌 자로서 피해를 입은 정보주체에 대한 보상계획서를 작성하여 분쟁조정위원회에 제출하도록 권고할 수 있다.

⑥ 제48조제2항에도 불구하고 분쟁조정위원회는 집단분쟁조정의 당사자인 다수의 정보주체 중 일부의 정보주체가 법원에 소를 제기한 경우에는 그 절차를 중지하지 아니하고, 소를 제기한 일부의 정보주체를 그 절차에서 제외한다.

⑦ 집단분쟁조정의 기간은 제2항에 따른 공고가 종료된 날의 다음 날부터 60일 이내로 한다. 다만, 부득이한 사정이 있는 경우에는 분쟁조정위원회의 의결로 처리기간을 연장할 수 있다.

⑧ 집단분쟁조정의 절차 등에 관하여 필요한 사항은 대통령령으로 정한다.

제50조(조정절차 등) ① 제43조부터 제49조까지의 규정에서 정한 것 외에 분쟁의 조정방법, 조정절차 및 조정업무의 처리 등에 필요한 사항은 대통령령으로 정한다.

② 분쟁조정위원회의 운영 및 분쟁조정 절차에 관하여 이 법에서 규정하지 아니한 사항에 대하여는

「민사조정법」을 준용한다.

제50조의2(개선의견의 통보) 분쟁조정위원회는 소관 업무 수행과 관련하여 개인정보 보호 및 정보주체의 권리 보호를 위한 개선의견을 보호위원회 및 관계 중앙행정기관의 장에게 통보할 수 있다.

[본조신설 2023. 3. 14.]

제8장 개인정보 단체소송 〈개정 2020. 2. 4.〉

제51조(단체소송의 대상 등) 다음 각 호의 어느 하나에 해당하는 단체는 개인정보처리자가 제49조에 따른 집단분쟁조정을 거부하거나 집단분쟁조정의 결과를 수락하지 아니한 경우에는 법원에 권리침해 행위의 금지 · 중지를 구하는 소송(이하 "단체소송"이라 한다)을 제기할 수 있다.

1. 「소비자기본법」 제29조에 따라 공정거래위원회에 등록한 소비자단체로서 다음 각 목의 요건을 모두 갖춘 단체

   가. 정관에 따라 상시적으로 정보주체의 권익증진을 주된 목적으로 하는 단체일 것

   나. 단체의 정회원수가 1천명 이상일 것

   다. 「소비자기본법」 제29조에 따른 등록 후 3년이 경과하였을 것

2. 「비영리민간단체 지원법」 제2조에 따른 비영리민간단체로서 다음 각 목의 요건을 모두 갖춘 단체

   가. 법률상 또는 사실상 동일한 침해를 입은 100명 이상의 정보주체로부터 단체소송의 제기를 요청받을 것

   나. 정관에 개인정보 보호를 단체의 목적으로 명시한 후 최근 3년 이상 이를 위한 활동실적이 있을 것

   다. 단체의 상시 구성원수가 5천명 이상일 것

   라. 중앙행정기관에 등록되어 있을 것

제52조(전속관할) ① 단체소송의 소는 피고의 주된 사무소 또는 영업소가 있는 곳, 주된 사무소나 영업소가 없는 경우에는 주된 업무담당자의 주소가 있는 곳의 지방법원 본원 합의부의 관할에 전속한다.

② 제1항을 외국사업자에 적용하는 경우 대한민국에 있는 이들의 주된 사무소 · 영업소 또는 업무담당자의 주소에 따라 정한다.

제53조(소송대리인의 선임) 단체소송의 원고는 변호사를 소송대리인으로 선임하여야 한다.

제54조(소송허가신청) ① 단체소송을 제기하는 단체는 소장과 함께 다음 각 호의 사항을 기재한 소송허가신청서를 법원에 제출하여야 한다.

1. 원고 및 그 소송대리인

2. 피고

3. 정보주체의 침해된 권리의 내용

② 제1항에 따른 소송허가신청서에는 다음 각 호의 자료를 첨부하여야 한다.

1. 소제기단체가 제51조 각 호의 어느 하나에 해당하는 요건을 갖추고 있음을 소명하는 자료

2. 개인정보처리자가 조정을 거부하였거나 조정결과를 수락하지 아니하였음을 증명하는 서류

제55조(소송허가요건 등) ① 법원은 다음 각 호의 요건을 모두 갖춘 경우에 한하여 결정으로 단체소송을 허가한다.

1. 개인정보처리자가 분쟁조정위원회의 조정을 거부하거나 조정결과를 수락하지 아니하였을 것

2. 제54조에 따른 소송허가신청서의 기재사항에 흠결이 없을 것

② 단체소송을 허가하거나 불허가하는 결정에 대하여는 즉시항고할 수 있다.

제56조(확정판결의 효력) 원고의 청구를 기각하는 판결이 확정된 경우 이와 동일한 사안에 관하여는 제51조에 따른 다른 단체는 단체소송을 제기할 수 없다. 다만, 다음 각 호의 어느 하나에 해당하는 경우에는 그러하지 아니하다.

1. 판결이 확정된 후 그 사안과 관련하여 국가 · 지방자치단체 또는 국가 · 지방자치단체가 설립한 기관에 의하여 새로운 증거가 나타난 경우

2. 기각판결이 원고의 고의로 인한 것임이 밝혀진 경우

제57조(「민사소송법」의 적용 등) ① 단체소송에 관하여 이 법에 특별한 규정이 없는 경우에는 「민사소송법」을 적용한다.

② 제55조에 따른 단체소송의 허가결정이 있는 경우에는 「민사집행법」 제4편에 따른 보전처분을 할 수 있다.

③ 단체소송의 절차에 관하여 필요한 사항은 대법원규칙으로 정한다.

제9장 보칙 〈개정 2020. 2. 4.〉

제58조(적용의 일부 제외) ① 다음 각 호의 어느 하나에 해당하는 개인정보에 관하여는 제3장부터 제8장까지를 적용하지 아니한다. 〈개정 2023. 3. 14.〉

1. 삭제 〈2023. 3. 14.〉

2. 국가안전보장과 관련된 정보 분석을 목적으로 수집 또는 제공 요청되는 개인정보

3. 삭제 〈2023. 3. 14.〉

4. 언론, 종교단체, 정당이 각각 취재 · 보도, 선교, 선거 입후보자 추천 등 고유 목적을 달성하기

위하여 수집 · 이용하는 개인정보

② 제25조제1항 각 호에 따라 공개된 장소에 고정형 영상정보처리기기를 설치 · 운영하여 처리되는 개인정보에 대해서는 제15조, 제22조, 제22조의2, 제27조제1항 · 제2항, 제34조 및 제37조를 적용하지 아니한다. 〈개정 2023. 3. 14.〉

③ 개인정보처리자가 동창회, 동호회 등 친목 도모를 위한 단체를 운영하기 위하여 개인정보를 처리하는 경우에는 제15조, 제30조 및 제31조를 적용하지 아니한다.

④ 개인정보처리자는 제1항 각 호에 따라 개인정보를 처리하는 경우에도 그 목적을 위하여 필요한 범위에서 최소한의 기간에 최소한의 개인정보만을 처리하여야 하며, 개인정보의 안전한 관리를 위하여 필요한 기술적 · 관리적 및 물리적 보호조치, 개인정보의 처리에 관한 고충처리, 그 밖에 개인정보의 적절한 처리를 위하여 필요한 조치를 마련하여야 한다.

제58조의2(적용제외) 이 법은 시간 · 비용 · 기술 등을 합리적으로 고려할 때 다른 정보를 사용하여도 더 이상 개인을 알아볼 수 없는 정보에는 적용하지 아니한다.

[본조신설 2020. 2. 4.]

제59조(금지행위) 개인정보를 처리하거나 처리하였던 자는 다음 각 호의 어느 하나에 해당하는 행위를 하여서는 아니 된다. 〈개정 2023. 3. 14.〉

1. 거짓이나 그 밖의 부정한 수단이나 방법으로 개인정보를 취득하거나 처리에 관한 동의를 받는 행위
2. 업무상 알게 된 개인정보를 누설하거나 권한 없이 다른 사람이 이용하도록 제공하는 행위
3. 정당한 권한 없이 또는 허용된 권한을 초과하여 다른 사람의 개인정보를 이용, 훼손, 멸실, 변경, 위조 또는 유출하는 행위

제60조(비밀유지 등) 다음 각 호의 업무에 종사하거나 종사하였던 자는 직무상 알게 된 비밀을 다른 사람에게 누설하거나 직무상 목적 외의 용도로 이용하여서는 아니 된다. 다만, 다른 법률에 특별한 규정이 있는 경우에는 그러하지 아니하다. 〈개정 2020. 2. 4., 2023. 3. 14.〉

1. 제7조의8 및 제7조의9에 따른 보호위원회의 업무
2. 제28조의3에 따른 전문기관의 지정 업무 및 전문기관의 업무
3. 제32조의2에 따른 개인정보 보호 인증 업무
4. 제33조에 따른 영향평가 업무
5. 제35조의3에 따른 개인정보관리 전문기관의 지정 업무 및 개인정보관리 전문기관의 업무
6. 제40조에 따른 분쟁조정위원회의 분쟁조정 업무

[시행일: 2024. 3. 15.] 제60조제5호

제61조(의견제시 및 개선권고) ① 보호위원회는 개인정보 보호에 영향을 미치는 내용이 포함된 법령이나 조례에 대하여 필요하다고 인정하면 심의 · 의결을 거쳐 관계 기관에 의견을 제시할 수 있다. 〈개정 2013. 3. 23., 2014. 11. 19., 2017. 7. 26., 2020. 2. 4.〉

② 보호위원회는 개인정보 보호를 위하여 필요하다고 인정하면 개인정보처리자에게 개인정보 처리 실태의 개선을 권고할 수 있다. 이 경우 권고를 받은 개인정보처리자는 이를 이행하기 위하여 성실하게 노력하여야 하며, 그 조치 결과를 보호위원회에 알려야 한다. 〈개정 2013. 3. 23., 2014. 11. 19., 2017. 7. 26., 2020. 2. 4.〉

③ 관계 중앙행정기관의 장은 개인정보 보호를 위하여 필요하다고 인정하면 소관 법률에 따라 개인정보처리자에게 개인정보 처리 실태의 개선을 권고할 수 있다. 이 경우 권고를 받은 개인정보처리자는 이를 이행하기 위하여 성실하게 노력하여야 하며, 그 조치 결과를 관계 중앙행정기관의 장에게 알려야 한다.

④ 중앙행정기관, 지방자치단체, 국회, 법원, 헌법재판소, 중앙선거관리위원회는 그 소속 기관 및 소관 공공기관에 대하여 개인정보 보호에 관한 의견을 제시하거나 지도 · 점검을 할 수 있다.

제62조(침해 사실의 신고 등) ① 개인정보처리자가 개인정보를 처리할 때 개인정보에 관한 권리 또는 이익을 침해받은 사람은 보호위원회에 그 침해 사실을 신고할 수 있다. 〈개정 2013. 3. 23., 2014. 11. 19., 2017. 7. 26., 2020. 2. 4.〉

② 보호위원회는 제1항에 따른 신고의 접수 · 처리 등에 관한 업무를 효율적으로 수행하기 위하여 대통령령으로 정하는 바에 따라 전문기관을 지정할 수 있다. 이 경우 전문기관은 개인정보침해 신고센터(이하 "신고센터"라 한다)를 설치 · 운영하여야 한다. 〈개정 2013. 3. 23., 2014. 11. 19., 2017. 7. 26., 2020. 2. 4.〉

③ 신고센터는 다음 각 호의 업무를 수행한다.

1. 개인정보 처리와 관련한 신고의 접수 · 상담
2. 사실의 조사 · 확인 및 관계자의 의견 청취
3. 제1호 및 제2호에 따른 업무에 딸린 업무

④ 보호위원회는 제3항제2호의 사실 조사 · 확인 등의 업무를 효율적으로 하기 위하여 필요하면 「국가공무원법」 제32조의4에 따라 소속 공무원을 제2항에 따른 전문기관에 파견할 수 있다. 〈개정 2013. 3. 23., 2014. 11. 19., 2017. 7. 26., 2020. 2. 4.〉

제63조(자료제출 요구 및 검사) ① 보호위원회는 다음 각 호의 어느 하나에 해당하는 경우에는 개인정보처리자에게 관계 물품 · 서류 등 자료를 제출하게 할 수 있다. 〈개정 2013. 3. 23., 2014. 11. 19., 2017. 7. 26., 2020. 2. 4.〉

1. 이 법을 위반하는 사항을 발견하거나 혐의가 있음을 알게 된 경우

2. 이 법 위반에 대한 신고를 받거나 민원이 접수된 경우

3. 그 밖에 정보주체의 개인정보 보호를 위하여 필요한 경우로서 대통령령으로 정하는 경우

② 보호위원회는 개인정보처리자가 제1항에 따른 자료를 제출하지 아니하거나 이 법을 위반한 사실이 있다고 인정되면 소속 공무원으로 하여금 개인정보처리자 및 해당 법 위반사실과 관련한 관계인의 사무소나 사업장에 출입하여 업무 상황, 장부 또는 서류 등을 검사하게 할 수 있다. 이 경우 검사를 하는 공무원은 그 권한을 나타내는 증표를 지니고 이를 관계인에게 내보여야 한다. 〈개정 2013. 3. 23., 2014. 11. 19., 2015. 7. 24., 2017. 7. 26., 2020. 2. 4.〉

③ 보호위원회는 이 법 등 개인정보 보호와 관련된 법규의 위반행위로 인하여 중대한 개인정보 침해사고가 발생한 경우 신속하고 효과적인 대응을 위하여 다음 각 호의 어느 하나에 해당하는 관계 기관의 장에게 협조를 요청할 수 있다. 〈개정 2023. 3. 14.〉

1. 중앙행정기관

2. 지방자치단체

3. 그 밖에 법령 또는 자치법규에 따라 행정권한을 가지고 있거나 위임 또는 위탁받은 공공기관

④ 제3항에 따라 협조를 요청받은 관계 기관의 장은 특별한 사정이 없으면 이에 따라야 한다. 〈개정 2023. 3. 14.〉

⑤ 제1항 및 제2항에 따른 자료제출 요구, 검사 절차 및 방법 등에 관하여 필요한 사항은 보호위원회가 정하여 고시할 수 있다. 〈개정 2023. 3. 14.〉

⑥ 보호위원회는 제1항 및 제2항에 따라 제출받거나 수집한 서류 · 자료 등을 이 법에 따른 경우를 제외하고는 제3자에게 제공하거나 일반에 공개해서는 아니 된다. 〈신설 2020. 2. 4., 2023. 3. 14.〉

⑦ 보호위원회는 정보통신망을 통하여 자료의 제출 등을 받은 경우나 수집한 자료 등을 전자화한 경우에는 개인정보 · 영업비밀 등이 유출되지 아니하도록 제도적 · 기술적 보완조치를 하여야 한다. 〈신설 2020. 2. 4., 2023. 3. 14.〉

제63조의2(사전 실태점검) ① 보호위원회는 제63조제1항 각 호에 해당하지 아니하는 경우로서 개인정보 침해사고 발생의 위험성이 높고 개인정보 보호의 취약점을 사전에 점검할 필요성이 인정되는 개인정보처리자에 대하여 개인정보 보호실태를 점검할 수 있다.

② 보호위원회는 제1항에 따른 실태점검을 실시하여 이 법을 위반하는 사항을 발견한 경우 해당 개인정보처리자에 대하여 시정방안을 정하여 이에 따를 것을 권고할 수 있다.

③ 제2항에 따른 시정권고를 받은 개인정보처리자는 이를 통보받은 날부터 10일 이내에 해당 권고를 수락하는지 여부에 관하여 보호위원회에 통지하여야 하며, 그 이행 결과를 보호위원회가 고시로

정하는 바에 따라 보호위원회에 알려야 한다.

④ 제2항에 따른 시정권고를 받은 자가 해당 권고를 수락한 때에는 제64조제1항에 따른 시정조치 명령(중앙행정기관, 지방자치단체, 국회, 법원, 헌법재판소, 중앙선거관리위원회의 경우에는 제64조제3항에 따른 권고를 말한다)을 받은 것으로 본다.

⑤ 보호위원회는 제2항에 따른 시정권고를 받은 자가 해당 권고를 수락하지 아니하거나 이행하지 아니한 경우 제63조제2항에 따른 검사를 할 수 있다.

⑥ 보호위원회는 관계 중앙행정기관의 장과 합동으로 제1항에 따른 개인정보 보호실태를 점검할 수 있다.

[본조신설 2023. 3. 14.]

제64조(시정조치 등) ① 보호위원회는 이 법을 위반한 자(중앙행정기관, 지방자치단체, 국회, 법원, 헌법재판소, 중앙선거관리위원회는 제외한다)에 대하여 다음 각 호에 해당하는 조치를 명할 수 있다. 〈개정 2013. 3. 23., 2014. 11. 19., 2017. 7. 26., 2020. 2. 4., 2023. 3. 14.〉

1. 개인정보 침해행위의 중지
2. 개인정보 처리의 일시적인 정지
3. 그 밖에 개인정보의 보호 및 침해 방지를 위하여 필요한 조치

② 지방자치단체, 국회, 법원, 헌법재판소, 중앙선거관리위원회는 그 소속 기관 및 소관 공공기관이 이 법을 위반하였을 때에는 제1항 각 호에 해당하는 조치를 명할 수 있다. 〈개정 2023. 3. 14.〉

③ 보호위원회는 중앙행정기관, 지방자치단체, 국회, 법원, 헌법재판소, 중앙선거관리위원회가 이 법을 위반하였을 때에는 해당 기관의 장에게 제1항 각 호에 해당하는 조치를 하도록 권고할 수 있다. 이 경우 권고를 받은 기관은 특별한 사유가 없으면 이를 존중하여야 한다. 〈개정 2023. 3. 14.〉

제64조의2(과징금의 부과) ① 보호위원회는 다음 각 호의 어느 하나에 해당하는 경우에는 해당 개인정보처리자에게 전체 매출액의 100분의 3을 초과하지 아니하는 범위에서 과징금을 부과할 수 있다. 다만, 매출액이 없거나 매출액의 산정이 곤란한 경우로서 대통령령으로 정하는 경우에는 20억원을 초과하지 아니하는 범위에서 과징금을 부과할 수 있다.

1. 제15조제1항, 제17조제1항, 제18조제1항 · 제2항(제26조제8항에 따라 준용되는 경우를 포함한다) 또는 제19조를 위반하여 개인정보를 처리한 경우
2. 제22조의2제1항(제26조제8항에 따라 준용되는 경우를 포함한다)을 위반하여 법정대리인의 동의를 받지 아니하고 만 14세 미만인 아동의 개인정보를 처리한 경우
3. 제23조제1항제1호(제26조제8항에 따라 준용되는 경우를 포함한다)를 위반하여 정보주체의 동의를

받지 아니하고 민감정보를 처리한 경우

4. 제24조제1항 · 제24조의2제1항(제26조제8항에 따라 준용되는 경우를 포함한다)을 위반하여 고유식별정보 또는 주민등록번호를 처리한 경우
5. 제26조제4항에 따른 관리 · 감독 또는 교육을 소홀히 하여 수탁자가 이 법의 규정을 위반한 경우
6. 제28조의5제1항(제26조제8항에 따라 준용되는 경우를 포함한다)을 위반하여 특정 개인을 알아보기 위한 목적으로 정보를 처리한 경우
7. 제28조의8제1항(제26조제8항 및 제28조의11에 따라 준용되는 경우를 포함한다)을 위반하여 개인정보를 국외로 이전한 경우
8. 제28조의9제1항(제26조제8항 및 제28조의11에 따라 준용되는 경우를 포함한다)을 위반하여 국외 이전 중지 명령을 따르지 아니한 경우
9. 개인정보처리자가 처리하는 개인정보가 분실 · 도난 · 유출 · 위조 · 변조 · 훼손된 경우. 다만, 개인정보가 분실 · 도난 · 유출 · 위조 · 변조 · 훼손되지 아니하도록 개인정보처리자가 제29조(제26조제8항에 따라 준용되는 경우를 포함한다)에 따른 안전성 확보에 필요한 조치를 다한 경우에는 그러하지 아니하다.

② 보호위원회는 제1항에 따른 과징금을 부과하려는 경우 전체 매출액에서 위반행위와 관련이 없는 매출액을 제외한 매출액을 기준으로 과징금을 산정한다.

③ 보호위원회는 제1항에 따른 과징금을 부과하려는 경우 개인정보처리자가 정당한 사유 없이 매출액 산정자료의 제출을 거부하거나 거짓의 자료를 제출한 경우에는 해당 개인정보처리자의 전체 매출액을 기준으로 산정하되 해당 개인정보처리자 및 비슷한 규모의 개인정보처리자의 개인정보 보유 규모, 재무제표 등 회계자료, 상품 · 용역의 가격 등 영업현황 자료에 근거하여 매출액을 추정할 수 있다.

④ 보호위원회는 제1항에 따른 과징금을 부과하는 경우에는 위반행위에 상응하는 비례성과 침해 예방에 대한 효과성이 확보될 수 있도록 다음 각 호의 사항을 고려하여야 한다.

1. 위반행위의 내용 및 정도
2. 위반행위의 기간 및 횟수
3. 위반행위로 인하여 취득한 이익의 규모
4. 암호화 등 안전성 확보 조치 이행 노력
5. 개인정보가 분실 · 도난 · 유출 · 위조 · 변조 · 훼손된 경우 위반행위와의 관련성 및 분실 · 도난 · 유출 · 위조 · 변조 · 훼손의 규모
6. 위반행위로 인한 피해의 회복 및 피해 확산 방지 조치의 이행 여부

7. 개인정보처리자의 업무 형태 및 규모

8. 개인정보처리자가 처리하는 개인정보의 유형과 정보주체에게 미치는 영향

9. 위반행위로 인한 정보주체의 피해 규모

10. 개인정보 보호 인증, 자율적인 보호 활동 등 개인정보 보호를 위한 노력

11. 보호위원회와의 협조 등 위반행위를 시정하기 위한 조치 여부

⑤ 보호위원회는 다음 각 호의 어느 하나에 해당하는 사유가 있는 경우에는 과징금을 부과하지 아니할 수 있다.

1. 지급불능 · 지급정지 또는 자본잠식 등의 사유로 객관적으로 과징금을 낼 능력이 없다고 인정되는 경우

2. 본인의 행위가 위법하지 아니한 것으로 잘못 인식할 만한 정당한 사유가 있는 경우

3. 위반행위의 내용 · 정도가 경미하거나 산정된 과징금이 소액인 경우

4. 그 밖에 정보주체에게 피해가 발생하지 아니하였거나 경미한 경우로서 대통령령으로 정하는 사유가 있는 경우

⑥ 제1항에 따른 과징금은 제2항부터 제5항까지를 고려하여 산정하되, 구체적인 산정기준과 산정절차는 대통령령으로 정한다.

⑦ 보호위원회는 제1항에 따른 과징금을 내야 할 자가 납부기한까지 이를 내지 아니하면 납부기한의 다음 날부터 내지 아니한 과징금의 연 100분의 6에 해당하는 가산금을 징수한다. 이 경우 가산금을 징수하는 기간은 60개월을 초과하지 못한다.

⑧ 보호위원회는 제1항에 따른 과징금을 내야 할 자가 납부기한까지 내지 아니한 경우에는 기간을 정하여 독촉하고, 독촉으로 지정한 기간 내에 과징금과 제7항에 따른 가산금을 내지 아니하면 국세강제징수의 예에 따라 징수한다.

⑨ 보호위원회는 법원의 판결 등의 사유로 제1항에 따라 부과된 과징금을 환급하는 경우에는 과징금을 낸 날부터 환급하는 날까지의 기간에 대하여 금융회사 등의 예금이자율 등을 고려하여 대통령령으로 정하는 이자율을 적용하여 계산한 환급가산금을 지급하여야 한다.

⑩ 보호위원회는 제9항에도 불구하고 법원의 판결에 따라 과징금 부과처분이 취소되어 그 판결이유에 따라 새로운 과징금을 부과하는 경우에는 당초 납부한 과징금에서 새로 부과하기로 결정한 과징금을 공제한 나머지 금액에 대해서만 환급가산금을 계산하여 지급한다.

[본조신설 2023. 3. 14.]

제65조(고발 및 징계권고) ① 보호위원회는 개인정보처리자에게 이 법 등 개인정보 보호와 관련된 법규의 위반에 따른 범죄혐의가 있다고 인정될 만한 상당한 이유가 있을 때에는 관할 수사기관에 그 내용을

고발할 수 있다. 〈개정 2013. 3. 23., 2014. 11. 19., 2017. 7. 26., 2020. 2. 4.〉

② 보호위원회는 이 법 등 개인정보 보호와 관련된 법규의 위반행위가 있다고 인정될 만한 상당한 이유가 있을 때에는 책임이 있는 자(대표자 및 책임있는 임원을 포함한다)를 징계할 것을 해당 개인정보처리자에게 권고할 수 있다. 이 경우 권고를 받은 사람은 이를 존중하여야 하며 그 결과를 보호위원회에 통보하여야 한다. 〈개정 2013. 3. 23., 2013. 8. 6., 2014. 11. 19., 2017. 7. 26., 2020. 2. 4.〉

③ 관계 중앙행정기관의 장은 소관 법률에 따라 개인정보처리자에 대하여 제1항에 따른 고발을 하거나 소속 기관 · 단체 등의 장에게 제2항에 따른 징계권고를 할 수 있다. 이 경우 제2항에 따른 권고를 받은 사람은 이를 존중하여야 하며 그 결과를 관계 중앙행정기관의 장에게 통보하여야 한다.

제66조(결과의 공표) ① 보호위원회는 제61조에 따른 개선권고, 제64조에 따른 시정조치 명령, 제64조의2에 따른 과징금의 부과, 제65조에 따른 고발 또는 징계권고 및 제75조에 따른 과태료 부과의 내용 및 결과에 대하여 공표할 수 있다. 〈개정 2013. 3. 23., 2014. 11. 19., 2017. 7. 26., 2020. 2. 4., 2023. 3. 14.〉

② 보호위원회는 제61조에 따른 개선권고, 제64조에 따른 시정조치 명령, 제64조의2에 따른 과징금의 부과, 제65조에 따른 고발 또는 징계권고 및 제75조에 따른 과태료 부과처분 등을 한 경우에는 처분 등을 받은 자에게 해당 처분 등을 받았다는 사실을 공표할 것을 명할 수 있다. 〈개정 2023. 3. 14.〉

③ 제1항 및 제2항에 따른 개선권고 사실 등의 공표 및 공표명령의 방법, 기준 및 절차 등은 대통령령으로 정한다. 〈개정 2023. 3. 14.〉

제67조(연차보고) ① 보호위원회는 관계 기관 등으로부터 필요한 자료를 제출받아 매년 개인정보 보호시책의 수립 및 시행에 관한 보고서를 작성하여 정기국회 개회 전까지 국회에 제출(정보통신망에 의한 제출을 포함한다)하여야 한다.

② 제1항에 따른 보고서에는 다음 각 호의 내용이 포함되어야 한다. 〈개정 2016. 3. 29., 2023. 3. 14.〉

1. 정보주체의 권리침해 및 그 구제현황
2. 개인정보 처리에 관한 실태조사 및 개인정보 보호수준 평가 등의 결과
3. 개인정보 보호시책의 추진현황 및 실적
4. 개인정보 관련 해외의 입법 및 정책 동향
5. 주민등록번호 처리와 관련된 법률 · 대통령령 · 국회규칙 · 대법원규칙 · 헌법재판소규칙 · 중앙선거관리위원회규칙 및 감사원규칙의 제정 · 개정 현황
6. 그 밖에 개인정보 보호시책에 관하여 공개 또는 보고하여야 할 사항

제68조(권한의 위임 · 위탁) ① 이 법에 따른 보호위원회 또는 관계 중앙행정기관의 장의 권한은 그 일부를 대통령령으로 정하는 바에 따라 특별시장, 광역시장, 도지사, 특별자치도지사 또는 대통령령으로 정하는 전문기관에 위임하거나 위탁할 수 있다. 〈개정 2013. 3. 23., 2014. 11. 19., 2017. 7. 26., 2020. 2. 4.〉

② 제1항에 따라 보호위원회 또는 관계 중앙행정기관의 장의 권한을 위임 또는 위탁받은 기관은 위임 또는 위탁받은 업무의 처리 결과를 보호위원회 또는 관계 중앙행정기관의 장에게 통보하여야 한다. 〈개정 2013. 3. 23., 2014. 11. 19., 2017. 7. 26., 2020. 2. 4.〉

③ 보호위원회는 제1항에 따른 전문기관에 권한의 일부를 위임하거나 위탁하는 경우 해당 전문기관의 업무 수행을 위하여 필요한 경비를 출연할 수 있다. 〈개정 2013. 3. 23., 2014. 11. 19., 2017. 7. 26., 2020. 2. 4.〉

제69조(벌칙 적용 시의 공무원 의제) ① 보호위원회의 위원 중 공무원이 아닌 위원 및 공무원이 아닌 직원은 「형법」이나 그 밖의 법률에 따른 벌칙을 적용할 때에는 공무원으로 본다. 〈신설 2020. 2. 4.〉

② 보호위원회 또는 관계 중앙행정기관의 장의 권한을 위탁한 업무에 종사하는 관계 기관의 임직원은 「형법」 제129조부터 제132조까지의 규정을 적용할 때에는 공무원으로 본다. 〈신설 2020. 2. 4.〉

제10장 벌칙 〈개정 2020. 2. 4.〉

제70조(벌칙) 다음 각 호의 어느 하나에 해당하는 자는 10년 이하의 징역 또는 1억원 이하의 벌금에 처한다. 〈개정 2015. 7. 24.〉

1. 공공기관의 개인정보 처리업무를 방해할 목적으로 공공기관에서 처리하고 있는 개인정보를 변경하거나 말소하여 공공기관의 업무 수행의 중단 · 마비 등 심각한 지장을 초래한 자
2. 거짓이나 그 밖의 부정한 수단이나 방법으로 다른 사람이 처리하고 있는 개인정보를 취득한 후 이를 영리 또는 부정한 목적으로 제3자에게 제공한 자와 이를 교사 · 알선한 자

제71조(벌칙) 다음 각 호의 어느 하나에 해당하는 자는 5년 이하의 징역 또는 5천만원 이하의 벌금에 처한다. 〈개정 2016. 3. 29., 2020. 2. 4., 2023. 3. 14.〉

1. 제17조제1항제2호에 해당하지 아니함에도 같은 항 제1호(제26조제8항에 따라 준용되는 경우를 포함한다)를 위반하여 정보주체의 동의를 받지 아니하고 개인정보를 제3자에게 제공한 자 및 그 사정을 알면서도 개인정보를 제공받은 자
2. 제18조제1항 · 제2항, 제27조제3항 또는 제28조의2(제26조제8항에 따라 준용되는 경우를 포함한다), 제19조 또는 제26조제5항을 위반하여 개인정보를 이용하거나 제3자에게 제공한 자 및 그 사정을 알면서도 영리 또는 부정한 목적으로 개인정보를 제공받은 자

3. 제22조의2제1항(제26조제8항에 따라 준용되는 경우를 포함한다)을 위반하여 법정대리인의 동의를 받지 아니하고 만 14세 미만인 아동의 개인정보를 처리한 자
4. 제23조제1항(제26조제8항에 따라 준용되는 경우를 포함한다)을 위반하여 민감정보를 처리한 자
5. 제24조제1항(제26조제8항에 따라 준용되는 경우를 포함한다)을 위반하여 고유식별정보를 처리한 자
6. 제28조의3제1항(제26조제8항에 따라 준용되는 경우를 포함한다)을 위반하여 보호위원회 또는 관계 중앙행정기관의 장으로부터 전문기관으로 지정받지 아니하고 가명정보를 결합한 자
7. 제28조의3제2항(제26조제8항에 따라 준용되는 경우를 포함한다)을 위반하여 전문기관의 장의 승인을 받지 아니하고 결합을 수행한 기관 외부로 결합된 정보를 반출하거나 이를 제3자에게 제공한 자 및 그 사정을 알면서도 영리 또는 부정한 목적으로 결합된 정보를 제공받은 자
8. 제28조의5제1항(제26조제8항에 따라 준용되는 경우를 포함한다)을 위반하여 특정 개인을 알아보기 위한 목적으로 가명정보를 처리한 자
9. 제59조제2호를 위반하여 업무상 알게 된 개인정보를 누설하거나 권한 없이 다른 사람이 이용하도록 제공한 자 및 그 사정을 알면서도 영리 또는 부정한 목적으로 개인정보를 제공받은 자
10. 제59조제3호를 위반하여 다른 사람의 개인정보를 이용, 훼손, 멸실, 변경, 위조 또는 유출한 자

제72조(벌칙) 다음 각 호의 어느 하나에 해당하는 자는 3년 이하의 징역 또는 3천만원 이하의 벌금에 처한다. 〈개정 2023. 3. 14.〉

1. 제25조제5항(제26조제8항에 따라 준용되는 경우를 포함한다)을 위반하여 고정형 영상정보처리기기의 설치 목적과 다른 목적으로 고정형 영상정보처리기기를 임의로 조작하거나 다른 곳을 비추는 자 또는 녹음기능을 사용한 자
2. 제59조제1호를 위반하여 거짓이나 그 밖의 부정한 수단이나 방법으로 개인정보를 취득하거나 개인정보 처리에 관한 동의를 받는 행위를 한 자 및 그 사정을 알면서도 영리 또는 부정한 목적으로 개인정보를 제공받은 자
3. 제60조를 위반하여 직무상 알게 된 비밀을 누설하거나 직무상 목적 외에 이용한 자

제73조(벌칙) ① 다음 각 호의 어느 하나에 해당하는 자는 2년 이하의 징역 또는 2천만원 이하의 벌금에 처한다.

1. 제36조제2항(제26조제8항에 따라 준용되는 경우를 포함한다)을 위반하여 정정·삭제 등 필요한 조치를 하지 아니하고 개인정보를 계속 이용하거나 이를 제3자에게 제공한 자
2. 제37조제2항(제26조제8항에 따라 준용되는 경우를 포함한다)을 위반하여 개인정보의 처리를 정지하지 아니하고 개인정보를 계속 이용하거나 제3자에게 제공한 자

3. 국내외에서 정당한 이유 없이 제39조의4에 따른 비밀유지명령을 위반한 자

4. 제63조제1항(제26조제8항에 따라 준용되는 경우를 포함한다)에 따른 자료제출 요구에 대하여 법 위반사항을 은폐 또는 축소할 목적으로 자료제출을 거부하거나 거짓의 자료를 제출한 자

5. 제63조제2항(제26조제8항에 따라 준용되는 경우를 포함한다)에 따른 출입 · 검사 시 자료의 은닉 · 폐기, 접근 거부 또는 위조 · 변조 등을 통하여 조사를 거부 · 방해 또는 기피한 자

② 제1항제3호의 죄는 비밀유지명령을 신청한 자의 고소가 없으면 공소를 제기할 수 없다.

[전문개정 2023. 3. 14.]

제74조(양벌규정) ① 법인의 대표자나 법인 또는 개인의 대리인, 사용인, 그 밖의 종업원이 그 법인 또는 개인의 업무에 관하여 제70조에 해당하는 위반행위를 하면 그 행위자를 벌하는 외에 그 법인 또는 개인을 7천만원 이하의 벌금에 처한다. 다만, 법인 또는 개인이 그 위반행위를 방지하기 위하여 해당 업무에 관하여 상당한 주의와 감독을 게을리하지 아니한 경우에는 그러하지 아니하다.

② 법인의 대표자나 법인 또는 개인의 대리인, 사용인, 그 밖의 종업원이 그 법인 또는 개인의 업무에 관하여 제71조부터 제73조까지의 어느 하나에 해당하는 위반행위를 하면 그 행위자를 벌하는 외에 그 법인 또는 개인에게도 해당 조문의 벌금형을 과(科)한다. 다만, 법인 또는 개인이 그 위반행위를 방지하기 위하여 해당 업무에 관하여 상당한 주의와 감독을 게을리하지 아니한 경우에는 그러하지 아니하다.

제74조의2(몰수 · 추징 등) 제70조부터 제73조까지의 어느 하나에 해당하는 죄를 지은 자가 해당 위반행위와 관련하여 취득한 금품이나 그 밖의 이익은 몰수할 수 있으며, 이를 몰수할 수 없을 때에는 그 가액을 추징할 수 있다. 이 경우 몰수 또는 추징은 다른 벌칙에 부가하여 과할 수 있다.

[본조신설 2015. 7. 24.]

제75조(과태료) ① 다음 각 호의 어느 하나에 해당하는 자에게는 5천만원 이하의 과태료를 부과한다.

1. 제25조제2항(제26조제8항에 따라 준용되는 경우를 포함한다)을 위반하여 고정형 영상정보처리기기를 설치 · 운영한 자

2. 제25조의2제2항(제26조제8항에 따라 준용되는 경우를 포함한다)을 위반하여 이동형 영상정보처리기기로 사람 또는 그 사람과 관련된 사물의 영상을 촬영한 자

② 다음 각 호의 어느 하나에 해당하는 자에게는 3천만원 이하의 과태료를 부과한다.

1. 제16조제3항 · 제22조제5항(제26조제8항에 따라 준용되는 경우를 포함한다)을 위반하여 재화 또는 서비스의 제공을 거부한 자

2. 제20조제1항 · 제2항을 위반하여 정보주체에게 같은 조 제1항 각 호의 사실을 알리지 아니한 자

3. 제20조의2제1항을 위반하여 개인정보의 이용 · 제공 내역이나 이용 · 제공 내역을 확인할 수 있는

정보시스템에 접속하는 방법을 통지하지 아니한 자

4. 제21조제1항(제26조제8항에 따라 준용되는 경우를 포함한다)을 위반하여 개인정보의 파기 등 필요한 조치를 하지 아니한 자
5. 제23조제2항 · 제24조제3항 · 제25조제6항(제25조의2제4항에 따라 준용되는 경우를 포함한다) · 제28조의4제1항 · 제29조(제26조제8항에 따라 준용되는 경우를 포함한다)를 위반하여 안전성 확보에 필요한 조치를 하지 아니한 자
6. 제23조제3항(제26조제8항에 따라 준용되는 경우를 포함한다)을 위반하여 민감정보의 공개 가능성 및 비공개를 선택하는 방법을 알리지 아니한 자
7. 제24조의2제1항(제26조제8항에 따라 준용되는 경우를 포함한다)을 위반하여 주민등록번호를 처리한 자
8. 제24조의2제2항(제26조제8항에 따라 준용되는 경우를 포함한다)을 위반하여 암호화 조치를 하지 아니한 자
9. 제24조의2제3항(제26조제8항에 따라 준용되는 경우를 포함한다)을 위반하여 정보주체가 주민등록번호를 사용하지 아니할 수 있는 방법을 제공하지 아니한 자
10. 제25조제1항(제26조제8항에 따라 준용되는 경우를 포함한다)을 위반하여 고정형 영상정보처리기기를 설치 · 운영한 자
11. 제25조의2제1항(제26조제8항에 따라 준용되는 경우를 포함한다)을 위반하여 사람 또는 그 사람과 관련된 사물의 영상을 촬영한 자
12. 제26조제3항을 위반하여 정보주체에게 알려야 할 사항을 알리지 아니한 자
13. 제28조의5제2항(제26조제8항에 따라 준용되는 경우를 포함한다)을 위반하여 개인을 알아볼 수 있는 정보가 생성되었음에도 이용을 중지하지 아니하거나 이를 회수 · 파기하지 아니한 자
14. 제28조의8제4항(제26조제8항 및 제28조의11에 따라 준용되는 경우를 포함한다)을 위반하여 보호조치를 하지 아니한 자
15. 제32조의2제6항을 위반하여 인증을 받지 아니하였음에도 거짓으로 인증의 내용을 표시하거나 홍보한 자
16. 제33조제1항을 위반하여 영향평가를 하지 아니하거나 그 결과를 보호위원회에 제출하지 아니한 자
17. 제34조제1항(제26조제8항에 따라 준용되는 경우를 포함한다)을 위반하여 정보주체에게 같은 항 각 호의 사실을 알리지 아니한 자
18. 제34조제3항(제26조제8항에 따라 준용되는 경우를 포함한다)을 위반하여 보호위원회 또는

대통령령으로 정하는 전문기관에 신고하지 아니한 자

19. 제35조제3항(제26조제8항에 따라 준용되는 경우를 포함한다)을 위반하여 열람을 제한하거나 거절한 자
20. 제35조의3제1항에 따른 지정을 받지 아니하고 같은 항 제2호의 업무를 수행한 자
21. 제35조의3제3항을 위반한 자
22. 제36조제2항(제26조제8항에 따라 준용되는 경우를 포함한다)을 위반하여 정정 · 삭제 등 필요한 조치를 하지 아니한 자
23. 제37조제3항 또는 제5항(제26조제8항에 따라 준용되는 경우를 포함한다)을 위반하여 파기 등 필요한 조치를 하지 아니한 자
24. 제37조의2제3항(제26조제8항에 따라 준용되는 경우를 포함한다)을 위반하여 정당한 사유 없이 정보주체의 요구에 따르지 아니한 자
25. 제63조제1항(제26조제8항에 따라 준용되는 경우를 포함한다)에 따른 관계 물품 · 서류 등 자료를 제출하지 아니하거나 거짓으로 제출한 자
26. 제63조제2항(제26조제8항에 따라 준용되는 경우를 포함한다)에 따른 출입 · 검사를 거부 · 방해 또는 기피한 자
27. 제64조제1항에 따른 시정조치 명령에 따르지 아니한 자

③ 다음 각 호의 어느 하나에 해당하는 자에게는 2천만원 이하의 과태료를 부과한다.

1. 제26조제6항을 위반하여 위탁자의 동의를 받지 아니하고 제3자에게 다시 위탁한 자
2. 제31조의2제1항을 위반하여 국내대리인을 지정하지 아니한 자

④ 다음 각 호의 어느 하나에 해당하는 자에게는 1천만원 이하의 과태료를 부과한다.

1. 제11조의2제2항을 위반하여 정당한 사유 없이 자료를 제출하지 아니하거나 거짓으로 제출한 자
2. 제21조제3항(제26조제8항에 따라 준용되는 경우를 포함한다)을 위반하여 개인정보를 분리하여 저장 · 관리하지 아니한 자
3. 제22조제1항부터 제3항까지(제26조제8항에 따라 준용되는 경우를 포함한다)를 위반하여 동의를 받은 자
4. 제26조제1항을 위반하여 업무 위탁 시 같은 항 각 호의 내용이 포함된 문서로 하지 아니한 자
5. 제26조제2항을 위반하여 위탁하는 업무의 내용과 수탁자를 공개하지 아니한 자
6. 제27조제1항 · 제2항(제26조제8항에 따라 준용되는 경우를 포함한다)을 위반하여 정보주체에게 개인정보의 이전 사실을 알리지 아니한 자
7. 제28조의4제3항(제26조제8항에 따라 준용되는 경우를 포함한다)을 위반하여 관련 기록을

작성하여 보관하지 아니한 자

8. 제30조제1항 또는 제2항(제26조제8항에 따라 준용되는 경우를 포함한다)을 위반하여 개인정보 처리방침을 정하지 아니하거나 이를 공개하지 아니한 자
9. 제31조제1항(제26조제8항에 따라 준용되는 경우를 포함한다)을 위반하여 개인정보 보호책임자를 지정하지 아니한 자
10. 제35조제3항 · 제4항, 제36조제2항 · 제4항 또는 제37조제4항(제26조제8항에 따라 준용되는 경우를 포함한다)을 위반하여 정보주체에게 알려야 할 사항을 알리지 아니한 자
11. 제45조제1항에 따른 자료를 정당한 사유 없이 제출하지 아니하거나 거짓으로 제출한 자
12. 제45조제2항에 따른 출입 · 조사 · 열람을 정당한 사유 없이 거부 · 방해 또는 기피한 자

⑤ 제1항부터 제4항까지에 따른 과태료는 대통령령으로 정하는 바에 따라 보호위원회가 부과 · 징수한다. 이 경우 보호위원회는 위반행위의 정도 · 동기 · 결과, 개인정보처리자의 규모 등을 고려하여 과태료를 감경하거나 면제할 수 있다.

[전문개정 2023. 3. 14.]

[시행일: 2024. 3. 15.] 제75조제2항제16호, 제75조제2항제20호, 제75조제2항제21호, 제75조제2항제24호, 제75조제4항제1호, 제75조제4항제9호

제76조(과태료에 관한 규정 적용의 특례) 제75조의 과태료에 관한 규정을 적용할 때 제64조의2에 따라 과징금을 부과한 행위에 대하여는 과태료를 부과할 수 없다. 〈개정 2023. 3. 14.〉

[본조신설 2013. 8. 6.]

부칙〈제19234호, 2023. 3. 14.〉

제1조(시행일) 이 법은 공포 후 6개월이 경과한 날부터 시행한다. 다만, 다음 각 호의 개정규정은 각 호의 구분에 따른 날부터 시행한다.

1. 제11조의2, 제31조, 제35조의3, 제37조의2, 제39조의7, 제60조제5호, 제75조제2항제16호 · 제20호 · 제21호 · 제24호 및 같은 조 제4항제1호 · 제9호의 개정규정: 공포 후 1년이 경과한 날
2. 제35조의2의 개정규정: 공포 후 1년이 경과한 날부터 공포 후 2년이 넘지 아니하는 범위에서 대통령령으로 정하는 날

제2조(개인정보 유출 등의 통지 · 신고에 관한 적용례) 제34조의 개정규정은 이 법 시행 이후 개인정보가 분실 · 도난 · 유출되었음을 알게 된 경우부터 적용한다.

제3조(손해배상청구소송에서 자료의 제출 및 비밀유지 명령 등에 관한 적용례) 제39조의3부터

제39조의6까지의 개정규정은 이 법 시행 이후 손해배상청구의 소를 제기하는 경우부터 적용한다.

제4조(분쟁조정에 관한 적용례) 제43조제3항, 제45조제2항부터 제4항까지, 제45조의2 및 제47조제3항 · 제4항의 개정규정은 이 법 시행 이후 분쟁조정 또는 집단분쟁조정이 신청되거나 의뢰되는 경우부터 적용한다.

제5조(적용의 일부 제외에 관한 적용례) 제58조의 개정규정은 이 법 시행 이후 개인정보를 처리하는 경우부터 적용한다.

제6조(결과의 공표에 관한 적용례) 제66조제2항의 개정규정은 이 법 시행 이후 제61조에 따른 개선권고, 제64조에 따른 시정조치 명령, 제64조의2에 따른 과징금의 부과, 제65조에 따른 고발 또는 징계권고 및 제75조에 따른 과태료 부과 처분의 대상이 되는 행위를 한 경우부터 적용한다.

제7조(연차보고에 관한 적용례) 제67조의 개정규정은 이 법 시행 이후 그 다음 연도에 작성하는 보고서부터 적용한다.

제8조(과징금 부과에 관한 경과조치 등) ① 이 법 시행 전에 종료된 위반행위에 대한 과징금의 부과는 제64조의2의 개정규정에도 불구하고 종전의 제28조의6, 제34조의2 및 제39조의15에 따른다.

② 이 법 시행 당시 종료되지 아니한 위반행위에 대한 과징금의 부과는 제64조의2의 개정규정에 따른다.

제9조(개인정보파일의 등록에 관한 경과조치) 이 법 시행 당시 종전의 제58조제1항제1호에 따른 개인정보가 포함된 개인정보파일을 운용하고 있는 공공기관의 장은 이 법 시행일부터 60일 이내에 해당 개인정보파일을 제32조의 개정규정에 따라 보호위원회에 등록을 하여야 한다.

제10조(개인정보 영향평가에 관한 경과조치) 이 법 시행 당시 종전의 제58조제1항제1호에 따른 개인정보가 포함된 개인정보파일(제33조제1항에 따른 영향평가의 대상이 되는 개인정보파일에 한정한다)을 운용하고 있는 공공기관의 장은 이 법 시행일부터 2년 이내에 영향평가를 실시하고 그 결과를 보호위원회에 제출하여야 한다.

제11조(다른 법률의 개정) ① 공직선거법 일부를 다음과 같이 개정한다.

제176조제3항 중 "「개인정보 보호법」 제2조제7호에 따른 영상정보처리기기"를 "「개인정보 보호법」 제2조제7호에 따른 고정형 영상정보처리기기"로 한다.

② 국민체육진흥법 일부를 다음과 같이 개정한다.

제18조의15의 제목 중 "영상정보처리기기"를 "고정형 영상정보처리기기"로 하고, 같은 조 제1항부터 제3항까지 중 "영상정보처리기기"를 각각 "고정형 영상정보처리기기"로 한다.

③ 법률 제18853호 동물보호법 전부개정법률 일부를 다음과 같이 개정한다.

제87조의 제목 중 "영상정보처리기기"를 "고정형 영상정보처리기기"로 하고, 같은 조 제1항 · 제2항,

같은 조 제3항 각 호 외의 부분, 같은 항 제1호, 같은 조 제4항 각 호 외의 부분 및 같은 조 제5항 중 "영상정보처리기기"를 각각 "고정형 영상정보처리기기"로 한다.

제97조제3항제9호 중 "영상정보처리기기"를 "고정형 영상정보처리기기"로 한다.

④ 보행안전 및 편의증진에 관한 법률 일부를 다음과 같이 개정한다.

제6조제1항제3호 중 "「개인정보 보호법」 제2조제7호에 따른 영상정보처리기기(이하 "영상정보처리기기"라 한다)"를 "「개인정보 보호법」 제2조제7호에 따른 고정형 영상정보처리기기(이하 "고정형 영상정보처리기기"라 한다)"로 한다.

제10조제2항제3호 중 "영상정보처리기기"를 "고정형 영상정보처리기기"로 한다.

제24조의 제목 중 "영상정보처리기기"를 "고정형 영상정보처리기기"로 하고, 같은 조 제1항 본문 · 단서, 같은 조 제2항부터 제4항까지 중 "영상정보처리기기"를 각각 "고정형 영상정보처리기기"로 한다.

제29조제1항 중 "영상정보처리기기"를 "고정형 영상정보처리기기"로 한다.

⑤ 신용정보의 이용 및 보호에 관한 법률 일부를 다음과 같이 개정한다.

제15조제2항제1호 중 "「개인정보 보호법」 제15조제1항제2호부터 제6호까지"를 "「개인정보 보호법」 제15조제1항제2호부터 제7호까지"로 한다.

제20조제4항제1호가목 중 "「개인정보 보호법」 제31조제2항제1호부터 제5호까지의 업무"를 "「개인정보 보호법」 제31조제3항제1호부터 제5호까지에 따른 업무"로 하고, 같은 조 제5항 중 "「개인정보 보호법」 제31조제3항 및 제5항의 규정"을 "「개인정보 보호법」 제31조제4항 및 제6항"으로 한다.

⑥ 아동복지법 일부를 다음과 같이 개정한다.

제32조의 제목 중 "영상정보처리기기"를 "고정형 영상정보처리기기"로 하고, 같은 조 제3항 및 제4항 중 "영상정보처리기기"를 각각 "고정형 영상정보처리기기"로 한다.

⑦ 응급의료에 관한 법률 일부를 다음과 같이 개정한다.

제47조제2항제3호 중"「개인정보 보호법」 제2조제7호에 따른 영상정보처리기기"를 "「개인정보 보호법」 제2조제7호에 따른 고정형 영상정보처리기기"로 하고, 같은 조 제4항 중 "영상정보처리기기"를 "고정형 영상정보처리기기"로 한다.

⑧ 재난 및 안전관리 기본법 일부를 다음과 같이 개정한다.

제74조의3제1항제2호가목 중 "영상정보처리기기"를 "고정형 영상정보처리기기"로 한다.

⑨ 전자장치 부착 등에 관한 법률 일부를 다음과 같이 개정한다.

제16조의3제2항 중 "영상정보처리기기"를 "고정형 영상정보처리기기"로 한다.

⑩ 학교체육 진흥법 일부를 다음과 같이 개정한다.

제7조제3항 및 제4항 중 "영상정보처리기기"를 각각 "고정형 영상정보처리기기"로 한다.

⑪ 학교폭력예방 및 대책에 관한 법률 일부를 다음과 같이 개정한다.

제20조의7제1항 중 "「개인정보 보호법」 제2조제7호에 따른 영상정보처리기기"를 "「개인정보 보호법」 제2조제7호에 따른 고정형 영상정보처리기기"로 한다.

표준 개인정보 보호지침

[시행 2024. 1. 4.] [개인정보보호위원회고시 제2024-1호, 2024. 1. 4., 일부개정.]

개인정보보호위원회(개인정보보호정책과), 02-2100-3057

제1장 총칙

제1조(목적) 이 지침은 「개인정보 보호법」(이하 "법"이라 한다) 제12조제1항에 따른 개인정보의 처리에 관한 기준, 개인정보 침해의 유형 및 예방조치 등에 관한 세부적인 사항을 규정함을 목적으로 한다.

제2조(용어의 정의) 이 지침에서 사용하는 용어의 뜻은 다음과 같다.

1. "처리"란 개인정보의 수집, 생성, 연계, 연동, 기록, 저장, 보유, 가공, 편집, 검색, 출력, 정정(訂正), 복구, 이용, 제공, 공개, 파기(破棄), 그 밖에 이와 유사한 행위를 말한다.
2. "개인정보처리자"란 업무를 목적으로 법 제2조제4호에 따른 개인정보파일을 운용하기 위하여 스스로 또는 다른 사람을 통하여 개인정보를 처리하는 모든 공공기관, 법인 · 단체, 개인 등을 말한다.
3. "공공기관"이란 법 제2조제6호 및 「개인정보 보호법 시행령」(이하 "영"이라 한다) 제2조에 따른 기관을 말한다.
4. "친목단체"란 학교, 지역, 기업, 인터넷 커뮤니티 등을 단위로 구성되는 것으로서 자원봉사, 취미, 정치, 종교 등 공통의 관심사나 목표를 가진 사람간의 친목도모를 위한 각종 동창회, 동호회, 향우회, 반상회 및 동아리 등의 모임을 말한다.
5. "개인정보 보호책임자"란 개인정보처리자의 개인정보 처리에 관한 업무를 총괄해서 책임지는 자로서 영 제32조제2항 또는 제3항에 해당하는 자를 말한다.
6. "개인정보취급자"란 개인정보처리자의 지휘 · 감독을 받아 개인정보를 처리하는 업무를 담당하는 자로서 임직원, 파견근로자, 시간제근로자 등을 말한다.
7. "개인정보처리시스템"이란 데이터베이스 시스템 등 개인정보를 처리할 수 있도록 체계적으로 구성한 시스템을 말한다.
8. "고정형 영상정보처리기기"란 일정한 공간에 설치되어 지속적 또는 주기적으로 사람 또는 사물의 영상 등을 촬영하거나 이를 유 · 무선망을 통하여 전송하는 장치로서 영 제3조제1항에 따른 폐쇄회로 텔레비전 및 네트워크 카메라를 말한다.

8의2. "이동형 영상정보처리기기"란 사람이 신체에 착용 또는 휴대하거나 이동 가능한 물체에 부착 또는 거치(据置)하여 사람 또는 사물의 영상 등을 촬영하거나 이를 유 · 무선망을 통하여 전송하는 장치로서 영 제3조제2항에 따른 착용형, 휴대형, 부착 · 거치형 장치를 말한다.

9. "개인영상정보"란 법 제2조제1호에 따른 개인정보 중 고정형 영상정보처리기기 또는 이동형 영상정보처리기기에 의하여 촬영 · 처리되는 영상 형태의 개인정보를 말한다.

10. "고정형영상정보처리기기운영자"란 법 제25조제1항 각 호에 따라 고정형 영상정보처리기기를 설치 · 운영하는 자를 말한다.

10의2. "이동형영상정보처리기기운영자"란 법 제25조의2제1항 각 호에 따라 업무를 목적으로 이동형 영상정보처리기기를 운영하는 자를 말한다.

11. "공개된 장소"란 공원, 도로, 지하철, 상가 내부, 주차장 등 불특정 또는 다수가 접근하거나 통행하는 데에 제한을 받지 아니하는 장소를 말한다.

제3조(적용범위) 이 지침은 전자적 파일과 인쇄물, 서면 등 모든 형태의 개인정보파일을 운용하는 개인정보처리자에게 적용된다.

제4조(개인정보 보호 원칙) ① 개인정보처리자는 개인정보 처리 목적을 명확하게 하여야 하고 그 목적에 필요한 범위에서 최소한의 개인정보만을 적법하고 정당하게 수집하여야 한다.

② 개인정보처리자는 개인정보의 처리 목적에 필요한 범위에서 적합하게 개인정보를 처리하여야 하며, 그 목적 외의 용도로 활용하여서는 아니 된다.

③ 개인정보처리자는 개인정보의 처리 목적에 필요한 범위에서 개인정보의 정확성과 최신성을 유지하도록 하여야 하고, 개인정보를 처리하는 과정에서 고의 또는 과실로 부당하게 변경 또는 훼손되지 않도록 하여야 한다.

④ 개인정보처리자는 개인정보의 처리 방법 및 종류 등에 따라 정보주체의 권리가 침해받을 가능성과 그 위험 정도를 고려하여 그에 상응하는 적절한 기술적 · 관리적 및 물리적 보호조치를 통하여 개인정보를 안전하게 관리하여야 한다.

⑤ 개인정보처리자는 개인정보 처리방침 등 개인정보의 처리에 관한 사항을 공개하여야 하며, 열람청구권 등 정보주체의 권리가 보장될 수 있도록 합리적인 절차와 방법 등을 마련하여야 한다.

⑥ 개인정보처리자는 개인정보의 처리 목적에 필요한 범위에서 적법하게 개인정보를 처리하는 경우에도 정보주체의 사생활 침해를 최소화하는 방법으로 개인정보를 처리하여야 한다.

⑦ 개인정보처리자는 개인정보를 적법하게 수집한 경우에도 개인정보를 익명 또는 가명으로 처리하여도 개인정보 수집목적을 달성할 수 있는 경우 익명처리가 가능한 경우에는 익명에 의하여, 익명처리로 목적을 달성할 수 없는 경우에는 가명에 의하여 처리될 수 있도록 하여야 한다.

⑧ 개인정보처리자는 관계 법령에서 규정하고 있는 책임과 의무를 준수하고 실천함으로써 정보주체의 신뢰를 얻기 위하여 노력하여야 한다.

제5조(다른 지침과의 관계) 중앙행정기관의 장이 소관 분야의 개인정보 처리와 관련한 개인정보 보호지침을 정하는 경우에는 이 지침에 부합되도록 하여야 한다.

제2장 개인정보 처리 기준

제1절 개인정보의 처리

제6조(개인정보의 수집 · 이용) ① 개인정보의 "수집"이란 정보주체로부터 직접 이름, 주소, 전화번호 등의 개인정보를 제공받는 것뿐만 아니라 정보주체에 관한 모든 형태의 개인정보를 취득하는 것을 말한다.

② 개인정보처리자는 다음 각 호의 경우에 개인정보를 수집할 수 있으며, 그 수집 목적의 범위에서 이용할 수 있다.

1. 정보주체로부터 사전에 동의를 받은 경우
2. 법률에서 개인정보를 수집 · 이용할 수 있음을 구체적으로 명시하거나 허용하고 있는 경우
3. 법령에서 개인정보처리자에게 구체적인 의무를 부과하고 있고, 개인정보처리자가 개인정보를 수집 · 이용하지 않고는 그 의무를 이행하는 것이 불가능하거나 현저히 곤란한 경우
4. 공공기관이 개인정보를 수집 · 이용하지 않고는 법령 등에서 정한 소관 업무를 수행하는 것이 불가능하거나 현저히 곤란한 경우
5. 개인정보를 수집 · 이용하지 않고는 정보주체와 체결한 계약을 이행하거나 계약을 체결하는 과정에서 정보주체의 요청에 따른 조치를 이행하기 곤란한 경우
6. 명백히 정보주체 또는 제3자(정보주체를 제외한 그 밖의 모든 자를 말한다)의 급박한 생명, 신체, 재산의 이익을 위하여 필요하다고 인정되는 경우
7. 개인정보처리자가 법령 또는 정보주체와의 계약 등에 따른 정당한 이익을 달성하기 위하여 필요한 경우로서 명백하게 정보주체의 권리보다 우선하는 경우. 다만, 이 경우 개인정보의 수집 · 이용은 개인정보처리자의 정당한 이익과 상당한 관련이 있고 합리적인 범위를 초과하지 아니한 경우에 한한다.
8. 공중위생 등 공공의 안전과 안녕을 위하여 긴급히 필요한 경우

③ 개인정보처리자는 정보주체로부터 직접 명함 또는 그와 유사한 매체(이하 "명함등"이라 함)를 제공받음으로써 개인정보를 수집하는 경우 명함등을 제공하는 정황 등에 비추어 사회통념상 동의 의사가 있었다고 인정되는 범위 내에서만 이용할 수 있다.

④ 개인정보처리자는 인터넷 홈페이지 등 공개된 매체 또는 장소(이하 "인터넷 홈페이지등"이라 함)에서 개인정보를 수집하는 경우 정보주체의 동의 의사가 명확히 표시되거나 인터넷

홈페이지등의 표시 내용에 비추어 사회통념상 동의 의사가 있었다고 인정되는 범위 내에서만 이용할 수 있다.

⑤ 개인정보처리자는 계약 등의 상대방인 정보주체가 대리인을 통하여 법률행위 또는 의사표시를 하는 경우 대리인의 대리권 확인을 위한 목적으로만 대리인의 개인정보를 수집 · 이용할 수 있다.

⑥ 근로자와 사용자가 근로계약을 체결하는 경우 「근로기준법」에 따른 임금지급, 교육, 증명서 발급, 근로자 복지제공을 위하여 근로자의 동의 없이 개인정보를 수집 · 이용할 수 있다.

제7조(개인정보의 제공) ① 개인정보의 "제공"이란 개인정보의 저장 매체나 개인정보가 담긴 출력물 · 책자 등을 물리적으로 이전하거나 네트워크를 통한 개인정보의 전송, 개인정보에 대한 제3자의 접근권한 부여, 개인정보처리자와 제3자의 개인정보 공유 등 개인정보의 이전 또는 공동 이용 상태를 초래하는 모든 행위를 말한다.

② 법 제17조의 "제3자"란 정보주체와 정보주체에 관한 개인정보를 수집 · 보유하고 있는 개인정보처리자를 제외한 모든 자를 의미하며, 정보주체의 대리인(명백히 대리의 범위 내에 있는 것에 한한다)과 법 제26조제2항에 따른 수탁자는 제외한다(이하 같다).

③ 개인정보처리자가 법 제17조제2항제1호에 따라 정보주체에게 개인정보를 제공받는 자를 알리는 경우에는 그 성명(법인 또는 단체인 경우에는 그 명칭)과 연락처를 함께 알려야 한다.

제8조(개인정보의 목적 외 이용 · 제공) ① 개인정보처리자가 법 제18조제2항에 따라 개인정보를 목적 외의 용도로 제3자에게 제공하는 경우에는 개인정보를 제공받는 자에게 이용 목적, 이용 방법, 이용 기간, 이용 형태 등을 제한하거나, 개인정보의 안전성 확보를 위하여 필요한 구체적인 조치를 마련하도록 문서(전자문서를 포함한다. 이하 같다)로 요청하여야 한다. 이 경우 요청을 받은 자는 그에 따른 조치를 취하고 그 사실을 개인정보를 제공한 개인정보처리자에게 문서로 알려야 한다.

② 법 제18조제2항에 따라 개인정보를 목적 외의 용도로 제3자에게 제공하는 자는 해당 개인정보를 제공받는 자와 개인정보의 안전성 확보 조치에 관한 책임관계를 명확히 하여야 한다.

③ 개인정보처리자가 법 제18조제3항제1호에 따라 정보주체에게 개인정보를 제공받는 자를 알리는 경우에는 그 성명(법인 또는 단체인 경우에는 그 명칭)과 연락처를 함께 알려야 한다.

제9조(개인정보 수집 출처 등 통지) ① 개인정보처리자가 정보주체 이외로부터 수집한 개인정보를 처리하는 때에는 정당한 사유가 없는 한 정보주체의 요구가 있은 날로부터 3일 이내에 법 제20조제1항 각 호의 모든 사항을 정보주체에게 알려야 한다. 다만, 다음 각 호의 어느 하나에 해당하는 경우에는 그러하지 아니 하다.

1. 통지를 요구하는 대상이 되는 개인정보가 법 제32조제2항 각 호의 어느 하나에 해당하는 개인정보파일에 포함되어 있는 경우
2. 통지로 인하여 다른 사람의 생명 · 신체를 해할 우려가 있거나 다른 사람의 재산과 그 밖의

이익을 부당하게 침해할 우려가 있는 경우

② 개인정보처리자는 제1항 단서에 따라 제1항 전문에 따른 정보주체의 요구를 거부하는 경우에는 정당한 사유가 없는 한 정보주체의 요구가 있은 날로부터 3일 이내에 그 거부의 근거와 사유를 정보주체에게 알려야 한다.

제10조(개인정보의 파기방법 및 절차) ① 개인정보처리자는 개인정보의 보유 기간이 경과하거나 개인정보의 처리 목적 달성, 가명정보의 처리 기간 경과, 해당 서비스의 폐지, 사업의 종료 등 그 개인정보가 불필요하게 되었을 때에는 정당한 사유가 없는 한 그로부터 5일 이내에 그 개인정보를 파기하여야 한다.

② 영 제16조제1항제1호의 '복원이 불가능한 방법'이란 현재의 기술수준에서 사회통념상 적정한 비용으로 파기한 개인정보의 복원이 불가능하도록 조치하는 방법을 말한다.

③ 개인정보처리자는 개인정보의 파기에 관한 사항을 기록 · 관리하여야 한다.

④ 개인정보 보호책임자는 개인정보 파기 시행 후 파기 결과를 확인하여야 한다.

⑤ 개인정보처리자 중 공공기관의 개인정보파일 파기에 관하여는 제55조 및 제56조를 적용한다.

제11조(법령에 따른 개인정보의 보존) ① 개인정보처리자가 법 제21조제1항 단서에 따라 법령에 근거하여 개인정보를 파기하지 아니하고 보존하여야 하는 경우에는 물리적 또는 기술적 방법으로 분리하여서 저장 · 관리하여야 한다.

② 제1항에 따라 개인정보를 분리하여 저장 · 관리하는 경우에는 개인정보 처리방침 등을 통하여 법령에 근거하여 해당 개인정보 또는 개인정보파일을 저장 · 관리한다는 점을 정보주체가 알 수 있도록 하여야 한다.

제12조(동의를 받는 방법 등) ① 개인정보처리자가 개인정보의 처리에 대하여 정보주체의 동의를 받을 때에는 법 제22조제1항에 따라 각각의 동의 사항을 구분하여 정보주체가 이를 명확하게 인지할 수 있도록 알리고 동의를 받아야 한다.

② 개인정보처리자는 법 제22조에 따라 개인정보의 처리에 대하여 정보주체의 동의를 받을 때에는 다음 각 호의 조건을 모두 충족해야 한다.

1. 정보주체가 자유로운 의사에 따라 동의 여부를 결정할 수 있을 것
2. 동의를 받으려는 내용이 구체적이고 명확할 것
3. 그 내용을 쉽게 읽고 이해할 수 있는 문구를 사용할 것
4. 동의 여부를 명확하게 표시할 수 있는 방법을 정보주체에게 제공할 것

③ 개인정보처리자는 법 제22조제1항 각 호의 어느 하나에 해당하는 경우에는 동의 사항을 구분하여 각각 동의를 받아야 한다.

1. 삭제
2. 삭제
3. 삭제
4. 삭제
5. 삭제

④ 개인정보처리자는 제3항에 해당하여 개인정보를 처리하고자 하는 경우에는 정보주체에게 동의 또는 동의 거부를 선택할 수 있음을 명시적으로 알려야 한다.

⑤ 개인정보처리자는 정보주체의 동의 없이 처리할 수 있는 개인정보에 대해서는 그 항목과 처리의 법적 근거를 정보주체의 동의를 받아 처리하는 개인정보와 구분하여 개인정보처리방침에 공개하거나 서면, 전자우편, 팩스, 전화, 문자전송 또는 이에 상당하는 방법(이하 "서면등의 방법"이라 한다)으로 정보주체에게 알려야 한다. 이 경우 동의 없이 처리할 수 있는 개인정보라는 입증책임은 개인정보처리자가 부담한다.

⑥ 개인정보처리자가 영 제17조제2항제2호의 규정에 따라 전화에 의한 동의와 관련하여 통화내용을 녹취할 때에는 녹취사실을 정보주체에게 알려야 한다.

⑦ 개인정보처리자가 친목단체를 운영하기 위하여 다음 각 호의 어느 하나에 해당하는 개인정보를 수집하는 경우에는 정보주체의 동의 없이 개인정보를 수집 · 이용할 수 있다.

1. 친목단체의 가입을 위한 성명, 연락처 및 친목단체의 회칙으로 정한 공통의 관심사나 목표와 관련된 인적 사항
2. 친목단체의 회비 등 친목유지를 위해 필요한 비용의 납부현황에 관한 사항
3. 친목단체의 활동에 대한 구성원의 참석여부 및 활동내용에 관한 사항
4. 기타 친목단체의 구성원 상호 간의 친교와 화합을 위해 구성원이 다른 구성원에게 알리기를 원하는 생일, 취향 및 가족의 애경사 등에 관한 사항

⑧ 개인정보처리자가 정보주체의 동의를 받기 위하여 동의서를 작성하는 경우에는 개인정보 처리 동의 안내서를 준수하여야 한다.

제13조(법정대리인의 동의) ① 영 제17조의2제1항에 따라 개인정보처리자가 법정대리인의 성명 · 연락처를 수집할 때에는 해당 아동에게 자신의 신분과 연락처, 법정대리인의 성명과 연락처를 수집하고자 하는 이유를 알려야 한다.

② 개인정보처리자는 법 제22조의2제2항에 따라 수집한 법정대리인의 개인정보를 법정대리인의 동의를 얻기 위한 목적으로만 이용하여야 하며, 법정대리인의 동의 거부가 있거나 법정대리인의 동의 의사가 확인되지 않는 경우 수집일로부터 5일 이내에 파기해야 한다.

제14조(정보주체의 사전 동의를 받을 수 없는 경우) 개인정보처리자가 법 제15조제1항제5호 및 법 제18조제2항제3호에 따라 정보주체의 사전 동의 없이 개인정보를 수집 · 이용 또는 제공한 경우 해당 사유가 해소된 때에는 개인정보의 처리를 즉시 중단하여야 하며, 정보주체에게 사전 동의 없이 개인정보를 수집 · 이용 또는 제공한 사실과 그 사유 및 이용내역을 알려야 한다.

제15조(개인정보취급자에 대한 감독) ① 개인정보처리자는 개인정보취급자를 업무상 필요한 한도 내에서 최소한으로 두어야 하며, 개인정보취급자의 개인정보 처리 범위를 업무상 필요한 한도 내에서 최소한으로 제한하여야 한다.

② 개인정보처리자는 개인정보 처리시스템에 대한 접근권한을 업무의 성격에 따라 해당 업무수행에 필요한 최소한의 범위로 업무담당자에게 차등 부여하고 접근권한을 관리하기 위한 조치를 취해야 한다.

③ 개인정보처리자는 개인정보취급자에게 보안서약서를 제출하도록 하는 등 적절한 관리 · 감독을 해야 하며, 인사이동 등에 따라 개인정보취급자의 업무가 변경되는 경우에는 개인정보에 대한 접근권한을 변경 또는 말소해야 한다.

제2절 개인정보 처리의 위탁

제16조(수탁자의 선정 시 고려사항) 개인정보의 처리 업무를 위탁하는 개인정보처리자(이하 "위탁자"라 한다)가 개인정보 처리 업무를 위탁받아 처리하는 자(이하 "수탁자"라 한다)를 선정할 때에는 인력과 물적 시설, 재정 부담능력, 기술 보유의 정도, 책임능력 등 개인정보 처리 및 보호 역량을 종합적으로 고려하여야 한다.

제17조(개인정보 보호 조치의무) 수탁자는 위탁받은 개인정보를 보호하기 위하여 「개인정보의 안전성 확보조치 기준 고시」에 따른 관리적 · 기술적 · 물리적 조치를 하여야 한다. 제3절 개인정보 처리방침 작성

제18조(개인정보 처리방침의 작성기준 등) ① 개인정보처리자가 개인정보 처리방침을 작성하는 때에는 법 제30조제1항 각 호 및 영 제31조제1항 각 호의 사항을 명시적으로 구분하되, 알기 쉬운 용어로 구체적이고 명확하게 표현하여야 한다.

② 개인정보처리자는 처리하는 개인정보가 개인정보의 처리 목적에 필요한 최소한이라는 점을 밝혀야 한다.

제19조(개인정보 처리방침의 기재사항) 개인정보처리자가 개인정보 처리방침을 작성할 때에는 법 제30조제1항에 따라 다음 각 호의 사항을 모두 포함하여야 한다.

1. 개인정보의 처리 목적

2. 처리하는 개인정보의 항목
3. 개인정보의 처리 및 보유 기간
4. 개인정보의 제3자 제공에 관한 사항(해당되는 경우에만 정한다)
5. 영 제14조의2제2항에 따라 개인정보의 추가적인 이용 또는 제공이 지속적으로 발생하는 경우 같은 조 제1항 각 호의 고려사항에 대한 판단 기준(해당되는 경우에만 정한다)
6. 인터넷 접속정보파일 등 개인정보를 자동으로 수집하는 장치의 설치·운영 및 그 거부에 관한 사항(해당되는 경우에만 정한다)
7. 개인정보의 파기절차 및 파기방법(법 제21조제1항 단서에 따라 개인정보를 보존하여야 하는 경우에는 그 보존근거와 보존하는 개인정보 항목을 포함한다)
8. 법 제23조제3항에 따른 민감정보의 공개 가능성 및 비공개를 선택하는 방법(해당되는 경우에만 정한다)
9. 개인정보처리의 위탁에 관한 사항(해당되는 경우에만 정한다)
10. 법 제28조의2 및 제28조의3에 따른 가명정보의 처리 등에 관한 사항(해당되는 경우에만 정한다)
11. 영 제30조제1항에 따른 개인정보의 안전성 확보조치에 관한 사항
12. 개인정보 처리방침의 변경에 관한 사항
13. 법 제31조에 따른 개인정보 보호책임자의 성명 또는 개인정보 보호업무 및 관련 고충사항을 처리하는 부서의 명칭과 전화번호 등 연락처
14. 법 제31조의2제1항에 따라 국내대리인을 지정하는 경우 국내대리인의 성명, 주소, 전화번호 및 전자우편 주소(해당되는 경우에만 정한다)
15. 개인정보의 열람, 정정·삭제, 처리정지 요구권 등 정보주체와 법정대리인의 권리·의무 및 그 행사방법에 관한 사항
16. 개인정보의 열람청구를 접수·처리하는 부서
17. 정보주체의 권익침해에 대한 구제방법

제20조(개인정보 처리방침의 공개) ① 개인정보처리자가 법 제30조제2항에 따라 개인정보 처리방침을 수립하는 경우에는 인터넷 홈페이지를 통해 지속적으로 게재하여야 하며, 이 경우 "개인정보 처리방침"이라는 명칭을 사용하되, 글자 크기, 색상 등을 활용하여 다른 고지사항과 구분함으로써 정보주체가 쉽게 확인할 수 있도록 하여야 한다.

② 개인정보처리자가 인터넷 홈페이지를 운영하지 않는 경우 또는 인터넷 홈페이지 관리상의 하자가 있는 경우에는 영 제31조제3항 각 호의 어느 하나 이상의 방법으로 개인정보 처리방침을

공개하여야 한다. 이 경우에도 "개인정보 처리방침"이라는 명칭을 사용하되, 글자 크기, 색상 등을 활용하여 다른 고지사항과 구분함으로써 정보주체가 쉽게 확인할 수 있도록 하여야 한다.

③ 개인정보처리자가 영 제31조제3항제3호의 방법으로 개인정보 처리방침을 공개하는 경우에는 간행물 · 소식지 · 홍보지 · 청구서 등이 발행될 때마다 계속하여 게재하여야 한다.

제21조(개인정보 처리방침의 변경) 개인정보처리자가 개인정보 처리방침을 변경하는 경우에는 변경 및 시행의 시기, 변경된 내용을 지속적으로 공개하여야 하며, 변경된 내용은 정보주체가 쉽게 확인할 수 있도록 변경 전 · 후를 비교하여 공개하여야 한다. 제4절 개인정보 보호책임자

제22조(개인정보 보호책임자의 공개) ① 개인정보처리자가 개인정보 보호책임자를 지정하거나 변경하는 경우 개인정보 보호책임자의 지정 및 변경 사실, 성명과 부서의 명칭, 전화번호 등 연락처를 공개하여야 한다.

② 개인정보처리자는 개인정보 보호책임자를 공개하는 경우 개인정보 보호와 관련한 고충처리 및 상담을 실제로 처리할 수 있는 연락처를 공개하여야 한다. 이 경우 개인정보 보호책임자와 개인정보 보호 업무를 처리하는 담당자의 성명, 부서의 명칭, 전화번호 등 연락처를 함께 공개할 수 있다.

제23조(개인정보 보호책임자의 교육) 영 제32조제4항에 따라 보호위원회가 개설 운영할 수 있는 개인정보 보호책임자에 대한 교육의 내용은 다음 각 호와 같다.

1. 개인정보 보호 관련 법령 및 제도의 내용
2. 법 제31조제3항 및 영 제32조제1항 각 호의 업무수행에 필요한 사항
3. 그 밖에 개인정보처리자의 개인정보 보호를 위하여 필요한 사항

제24조(교육계획의 수립 및 시행) ① 보호위원회는 매년 초 해당 연도 개인정보 보호책임자 교육계획을 수립하여 시행한다.

② 보호위원회는 제1항의 교육계획에 따라 개인정보 처리 및 보호에 관한 전문성을 갖춘 단체에 개인정보 보호책임자 교육을 실시하게 할 수 있다.

③ 보호위원회는 개인정보 보호책임자가 지리적 · 경제적 여건에 구애받지 않고 편리하게 교육을 받을 수 있는 여건 조성을 위해 노력하여야 한다.

제5절 개인정보 유출 통지 및 신고 등

제25조(개인정보의 유출등) 개인정보의 분실 · 도난 · 유출(이하 "유출등"이라 한다)은 법령이나 개인정보처리자의 자유로운 의사에 의하지 않고 개인정보가 해당 개인정보처리자의 관리 · 통제권을 벗어나 제3자가 그 내용을 알 수 있는 상태에 이르게 된 것을 말한다.

제26조(유출등의 통지시기 및 항목) ① 개인정보처리자는 개인정보가 유출등이 되었음을 알게 된 때에는 72시간 이내에 해당 정보주체에게 다음 각 호의 사항을 알려야 한다.

1. 유출등이 된 개인정보의 항목
2. 유출등이 된 시점과 그 경위
3. 유출등으로 인하여 발생할 수 있는 피해를 최소화하기 위하여 정보주체가 할 수 있는 방법 등에 관한 정보
4. 개인정보처리자의 대응조치 및 피해구제절차
5. 정보주체에게 피해가 발생한 경우 신고 등을 접수할 수 있는 담당부서 및 연락처

② 1항에도 불구하고 개인정보처리자는 다음 각 호의 어느 하나에 해당하는 경우에는 해당 사유가 해소된 후 지체 없이 정보주체에게 알릴 수 있다.

1. 유출등이 된 개인정보의 확산 및 추가 유출등을 방지하기 위하여 접속경로의 차단, 취약점 점검 · 보완, 유출등이 된 개인정보의 회수 · 삭제 등 긴급한 조치가 필요한 경우
2. 천재지변이나 그 밖에 부득이한 사유로 인하여 72시간 이내에 통지하기 곤란한 경우

③ 개인정보처리자는 제1항 각 호의 사항을 모두 확인하기 어려운 경우에는 정보주체에게 다음 각 호의 사실만을 우선 알리고, 추후 확인되는 즉시 알릴 수 있다.

1. 정보주체에게 유출등이 발생한 사실
2. 제1항의 통지항목 중 확인된 사항

④ 개인정보처리자는 개인정보 유출등의 사고를 인지하지 못해 유출등의 사고가 발생한 시점으로부터 72시간 이내에 해당 정보주체에게 개인정보 유출등의 통지를 하지 아니한 경우에는 실제 유출등의 사고를 알게 된 시점을 입증하여야 한다.

제27조(유출등의 통지방법) ① 개인정보처리자는 정보주체에게 제26조제1항 각 호의 사항을 통지할 때에는 서면등의 방법을 통하여 정보주체에게 알려야 한다.

② 개인정보처리자는 정보주체의 연락처를 알 수 없는 경우 등 정당한 사유가 있는 경우에는 법 제34조제1항 각 호 외의 부분 단서에 따라 같은 항 각 호의 사항을 정보주체가 쉽게 알 수 있도록 자신의 인터넷 홈페이지에 30일 이상 게시하는 것으로 제1항의 통지를 갈음할 수 있다. 다만, 인터넷 홈페이지를 운영하지 아니하는 개인정보처리자의 경우에는 사업장등의 보기 쉬운 장소에 법 제34조제1항 각 호의 사항을 30일 이상 게시하여야 한다.

제28조(개인정보 유출등의 신고) ① 개인정보처리자는 다음 각 호의 어느 하나에 해당하는 경우로서 개인정보가 유출등이 되었음을 알게 되었을 때에는 72시간 이내에 제26조제1항 각 호의 사항을 서면등의 방법으로 보호위원회 또는 한국인터넷진흥원에 신고해야 한다. 다만, 천재지변이나 그 밖에

부득이한 사유로 인하여 72시간 이내에 신고하기 곤란한 경우에는 해당 사유가 해소된 후 지체 없이 신고할 수 있으며, 개인정보 유출등의 경로가 확인되어 해당 개인정보를 회수 · 삭제하는 등의 조치를 통해 정보주체의 권익 침해 가능성이 현저히 낮아진 경우에는 신고하지 않을 수 있다.

1. 1천명 이상의 정보주체에 관한 개인정보가 유출등이 된 경우
2. 민감정보, 고유식별정보가 유출등이 된 경우
3. 개인정보처리시스템 또는 개인정보취급자가 개인정보 처리에 이용하는 정보기기에 대한 외부로부터의 불법적인 접근에 의해 개인정보가 유출등이 된 경우

② 제1항에 따른 신고는 별지 제1호서식에 따른 개인정보 유출등 신고서를 통하여 하여야 한다.

③ 개인정보처리자는 개인정보 포털(www.privacy.go.kr)을 통하여 유출등 신고를 할 수 있다.

④ 개인정보처리자는 제1항에 따른 신고를 하려는 경우로서 법 제34조제1항제1호 또는 제2호의 사항에 관한 구체적인 내용을 확인하지 못한 경우에는 개인정보가 유출등이 된 사실, 그때까지 확인된 내용 및 같은 항 제3호부터 제5호까지의 사항을 서면등의 방법으로 우선 신고해야 하며, 추가로 확인되는 내용에 대해서는 확인되는 즉시 신고해야 한다.

제29조(개인정보 유출등 사고 대응 매뉴얼 등) ① 다음 각 호의 어느 하나에 해당하는 개인정보처리자는 유출등 사고 발생 시 신속한 대응을 통해 피해 발생을 최소화하기 위해 「개인정보 유출등 대응 매뉴얼」을 마련하여야 한다.

1. 법 제2조제6호에 따른 공공기관
2. 그 밖에 1천명 이상의 정보주체에 관한 개인정보를 처리하는 개인정보처리자

② 제1항에 따른 개인정보 유출등 대응 매뉴얼에는 유출등 통지 · 조회 절차, 영업점 · 인터넷회선 확충 등 고객 민원 대응조치, 현장 혼잡 최소화 조치, 고객불안 해소조치, 피해자 구제조치 등을 포함하여야 한다.

③ 개인정보처리자는 개인정보 유출등에 따른 피해복구 조치 등을 수행함에 있어 정보주체의 불편과 경제적 부담을 최소화할 수 있도록 노력하여야 한다.

제30조(개인정보 침해 사실의 신고 처리 등) ① 개인정보처리자의 개인정보 처리로 인하여 개인정보에 관한 권리 또는 이익을 침해받은 사람은 법 제62조제2항에 따른 개인정보침해 신고센터에 침해 사실을 신고할 수 있다.

② 제1항에 따른 개인정보침해 신고센터는 다음 각 호의 업무를 수행한다.

1. 개인정보 처리와 관련한 신고의 접수 · 상담
2. 개인정보 침해 신고에 대한 사실 조사 · 확인 및 관계자의 의견 청취
3. 개인정보처리자에 대한 개인정보 침해 사실 안내 및 시정 유도

4. 사실 조사 결과가 정보주체의 권리 또는 이익 침해 사실이 없는 것으로 판단되는 경우 신고의 종결 처리
5. 법 제43조에 따른 개인정보 분쟁조정위원회 조정 안내 등을 통한 고충 해소 지원

제6절 정보주체의 권리 보장

제31조(개인정보 열람 연기 사유의 소멸) ① 개인정보처리자가 법 제35조제3항 후문에 따라 개인정보의 열람을 연기한 후 그 사유가 소멸한 경우에는 정당한 사유가 없는 한 사유가 소멸한 날로부터 10일 이내에 열람하도록 하여야 한다.

② 정보주체로부터 영 제41조제1항제4호의 규정에 따른 개인정보의 제3자 제공 현황의 열람청구를 받은 개인정보처리자는 국가안보에 긴요한 사안으로 법 제35조제4항제3호마목의 규정에 따른 업무를 수행하는데 중대한 지장을 초래하는 경우, 제3자에게 열람청구의 허용 또는 제한, 거부와 관련한 의견을 조회하여 결정할 수 있다.

제32조(개인정보의 정정 · 삭제) ① 개인정보처리자가 법 제36조제1항에 따른 개인정보의 정정 · 삭제 요구를 받았을 때는 정당한 사유가 없는 한 요구를 받은 날로부터 10일 이내에 그 개인정보를 조사하여 정보주체의 요구에 따라 정정 · 삭제 등 필요한 조치를 한 후 그 결과를 정보주체에게 알려야 한다.

② 정보주체의 정정 · 삭제 요구가 법 제36조제1항 단서에 해당하는 경우에는 정당한 사유가 없는 한 요구를 받은 날로부터 10일 이내에 삭제를 요구할 수 없는 근거법령의 내용을 정보주체에게 알려야 한다.

제33조(개인정보의 처리정지) ① 개인정보처리자가 정보주체로부터 법 제37조제1항에 따라 개인정보처리를 정지하도록 요구받은 때에는 정당한 사유가 없는 한 요구를 받은 날로부터 10일 이내에 개인정보 처리의 일부 또는 전부를 정지하여야 한다. 다만, 법 제37조제2항 단서에 해당하는 경우에는 정보주체의 처리정지 요구를 거절할 수 있다.

② 개인정보처리자는 정보주체의 요구에 따라 처리가 정지된 개인정보에 대하여 정당한 사유가 없는 한 처리정지의 요구를 받은 날로부터 10일 이내에 해당 개인정보의 파기 등 정보주체의 요구에 상응하는 조치를 취하고 그 결과를 정보주체에게 알려야 한다.

제34조(권리행사의 방법 및 절차) ① 개인정보처리자는 정보주체가 법 제38조제1항에 따른 열람등요구를 하는 경우에는 개인정보를 수집하는 방법과 동일하거나 보다 쉽게 정보주체가 열람요구 등 권리를 행사할 수 있도록 간편한 방법을 제공하여야 하며, 개인정보의 수집시에 요구되지 않았던 증빙서류 등을 요구하거나 추가적인 절차를 요구할 수 없다.

② 제1항의 규정은 영 제46조에 따라 본인 또는 정당한 대리인임을 확인하고자 하는 경우와 영 제47조에 따른 수수료와 우송료의 정산에도 준용한다.

제3장 영상정보처리기기 설치 · 운영

제1절 총칙

제35조(적용범위) 이 장은 고정형영상정보처리기기운영자 또는 이동형영상정보처리기기운영자가 설치 · 운영하는 고정형 영상정보처리기기 또는 이동형 영상정보처리기기와 그 기기를 통하여 처리되는 개인영상정보를 대상으로 한다.

제2절 고정형 영상정보처리기기의 설치

제36조(고정형 영상정보처리기기 운영 · 관리 방침) ① 고정형영상정보처리기기운영자가 법 제25조제7항에 따라 고정형 영상정보처리기기 운영 · 관리 방침을 마련하거나 변경하는 경우에는 정보주체가 쉽게 확인할 수 있도록 공개하여야 한다.

② 고정형영상정보처리기기운영자가 법 제30조에 따른 개인정보 처리방침을 정할 때 고정형 영상정보처리기기 운영 · 관리에 관한 사항을 포함시킨 경우에는 제1항에 따른 고정형 영상정보처리기기 운영 · 관리 방침을 마련하지 아니할 수 있다.

제37조(관리책임자의 지정) ① 고정형영상정보처리기기운영자는 개인영상정보의 처리에 관한 업무를 총괄해서 책임질 관리책임자를 지정하여야 한다.

② 제1항의 관리책임자는 법 제31조제3항에 따른 개인정보 보호책임자의 업무에 준하여 다음 각 호의 업무를 수행한다.

1. 개인영상정보 보호 계획의 수립 및 시행
2. 개인영상정보 처리 실태 및 관행의 정기적인 조사 및 개선
3. 개인영상정보 처리와 관련한 불만의 처리 및 피해구제
4. 개인영상정보 유출 및 오용 · 남용 방지를 위한 내부통제시스템의 구축
5. 개인영상정보 보호 교육 계획 수립 및 시행
6. 개인영상정보 파일의 보호 및 파기에 대한 관리 · 감독
7. 그 밖에 개인영상정보의 보호를 위하여 필요한 업무

③ 법 제31조에 따른 개인정보 보호책임자는 관리책임자의 업무를 수행할 수 있다.

제38조(사전의견 수렴) 고정형 영상정보처리기기의 설치 목적 변경에 따른 추가 설치 등의 경우에도 영

제23조제1항에 따라 관계 전문가 및 이해관계인의 의견을 수렴하여야 한다.

제39조(안내판의 설치) ① 고정형영상정보처리기기운영자는 정보주체가 고정형 영상정보처리기기가 설치 · 운영 중임을 쉽게 알아볼 수 있도록 법 제25조제4항 본문에 따라 다음 각 호의 사항을 기재한 안내판 설치 등 필요한 조치를 하여야 한다.

1. 설치 목적 및 장소
2. 촬영 범위 및 시간
3. 관리책임자의 연락처
4. 고정형 영상정보처리기기 설치 · 운영에 관한 사무를 위탁하는 경우, 수탁자의 명칭 및 연락처

② 제1항에 따른 안내판은 촬영범위 내에서 정보주체가 알아보기 쉬운 장소에 누구라도 용이하게 판독할 수 있게 설치되어야 하며, 이 범위 내에서 고정형영상정보처리기기운영자가 안내판의 크기, 설치위치 등을 자율적으로 정할 수 있다.

③ 공공기관의 장이 기관 내 또는 기관 간에 고정형 영상정보처리기기의 효율적 관리 및 정보연계 등을 위해 용도별 · 지역별 고정형 영상정보처리기기를 물리적 · 관리적으로 통합하여 설치 · 운영(이하 '통합관리'라 한다)하는 경우에는 설치목적 등 통합관리에 관한 내용을 정보주체가 쉽게 알아볼 수 있도록 제1항에 따른 안내판에 기재하여야 한다.

제3절 이동형 영상정보처리기기의 운영

제39조의2(이동형 영상정보처리기기의 촬영 사실 표시) ① 이동형 영상정보처리기기로 사람 또는 그 사람과 관련된 사물의 영상을 촬영하는 경우에는 불빛, 소리, 안내판, 안내서면, 안내방송 또는 그 밖에 이에 준하는 수단이나 방법으로 정보주체가 촬영 사실을 쉽게 알 수 있도록 표시하고 알려야 한다.

② 드론을 이용한 항공촬영 등 촬영 방법의 특성으로 인해 정보주체에게 촬영 사실을 알리기 어려운 경우에는 보호위원회가 이동형 영상정보처리기기의 촬영 사실 표시를 지원하기 위하여 구축 · 운영하는 인터넷 사이트에 촬영 사실 및 목적, 촬영 일시 및 장소 등의 사항을 공지하는 방법으로 알릴 수 있다.

제39조의3(이동형 영상정보처리기기 운영 · 관리 방침) ① 이동형영상정보처리기기운영자는 법 제25조의2제4항에 따라 영 제25조제1항을 준용하여 다음 각 호의 사항이 포함된 이동형 영상정보처리기기 운영 · 관리 방침을 마련하여야 한다.

1. 이동형 영상정보처리기기의 운영 근거 및 운영 목적
2. 이동형 영상정보처리기기의 운영 대수

3. 관리책임자, 담당 부서 및 영상정보에 대한 접근 권한이 있는 사람
4. 영상정보의 촬영시간, 보관기간, 보관장소 및 처리방법
5. 이동형영상정보처리기기운영자의 영상정보 확인 방법 및 장소
6. 정보주체의 영상정보 열람 등 요구에 대한 조치
7. 영상정보 보호를 위한 기술적 · 관리적 및 물리적 조치
8. 그 밖에 이동형 영상정보처리기기의 설치 · 운영 및 관리에 필요한 사항

② 이동형영상정보처리기기운영자가 제1항에 따라 이동형 영상정보처리기기 운영 · 관리 방침을 마련하거나 변경하는 경우에는 정보주체가 쉽게 확인할 수 있도록 공개하여야 한다.

③ 이동형영상정보처리기기운영자가 법 제30조에 따른 개인정보 처리방침을 정할 때 이동형 영상정보처리기기 운영 · 관리에 관한 사항을 포함시킨 경우에는 제1항에 따른 이동형 영상정보처리기기 운영 · 관리 방침을 마련하지 아니할 수 있다.

제4절 개인영상정보의 처리

제40조(개인영상정보 이용 · 제3자 제공 등 제한 등) 고정형영상정보처리기기운영자 또는 이동형영상정보처리기기운영자는 다음 각 호의 경우를 제외하고는 개인영상정보를 수집 목적 이외로 이용하거나 제3자에게 제공하여서는 아니 된다. 다만 제5호부터 제9호까지의 경우는 공공기관의 경우로 한정한다.

1. 정보주체에게 동의를 얻은 경우
2. 다른 법률에 특별한 규정이 있는 경우
3. 명백히 정보주체 또는 제3자의 급박한 생명, 신체, 재산의 이익을 위하여 필요하다고 인정되는 경우
4. 통계작성, 과학적 연구, 공익적 기록보존 등을 위하여 필요한 경우로서 법 제28조의2 또는 제28조의3에 따라 가명처리한 경우
5. 개인영상정보를 목적 외의 용도로 이용하거나 이를 제3자에게 제공하지 아니하면 다른 법률에서 정하는 소관 업무를 수행할 수 없는 경우로서 보호위원회의 심의 · 의결을 거친 경우
6. 조약, 그 밖의 국제협정의 이행을 위하여 외국정부 또는 국제기구에 제공하기 위하여 필요한 경우
7. 범죄의 수사와 공소의 제기 및 유지를 위하여 필요한 경우
8. 법원의 재판업무 수행을 위하여 필요한 경우
9. 형(刑) 및 감호, 보호처분의 집행을 위하여 필요한 경우
10. 공중위생 등 공공의 안전과 안녕을 위하여 긴급히 필요한 경우

제41조(보관 및 파기) ① 고정형영상정보처리기기운영자 또는 이동형영상정보처리기기운영자는 고정형 영상정보처리기기 또는 이동형 영상정보처리기기 운영 · 관리 방침에 명시한 보관 기간이 경과하거나 개인영상정보의 처리 목적 달성, 법 제2조제1호에 따른 가명정보의 처리 기간 경과 등 그 개인영상정보가 불필요하게 되었을 때에는 지체 없이 그 개인영상정보를 파기하여야 한다. 다만, 다른 법령에 특별한 규정이 있는 경우에는 그러하지 아니하다.

② 고정형영상정보처리기기운영자가 그 사정에 따라 보유 목적의 달성을 위한 최소한의 기간을 산정하기 곤란한 때에는 보관 기간을 개인영상정보 수집 후 30일 이내로 한다.

③ 개인영상정보의 파기 방법은 다음 각 호의 어느 하나와 같다.

1. 개인영상정보가 기록된 출력물(사진 등) 등은 파쇄 또는 소각
2. 전자기적(電磁氣的) 파일 형태의 개인영상정보는 복원이 불가능한 기술적 방법으로 영구 삭제

제42조(이용 · 제3자 제공 · 파기의 기록 및 관리) ① 고정형영상정보처리기기운영자 또는 이동형영상정보처리기기운영자는 개인영상정보를 수집 목적 이외로 이용하거나 제3자에게 제공하는 경우에는 다음 각 호의 사항을 기록하고 이를 관리하여야 한다.

1. 개인영상정보 파일의 명칭
2. 이용하거나 제공받은 자(공공기관 또는 개인)의 명칭
3. 이용 또는 제공의 목적
4. 법령상 이용 또는 제공근거가 있는 경우 그 근거
5. 이용 또는 제공의 기간이 정해져 있는 경우에는 그 기간
6. 이용 또는 제공의 형태
7. 이용 또는 제공한 개인영상정보의 업무처리 담당자

② 고정형영상정보처리기기운영자 또는 이동형영상정보처리기기운영자가 개인영상정보를 파기하는 경우에는 다음 사항을 기록하고 관리하여야 한다.

1. 파기하는 개인영상정보 파일의 명칭
2. 개인영상정보 파기 일시 (사전에 파기 시기 등을 정한 자동 삭제의 경우에는 파기 주기 및 자동 삭제 여부에 관한 확인 시기)
3. 개인영상정보 파기 담당자

제43조(영상정보처리기기 설치 및 운영 등의 위탁) ① 고정형영상정보처리기기운영자가 영 제26조제1항에 따라 고정형 영상정보처리기기의 설치 · 운영에 관한 사무를 제3자에게 위탁하는 경우에는 그 내용을 정보주체가 언제든지 쉽게 확인할 수 있도록 영 제24조에 따른 안내판 및 영 제25조에 따른 고정형 영상정보처리기기 운영 · 관리 방침에 수탁자의 명칭 등을 공개하여야 한다.

② 이동형영상정보처리기기운영자가 법 제25조의2제4항에 따라 영 제26조를 준용하여 이동형 영상정보처리기기의 운영에 관한 사무를 제3자에게 위탁하는 경우에는 제39조의2에 따른 이동형 영상정보처리기기 운영 · 관리 방침에 수탁자의 명칭 등을 공개하여야 한다.

③ 고정형영상정보처리기기운영자 또는 이동형영상정보처리기기운영자가 영 제26조제1항에 따라 고정형 영상정보처리기기 또는 이동형 영상정보처리기기의 설치 · 운영에 관한 사무를 제3자에게 위탁할 경우에는 그 사무를 위탁받은 자가 개인영상정보를 안전하게 처리하고 있는지를 관리 · 감독하여야 한다.

제5절 개인영상정보의 열람등 요구

제44조(정보주체의 열람등 요구) ① 정보주체는 고정형영상정보처리기기운영자 또는 이동형영상정보처리기기운영자가 처리하는 개인영상정보에 대하여 열람 또는 존재확인(이하 "열람등"이라 한다)을 해당 고정형영상정보처리기기운영자 또는 이동형영상정보처리기기운영자에게 요구할 수 있다. 이 경우 정보주체가 열람등을 요구할 수 있는 개인영상정보는 정보주체 자신이 촬영된 개인영상정보에 한한다.

② 고정형영상정보처리기기운영자 또는 이동형영상정보처리기기운영자가 공공기관인 경우에는 해당 기관의 장에게 별지 제2호서식에 따른 개인영상정보 열람 · 존재확인 청구서(전자문서를 포함한다)로 하여야 한다.

③ 고정형영상정보처리기기운영자 또는 이동형영상정보처리기기운영자는 제1항에 따른 요구를 받았을 때에는 지체 없이 필요한 조치를 취하여야 한다. 이때에 고정형영상정보처리기기운영자 또는 이동형영상정보처리기기운영자는 열람등 요구를 한 자가 본인이거나 정당한 대리인인지를 주민등록증 · 운전면허증 · 여권 등의 신분증명서를 제출받아 확인하여야 한다.

④ 제3항의 규정에도 불구하고 법 제35조제4항 각 호의 어느 하나에 해당하는 경우에는 고정형영상정보처리기기운영자 또는 이동형영상정보처리기기운영자는 정보주체의 개인영상정보 열람등 요구를 제한하거나 거부할 수 있다. 이 경우 고정형영상정보처리기기운영자 또는 이동형영상정보처리기기운영자는 10일 이내에 서면 등으로 제한 또는 거부 사유를 정보주체에게 통지하여야 한다.

1. 삭제
2. 삭제
3. 삭제

⑤ 고정형영상정보처리기기운영자 또는 이동형영상정보처리기기운영자는 제3항 및 제4항에 따른 조치를 취하는 경우 다음 각 호의 사항을 기록하고 관리하여야 한다.

1. 개인영상정보 열람등을 요구한 정보주체의 성명 및 연락처
2. 정보주체가 열람등을 요구한 개인영상정보 파일의 명칭 및 내용
3. 개인영상정보 열람등의 목적
4. 개인영상정보 열람등을 거부한 경우 그 거부의 구체적 사유
5. 정보주체에게 개인영상정보 사본을 제공한 경우 해당 영상정보의 내용과 제공한 사유
6. 개인영상정보 열람등의 업무처리 담당자

⑥ 삭제

제45조(개인영상정보 관리대장) 제42조제1항 및 제2항, 제44조제5항에 따른 기록 및 관리는 별지 제3호서식에 따른 '개인영상정보 관리대장'을 활용할 수 있다.

제46조(정보주체 이외의 자의 개인영상정보 보호) 고정형영상정보처리기기운영자 또는 이동형영상정보처리기기운영자는 제44조제2항에 따른 열람등 조치를 취하는 경우, 만일 정보주체 이외의 자를 명백히 알아볼 수 있거나 정보주체 이외의 자의 사생활 침해의 우려가 있는 경우에는 해당되는 정보주체 이외의 자의 개인영상정보를 알아볼 수 없도록 보호조치를 취하여야 한다.

제6절 개인영상정보 보호 조치

제47조(개인영상정보의 안전성 확보를 위한 조치) 고정형영상정보처리기기운영자 또는 이동형영상정보처리기기운영자는 개인영상정보가 분실 · 도난 · 유출 · 위조 · 변조 또는 훼손되지 아니하도록 법 제29조 및 영 제30조제1항에 따라 안전성 확보를 위하여 다음 각 호의 조치를 하여야 한다.

1. 개인영상정보의 안전한 처리를 위한 내부 관리계획의 수립 · 시행. 다만, 1만명 미만의 정보주체의 개인정보를 처리하는 소상공인 · 개인 · 단체의 경우에는 생략할 수 있다.
2. 개인영상정보에 대한 접근 통제 및 접근 권한의 제한 조치
3. 개인영상정보를 안전하게 저장 · 전송할 수 있는 기술의 적용 (네트워크 카메라의 경우 안전한 전송을 위한 암호화 조치, 개인영상정보파일 저장시 비밀번호 설정 등)
4. 처리기록의 보관 및 위조 · 변조 방지를 위한 조치 (개인영상정보의 생성 일시 및 열람할 경우에 열람 목적 · 열람자 · 열람 일시 등 기록 · 관리 조치 등)
5. 개인영상정보의 안전한 물리적 보관을 위한 보관시설 마련 또는 잠금장치 설치

제48조(개인영상정보처리기기의 설치 · 운영에 대한 점검) ① 공공기관의 장이 고정형 영상정보처리기기를 설치 · 운영하는 경우에는 이 지침의 준수 여부에 대한 자체점검을 실시하여 다음 해 3월 31일까지 그 결과를 보호위원회에게 통보하고 영 제34조제3항에 따른 시스템에 등록하여야 한다. 이 경우 다음 각 호의 사항을 고려하여야 한다.

1. 고정형 영상정보처리기기의 운영 · 관리 방침에 열거된 사항
2. 관리책임자의 업무 수행 현황
3. 고정형 영상정보처리기기의 설치 및 운영 현황
4. 개인영상정보 수집 및 이용 · 제공 · 파기 현황
5. 위탁 및 수탁자에 대한 관리 · 감독 현황
6. 정보주체의 권리행사에 대한 조치 현황
7. 기술적 · 관리적 · 물리적 조치 현황
8. 고정형 영상정보처리기 설치 · 운영의 필요성 지속 여부 등

② 공공기관의 장은 제1항과 제3항에 따른 고정형 영상정보처리기기 설치 · 운영에 대한 자체점검을 완료한 후에는 그 결과를 홈페이지 등에 공개하여야 한다.

③ 공공기관 외의 고정형영상정보처리기기운영자는 고정형 영상정보처리기기 설치 · 운영으로 인하여 정보주체의 개인영상정보의 침해가 우려되는 경우에는 자체점검 등 개인영상정보의 침해 방지를 위해 적극 노력하여야 한다.

제4장 공공기관 개인정보파일 등록 · 공개

제1절 총칙

제49조(적용대상) 이 장의 적용대상은 다음과 같다.

1. 중앙행정기관(대통령 소속 기관과 국무총리 소속 기관을 포함한다) 및 그 소속 기관, 지방자치단체
2. 「국가인권위원회법」에 따른 국가인권위원회
3. 「공공기관의 운영에 관한 법률」에 따른 공공기관
4. 「지방공기업법」에 따른 지방공사 및 지방공단
5. 특별법에 의하여 설립된 특수법인
6. 「초 · 중등교육법」,「고등교육법」및 그 밖의 다른 법률에 따라 설치된 각급 학교

제50조(적용제외) 이 장은 다음 각 호의 어느 하나에 해당하는 개인정보파일에 관하여는 적용하지 아니한다.

1. 국회, 법원, 헌법재판소, 중앙선거관리위원회(그 소속기관을 포함한다)에서 관리하는 개인정보파일
2. 법 제32조제2항에 따라 적용이 제외되는 다음 각목의 개인정보파일
   가. 국가안전, 외교상 비밀, 그 밖에 국가의 중대한 이익에 관한 사항을 기록한 개인정보파일

나. 범죄의 수사, 공소의 제기 및 유지, 형 및 감호의 집행, 교정처분, 보호처분, 보안관찰처분과 출입국 관리에 관한 사항을 기록한 개인정보파일

다. 「조세범처벌법」에 따른 범칙행위 조사 및 「관세법」에 따른 범칙행위 조사에 관한 사항을 기록한 개인정보파일

라. 회의 참석 수당 지급, 자료 · 물품의 송부, 금전의 정산 등 단순 업무 수행을 위해 운영되는 개인정보파일로서 지속적 관리 필요성이 낮은 개인정보파일

마. 공중위생 등 공공의 안전과 안녕을 위하여 긴급히 필요한 경우로서 일시적으로 처리되는 개인정보파일

바. 다른 법령에 따라 비밀로 분류된 개인정보파일

사. 그 밖에 일회적 업무 처리만을 위해 수집된 개인정보파일로서 저장되거나 기록되지 않는 개인정보파일

3. 법 제58조제1항제2호에 따라 적용이 제외되는 국가안전보장과 관련된 정보 분석을 목적으로 수집 또는 제공 요청되는 개인정보파일

가. 삭제

나. 삭제

다. 삭제

4. 영상정보처리기기를 통하여 처리되는 개인영상정보파일

5. 삭제

6. 「금융실명거래 및 비밀보장에 관한 법률」에 따른 금융기관이 금융업무 취급을 위해 보유하는 개인정보파일

제2절 개인정보파일의 등록주체와 절차

제51조(개인정보파일 등록 주체) ① 개인정보파일을 운용하는 공공기관의 개인정보 보호책임자는 그 현황을 보호위원회에 등록하여야 한다.

② 중앙행정기관, 광역자치단체, 특별자치시도, 기초자치단체는 보호위원회에 직접 등록하여야 한다.

③ 교육청 및 각급 학교 등은 교육부를 통하여 보호위원회에 등록하여야 한다.

④ 중앙행정기관 및 지방자치단체의 소속기관, 기타 공공기관은 상위 관리기관을 통하여 보호위원회에 등록하여야 한다.

제52조(개인정보파일 등록 및 변경 신청) ① 개인정보파일을 운용하는 공공기관의 개인정보취급자는 해당 공공기관의 개인정보 보호책임자에게 개인정보파일 등록을 신청하여야 한다.

② 개인정보파일 등록 신청 사항은 다음의 각 호와 같다. 신청은 「개인정보 처리 방법에 관한 고시」(이하 이 조에서 "고시"라 한다) 제3조제2항에 따른 별지 제2호서식의 '개인정보파일 등록 · 변경등록 신청서'를 활용할 수 있다.

1. 개인정보파일을 운용하는 공공기관의 명칭
2. 개인정보파일의 명칭
3. 개인정보파일의 운영 근거 및 목적
4. 개인정보파일에 기록되는 개인정보의 항목
5. 개인정보파일로 보유하고 있는 개인정보의 정보주체 수
6. 개인정보의 처리 방법
7. 개인정보의 보유 기간
8. 개인정보를 통상적 또는 반복적으로 제공하는 경우에는 그 제공받는 자
9. 해당 공공기관에서 개인정보 처리 관련 업무를 담당하는 부서
10. 개인정보의 열람 요구를 접수 · 처리하는 부서
11. 개인정보파일의 개인정보 중 법 제35조제4항에 따라 열람을 제한하거나 거절할 수 있는 개인정보의 범위 및 제한 또는 거절 사유
12. 법 제33조제1항에 따른 개인정보 영향평가를 받은 개인정보파일의 경우에는 그 영향평가의 결과

③ 개인정보취급자는 등록한 사항이 변경된 경우에는 고시 제3조제2항에 따른 별지 제2호서식의 '개인정보파일 등록 · 변경등록 신청서'를 활용하여 개인정보 보호책임자에게 변경을 신청하여야 한다.

제53조(개인정보파일 등록 및 변경 확인) ① 개인정보파일 등록 또는 변경 신청을 받은 개인정보 보호책임자는 등록 · 변경 사항을 검토하고 그 적정성을 판단한 후 보호위원회에 등록하여야 한다.

② 교육청 및 각급 학교 등의 개인정보 보호책임자는 교육부에 제1항에 따른 등록 · 변경 사항의 검토 및 적정성 판단을 요청한 후, 교육부의 확인을 받아 보호위원회에 등록하여야 한다.

③ 중앙행정기관 및 지방자치단체의 소속기관, 기타 공공기관은 상위 관리기관에 제1항에 따른 등록 · 변경 사항의 검토 및 적정성 판단을 요청한 후, 상위 관리기관의 확인을 받아 보호위원회에 등록하여야 한다.

④ 제1항부터 제3항의 등록은 60일 이내에 하여야 한다.

제54조(개인정보파일 표준목록 등록과 관리) ① 특별지방행정기관, 지방자치단체, 교육기관(학교 포함) 등 전국적으로 단일한 공통업무를 집행하고 있는 기관은 각 중앙행정기관에서 제공하는 '개인정보파일

표준목록'에 따라 등록해야 한다.

② 전국 단일의 공통업무와 관련된 개인정보파일 표준목록은 해당 중앙행정기관에서 등록 · 관리해야 한다.

제55조(개인정보파일의 파기) ① 공공기관은 개인정보파일의 보유기간 경과, 처리 목적 달성 등 개인정보파일이 불필요하게 되었을 때에는 지체 없이 그 개인정보파일을 파기하여야 한다. 다만, 다른 법령에 따라 보존하여야 하는 경우에는 그러하지 아니하다.

② 공공기관은 개인정보파일의 보유기간, 처리 목적 등을 반영한 개인정보 파기계획을 수립 · 시행하여야 한다. 다만, 영 제30조제1항제1호에 따른 내부 관리계획이 수립되어 있는 경우에는 내부 관리계획에 개인정보 파기계획을 포함하여 시행할 수 있다.

③ 개인정보취급자는 보유기간 경과, 처리 목적 달성 등 파기 사유가 발생한 개인정보파일을 선정하고, 별지 제4호서식에 따른 개인정보파일 파기요청서에 파기 대상 개인정보파일의 명칭, 파기방법 등을 기재하여 개인정보 보호책임자의 승인을 받아 개인정보를 파기하여야 한다.

④ 개인정보 보호책임자는 개인정보 파기 시행 후 파기 결과를 확인하고 별지 제5호서식에 따른 개인정보파일 파기 관리대장을 작성하여야 한다.

제56조(개인정보파일 등록 사실의 삭제) ① 개인정보취급자는 제55조에 따라 개인정보파일을 파기한 경우, 법 제32조에 따른 개인정보파일의 등록사실에 대한 삭제를 개인정보 보호책임자에게 요청해야 한다.

② 개인정보파일 등록의 삭제를 요청받은 개인정보 보호책임자는 그 사실을 확인하고, 지체 없이 등록 사실을 삭제한 후 그 사실을 보호위원회에 통보한다.

제57조(등록 · 파기에 대한 개선권고) ① 공공기관의 개인정보 보호책임자는 제53조제1항에 따라 검토한 개인정보파일이 과다하게 운용되고 있다고 판단되는 경우에는 개선을 권고할 수 있다.

② 교육청 및 각급 학교, 중앙행정기관 및 지방자치단체의 소속기관, 기타 공공기관의 개인정보 보호책임자는 제53조제2항 및 제3항에 따라 검토한 개인정보파일이 과다하게 운용된다고 판단되거나, 등록되지 않은 파일이 있는 것으로 확인되는 경우에는 개선을 권고할 수 있다.

③ 보호위원회는 개인정보파일의 등록사항과 그 내용을 검토하고 다음 각 호의 어느 하나에 해당되는 경우에는 법 제32조제3항에 따라 해당 공공기관의 개인정보 보호책임자에게 개선을 권고할 수 있다.

1. 개인정보파일이 과다하게 운용된다고 판단되는 경우
2. 등록하지 않은 개인정보파일이 있는 경우
3. 개인정보파일 등록 사실이 삭제되었음에도 불구하고 개인정보파일을 계속 보유하고 있는 경우
4. 개인정보 영향평가를 받은 개인정보파일을 보유하고 있음에도 그 결과를 등록사항에 포함하지 않은 경우

5. 기타 법 제32조에 따른 개인정보파일의 등록 및 공개에 위반되는 사항이 있다고 판단되는 경우

④ 보호위원회는 제3항에 따라 개선을 권고한 경우에는 그 내용 및 결과에 대하여 보호위원회의 심의 · 의결을 거쳐 공표할 수 있다.

⑤ 보호위원회는 공공기관의 개인정보파일 등록 · 파기 현황에 대한 점검을 실시할 수 있다.

제3절 개인정보파일의 관리 및 공개

제58조(개인정보파일대장 작성) 공공기관은 1개의 개인정보파일에 1개의 개인정보파일대장을 작성해야 한다.

제59조(개인정보파일 이용 · 제공 관리) 공공기관은 법 제18조제2항 각 호에 따라 제3자가 개인정보파일의 이용 · 제공을 요청한 경우에는 각각의 이용 · 제공 가능 여부를 확인하고 별지 제6호서식의 '개인정보 목적 외 이용 · 제공대장'에 기록하여 관리해야 한다.

제60조(개인정보파일 보유기간의 산정) ① 보유기간은 전체 개인정보가 아닌 개별 개인정보의 수집부터 삭제까지의 생애주기로서 보유목적에 부합된 최소기간으로 산정하되, 개별 법령의 규정에 명시된 자료의 보존기간에 따라 산정해야 한다.

② 개별 법령에 구체적인 보유기간이 명시되어 있지 않은 경우에는 개인정보 보호책임자의 협의를 거쳐 기관장의 결재를 통하여 산정해야 한다. 다만, 보유기간은 별표 1의 개인정보파일 보유기간 책정 기준표에서 제시한 기준과 「공공기록물 관리에 관한 법률 시행령」 제25조에 따른 기록관리기준표를 상회할 수 없다.

③ 삭제

제61조(개인정보파일 현황 공개 및 방법) ① 공공기관의 개인정보 보호책임자는 개인정보파일의 보유 · 파기현황을 주기적으로 조사하여 그 결과를 해당 공공기관의 개인정보 처리방침에 포함하여 관리해야 한다.

② 보호위원회는 개인정보파일 등록 현황을 누구든지 쉽게 열람할 수 있도록 공개할 수 있다.

③ 보호위원회는 전 공공기관의 개인정보파일 등록 및 삭제 현황을 종합하여 매년 공개해야 하며, 개인정보파일 현황 공개에 관한 업무를 전자적으로 처리하기 위하여 정보시스템을 구축 · 운영할 수 있다.

제62조 삭제

제63조 삭제

부칙 〈제2024-1호, 2024. 1. 4.〉

이 고시는 고시한 날부터 시행한다.

정 답

1	2	3	4	5	6	7	8	9	10
①	④	⑤	②	⑤	①	④	⑤	②	⑤
11	12	13	14	15	16	17	18	19	20
③	⑤	⑤	⑤	②	③	⑤	⑤	②	④
21	22	23	24	25	26	27	28	29	30
②	②	③	⑤	⑤	①	⑤	③	③	③
31	32	33	34	35	36	37	38	39	40
③	①	①	①	⑤	①	③	⑤	②	③
41	42	43	44	45	46	47	48	49	50
⑤	④	⑤	⑤	⑤	④	②	②	④	⑤
51	52	53	54	55	56	57	58	59	60
⑤	④	⑤	④	②	②	②	④	③	①
61	62	163	64	65	66	67	68	69	70
⑤	③	③	①	④	④	⑤	③	⑤	③
71	72	73	74	75	76	77	78	79	80
①	②	④	①	④	⑤	③	⑤	①	⑤
81	82	83	84	85	86	87	88	89	90
③	⑤	①	②	④	①	⑤	④	②	②
91	92	93	94	95	96	97	98	99	100
①	①	⑤	①	①	①	③	⑤	⑤	⑤
101	102	103	104	105	106	107	108	109	110
③	⑤	②	②	③	③	①	⑤	⑤	③
111	112	113	114	115					
④	⑤	④	③	①					

찾아보기

1

4차 산업혁명 _ 9

ㄱ

가명정보 _ 14
가명정보의 결합 _ 188
가명정보의 처리 _ 186
개인정보 _ 9, 20, 31
개인정보보호규제 _ 10
개인정보 보호 원칙 _ 49
개인정보 보호위원회 _ 58
개인정보 보호 인증 _79, 203
개인정보 영향평가 _ 204
개인정보 용어 _ 44
개인정보 유출 통지 _ 208
개인정보의 수집 제한 _85
개인정보의 제공 _ 23
개인정보의 처리 _ 39
개인정보의 처리원칙 _ 17
개인정보의 처리정지 _ 189
개인정보의 파기 _ 194
개인정보처리자 _ 17
개인정보 침해 _ 20
개인정보파일의 등록 _ 195
고유식별정보의 처리 제한 _ 106
공정정보원칙 _ 29
과징금의 부과 _ 257
국내대리인의 지정 _ 199
권리 보장 _ 201
권리행사의 방법 _ 236
균형점 _ 11
그램-리치-브릴리법 _ 29
금지행위 _ 271

ㄴ

네트워크안전법 _ 10, 22
노출된 개인정보의 삭제 _ 209

ㄷ

단체소송의 대상 _ 243
데이터 3법 _ 10
데이터 경제 _ 9
데이터 혁명 _ 9
동의를 받는 방법 _ 154

ㅁ

민감정보 _ 102
민감정보의 처리 제한 _ 90

ㅂ

법정손해배상의 청구 _237
보호책임자의 지정 _ 198
분쟁조정위원회 _ 238
비밀유지 _ 228

ㅅ

상호주의 _ 255
소송허가신청 _ 244
소송허가요건 _ 245
손해배상의 보장 _ 249
손해배상책임 _ 249
시정조치 _ 274
신용정보보호법 _ 41

ㅇ

안전조치 _ 221
안전조치의무 _ 192, 188
업무위탁 _ 125
연차보고 _ 277
영상정보 제공 _ 125
영상정보처리기기 _ 40, 122
영상정보처리기기의 설치 _ 122
영업양도 _ 130
위원의 제척 _76

ㅈ

적용의 일부 제외 _ 270
적정성 결정 _ 30
전속관할 _ 244
정보주체의 권리 _ 31
조정의 거부 _ 242
조정의 신청 _ 240
조정절차 _ 243
징계권고 _ 277

ㅋ

캘리포니아 소비자보호법 _ 29

ㅌ

통상적인 사용 _ 26

ㅍ

파기절차 _ 194
프라이버시법 _ 28
프라이버시 쉴드 협약 _ 31

ㅎ

확정판결의 효력 _ 245

A

Adequacy Decision _ 30
data breach _ 20
Data Economy _ 9
equilibrium _ 11
EU GDPR _ 14
FTC _ 10
GDPR _ 11
Gramm-Leach-Bliley Act _ 29
OMB _ 28
Overview _ 26
Personal data _ 37
routine use _ 26